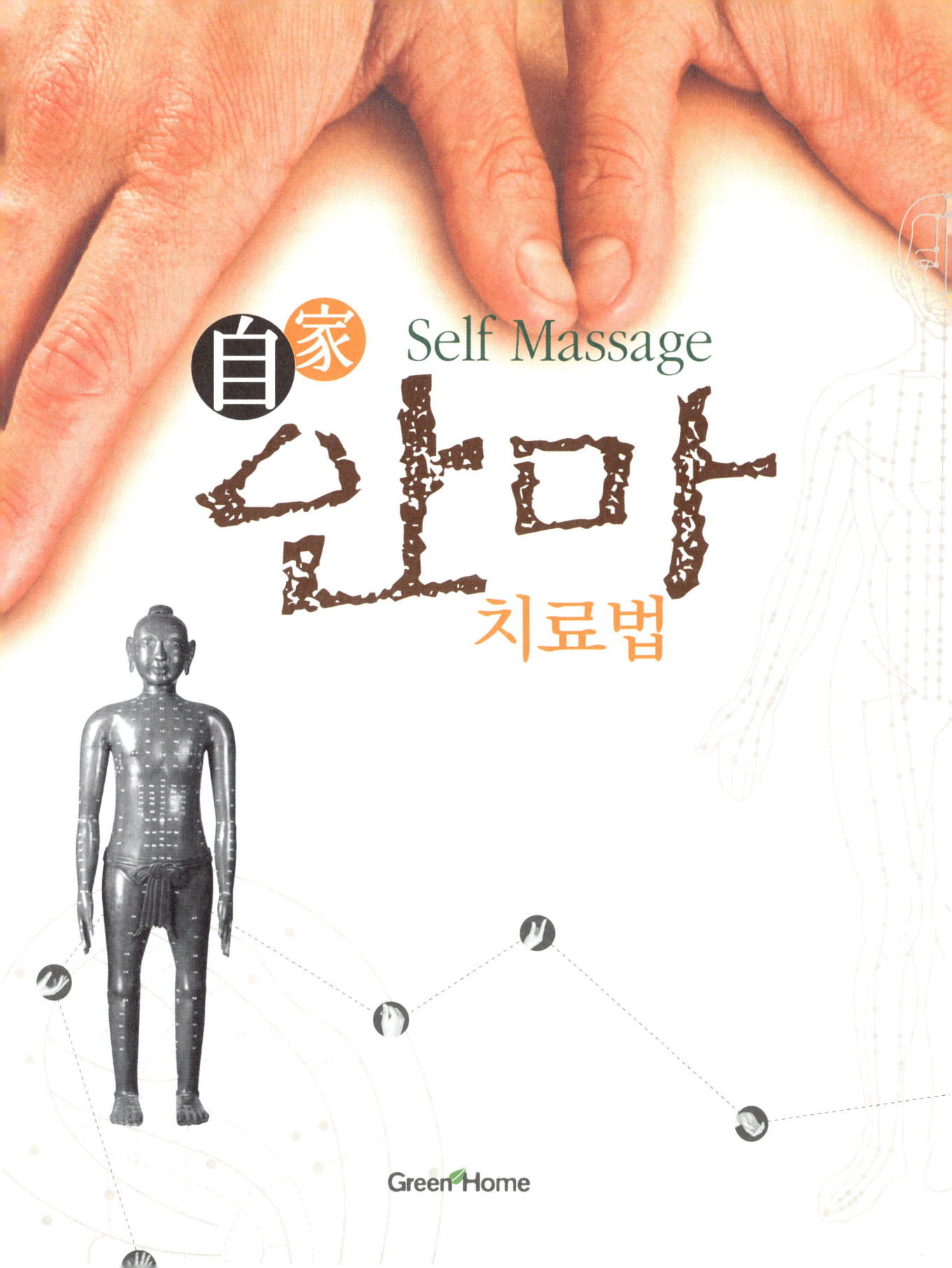

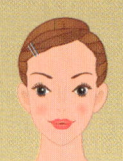

두부 頭部 정면

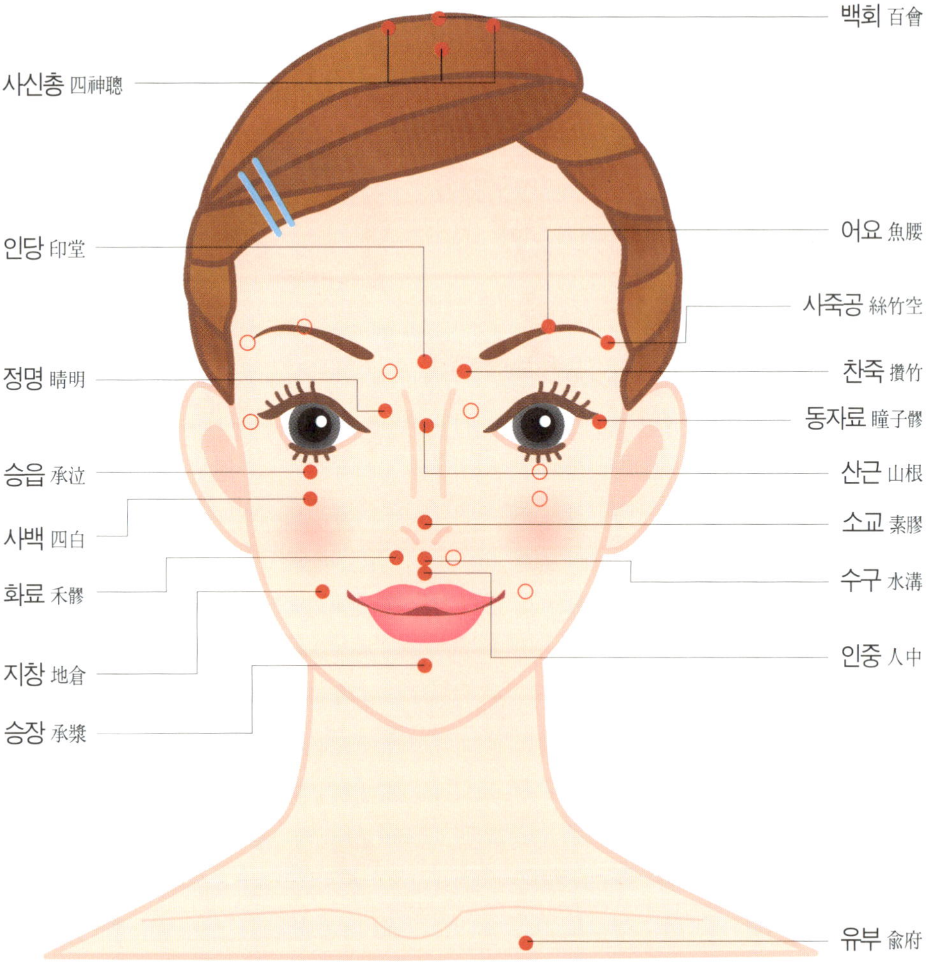

- 백회 百會
- 사신총 四神聰
- 어요 魚腰
- 인당 印堂
- 사죽공 絲竹空
- 정명 睛明
- 찬죽 攢竹
- 동자료 瞳子髎
- 승읍 承泣
- 산근 山根
- 사백 四白
- 소료 素髎
- 화료 禾髎
- 수구 水溝
- 지창 地倉
- 인중 人中
- 승장 承漿
- 유부 俞府

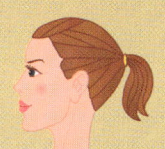

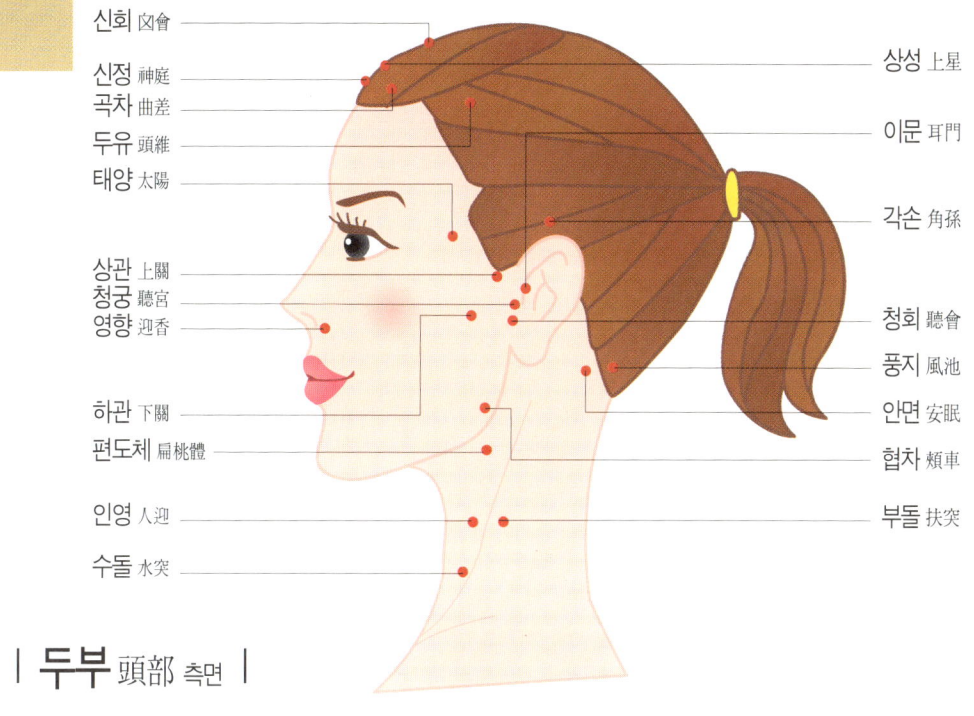

| 두부 頭部 측면 |

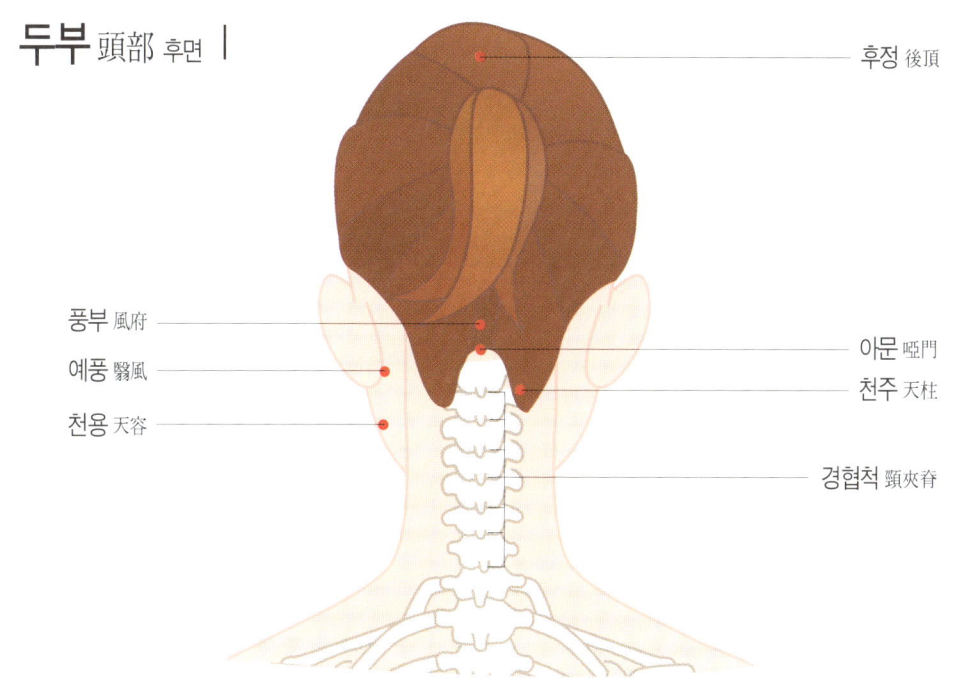

| 두부 頭部 후면 |

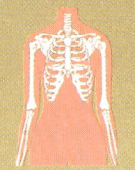

흉복부 胸腹部 가슴과 복부

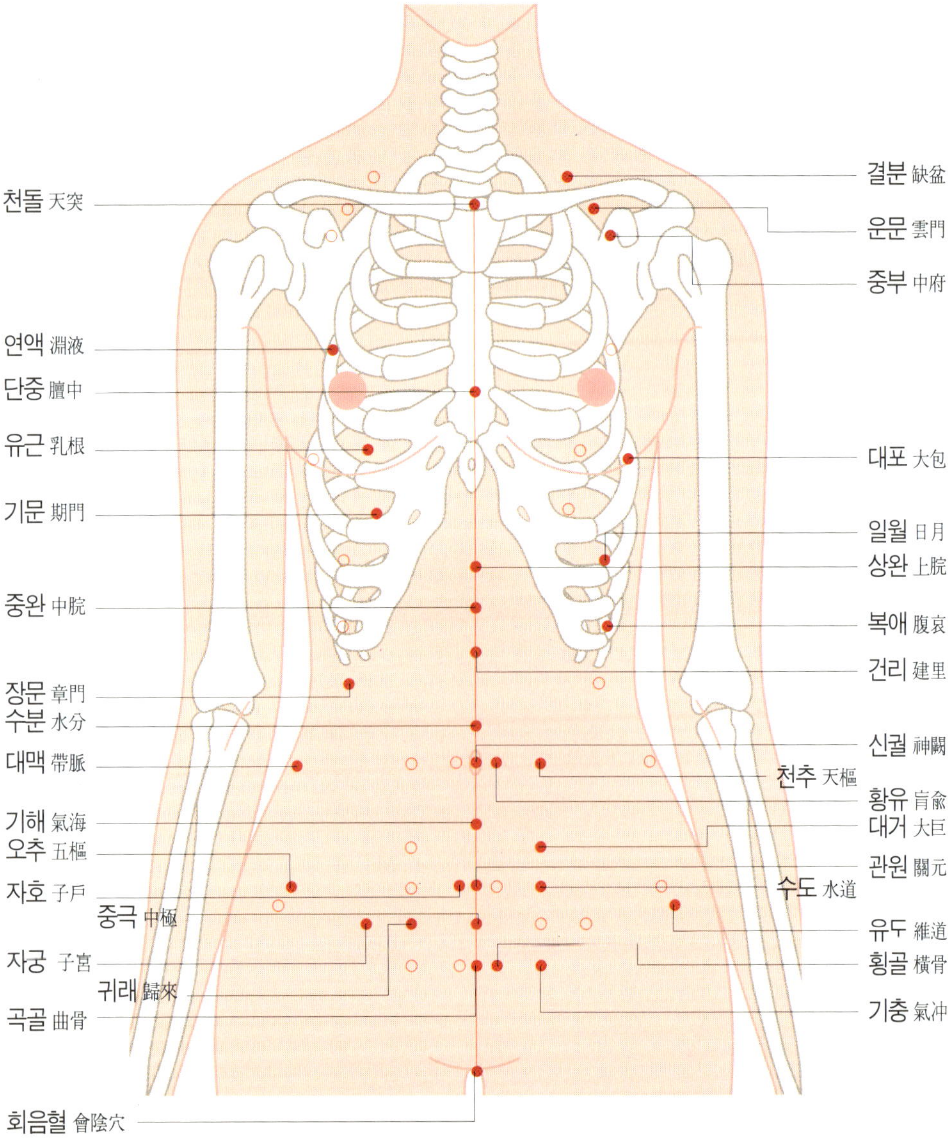

- 천돌 天突
- 연액 淵液
- 단중 膻中
- 유근 乳根
- 기문 期門
- 중완 中脘
- 장문 章門
- 수분 水分
- 대맥 帶脈
- 기해 氣海
- 오추 五樞
- 자호 子戶
- 중극 中極
- 자궁 子宮
- 귀래 歸來
- 곡골 曲骨
- 회음혈 會陰穴

- 결분 缺盆
- 운문 雲門
- 중부 中府
- 대포 大包
- 일월 日月
- 상완 上脘
- 복애 腹哀
- 건리 建里
- 신궐 神闕
- 천추 天樞
- 황유 肓兪
- 대거 大巨
- 관원 關元
- 수도 水道
- 유도 維道
- 횡골 橫骨
- 기충 氣冲

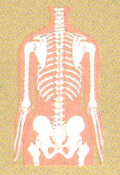

배요부 背腰部 등과 허리

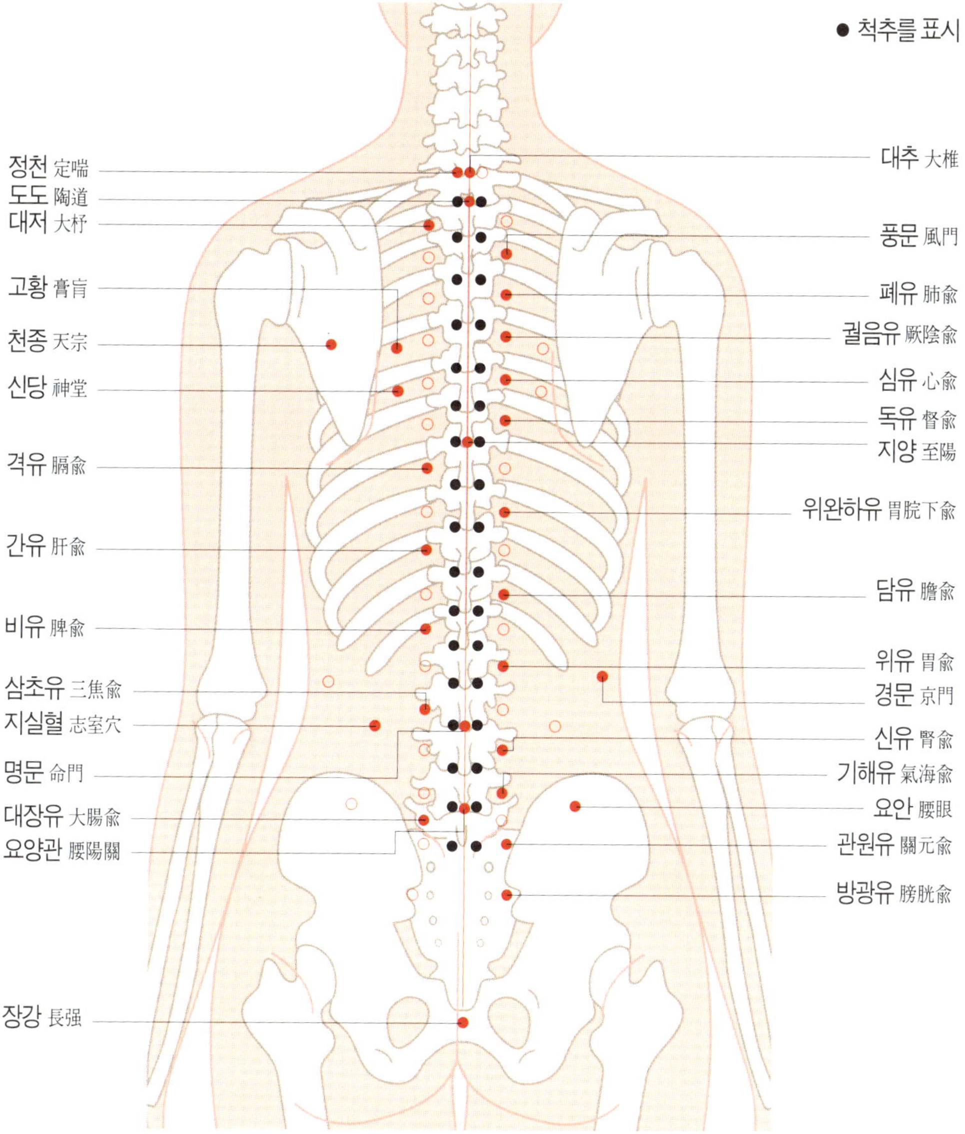

● 척추를 표시

정천 定喘	대추 大椎
도도 陶道	풍문 風門
대저 大杼	폐유 肺兪
고황 膏肓	궐음유 厥陰兪
천종 天宗	심유 心兪
신당 神堂	독유 督兪
격유 膈兪	지양 至陽
간유 肝兪	위완하유 胃脘下兪
비유 脾兪	담유 膽兪
삼초유 三焦兪	위유 胃兪
지실혈 志室穴	경문 京門
명문 命門	신유 腎兪
대장유 大腸兪	기해유 氣海兪
요양관 腰陽關	요안 腰眼
	관원유 關元兪
	방광유 膀胱兪
장강 長强	

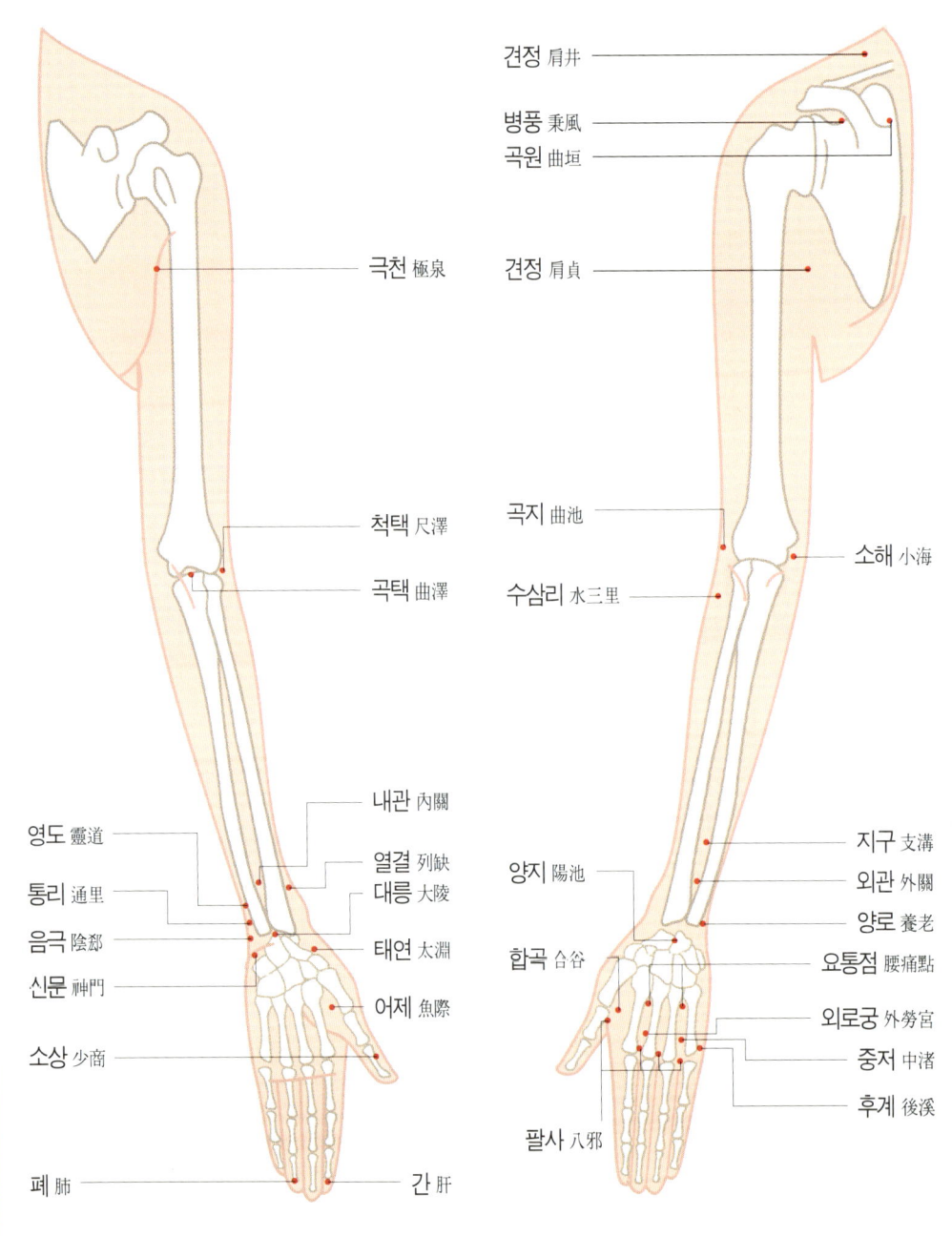

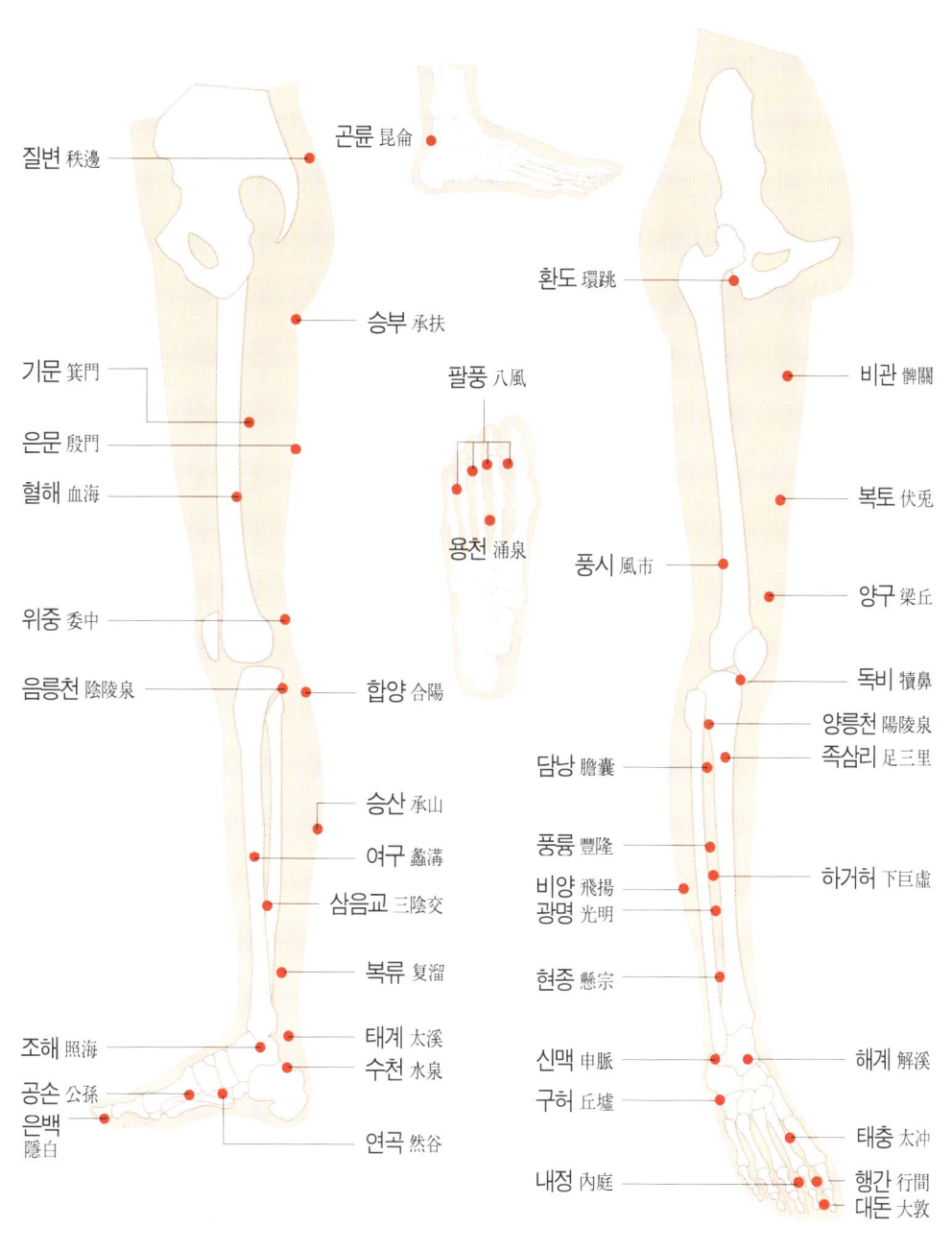

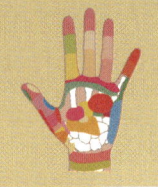

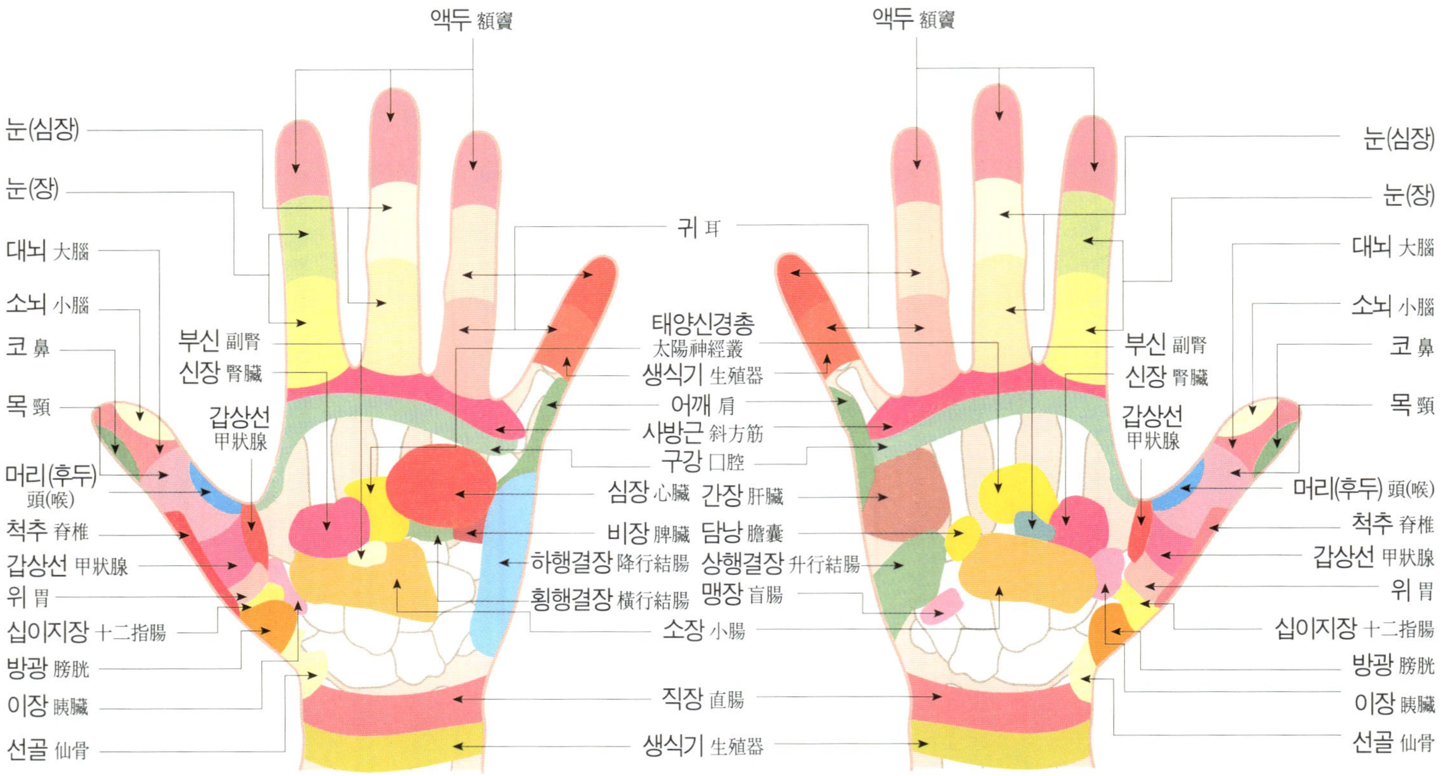

| 왼손 左手 등 |
| 오른손 右手 등 |
평형기관 平衡器官
흉복부 胸腹
심장 心臟
횡격막 橫膈膜
어깨 肩 · 팔꿈치 肘 · 무릎관절 膝關節
등 脊 · 허리 腰 · 허벅지 腿
척추 脊椎
상반신임파선 上身淋巴腺
두경임파선 頭頸淋巴腺
흉선임파선 胸腺淋巴腺
경추 頸椎
전두 全頭
늑골 肋骨
척추 脊椎
혈압 血壓
하반신임파선 下身淋巴腺
엉치뼈관절 髖關節
평형기관 平衡器官
흉복부 胸腹
간장 肝臟
횡격막 橫膈膜
어깨 肩 · 팔꿈치 肘 · 무릎관절 膝關節
등 脊 · 허리 腰 · 허벅지 腿
척추 脊椎
상반신임파선 上身淋巴腺

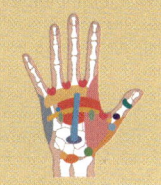

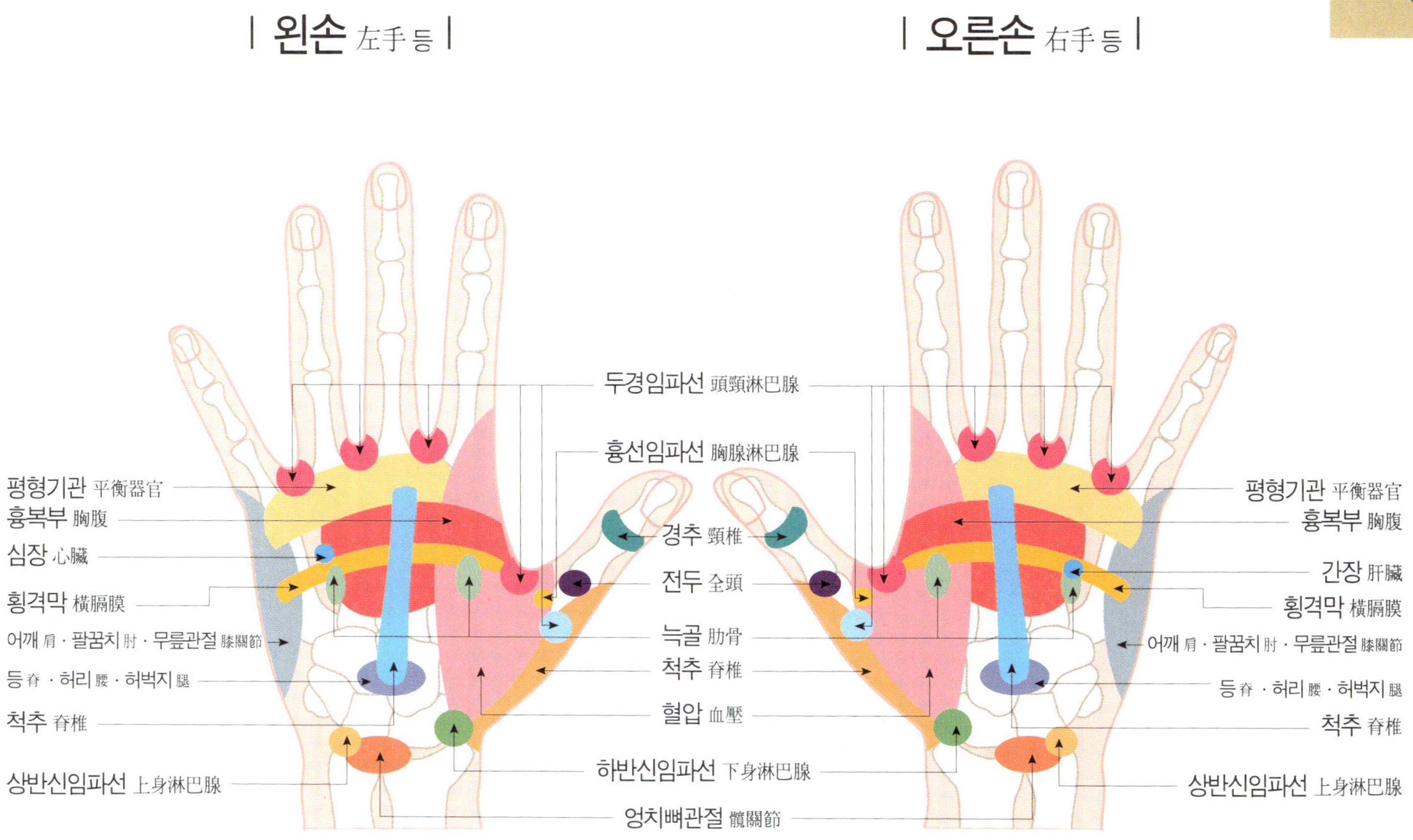

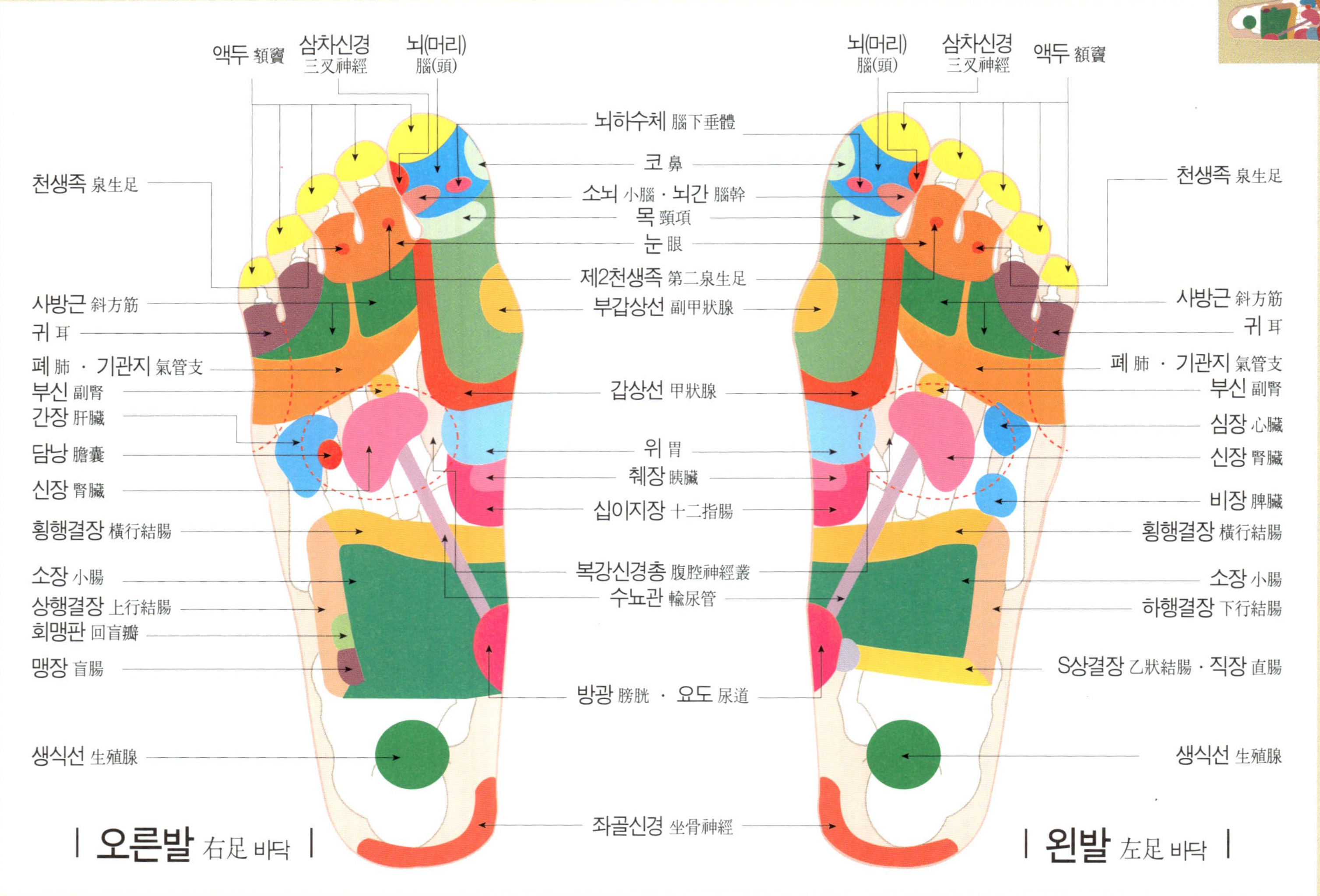

액두 額竇
삼차신경 三叉神經
뇌(머리) 腦(頭)
천생족 泉生足
사방근 斜方筋
귀 耳
폐 肺 · 기관지 氣管支
부신 副腎
간장 肝臟
담낭 膽囊
신장 腎臟
횡행결장 橫行結腸
소장 小腸
상행결장 上行結腸
회맹판 回盲瓣
맹장 盲腸
생식선 生殖腺
뇌하수체 腦下垂體
코 鼻
소뇌 小腦 · 뇌간 腦幹
목 頸項
눈 眼
제2천생족 第二泉生足
부갑상선 副甲狀腺
갑상선 甲狀腺
위 胃
췌장 膵臟
십이지장 十二指腸
복강신경총 腹腔神經叢
수뇨관 輸尿管
방광 膀胱 · 요도 尿道
좌골신경 坐骨神經
심장 心臟
비장 脾臟
하행결장 下行結腸
S상결장 乙狀結腸 · 직장 直腸
오른발 右足 바닥
왼발 左足 바닥

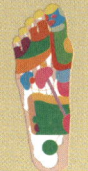

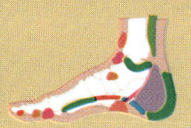

| 발등 足背部 |

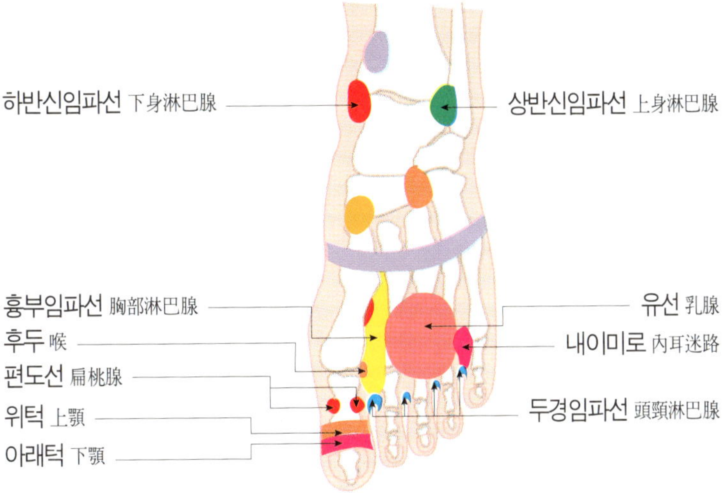

- 하반신임파선 下身淋巴腺
- 상반신임파선 上身淋巴腺
- 흉부임파선 胸部淋巴腺
- 유선 乳腺
- 후두 喉
- 내이미로 內耳迷路
- 편도선 扁桃腺
- 위턱 上顎
- 두경임파선 頭頸淋巴腺
- 아래턱 下顎

| 발바깥쪽 足外則 |

- 견갑골 肩胛骨
- 횡격막 橫膈膜
- 하복부 下腹部
- 엉치뼈관절 髖關節
- 생식선 生殖腺・고환 睾丸
- 무릎 膝
- 팔꿈치관절 肘關節
- 어깨관절 肩關節
- 평형기관 平衡器官

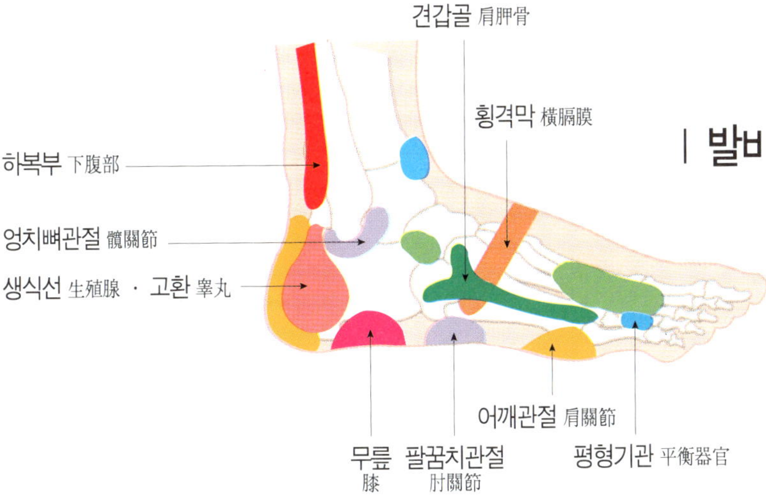

| 발안쪽 足內則 |

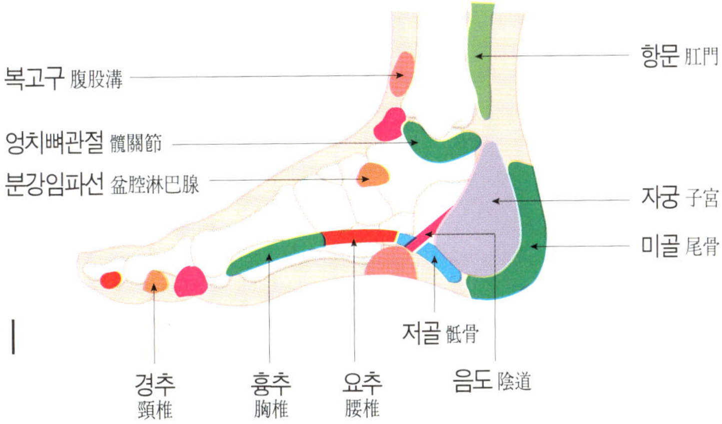

- 복고구 腹股溝
- 항문 肛門
- 엉치뼈관절 髖關節
- 분강임파선 盆腔淋巴腺
- 자궁 子宮
- 미골 尾骨
- 경추 頸椎
- 흉추 胸椎
- 요추 腰椎
- 저골 骶骨
- 음도 陰道

| 귀耳部 |

혈 부위표시
● 혈자리 표시
▲ 이면 혈자리(裏面穴位) 표시

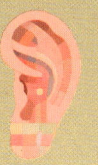

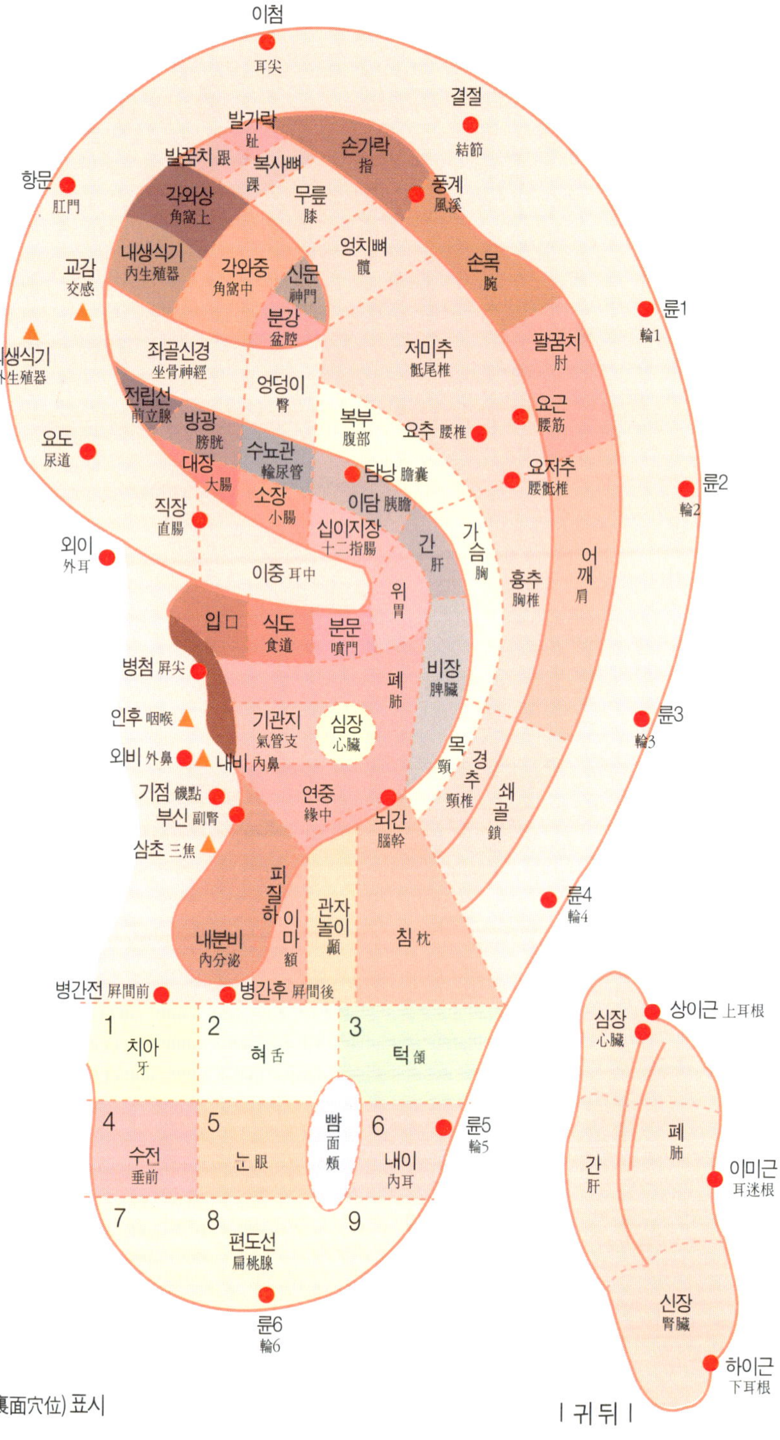

질병을 스스로 치료하는 가정의학의 길라잡이

　현대사회의 발전과 함께 인류의 생활 수준이 향상됨에 따라 삶의 질과 스스로 건강을 지키려는 욕구가 날로 높아가는 실정이지만 많은 사람들의 건강 상태는 의료 수준이 발달함에도 불구하고 새로운 질병으로, 스트레스성 질환으로 점점 나빠지고 있다. 현대 도시의 생활 방식은 얼마 전까지만 해도 '부자병'이라 치부했던 당뇨병, 고혈압 등 성인병이 빠른 속도로 인류의 건강을 해치고 있으며 환자의 연령도 날로 젊어지고 있는 것이 오늘날의 현실이다. 생활리듬의 가속화와 경쟁의 중압감이 목 디스크, 골밀도 감소, 지방간과 영양 불균형 등을 유발하고 있다. 생활 전선에서 바쁘게 움직이는 사람일수록 자신도 모르는 사이에 자신의 건강을 파멸의 늪으로 한 걸음 한 걸음 몰아가고 있는 것이다.

　온갖 정성과 열의를 다하여 『자가 안마 치료법』이라는 책을 편찬하게 된 동기도 바로 여기에 있다. 〈안마〉라는 한방 요법을 빌어 사람들이 긴장된 생활 속에서 조금이나마 짬을 내어 흔히 나타나는 병, 많이 발생하는 질병을 스스로 관리하여 자신의 건강은 자신이 지키게 하려는 데 이 책의 목적을 두었다.

　쉽게 배워 쉽게 응용할 수 있도록 가볍고 이해하기 쉬운 문장과 생동감 넘치는 그림으로 구성하였다. 독자 자신이 시술자가 되어 안마를 통하여 자신의 질병을 치료하는 실용성이 뛰어난 이 책은 무한한 가치를 지닌 가정의학의 길라잡이다. 실행이 간편하고, 안전하고 효과적이며, 실용적이고 경제적인 한방안마의 자연요법이 많은 사람들에게 널리 보급되어 실질적인 도움을 주길 진심으로 바란다.

contents SELF·MASA

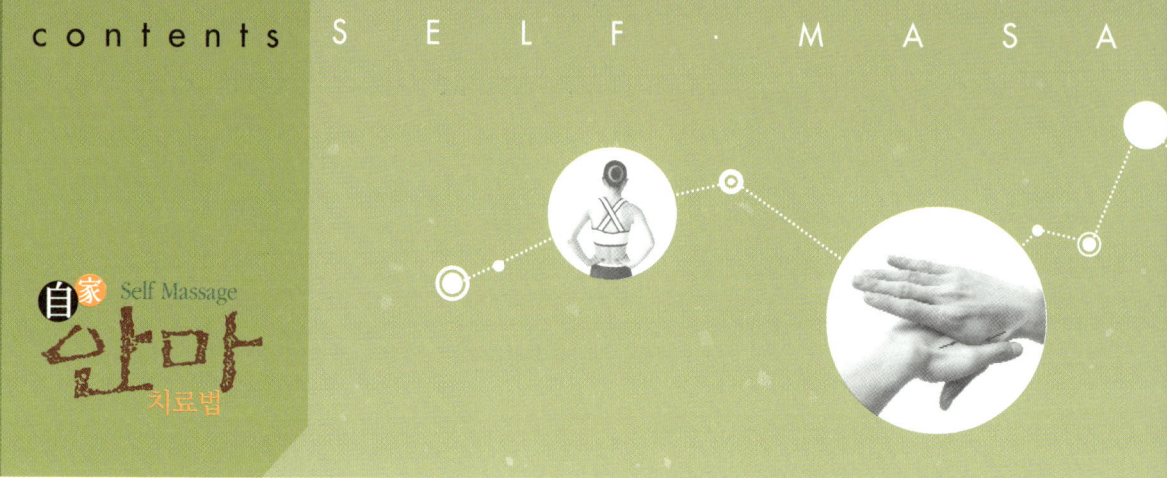

自家 Self Massage
안마 치료법

질병을 스스로 치료하는 가정의학의 길라잡이   013

1 자가 안마 개론

자가 안마의 10가지 효능   018
자가 안마의 3가지 특성   020
반사구(反射區)와 경혈(經穴)
자가 안마의 2가지 키포인트   021
　반사구 안마   021
　경혈 안마   023
자가 안마의 14가지 기본 방법   024
　⑴ 안법 按法_누르기   024
　⑵ 마법 摩法_문지르기   025
　⑶ 추법 推法_밀기   026
　⑷ 나법 拿法_집기   026
　⑸ 날법 捏法_쥐기   027
　⑹ 겹법 掐法_꼬집기   028
　⑺ 유법 揉法_주무르기   028
　⑻ 박법 拍法_치기   029
　⑼ 격법 擊法_두드리기   029
　⑽ 점법 點法_찍어 누르기   030
　⑾ 찰법 擦法_마찰하기   031
　⑿ 차법 搓法_비비기   032
　⒀ 요법 搖法_흔들기   032
　⒁ 곤법 滾法_굴리기   033
자가 안마에서 꼭 알아야 10가지   034
자가 안마를 피해야 할 사람   035

2 발반사구 자가 안마

당뇨병   038
고혈압   040
고지혈증   041
관심병   043
경추증   045
추간판탈출증   047
오십견   049
류머티즘   051
갱년기 장애   053
비만증   055
천식   058
비염   060
인후염   063
위장염   065
변비   068
설사   070
위통   072
목덜미 통증, 어깨 통증   073
요통   074
이명·이롱   075
불면증   077
근시   079
유정   080
임포텐츠   081
조루증   083

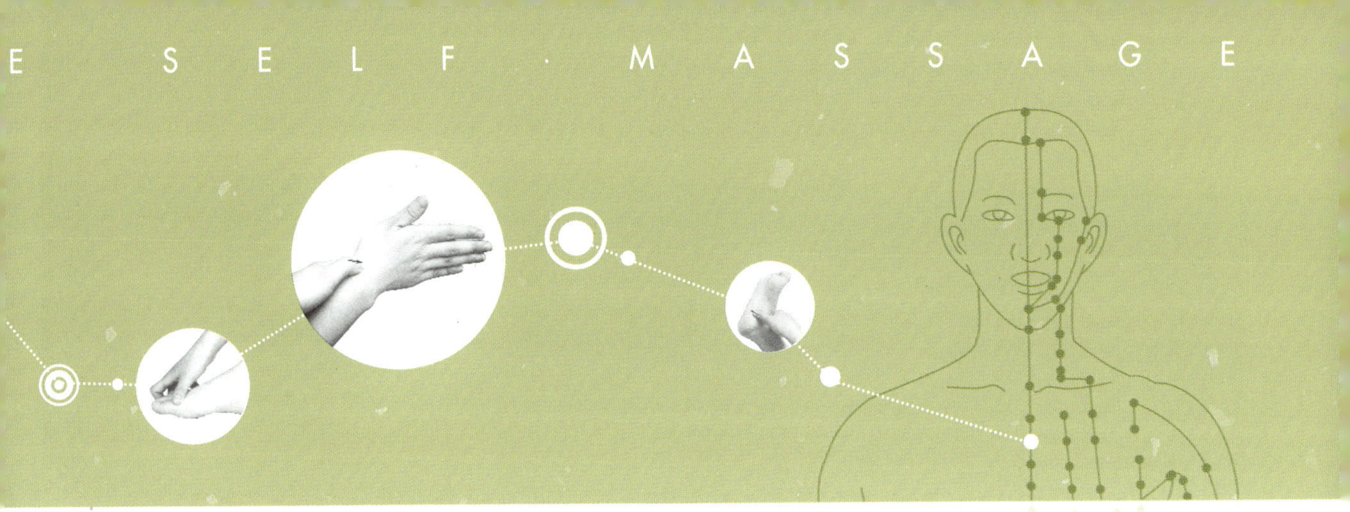

전립선 질환 084
생리전증후군 086
생리통 087
생리불순 089
폐경 091
만성골반염 093
불감증 094
예쁜 외모 날씬한 몸매 095

3 손 반사구 자가 안마

당뇨병 098
고혈압 100
고지혈증 101
관심병 102
경추증 104
추간판탈출증 105
오십견 107
류머티즘 109
갱년기 장애 110
비만증 111
천식 113
비염 114
인후염 117
위장염 118
이명·이롱 120
불면증 122

근시 123
유정 124
임포텐츠 125
조루증 127
전립선 질환 128
생리통 130
생리불순 132
폐경 133
불임증 134
만성골반염 136
불감증 137
예쁜 외모 날씬한 몸매 139

4 귀 반사구 자가 안마

당뇨병 142
고혈압 144
고지혈증 146
관심병 148
경추증 150
추간판탈출증 152
오십견 154
류머티즘 156
갱년기 장애 158
비만증 159
천식 161
비염 163

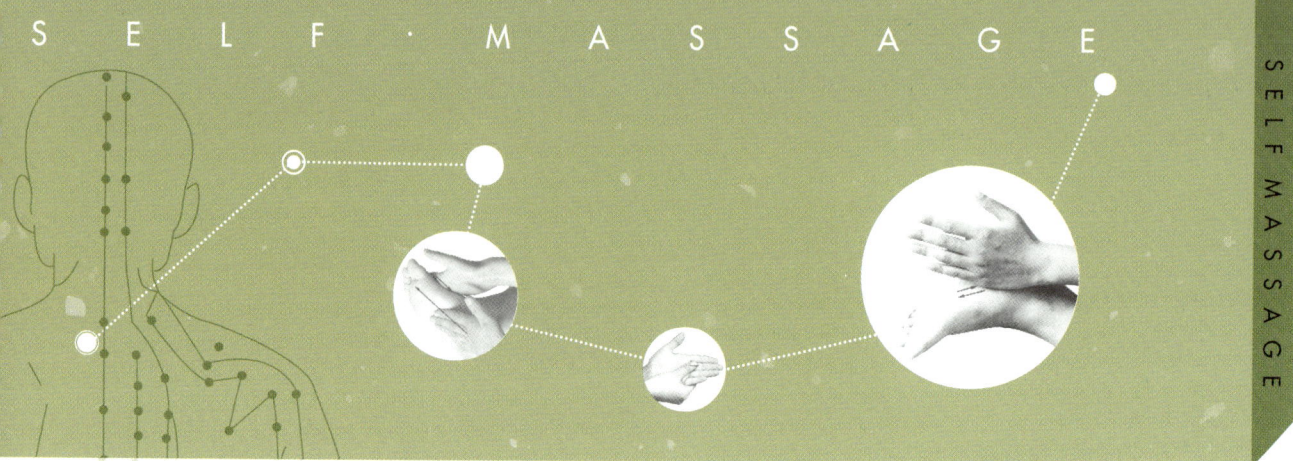

인후염 166
위장염 168
이명 · 이롱 170
불면증 173
근시 175
유정 177
임포텐츠 177
전립선 질환 178
생리통 181
예쁜 외모 날씬한 몸매 183

5 전신 혈자리 자가 안마

당뇨병 187
고혈압 190
고지혈증 193
관심병 197
경추증 201
추간판탈출증 205
오십견 210
류머티즘 214
갱년기 장애 218
비만증 223
천식 232
비염 236
인후염 241
위장염 246

변비 250
설사 253
위통 255
목덜미 통증, 어깨 통증 259
요통 261
이명 · 이롱 263
불면증 266
근시 271
유정 274
임포텐츠 278
조루증 282
전립선 질환 284
생리전증후군 288
생리통 290
생리불순 294
폐경 298
불임증 301
산후 소변 이상 304
만성골반염 307
불감증 311

예쁜 외모 날씬한 몸매
눈 314
가슴 316
허리 317
팔 318
다리 319

1 | 자가 안마 개론 |

　한방 안마는 한의학에서 중요 분야의 하나로, 피육(皮肉)·근골(筋骨)·기혈(氣血)·경락(經絡)·장부(臟腑_오장육부) 등의 질환을 연구, 예방, 치료하는 과학이다. 한방 안마는 적용 범위가 매우 넓은 물리요법으로 내과, 외과, 부인과, 소아과, 오관과(五官_눈, 귀, 코, 혀, 피부) 등의 질병 치료에 매우 적합하고, 치료 효과도 탁월하다.

　안법(按法)은 단순히 아래로 힘껏 누르는 치료법이고, 마법(摩法)은 인체 표면을 둥글게 마사지하면서 문지르는 치료법이다. 초기에는 안마법의 종류가 많지 않았고 적용 범위도 적었지만 시대가 변하면서 한방 안마도 안법, 마법에서 추법(推法_밀기), 나법(拿法_잡기), 요법(搖法_흔들기) 등 점차 그 범위가 넓어지고 있다.

자가 안마의 10가지 효능

한방 안마는 외부 힘의 직접적인 작용, 즉 손힘과 테크닉으로 신체의 생리 작용을 조절하고 병리 변화를 일으켜 치료와 건강을 회복시키는 것이 목적이며 효용 범위가 매우 다양하다.

01 인체 질병에 대한 저항력을 높인다

안마는 림프 형성을 촉진하여 림프액의 흐름을 가속화시켜서 인체 내의 세포수를 증식시킨다. 뿐만 아니라 백혈구로 분류되는 림프세포의 비율을 높여 백혈구가 유해세균을 없애는 능력을 증강시킴으로써 인체 저항력과 면역력이 강화되어 질병을 예방하고 치료한다.

02 내장 기능을 바로잡는다

안마는 내장 기능을 조절한다. 위와 장의 활동이 너무 활발하면 움직이는 속도를 느리게 조절하고, 움직임이 너무 느리면 적당한 속도로 조절하여 음식을 효과적으로 소화, 흡수할 수 있게 돕는다. 당뇨병 환자는 안마로 췌장 기능을 다스려 혈당치를 낮추고 요당(尿糖)을 음성으로 전환시켜 병의 유발을 억제한다. 비뇨기 계통 질병에서는 방광의 장력과 괄약근 기능을 조절하여 야뇨증과 배뇨곤란증을 치료한다. 심혈관 질병에서는 관심병(冠心病_ 관상동맥경화성 심장병) 환자의 좌심방 기능을 강화하여 심장 외부 부위의 장애를 저하시키고 심근의 산소 소모량을 감소시켜 심장동통을 완화한다.

03 스트레스를 낮추거나 없앤다

인체의 피로는 정신적 피로와 육체적 피로로 나눈다. 정신적 피로는 현기증, 초조감, 우울증, 기억력 감퇴, 집중력 감소, 업무능력 저하 등이 주요 증상이다. 안마는 자율신경계의 기능을 강화시켜 대뇌에 혈액을 원활히 공급하여 정신적인 피로를 풀어주고 대뇌를 보호한다.

04 근육의 피로를 낮추거나 없앤다

근육의 피로는 주로 근육통, 무기력증, 근력 저하 등으로 나타난다. 안마는 근육섬유질의 수축과 신장 운동을 촉진시켜 근육의 탄력성을 강화한다. 또한 인체 내 혈액과 림프액의 순환을 촉진시켜 근육의 영양 상태를 개선한다. 근육 피로로 생긴 근육통, 무기력증, 근력저하 등의 증상을 감소시키거나 해소하여 체력을 빠르게 회복시키고, 심지어 다른 질병 때문에 생긴 근육 위축까지도 회복하는데 도움을 준다.

| 05 | 근육의 경련을 풀어준다 |

안마는 근육의 견제반사기능을 이용하여 근육 경련을 해소할 수 있으며, 통증의 근본 원인을 찾아 근육 경련을 멈출 수 있다. 장시간의 근육 경련은 근육 속 신경과 혈관에 영향을 주어 새로운 근육통의 원인이 되기도 한다. 근육 경련을 완화시키면 혈액순환과 영양공급이 원활해져서 통증이 현저히 감소하고 경우에 따라서는 완전히 없어지기도 한다.

| 06 | 유해물질의 침착 방지 |

유해물질 침착은 운동기능의 장애와 통증의 주요 원인이다. 안마는 유해물질의 침착을 방지한다. 무지탄발법(拇指彈撥法)이 좋은 안마 방법이다.

| 07 | 부종과 어혈을 다스린다 |

안마는 받는 부위의 모세혈관을 확장시키고, 정맥혈의 흐름을 가속화하기 때문에 염증으로 생긴 침출액을 흡수하고 그 부위의 부종과 어혈을 제거한다.

| 08 | 혈액순환을 촉진한다 |

안마는 받는 부위의 모세혈관을 확장시켜 그 부위의 혈액순환을 원활히 할 뿐 아니라, 전신의 혈액순환 조절까지 영향을 미친다. 그리고 혈액의 점도(粘度)를 저하시키고, 혈액 속 지방을 감소시키며, 혈관벽에 쌓인 콜레스테롤을 없애서 혈관의 탄력을 높이고 동맥경화를 예방한다. 또한 관심병(冠心病) 환자의 심근에 부족한 혈액과 산소를 보충하여 심장통 등을 완화시키거나 완전히 없앤다.

| 09 | 다이어트와 미용 |

안마는 인체 내 쌓이는 지방을 줄이고 몸속에 남아도는 지방을 열량으로 전환시킴으로써 살이 빠지는 효과가 있다. 또한, 피부 표면의 늙은 상피세포(上皮細胞)가 제거되어 인체 표면의 모세혈관이 확장되고 피부에 많은 영양이 공급된다. 그러므로 피부에 탄력이 생겨 주름이 없어지고, 늘어지고 건조해진 피부가 윤택해진다. 더불어 땀샘과 피지샘의 분비를 조절하여 색소 침착을 감소시킨다.

| 10 | 기분이 좋아진다 |

안마는 스트레스를 풀어주고 마음을 가볍게 한다. 마음이 답답하고 기분이 우울할 때 안마를 받으면 마음이 한결 가벼워져서 산더미처럼 쌓인 스트레스가 말끔히 사라진다.

자가 안마의 3가지 특징

한방 안마는 '사람이 사람을 치료'하는 방법으로, 현대인이 원하는 자연치료의 한 종류이며, 일반적인 약물치료와는 비교할 수 없는 뛰어난 장점이 있다.

01 쉽고 간편하다

흔히 사용하는 여러 가지 안마 방법만 익히면 어떤 특수한 시설도 필요 없이 양손만으로 언제 어디서나 치료할 수 있다.

02 안전하고 효과적이다

일반적인 약물치료는 간혹 부작용이 생길 수 있다. 특히 약물을 장기적으로 복용하는 환자에게는 걱정이 스트레스가 되어 치료 효과에도 좋지 않은 영향을 미친다. 하지만 한방 안마는 방법만 완전히 터득하여 심혈을 기울여 실행하면 안전하고 신뢰할 수 있는 부작용 없는 '친환경 치료법'이 된다. 물론 안마가 모든 병을 치료하지는 않지만 치료에 긍정적인 면이 있으며 단, 안마에 과민반응을 일으키는 환자에게는 안마 치료를 절대 금지해야 한다.

03 치료 영역이 광범위하다

현재 종합병원 치료에는 여러 질병(모든 질병은 아님)에 한방 안마법을 인용하고 있으며 더욱이 운동으로 인한 부상, 만성·기능성 질병, 그리고 드물지만 성격이 까다로운 환자에게도 치료 효과가 좋게 나타나고 있다. 한방 안마의 치료 대상자는 다음과 같다.

① 당뇨병, 고혈압, 고지혈증, 류머티즘 통증 등 흔한 질병을 지닌 환자
② 신경쇠약, 빈번한 야근, 수면 부족의 샐러리맨
③ 감기에 자주 걸리고 질병에 대한 면역력이 떨어진 허약체질인 사람
④ 장기 근무로 스트레스를 많이 받아 항상 머리가 아픈 사람, 고객 접대를 많이 하거나 술·담배를 하는 사람
⑤ 가사노동을 많이 하는 가정주부와 피부가 나이보다 늙은 여성
⑥ 체질이 허약하여 병에 자주 걸리는 노인
⑦ 기름기가 많은 음식을 즐기는 사람과 여드름, 부스럼 등이 난 피부병 환자
⑧ 생활이 불규칙한 자유직을 가진 각종 프리랜서

반사구와 경혈 — 자가 안마의 2가지 효능

SELF MASSAGE

'반사구(反射區)'는 인체의 각 조직기관, 오장육부, 손·발·귀 등과 일정하게 대응하는 신체 부위의 위치를 가리키는데, '반사 부위'라고도 한다. 경혈(經穴)은 혈위(穴位), 혈자리, 수혈(腧穴)이라고도 한다. 이는 침을 놓거나 뜸을 뜨는 위치이며, 장부 경락(經絡)의 기혈(氣血)이 신체 표면에 수주(輸注) 또는 통과하는 중점 부위이다.

신체의 조직기관이나 오장육부에 병리 변화가 생겼을 때, 인체의 손·발·귀 등에 대응하는 반사구에 조직 변이가 일어난다. 이 조직 변이의 부위를 자극하면 통증을 느끼는데, 이것이 압통(壓痛) 반응이다. 병리 변화가 있는 반사 부위는 압통 반응을 일으키는 것 외에 병리 변화가 생긴 부위를 만지면 보리알, 선형(線形), 작은 덩어리 같은 조직의 변이 현상이 느껴진다. 이런 변화는 질병의 진단과 치료에 매우 중요하기 때문에 반사 부위는 질병의 진단 부위이며 치료 부위이기도 하다.

의학의 기초 이론과 반사학 원리에 의하면 인체의 어떤 부위나 기관에 질병이 발생했을 때 반사 부위 등 특정 부위에 안마로 자극을 주면 치료 효과가 있다. 이 자극은 경락을 통해 곧장 피부 경맥에 침투, 발병 위치에 도달하여 체내의 면역력을 높이고, 장부·조직·기관 등의 생리 기능을 조절하여 치료 효과를 높여서 환자의 건강을 신속히 회복시킨다.

반 사 구 안 마

발 반사구

발은 인체의 중요한 부위이다. 발은 신체 맨 아래 부위에 위치하며 52개의 골격, 66개의 관절, 40개의 근육과 수많은 인대로 구성되어 있다. 그러므로 양쪽 발은 신체 건강과 밀접한 관계를 유지하고 있다. "사람은 늙으면 발이 먼저 늙고, 나무는 시들면 뿌리가 먼저 마른다."는 속담이 있다. 인체를 한 그루의 나무에 비유한다면 발은 곧 뿌리이며, 뿌리가 마르면 가지가 부러지고 잎이 떨어져 나무는 수명을 다한다. 현대 의학자들의 연구에 의하면 양발에는 풍부한 모세혈관, 림프관, 말초신경이 분포하여 오장육부, 대뇌조직과 밀접한 관계를 형성한다고 한다. 발은 인체의 주춧돌이나 다름없다. 발에 이상이 생기면 인체의 각 조직기관에도 반드시 반응이 나타난다. 그렇기 때문에 양발의 건강은 인체의 건강을 보증하는 부위이므로, 발은 인체의 제 2심장이라 할 수 있다.

발 반사구 안마는 한의학에서도 중요한 치료법 중 하나로 한의학의 귀중한 유산이다. 여러 종류의 안마법으로 양발의 반사구 자극을 통해 신경반사 작용을 일으켜 관련 조직을 균형 있게 조절한다. 또한, 각 조직기관의 잠재된 원동력을 최대한 이끌어내 인체 각 조직기관의 기능을 조절하고, 혈액순환이 잘 되게 하여 내분비 기능을 촉진시킴으로써 신진대사가 왕성해져서 질병 치료와 함께 몸이 건강해진다.

손 반사구

손 반사구의 안마는 손 반사구와 경혈 등의 부위에 안마법이나 기구로 자극을 주어 질병을 예방하고 치료하는 방법이다. 사람의 양손에는 풍부한 신경과 혈관이 분포한다. 손은 수경맥(手經脈)의 시작과 끝이 교차하는 곳으로 인체에서 매우 중요한 20여개의 경혈이 분포하고, 더 많은 경외기혈(經外氣穴_ 경혈 이외의 혈도)과 효력이 뛰어난 자극점이 많아 여러 가지 질병을 치료할 수 있다. 인체의 일부분 중에 전신의 축소판이 나타난다는 홀로그램[全息]적 특징의 확립은 현대 과학이 전적으로 손의 안마치료법에서 그 근거를 찾았다. 인체에서 상대적으로 독립된 부분은 모두 상응하는 반응계통을 지닌다. 손은 상대적으로 독립된 부분이다. 인체의 모든 장부 기관은 손에 상응하는 반사구가 있다. 그렇기 때문에 장부 기관에 관한 여러 정보가 반사구에 반영되어 나타난다. 그러므로 반사구에 안마 등의 방법으로 자극하면 장부 기관의 기능이 효과적으로 조정되어 인체의 생리 기능이 충분히 발휘됨으로써 질병이 치료되고 건강을 회복하여 장수를 누릴 수 있다.

귀 반사구

귓바퀴는 인체의 축소판으로 인체 각 부위가 분포되어 있는 모습은 마치 거꾸로 돌려놓은 태아(胎兒) 모습과 같다. 귀는 모든 맥(脈)의 집합체로 12경맥 전부가 귀와 연결되어 있다. 귀에는 인체 각 부위에 반응하는 많은 경혈이 자리 잡고 있어 어느 장부(臟腑)나 신체 부위에 이상이 생기면 그 즉시 상응하는 경락을 통해 귓바퀴에 반응한다. 인체의 홀로그램[全息]적 특징 이론에 근거하면 양쪽 귀와 반사구를 자주 안마하면 경락이 소통 되고, 신경이 안정되며, 신진대사가 강화되고, 혈액순환을 촉진시켜 몸이 튼튼해진다. 뿐만 아니라 진통, 진정, 소염, 기침, 발한(發汗), 퇴열(退熱), 최면 등의 효과가 있으며 감기, 통증, 신경쇠약과 불면증 등에도 예방과 치료 효과가 있다.

경 혈 안 마

경혈을 혈위(穴位), 수혈(腧穴), 유혈(兪穴), 기혈(氣穴), 혈도(穴道), 혈자리라고 부르기도 한다. 경혈은 장부 경락의 기혈(氣血)을 신체 표면에 보내는 중요한 부위로, 한방・침술 분야의 전문 용어이다. 피육근골(皮肉筋骨)의 특이한 조직 구조이며, 피육근골의 치료 기능을 갖춘 부위이기도 하다. 한의학 기초 이론에 의하면 인체의 경혈은 크게 3가지 작용을 한다. 첫째, 경락의 기혈을 신체 표면에 보내는 특수 부위이고 둘째, 질병을 신체 표면에 반영하는 부위이며 셋째, 침술(鍼術), 추나(椎拿), 기공(氣功) 등 치료법의 시술 부위이다. 경혈은 누르면 시원하고, 치료 효과가 안전하고 빠르다.

한의학에서는 경혈이나 특정 부위를 안마하면 경락이 시원하게 뚫려 혈액순환이 촉진되어 뭉친 근육이 풀어지고 기혈이 조절된다. 이렇게 음양의 조화가 이루어지면 질병이 예방되고 치료되어 건강한 육체가 된다고 본다. 현대 의학에서는 인체의 특정 부위를 안마하면 그 부위의 혈액순환이 가속화될 뿐 아니라 피부 근육에 영양을 공급하고 대사(代謝) 산물의 배출을 가속화시킨다고 본다. 그리고 반사적으로 내장기관에 영향을 미쳐 오장육부의 기능을 조절하는 등 그밖에 경련을 완화시키고 쌓인 지방을 감소시킨다.

한의학 이론의 기초인 경락에 의하면, 안마법이나 일정한 안마 기구를 이용하여 특정 경혈에 시행하는 경혈 안마는 질병을 예방하고 치료하는 방법 중 하나이다. 이 치료의 기본 원칙은 급한 병은 응급치료로, 시간적 여유가 있으면 근본 치료를 통해 허해진 곳을 보충하여 건강한 신체로 만드는 것이다. 현재 경혈 안마는 인체의 각 부위를 광범위하게 치료하고 있으며 내과, 외과, 부인과, 소아과, 오관과(五官科_ 눈, 귀, 코, 혀, 피부) 등의 병증 치료에 효험이 많다. 경혈 안마는 누구나 쉽게 배울 수 있기 때문에 실생활에서도 널리 응용되고 있다.

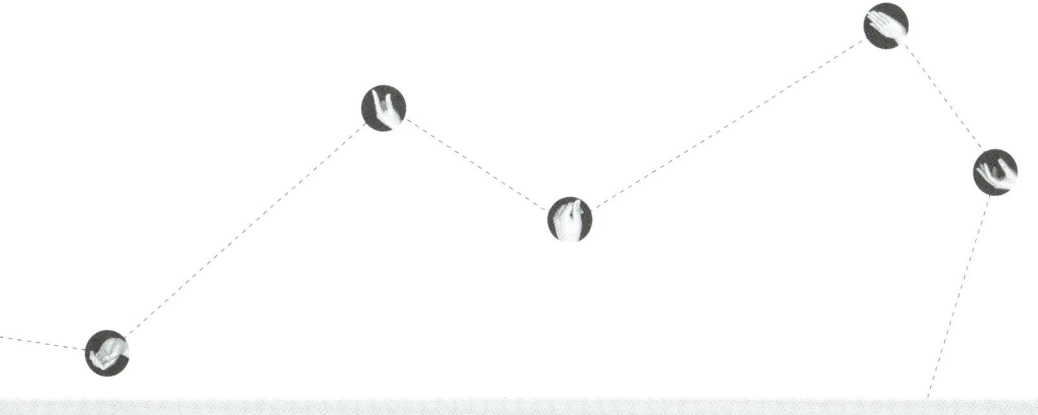

자가 안마의 14가지 기본 방법

안마방법은 시술자가 일정 방법에 따라 진행하는 동작으로 손가락, 손바닥, 팔꿈치, 그리고 신체의 기타 부위를 이용하여 피시술자의 신체 표면에 일정한 힘을 가하여 환자의 질병을 치료하는 수단이다.

안마법의 종류는 매우 많은데, 안법(按法_ 누르기), 마법(摩法_ 문지르기), 추법(推法_ 밀기), 나법(拿法_ 집기), 날법(捏法_ 쥐기), 겹법(掐法_ 꼬집기), 유법(揉法_ 주무르기), 박법(拍法_ 치기) 등이다. 실제로는 두 가지 또는 여러 방법을 혼합한 응용 안마법을 사용한다. 예를 들어, 안법은 유법, 압법(壓法_ 누르기) 등과 혼합하여 안유법(按揉法), 안압법(按壓法) 등 복합 안마법을 구성한다. 그밖에 복합 안마법으로 날유법(捏揉法), 차마법(搓摩法), 추제법(推擠法_ 밀면서 당기기), 발신법(拔伸法_ 뽑으면서 늘어뜨리기), 탄발법(彈撥法_ 퉁기기), 구점법(勾點法_ 긁으면서 찍기), 소리법(梳理法_ 빗어내리기), 추찰법(推擦法_ 밀면서 마찰하기), 염유법(捻揉法_ 비틀면서 주무르기), 지갑추법(指甲推法_ 손톱으로 밀기), 무지안압법(拇指按壓法_ 엄지손가락으로 누르기), 곡식지점법(曲食指點法_ 검지를 구부려서 찍기), 일지선추법(一指禪推法_ 한손가락으로 곧장 밀기) 등이 있다. 비록 안마법이 다양하고 복잡하지만 하나같이 힘과 지구력이 있어야 하고, 처음부터 끝까지 주어지는 힘과 속도가 일정하고, 부드러워야 하는 것은 마찬가지다. 다음은 알아두어야 할 14가지 기본 안마법이다.

1. 안법(按法_ 누르기)

손가락, 손목, 팔꿈치 부위로 신체 표면이나 경혈을 누르는 방법이다. 누르는 힘의 세기를 점점 강하게 하는 방법으로 지안법(指按法), 장안법(掌按法), 주안법(肘按法) 등 3종류가 있다.

조 작

① **지안법(指按法)** : 엄지손가락 끝으로 누르거나 손가락을 굽혀 중간마디를 세워서 수직방향으로 경혈을 위에서 아래로 누른다. _ 그림1
② **장안법(掌按法)** : 손바닥으로 신체 표면을 위에서 아래로 누르는 방법. 한 손바닥 또는 양 손바닥으로 동시에 누르거나 양 손바닥을 겹쳐서 누른다. _ 그림2
　장근안법(掌根按法) : 손목쪽 손바닥인 장근으로 누르는 방법. 손목에 힘을 주고 환자의 신체 표면을 위에서 아래로 누른다. _ 그림3
③ **주안법(肘按法)** : 팔꿈치를 구부려서 팔꿈치 끝으로 누르는 방법. 팔꿈치 관절의 돌기 부위에 힘을 주어 시술 부위를 누른다. _ 그림4

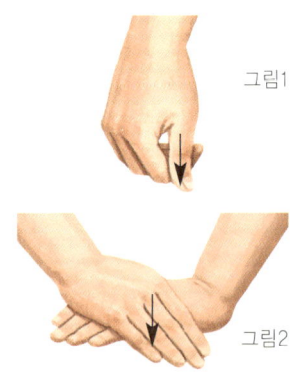

그림1

그림2

요령

① 힘을 주는 부위가 움직이지 않게 신체 표면에 바짝 붙인다.
② 처음에는 가볍게 누르다가 점점 세게, 다시 가볍게 누르는 것을 반복한다.
③ 폭력은 금물.

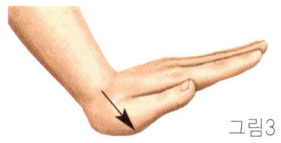
그림3

적용 범위

안법은 자극이 비교적 강한 방법이므로, 지안법은 전신 각 부위의 경혈에 사용하고, 장안법은 부위가 넓거나 평평한 부위인 등, 허리, 다리, 엉덩이 등에 사용한다. 안법은 근육을 이완시키고 기형을 교정하며 진정과 진통 효과가 있다.

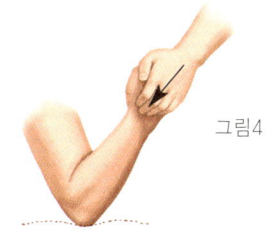
그림4

2. 마법(摩法_ 문지르기)

손가락이나 손바닥을 이용하여 신체 표면에 대고 규칙적으로 직선 왕복 또는 둥글게 문지르는 방법이다.

조작

① **지마법(指摩法)** : 검지, 중지, 약지를 모아 손가락 바닥면을 신체 표면에 대고 규칙적으로 둥글게 문지른다. _ 그림5

② **장마법(掌摩法)** : 손바닥을 신체 표면에 대고 팔뚝과 함께 곧장 왕복하거나 둥글게 문지른다. _ 그림6

③ **사지마법(四肢摩法)** : 검지, 중지, 약지, 소지를 모아 손바닥으로 팔꿈치 관절의 움직임에 따라 둥글게 신체 표면을 문지른다. _ 그림7

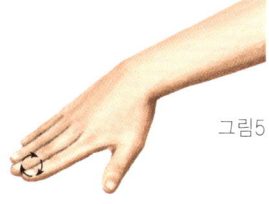
그림5

요령

① 팔꿈치 관절을 자연스럽게 구부리고 손목의 힘을 뺀다.
② 손가락과 손바닥을 자연스럽게 편다.
③ 동작은 부드럽게 조화를 이루어야 한다.
④ 지마법은 120회/ 1분, 장마법은 80회 /1분 문지른다.

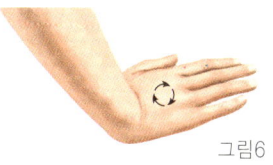
그림6

적용 범위

마법은 가볍고 부드러워 흉부나 복부에 적합하다. 기(氣)를 다스려 속을 편안하게 해주고, 부기를 빼주며, 체내의 탁한 기운을 배출시키고, 비장과 위장을 튼튼하게 한다.

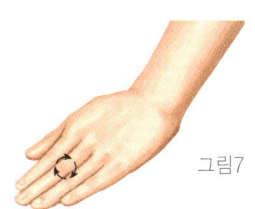
그림7

3. 추법(推法_ 밀기)

손 또는 주먹을 신체 표면에 대고 천천히 직선운동으로 미는 방법이다.

조 작

① **무지직추법**(拇指直推法) : 엄지손가락으로 목, 손, 발 등의 부위를 밀거나, 양손 엄지를 겹쳐서 힘을 준다. _ 그림8
② **전장직추법**(全掌直推法) : 손바닥 전체로 등, 허리, 사지에 대고 민다. 힘을 주면서 한 방향으로 곧장 민다. _ 그림9
③ **장근반추법**(掌根反推法) : 손목을 등, 허리, 다리 부위에 대고 한 방향으로 힘껏 민다. _ 그림10
④ **권추법**(拳推法) : 검지, 중지, 약지, 소지를 구부려서 살짝 주먹을 쥔 채로 척추 양쪽을 민다. _ 그림11

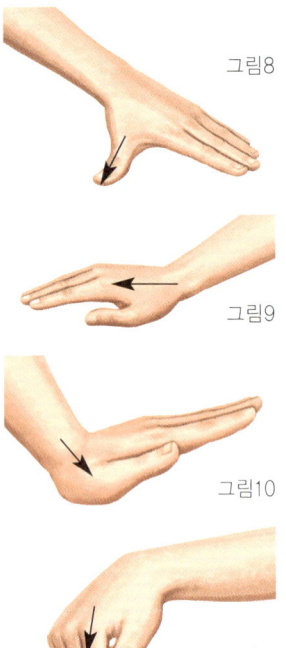

그림8

그림9

그림10

그림11

요 령

① 신체 표면에 바짝 대고 피하근육 조직을 함께 민다.
② 한 방향으로 곧장 천천히 움직인다.
③ 마사지하는 부위에 안마보조제인 윤활유를 바르면 피부를 보호하고 치료 효과도 높아진다.

적용 범위

추법은 인체의 각 부위에 골고루 사용할 수 있다. 경락을 소통시키고 기혈의 활동을 원활히 하며 경련을 멈추고 진통작용을 한다.

4. 나법(拿法_ 집기)

손가락을 집게 모양으로 만들어 해당 부위의 근육을 꼬집듯 집어 올리는 방법이다.

조 작

① **이지나법**(二指拿法) : 엄지와 검지로 경혈 부위를 집어올린다. _ 그림12
② **삼지나법**(三指拿法) / **사지나법**(四指拿法) : 엄지, 검지, 중지 또는 엄지, 검지, 중지, 약지로 목 부위, 팔, 손목, 발목 관절 등을 집는다. _ 그림13
③ **오지나법**(五指拿法) : 다섯손가락을 모두 사용하여 어깨, 사지 등을 집는다. _ 그림14
④ **장나법**(掌拿法) : 손바닥을 부위에 대고 천천히 문지르면서 집는 동작을 한다. 손바닥을 신체 부위에 바짝 대고 네 손가락과 손목, 엄지에 힘을 주면서 집는다. 신체 부위에 힘이 똑같이 가해져야 한다. _ 그림15

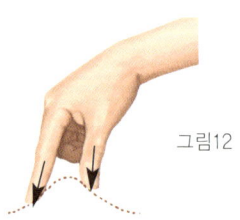

그림12

⑤ **두동나법**(抖動拿法) : 지나법이나 장나법으로 근육을 집어올린다. 손을 뗄 때는 비교적 빠른 동작으로 집은 부위를 놓아야 한다. 손가락과 손바닥에 힘을 주고 규칙적으로 3~8회 동작을 한 다음 서서히 힘을 뺀다. 이 동작을 여러 번 반복하되 움직임은 연속적이어야 하고 피부를 꼬집으면 안 된다. _ 그림16

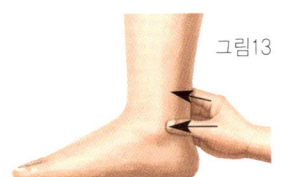
그림13

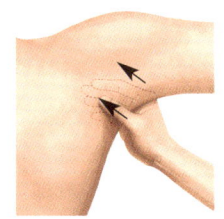
그림14

요 령
① 손목 관절은 힘을 빼고 움직임을 민첩하게 한다.
② 손가락과 손가락이 서로 마주보고 힘을 주어야 하며, 힘은 약하게 시작했다가 점점 강해져야 한다.
③ 동작은 부드러우면서도 연속적이어야 한다.
④ 집었다 놓는 횟수는 60~80회 / 1분.

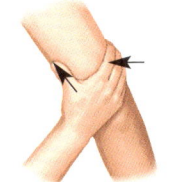
그림15

적용 범위
나법은 비교적 자극이 세기 때문에 살집이 두껍고 많은 부위에 사용하며 경락의 소통을 활발하게 하고, 막힌 기를 뚫으며, 풍한을 쫓고, 경련과 통증을 멎게 한다.

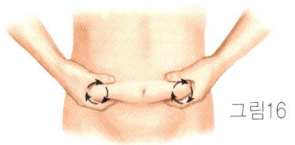
그림16

5. 날법(捏法_쥐기) : 손가락 앞쪽에 힘을 주어 피부를 쥐고 누르는 방법이다.

조 작
엄지와 검지 또는 엄지와 네 손가락을 마주하고 신체 부위를 쥐고 누른다. _ 그림17

요 령
① 손가락은 마주보는 손가락 쪽으로 약하게 시작해서 강하게 서서히 힘을 준다.
② 손목 관절을 느슨하게 풀고, 민첩하게 움직이되 무작정 힘만 주어서는 안 된다.

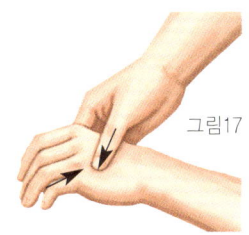
그림17

적용 범위
날법은 주로 목덜미, 뒷머리, 어깨, 허리, 사지에 많이 사용하며, 경락의 소통을 활발하게 하고, 기혈을 원활히 소통시키며, 비장과 위장을 다스리고, 가래를 없애준다.

6. 겹법(掐法_ 꼬집기)

손톱으로 경혈을 눌러 압박하는 방법이다.

조작
엄지를 살짝 굽혀 손톱으로 신체 표면의 경혈에 힘을 주면서 찔러 누른다. _ 그림18

요령
① 이 동작은 수직으로 힘을 주면서 눌러야 하기 때문에 피부에 상처가 날 염려가 있으므로 이리저리 위치를 옮기지 않는다.
② 찔러서 누른 다음 느리고 부드럽게 자극을 준다.
③ 이 동작은 장시간 반복하면 안 된다.

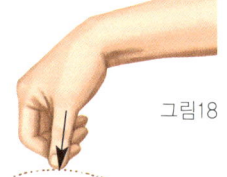

그림18

적용 범위
겹법은 인중(人中) 등 감각이 비교적 민감한 경혈에 주로 사용한다. 뇌를 맑게 해주고, 양기를 돋우며, 경락을 원활히 소통시키고, 기혈의 운행을 돕는다.

7. 유법(揉法_ 주무르기)

손가락, 손바닥, 어제부(魚際部_ 손바닥에서 손목에 가까운 물고기의 배처럼 볼록 솟아나온 부위. 엄지쪽이 대어제, 소지쪽이 소어제)로 신체 표면의 경혈을 가볍고 부드럽게 주무르는 방법이다.

조작
① **지유법**(指揉法) : 엄지 또는 검지, 중지로 신체 표면의 경혈을 부드럽게 주무른다. _ 그림19
② **대어제유법**(大魚際揉法) : 손바닥의 대어제 부위로 허리, 복부, 사지 등을 부드럽게 주무른다. _ 그림20
③ **장근유법**(掌根揉法) : 장근(掌根_ 손목에 가까운 손바닥 부위)으로 허리, 복부, 사지 등을 부드럽게 주무른다. _ 그림21

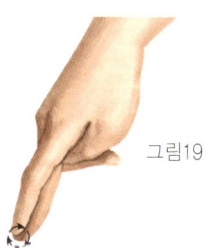

그림19

요령
① 신체 표면에 바짝 대고 피하근육 조직이 함께 움직이도록 주무른다.
② 손목은 느슨하게 힘을 빼고 팔꿈치를 중심으로 아래팔을 움직여서 손목을 가볍고 부드럽게 천천히 돌려 주무른다.
③ 돌리는 횟수는 120~160회/1분.

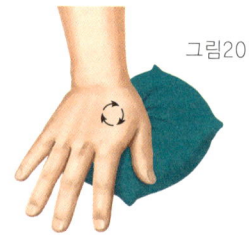

그림20

__적용 범위__

유법은 느리고 부드러운 마사지로 자극이 강하지 않기 때문에 전신 부위에 골고루 사용할 수 있다. 쌓인 피로를 풀어주고, 혈액순환을 촉진시키며, 근육을 부드럽게 이완시켜 경련과 통증을 없애고, 부기를 빼며, 풍한을 없애준다.

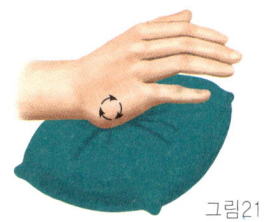

그림21

8. 박법(拍法_ 치기)

손가락이나 손바닥으로 속도감 있게 신체 표면을 부드럽게 치는 방법이다.

__조 작__

① **지박법**(指拍法) : 검지, 중지, 약지, 소지 등 네 손가락을 모아서 신체의 경혈이나 특정 부위를 친다. _그림22
② **허장박법**(虛掌拍法) : 허장(虛掌_ 손바닥 아래쪽)으로 신체 부위를 두드린다. _그림23

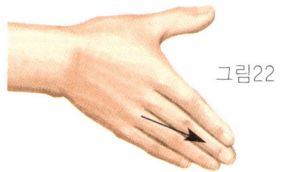

그림22

__요 령__

① 손목 관절의 힘을 느슨하게 풀고 민첩하게 움직인다.
② 동작은 연속적으로 속도감 있게 한다. 빨랐다 느렸다 하면 안 된다.
③ 손가락과 손바닥에 힘을 동시에 주어야 하며, 문지르는 동작은 안 된다.

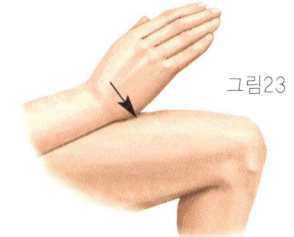

그림23

__적용 범위__

박법의 주요 사용 부위는 등, 어깨, 허리, 엉덩이, 하체 등이다. 근육을 풀고, 경락의 소통을 원활하게 해주며, 기혈의 운행을 돕고, 경련을 멈추게 한다.

9. 격법(擊法_ 두드리기)

손의 한 부위를 이용하여 가볍게 두드리는 방법으로 고법(叩法)이라고도 부른다.

__조 작__

① **측격법**(側擊法) : 손가락을 자연스럽게 펴고 손목을 살짝 구부려 한손 또는 양손을 세워 소어제로 두드린다. _그림24
② **장격법**(掌擊法) : 손가락을 자연스럽게 구부리고 손을 위로 젖혀 장근(손목에 가까운 손바닥)으로 두드린다. _그림25
③ **권격법**(拳擊法) : 주먹을 쥐고 손목을 곧게 뻗어 손등으로 두드린다. _그림26
④ **지첨격법**(指尖擊法) : 손가락 끝으로 마치 빗물이 떨어지는 것처럼 가볍게 두드린다. _그림27

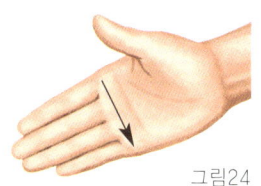

그림24

요령

① 손목 관절의 힘을 느슨하게 빼고 민첩하게 움직인다.
② 움직임은 수직으로 빠르고 짧게, 속도감 있게 힘을 준다.
③ 문지르거나 당겼다 밀었다 하면 안 된다.
④ 폭력은 금물.
⑤ 동작이 숙달되면 맑고 경쾌한 소리가 난다.

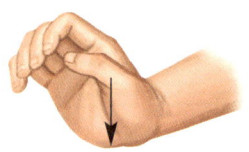
그림25

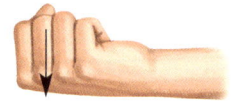
그림26

적용 범위

측격법은 주로 등허리와 하체에, 장격법은 엉덩이와 하체에, 권격법은 등허리에, 지첨격법은 머리 부위에 사용한다. 격법은 근육을 풀어주고, 경락의 소통을 원활히 해주며, 기혈을 부드럽게 다스리고, 정신을 맑게 하며, 피로를 풀어준다.

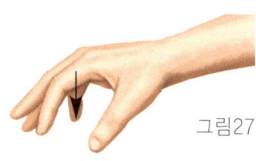
그림27

10. 점법(點法_ 찍어 누르기)

손가락 끝 또는 손가락의 중간 관절 등 튀어나온 부위로 어떤 특정 부위나 경혈을 찍어 누르는 방법이다.

조작

① **무지점법**(拇指點法) : 엄지손가락 끝으로 신체 부위의 경혈을 찍어 누른다. 엄지손가락 끝에 힘을 줘서 찍어 누를 때 엄지 끝과 시술 부위의 각도는 80°이다.
  _ 그림28
② **굴식지점법**(屈食指點法) : 검지의 중간 관절을 구부려 튀어나온 부위로 경혈을 찍어 누른다. 엄지 관절은 안으로 구부려 엄지 안쪽 옆면으로 검지 끝을 받쳐 준다. 주먹을 쥐고 구부린 검지 관절 끝 돌기된 부위로 경혈을 찍어 누른다. _ 그림29
③ **악권점법**(握拳點法) : 주먹을 쥐고 엄지를 구부려서 돌기된 엄지 관절을 이용하여 찍어 누른다. 주먹을 쥐고 엄지손가락의 끝을 말린 검지 관절 안쪽에 받치고 엄지 관절 측면의 돌기된 부위로 찍어 누른다. _ 그림30
④ **삼지점법**(三指點法) : 세 손가락으로 신체의 특정 부위를 찍어 누르는 방법이다.
  삼지병점법(三指并點法) : 검지, 중지, 약지를 모아 손가락 끝으로 경락을 찍어 누른다. 이때 시술 부위를 이동하지 않고 같은 곳에 해야 한다. _ 그림31

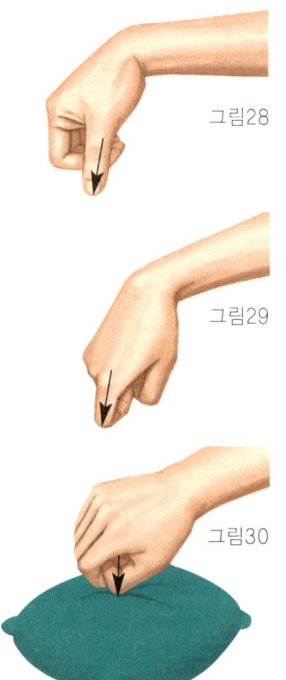
그림28

그림29

그림30

요령

① 수직으로 힘을 주며 힘은 점차 가중시킨다.
② 동작 시간은 짧아야 하고 찍는 것으로 끝맺어야 한다.
③ 폭력은 금물.

적용 범위

점법은 시술 면적은 작지만 자극이 매우 강하기 때문에 전신 경혈에 골고루 사용한다. 경락의 소통을 원활하게 하고, 장기 기능을 조절하며, 혈액순환을 촉진시키고, 진통작용이 있다.

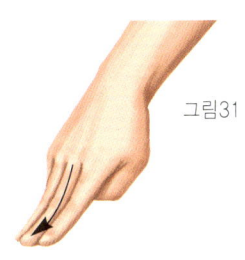

그림31

11. 찰법(擦法_마찰하기)

손바닥의 대어제, 소어제, 장근(손목 가까이에 있는 손바닥)을 피부 표면의 특정 부위에 대고 직선으로 왕복 마찰하는 방법이다.

조 작

① **대어제찰법(大魚際擦法)** : 다섯손가락을 모으고 살짝 굽혀 허장(虛掌)을 만든다. 대어제와 장근을 피부에 바짝 대고 직선 왕복으로 마찰한다. 연속적으로 반복하여 열을 체내로 전달한다. 사지, 엉치 등의 부위에 사용한다. _ 그림32

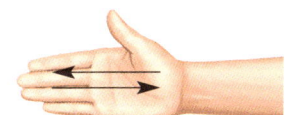

그림32

② **소어제찰법(小魚際擦法)** : 손바닥을 펴서 소어제의 측면 부위를 피부에 바짝 대고 직선 왕복으로 마찰한다. 연속적으로 반복하여 열을 체내로 전달한다. 엉치, 사지, 척추 양쪽 등의 부위에 사용한다. _ 그림33

③ **장찰법(掌擦法)** : 손바닥을 자연스럽게 펴서 피부에 바짝 대고 직선 왕복으로 마찰한다. 연속적으로 반복하여 열을 체내로 전달시킨다. 흉복부, 사지, 어깨 부위에 사용한다. _ 그림34

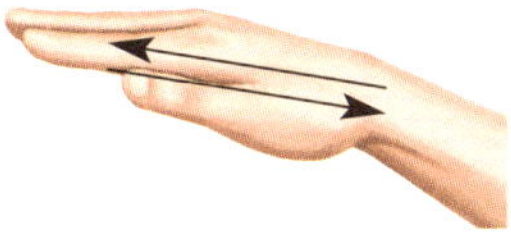

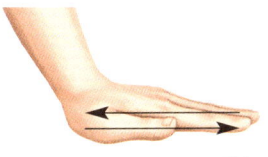

그림33

요 령

① 손목 관절을 펴고 팔과 손을 수평으로 유지한다.
② 피부 표면에 밀착시킨다.
③ 마찰 폭을 크게 한다.
④ 마사지하는 부위에 안마보조제인 윤활유를 바른다.
⑤ 마찰 횟수는 100~120회 / 1분.

그림34

적용 범위

찰법은 부드럽고 따뜻한 자극이므로 신체 각 부위에 사용할 수 있다. 기혈이 활발해지고, 경락을 뚫어주며, 위장과 비장이 튼튼해지고, 부기를 없애며, 진통작용도 있다.

12. 차법(搓法_비비기)

양쪽 손바닥 사이에 시술 부위를 끼고 힘껏 빠른 속도로 비비면서 마찰한다. 동작을 상하로 움직이는 방법이다.

조 작

차법으로 팔에 시술하는 것을 예로 들면, 양쪽 손바닥 사이에 팔을 끼고 서로 방향을 교차하여 빠르게 비비면서 마찰하는데 상하 반복하여 움직인다. _그림35

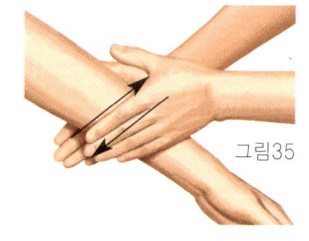

그림35

요 령

① 힘을 고르게 주며, 손바닥이 마주하는 방향으로 힘을 준다.
② 비비면서 마찰하는 동작은 빠르게 한다. 다만 다리 부위에 할 때는 천천히 한다.
③ 비비면서 마찰하는 동작은 민첩하고도 연속적이어야 한다.

적용범위

차법은 등허리와 사지에 주로 사용하며, 특히 사지에 제일 많이 사용한다. 경락의 소통을 활발하게 하고, 기혈을 다스리며, 근육을 풀어주고, 피로를 회복시킨다.

13. 요법(搖法_흔들기)

한손으로는 환자의 특정 관절에서 가까운 부위를 쥐거나 누르고, 다른 한 손으로는 관절에서 먼 부위를 잡아 관절을 흔드는 축이 되어 환자의 몸을 흔드는 방법이다.

조 작

요법에는 손가락 흔들기, 손목 흔들기, 어깨 흔들기, 허리 흔들기, 발목 흔들기 등 몇 가지 방법이 있다. 손가락 흔들기를 예로 들면, 한손으로 다른 한손의 손가락을 쥐고 시계방향과 반대방향으로 번갈아가며 흔들면서 돌린다. _그림36

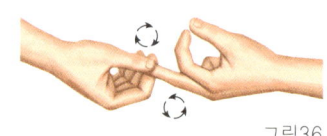

그림36

요 령

① 돌리는 폭은 작게 시작했다가 큰 폭으로 점점 넓히고 속도도 점점 빨라진다.
② 각 관절이 움직일 수 있는 범위 내에서 시행해야 하며 지나치게 힘을 세게 주면 안 된다.

적용범위

요법은 목덜미, 어깨, 허리, 사지 관절에 주로 사용한다. 관절을 부드럽게 시원하게 풀어주고, 경련을 없애며, 틀어진 관절을 바로잡아 준다.

14. 곤법(滾法_굴리기)

손목 관절을 굽혔다 폈다 하는 운동과 팔의 회전운동으로 소어제와 손등을 시술 부위에 쉬지 않고 계속 굴리면서 움직인다.

조 작

① 대곤법(大滾法) : 소어제와 손등을 시술 부위에 올려놓고 쉬지 않고 연속해서 굴리면서 움직인다. _ 그림37
② 소곤법(小滾法) : 소지, 약지, 중지와 소지의 제1관절 등을 시술 부위에 올려놓고 쉬지 않고 연속해서 굴리면서 움직인다. _ 그림38

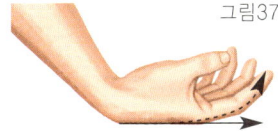

그림37

요 령

① 어깨 관절과 손목 관절의 힘을 느슨하게 풀고 손가락을 자연스럽게 구부린다.
② 손목 관절을 굽히고 펼 때 그 움직이는 폭을 120° 전후로 하고, 손등의 $\frac{1}{2}$ 면적이 치료 부위와 접촉하게 한다.
③ 앞으로 굴릴 때와 되돌아올 때 힘의 배분을 3:1 정도로 한다.
④ 치료 부위에서만 굴려야 하며, 끌거나 돌리면 안 된다.

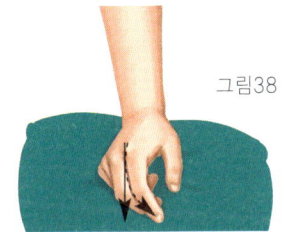

그림38

적용 범위

곤법은 누르는 힘이 강하고 접촉 면적이 넓기 때문에 어깨, 등, 허리, 사지 등에 많이 사용한다. 경락의 소통을 원활하게 하고, 혈액순환을 촉진시키며, 경련과 통증이 멎고, 뭉친 근육이 풀어지며, 관절이 부드러워진다.

자가 안마에서 꼭 알아야 할 10가지

안마로 질병을 치료하면 비교적 안전하고 효과도 좋다. 그러나 한방 안마를 할 때 안 좋은 반응과 의외의 결과를 피하려면 다음 몇 가지 문제를 특별히 주의해야 한다.

1. 가정에서 하는 안마는 반드시 정확한 진단이 내려진 다음 시행해야 한다. 질병 상황도 모르고, 경혈도 구분하지 않고, 방법도 제대로 모른 채 안마해서는 절대 안 된다. 중증 환자는 특별히 신중하게 다루어야 한다. 첫째, 아무 근거 없이 판단하지 않는다. 둘째, 투약을 즉시 정지하거나 원래의 치료 행위를 중단하지 않고 병세가 호전된 다음에 자가 안마 여부를 생각한다.

2. 환자가 허기, 포만, 피로, 긴장이 지나치거나 격노, 지나친 기쁨, 두려움, 비통 등 정서적으로 격앙된 상태에서는 안마하지 않는다.

3. 안마할 때 적당한 실내온도와 청결, 정숙한 환경을 만든다. 감기를 예방하고, 효율적인 안마를 위해 실내가 지나치게 춥거나 더우면 안 된다.

4. 안마 전에 시술자는 꼭 손톱을 깎고, 환자 피부에 상처를 입힐 수 있는 반지, 팔찌, 손목시계 등 딱딱한 물건을 착용하지 않는다. 또한 안마 전후에 시술인도 위생과 청결에 각별히 신경 쓴다.

5. 안마할 때 시술자의 자세를 수시로 바꾸어주어 편안하고 안정된 자세를 잡아주어야 장시간 피로가 쌓이지 않는다.

6. 안마할 때 피부의 지나친 자극을 피하기 위해 윤활제를 사용하는 것이 좋다. 예를 들어 파우더, 마사지 크림, 바셀린, 아로마오일 등을 안마 부위의 피부에 바르면 효과도 좋아진다.

7. 안마는 처음에는 가볍게 시작하다가 점점 강하게 힘을 조절해서 환자에 맞게 적절하게 실행해야 한다. 폭력에 가까운 힘을 가해서 피부나 근골에 상처를 입히면 안 된다. 동작도 부드럽고 시원하게 하고 거친 행위는 절대 금한다.

8. 발 안마를 할 때는 먼저 환자의 발톱을 깎고 두꺼운 각질을 벗겨내고 씻긴다. 무좀 환자는 무좀약을 바른 후 안마를 시작한다.

9. 습진, 궤양, 동상 등 외이(外耳)에 염증이 있으면 귀 부위의 반사구 치료법은 시행하지 않는다.

10. 안마 시간은 1회 20~30분이 적당하다.

안마를 피해야 할 사람

1. 절대 안마를 받으면 안 되는 사람
① 체력이 약한 노인, 중환자, 극도의 허약체질로 안마를 감당하기 어려운 사람
② 골절 환자
③ 감염성 질병 환자. 예를 들어 화농성(化膿性) 골관절염, 척추염, 단독(丹毒) 등
④ 피부손상, 감염, 화상을 입은 사람이나 극심한 피부질환자의 상처 부위나 감염 부위는 절대 안 된다.
⑤ 심각한 심장병 환자
⑥ 뇌혈관 이상이 염려되는 사람
⑦ 급성간염, 활동성폐결핵, 뇌막염 등 급성 전염병 환자
⑧ 정신병을 앓고 있거나 정서가 불안한 사람
⑨ 과음 후 이성을 잃은 사람
⑩ 고열 환자
⑪ 하반신 마비가 초기인 사람
⑫ 악성 종양, 에이즈 환자
⑬ 외상출혈, 위장궤양성 혈변(血便), 각혈, 뇨혈, 자궁출혈, 악성빈혈, 백혈병 등 출혈성 질병 환자나 그런 징후가 있는 사람
⑭ 기타 진단결과가 나타나지 않는 질병이 의심되는 사람

2. 안마 방법을 신중하게 해야 하는 사람
① 임신부는 복부와 허리를 안마할 때 각별히 주의해야 한다. 합곡(合谷), 견정(肩井), 삼음교(三陰交) 등의 경혈을 자극하면 유산할 염려가 있으므로 실행해선 안 되며, 다른 부위도 과격하게 하면 안 된다.
② 격렬한 운동 후나 극심한 피로를 느끼는 사람은 한동안 휴식을 취한 후 안마를 받아야 한다.

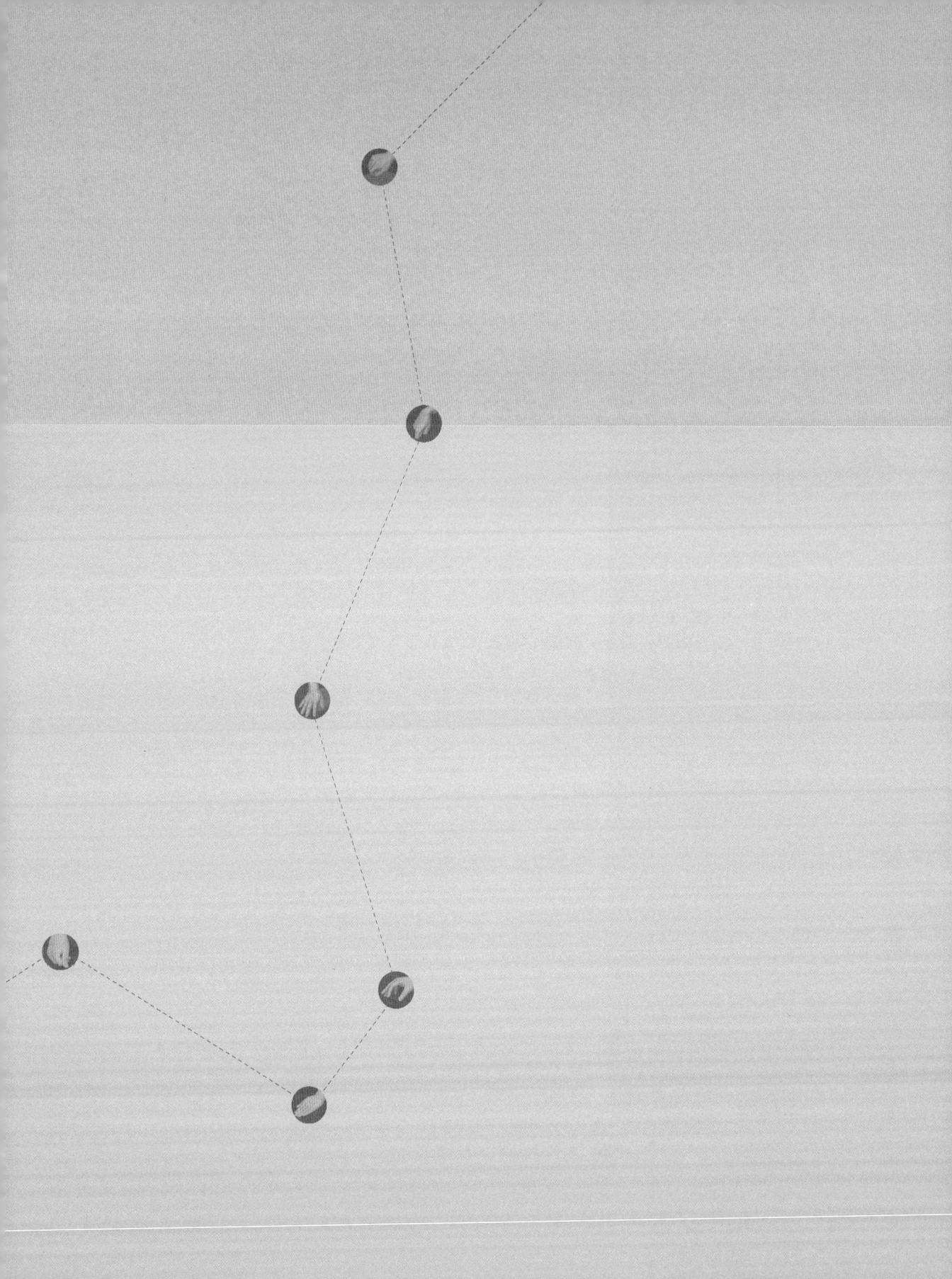

2 | 발 반사구 자가 안마 |

足

SELF MASSAGE

당뇨병

사용 반사구

① 췌장 ② 위장 ③ 뇌하수체
④ 십이지장 ⑤ 신장 ⑥ 수뇨관
⑦ 방광 ⑧ 부신

보조 혈자리

용천혈(涌泉穴), 태계혈(太溪穴),
연곡혈(然谷穴)

당뇨병은 인슐린이 부족하거나 인슐린에 대한 감수성이 떨어져 탄수화물 대사에 이상이 생기는 질환이다. 당뇨병 환자의 경우에는 인체 세포들이 포도당을 정상적으로 사용할 수 있는 능력에 장애가 생겨 혈당치가 증가한다. 포도당이 혈액 속에 점점 많이 쌓이게 되면서 과도한 당분이 소변으로 배설된다. 당뇨병 증상은 소변량과 소변 횟수의 증가, 갈증, 가려움증, 체중감소, 신체허약 등이 나타난다.

한방에서는 당뇨병을 '소갈(消渴)'이라 부르며, 일반적으로 목마름 증상이 특히 강하게 나타나는 것을 '상소(上消)'라 한다. 이것은 갈증 때문에 물을 많이 마시고, 입안이 마르며, 소변을 자주 보고, 혀끝이 붉어지며, 혓바닥에 황태가 낀다. 그리고 다식증 증상이 보이는 것을 '중소(中消)'라 하는데, 음식을 먹자마자 금방 허기를 느끼며, 몸이 야위고, 갈증으로 물을 많이 마시며, 변비가 생기고, 입안에 황태가 낀다. 또한, 소변을 자주 보는 다뇨증 현상이 두드러지게 나타나는 것을 '하소(下消)'라 하는데, 그 증상은 소변량이 많고 혼탁하며, 소변에 단내가 나고, 무릎과 허리가 시리고 힘이 없으며, 현기증이 자주 나고, 입술이 바짝바짝 마른다.

당뇨병은 유전, 과음과식과 단음식 다량 섭취, 장기적인 스트레스와 정신피로, 과도한 육체적 피로의 축적 등과 밀접한 관계가 있다. 당뇨병 환자의 발가락 끝이 유난히 차거나 갈색이 돌고, 마비현상, 뜨거운 느낌의 통증, 상처 등의 증상이 나타나면 발 반사구 안마를 금지한다.

안마 방법

01 양 발바닥을 마주대고 비빈다. 5~10분, 차법

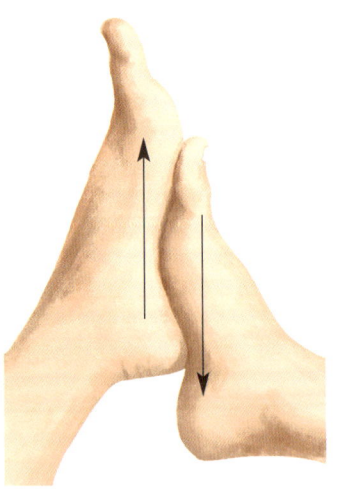

02 양발의 신장 반사구를 주무른다. 2~3분, 유법

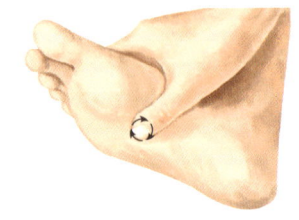

03 양발의 부신 반사구를 주무르면서 누른다. 2~3분, 유압법

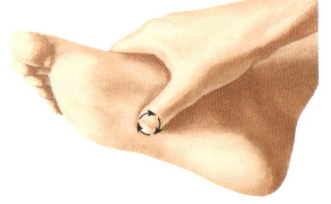

04 양발의 방광 반사구를 주무르면서 누른다. 2~3분, 유압법

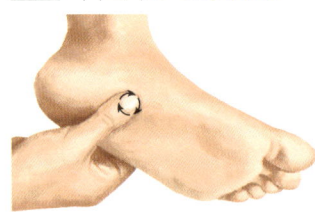

05 양발의 수뇨관 반사구를 민다. 2~3분, 추법

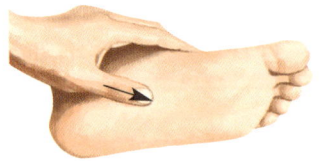

06 검지를 구부려 위장 반사구를 찍어 누른다. 3~5분, 점법

07 검지를 구부려 십이지장 반사구를 찍어 누른다. 3~5분, 점법

08 엄지손가락으로 발바닥 중앙선을 민다. 3분, 추법

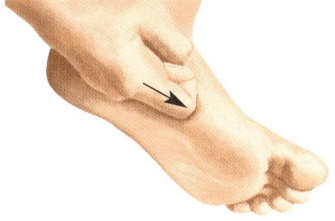
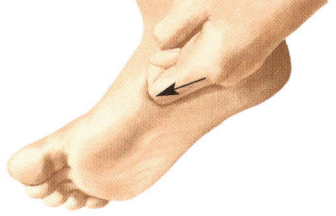
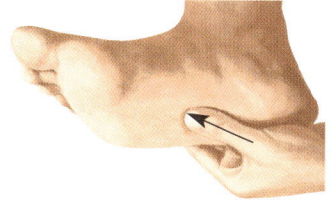

09 양손 엄지와 검지로 양발 엄지를 주무른다. 5분, 지유법

10 뇌하수체 반사구를 누른다. 5분, 안압법

11 췌장 반사구를 누른다. 5분, 안압법

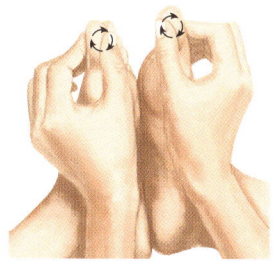
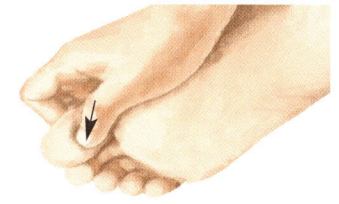
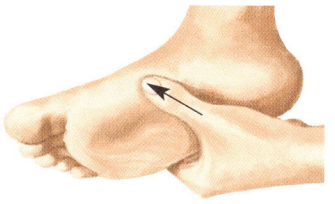

12 엄지손가락으로 엄지발가락을 안쪽에서 바깥쪽으로 곧장 민다. 3~5분, 추법

13 발뒤꿈치를 쥐고 주무른다. 3~5분, 날유법

14 용천혈(涌泉穴)을 누른다. 5~8분, 안압법

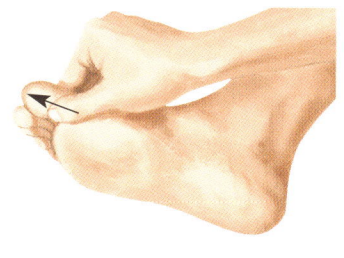
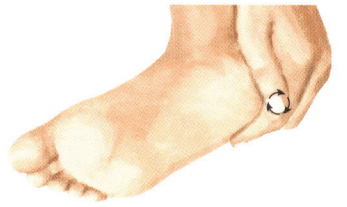
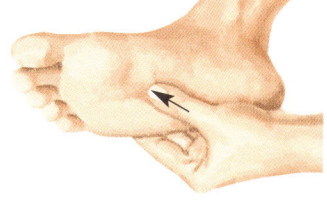

15 태계혈(太溪穴)을 주무른다. 5분, 유법

16 연곡혈(然谷穴)을 주무른다. 5분, 유법

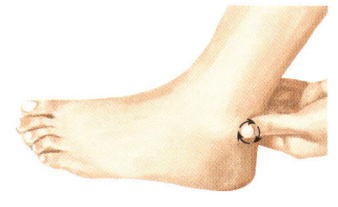
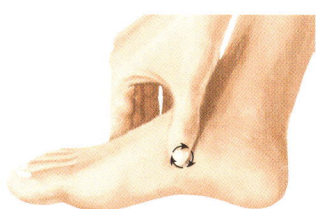

> **TIPS** 동과피, 서과피 각 15g, 천화분 10g을 뚝배기에 넣고 적당량의 물을 붓고 끓인 후 즙을 내려 매일 2~3회 마신다. 이 처방은 부드럽고 따뜻한 느낌이 몸속 음습함을 없애고, 갈증을 해소시키며, 탁한 소변을 맑게 한다. ※ 동과피(冬瓜皮_ 동아껍질), 서과피(西瓜皮_ 수박껍질), 천화분(天花粉_ 하늘타리 뿌리의 가루)

SELF MASSAGE

고혈압

사용 반사구
① 머리 ② 귀 ③ 신장 ④ 수뇨관
⑤ 방광 ⑥ 평형기관

혈압이란 혈액이 혈관벽에 가하는 힘이다. 그러나 여러 가지 이유로 혈관의 유연성이 없어져 혈관 주위의 근육이 혈관수축을 일으키고, 그 결과 심장확장이 계속 진행되어 혈압이 상승한다. 이로 인해 만성혈관질환인 두통, 현기증, 이명, 건망, 불면증, 심계(心悸) 등의 증상이 나타난다. 평소 일반 성인의 수축압이 140mmHg, 이완압이 90mmHg 이상이면 즉시 의사의 진찰을 받고 치료해야 한다.

한의학에서 고혈압은 '두통', '현기증' 범주에 속하며, 발병 원인은 정서불안, 음식부절(飮食不節)과 장기허손으로 말미암은 간장기능 손상 등 때문이다. 현대의학에서는 이 병이 중추신경계통과 내분비, 체액(體液) 조절기능 상실, 유전 등과 관계가 있다고 본다. 이외에 나이, 직업, 고지혈증, 과다한 염분섭취, 음주, 흡연 등과도 밀접하다.

안마 방법

01 머리 반사구를 주무른다.
2~3분, 유법

02 귀 반사구를 누른다.
2~3분, 안압법

03 신장 반사구를 민다. 2~3분, 추법

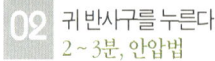
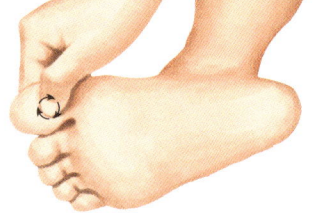
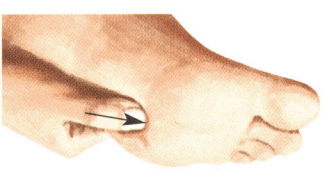

04 수뇨관 반사구를 민다.
2~3분, 추법

05 방광 반사구를 민다.
2~3분, 추법

06 평형기관 반사구를 찍어 누른다.
2~3분, 점안법

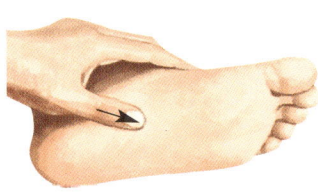
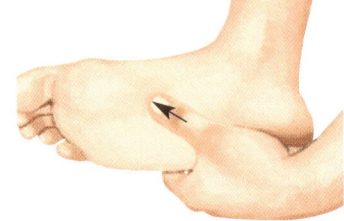
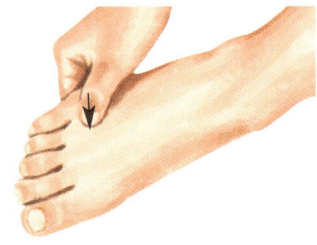

> **TIPS** 토마토에 함유된 리코펜은 항산화 식품인 당근에 함유된 베타카로틴의 2배에 달하는 항산화력을 자랑한다. 토마토엔 피로를 풀고 신진대사를 돕는 비타민C, 지방분해를 돕는 비타민B, 항산화 역할을 하는 리코펜, 고혈압을 예방하는 루틴 등 몸에 좋은 영양소가 풍부하다. 특히 리코펜은 비타민C, 비타민E, 카로틴 등과 함께 심혈관 질환을 예방하고 항암효과가 있는 강력한 항산화제 역할을 한다. 리코펜은 열을 가할 경우 인체에 더 잘 흡수된다.

SELF MASSAGE

고지혈증

사용 반사구

① 갑상선 ② 비장 ③ 수뇨관
④ 신장 ⑤ 부갑상선 ⑥ 췌장
⑦ 위장 ⑧ 부신 ⑨ 목 ⑩ 심장
⑪ 뇌

고지혈증은 혈액 속에 콜레스테롤 농도가 정상범위를 현저하게 초과하는 만성질환이다. 콜레스테롤과 글리세린의 함량 정도로 질병 유무를 결정짓는다. 만약 다음 증상 중 1가지 또는 여러 가지에 해당하면 고지혈증이라고 본다. 콜레스테롤 지수가 높다, 글리세린 함량이 많다, 지방질 밀도가 지나치게 높다 등등. 고지혈증은 특별한 자각증상이 전혀 없기 때문에 대부분의 많은 환자는 관심병(관상동맥경화성심장병), 뇌졸증 등의 발병으로 비로소 이 병을 진단한다. 두통, 사지마비, 현기증, 흉부동통, 심계(가슴두근거림) 등의 증상이 나타난다.

고지혈증은 선천성과 후천성 두 종류로 나눈다. 지방의 신진대사 과정에서 어떤 원인으로 선천성 결함이 있거나, 이유 없이 지방의 신진대사가 작용하지 못해 발병할 때가 선천성 고지혈증인데 일반적으로 후자의 상황이 비교적 많이 발생한다. 또 유전적 원인으로 발병한 환자는 유전성 또는 가정성(家庭性) 고지혈증 환자로 분류하는데 음식습관, 영양섭취, 생활습관 등이 원인이다. 후천성 고지혈증은 당뇨병, 신장 관련 질병, 만성간염, 갑상선기능 저하, 비만, 약물복용, 면역성 질병 등에 따르는 합병증이다.

고지혈증은 동맥경화의 주요 원인이 되며, 지방질이 혈관에 쌓여 혈관이 축소되어 순환기계뿐만 아니라 인체의 모든 기관에 장애를 초래하는 무서운 질병이다.

안마 방법

01 양발의 갑상선 반사구를 아래에서 위로 밀면서 누른다. 5분, 추안법

02 엄지손가락으로 왼발의 비장 반사구를 누르면서 주무른다.
5분, 안유법

03 엄지손가락으로 수뇨관 반사구를 곧장 민다. 1분, 추법

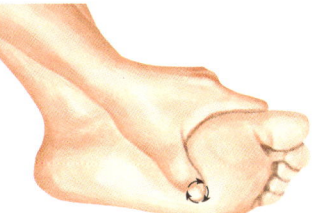
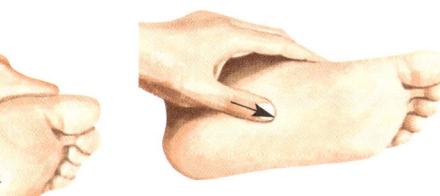

04 신장 반사구를 찍어 누른다.
30초, 점안법

05 부갑상선 반사구를 쥐고 집는다.
1분, 날나법

06 췌장 반사구를 쥐고 주무른다.
30초, 날유법

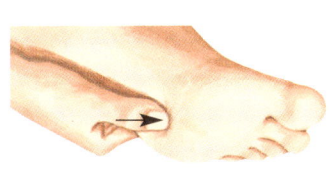
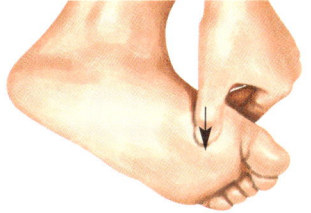
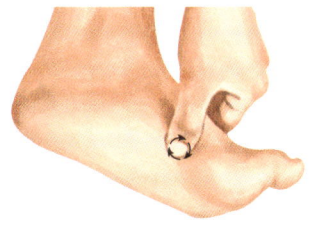

07 엄지손가락으로 위장 반사구를 밀면서 누른다. 30초, 추안법	08 부신 반사구를 누르면서 주무른다. 30초, 안유법	09 목 반사구를 누른다. 1분, 안압법
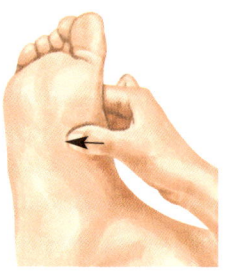	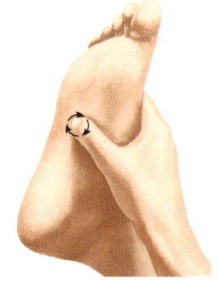	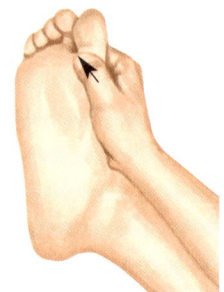

10 심장 반사구를 누르면서 주무른다. 1분, 안유법	11 뇌 반사구를 주무른다. 1분, 유법
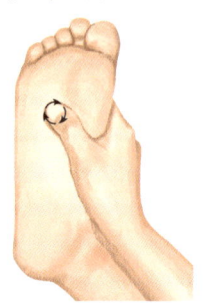	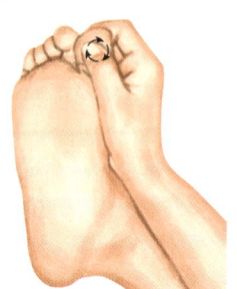

> **TIPS 고지혈증 민간요법**
>
> 1. 다래 : 고지혈증 환자가 다래를 하루에 2~3개 먹으면 매우 좋다. 다래를 깨끗이 씻어 껍질을 벗기고 즙으로 마시거나, 깨끗이 씻어 껍질을 벗기고 그냥 먹어두 좋다. 하루 1회 잔기간 복용하면 좋은 효과기 니다닌디. 이것은 고지혈증 치료에도 좋시반 암 예방 삭봉도 한다.
> 2. 표고버섯 즙 : 표고버섯은 혈청지질을 낮추고, 항암작용이 있다. 고지혈증에 하루 6-9g을 달여 먹거나 나물로 먹거나 국을 끓여 먹기도 한다. 지름 3㎝ 정도의 마른 표고버섯 5 ~ 6개를 물 1컵 정도에 하루 정도 담가 두었다가 우러난 물을 끓여 마신다. 냉장상태로 보관해 두었다가 먹거나 홍차나 커피 등에 타서 마시면 냄새가 없어진다.
> 3. 양파술 : 양파의 맛은 달고 매우며, 성질은 따뜻하여 각종 외상과 피부 궤양, 질염에 일정한 효능을 나타낸다. 또한 관상동맥 확장 작용을 하며, 고지혈증과 고혈당증, 각종 비타민 결핍증에 효과가 있다.
> 껍질을 벗긴 양파 2개를 적당한 크기로 잘라 포도주 400㎖에 넣고 밀폐한 다음 햇빛을 피해 시원한 곳에 2 ~ 3일 놓아두었다가 건더기는 버리고 그 국물만 냉장보관하면서 하루에 2 ~ 3회, 소주잔으로 1잔씩 마신다.

SELF MASSAGE

관심병

사용 반사구

1. 위장　2. 십이지장　3. 신장
4. 부신　5. 수뇨관　6. 방광
7. 소장　8. 심장　9. 복강신경총
10. 비장　11. 췌장　12. 평형기관

관심병(冠心病)이란 관상동맥(冠狀動脈) 경화성(硬化惺) 심장병(心臟病)의 약칭으로 결혈성심장병(缺血性心臟病)이라 부르기도 한다. 관심병은 관상동맥 순환기관에 이상이 생겨 관상혈류와 심근 사이에 필요한 평형이 무너져 발생한 일종의 심근손상 질병이다. 이와 유사한 병에는 은닉형 관심병, 협심증형 관심병, 심근경색형 관심병, 심장쇠약형·부정맥형 관심병, 급사형 관심병 등 5종류가 있으며 간혹 이 5가지 병이 함께 나타나는 경우도 있다.

관심병이 발병하기 전에 먼저 관상동맥이 좁아지고 막혀서 혈액공급이 원활하지 못하게 되어 협심증, 심근경색, 부정맥, 심장확대와 같은 징후가 나타난다. 일반적으로 관심병은 고혈압, 고지혈증, 비만, 고령, 흡연, 유전성, 식습관, 경구피임약 등과 밀접한 관계가 있다.

한방에서는 관심병을 협심증, 폐기종 범주에 포함시키고 있으며, 항상 가슴이 답답하고 갑자기 심근경색격통이 발작하여 그 통증이 왼쪽 어깨, 왼쪽 등, 왼팔로 이동한다. 협심증이 갑자기 발작할 때는 목숨이 위태로울 때도 간혹 발생한다.

관심병을 치료하는 자가 안마는 경혈의 선별에 특히 조심해야 하며, 왼쪽이 주(主), 오른쪽은 보(補)가 되어야 한다. 방법은 항상 가볍고 부드럽게 시행하고 지나치게 힘을 주는 것은 절대 금물이다.

안마 방법

01 엄지손가락으로 심장 반사구를 누르면서 주무른다. 5분, 안유법

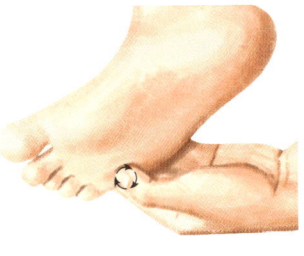

02 소장 반사구를 누른다.
3~5분, 안압법

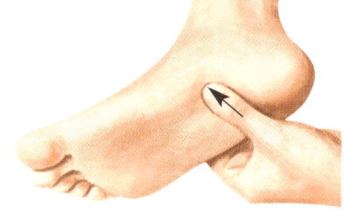

03 위장 반사구를 누른다.
3~5분, 안압법

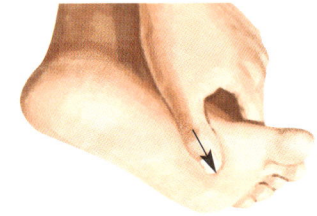

04 십이지장 반사구를 누른다.
3~5분, 안압법

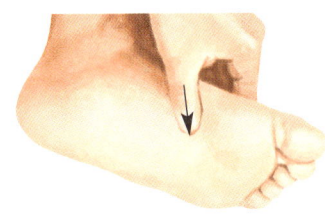

05 비장 반사구를 누른다.
3~5분, 안압법

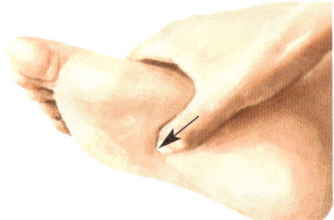

06 복강신경총 반사구를 누른다.
3~5분, 안압법

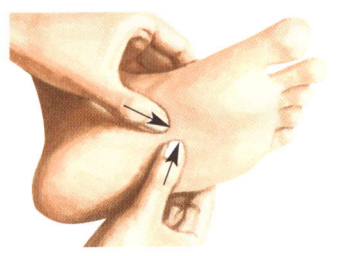

07 엄지손가락으로 신장 반사구를 곧장 민다. 3~5분, 추법

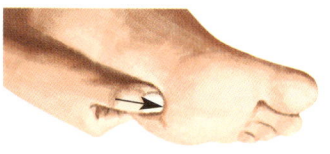

08 엄지손가락으로 부신 반사구를 곧장 민다. 3~5분, 추법

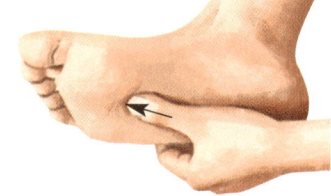

09 엄지손가락으로 수뇨관 반사구를 곧장 민다. 3~5, 추법

10 엄지손가락으로 방광 반사구를 곧장 민다. 3~5, 추법

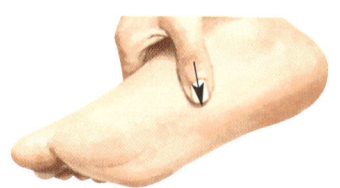

11 엄지손가락으로 평형기관 반사구를 곧장 민다. 3~5분, 추법

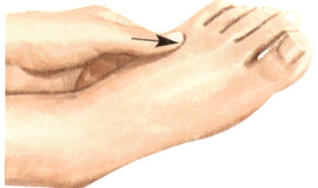

12 엄지손가락 끝으로 태계혈(太溪穴)을 찍어 누른다. 3~5, 점안법

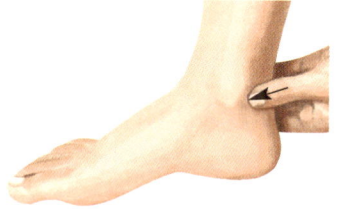

13 엄지손가락 끝으로 췌장 반사구를 찍어 누른다. 3~5, 점안법

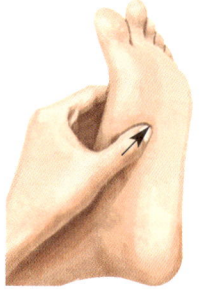

14 엄지손가락으로 용천혈(涌泉穴)을 곧장 밀면서 누른다. 3~5분, 추압법

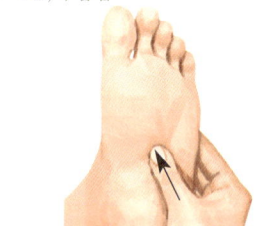

15 양손 엄지로 둘째, 셋째 발가락을 누르면서 주무른다. 30~50회, 안유법

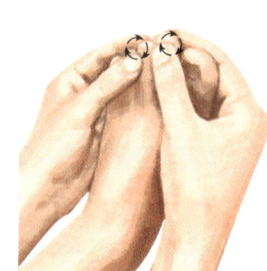

16 발바닥 중앙선을 밀면서 마찰한다. 300회, 추찰법

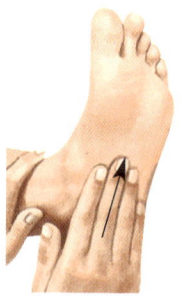

🖍 **TIPS** 관심병에 효과 좋은 민간 요법

1. **하고초흑두탕** : 하고초 30g을 깨끗이 씻어 물기를 뺀다. 검정콩 50g을 맑은 물에 잠깐 담궜다가 물기를 뺀다. 이 둘을 냄비에 넣고 물을 부어 약한 불에 약 1시간 삶은 다음 하고조를 건져내고 그 삶은 물에 설탕 20g을 넣고 콩이 걸쭉해질 때까지 삶아 매일 적당량 복용한다. 음기를 도와 신장에 좋고, 간 해독과 화를 내려 관심병 치료에 좋다.
   * 하고초(夏枯草_ 제비풀), 흑두(黑豆_ 검정콩)

2. **산사도인귤피탕** : 산사나무 열매 20g, 도인 5g, 귤껍질 3g을 깨끗이 씻은 후 냄비에 넣고 적당량의 무를 함께 넣어 약한 불에 끓인 후 즙을 내려 매일 적당량 마신다. 울혈을 풀어주고, 기의 운행을 도우며, 통증을 멈추게 한다. 협심증형 관심병에 좋으며 고지혈증, 고혈압, 울혈부종통증 치료에 도움이 된다.
   * 산사(山楂_ 산사나무), 도인(桃仁_ 복숭아씨의 알맹이), 귤피(橘皮_ 귤껍질)

SELF MASSAGE

경추증

사용 반사구

① 뇌 ② 목 ③ 소뇌
④ 액두(額竇) ⑤ 견갑(肩胛)
⑥ 어깨관절 ⑦ 경추(頸椎)
⑧ 신장 ⑨ 수뇨관
⑩ 방광

척추와 경추신경을 압박하는 경추의 퇴행성 질환으로, 경추종합증이라고도 한다. 경추의 퇴행성 변화가 오래되면 척추 사이의 간격이 좁아져 추간판이 밖으로 밀려나오면서 경추신경 뿌리를 압박하거나 늘어나게 한다. 현기증, 견비통, 지체마비 등의 종합적인 증상이 나타난다. 경추증은 중·노년층에서 많이 나타나지만 시대가 발전하면서 요즈음에는 대상이 청소년과 장년층으로 점점 젊어지는 추세이고 남성이 여성에 비해 많은 편이다.

경추증의 전형적인 증상은 목과 팔이 뻣뻣해지고, 고개를 움직이기가 어려워지며, 두통, 경련성 마비, 팔다리의 힘이 없어진다. 심하면 시력 감퇴, 식음 곤란, 대뇌 산소공급 부족, 대소변 실금, 중풍 등의 합병증도 수반한다.

경추의 퇴행성 변화, 경부 외상과 만성경추 손상은 경추증의 주요 원인으로 장기간 고개를 숙여서 하는 작업과 바르지 못한 자세는 빨리 고쳐야 한다. 경추증을 치료하는 자가 안마는 먼저 병의 증상부터 정확히 진단한 다음 신중하게 치료해야 한다.

안마 방법

01 경추 반사구를 누르면서 주무른다. 30초, 안유법

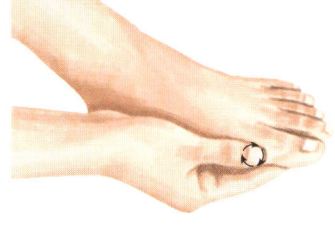

02 목 반사구를 누르면서 주무른다. 30초, 안유법

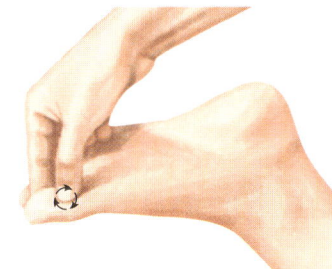

03 신장 반사구를 밀면서 마찰한다. 30초, 추찰법

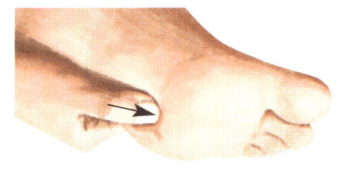

04 수뇨관 반사구를 밀면서 마찰한다. 30초, 추찰법

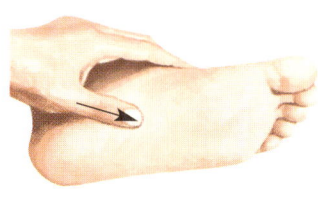

05 엄지손가락으로 견갑 반사구를 곧장 민다. 30초, 추법

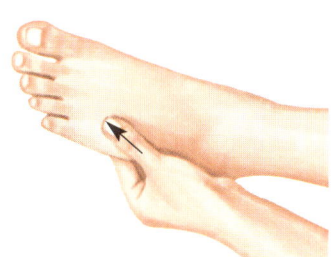

06 엄지손가락으로 목 반사구를 곧장 민다. 30초, 추법

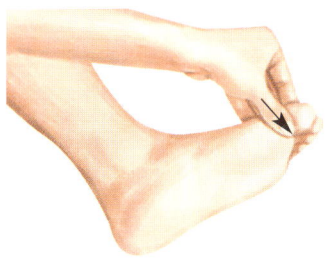

07 방광 반사구를 밀면서 마찰한다. 30초, 추찰법	08 어깨관절 반사구를 찍어 누른다. 30초, 점안법	09 액두 반사구를 찍어 누른다. 30초, 점안법
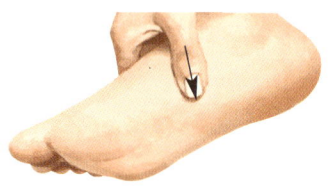	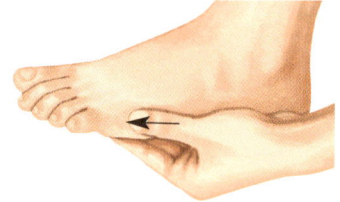	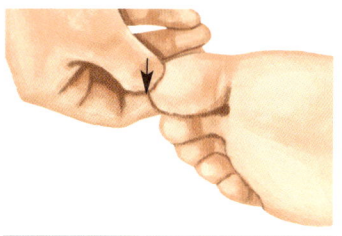
10 뇌 반사구를 찍어 누른다. 30초, 점안법	11 소뇌 반사구를 찍어 누른다. 30초, 점안법	12 발바닥 안쪽 주위를 마찰한다. 30초, 찰법
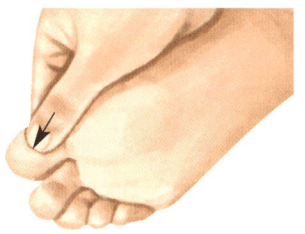	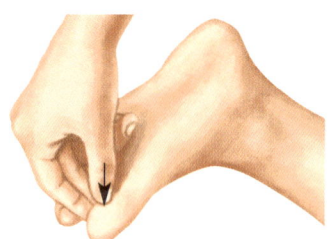	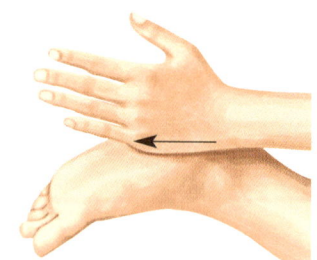

TIPS 경추증 회복을 도와주는 목 운동

1. 편안한 자세로 앉아 목을 좌우로 돌린다. 5~10회
2. 시선은 계속 정면을 향하고, 머리를 오른쪽으로 꺾은 다음 다시 왼쪽으로 꺾는다. 5~10회
3. 머리를 뒤로 젖혔다 앞으로 숙이는 동작을 연속적으로 반복한다. 5~10회
4. 머리를 가볍게 360° 돌린다. 처음에는 시계방향으로 돌리고 이어서 반대방향으로 돌린다. 돌리는 폭을 점점 크게 하고 목 부위에 지나친 힘을 주지 않는다. 각 방향 5~10회

목이 좋아지는 올바른 수면 자세

1. 바로 누워 잘 때 : 천장을 보고 똑바로 누워서 잔다. 척추의 정상적인 만곡을 유지하고 좌우대칭으로 균형을 이루는데 효과적이다.
2. 옆으로 누워 잘 때 : 옆으로 누워서 잘 경우에는 어깨 높이를 고려하여 베개 높이를 2cm 정도 높이고 다리 사이에 베개를 끼우는 것이 안정적이다.

올바른 베개 사용

1. 바로 누워 잘 때는 6~8cm의 낮은 베개, 옆으로 누워 잘 때는 2cm 정도 높은 베개가 좋다.
2. 지나치게 딱딱하거나 부드러운 베개보다는 왕겨나 메밀껍질로 만든 통기성이 우수한 베개가 적합하다. 단, 알레르기나 진드기 발생에 주의한다.
3. 라텍스, 메모리폼 베개는 바로 누워 잘 때만 적합하다.
4. 자신의 팔뚝 굵기로 수건을 말아 목 뒤에 받치고 자는 것도 효과적이다.

SELF MASSAGE

추간판탈출증

사용 반사구

① 신장 ② 수뇨관 ③ 방광
④ 부신 ⑤ 뇌하수체 ⑥ 복강신경총
⑦ 생식선 ⑧ 뇌 ⑨ 액두 ⑩ 간장
⑪ 요추 ⑫ 저골(骶骨)

허리디스크라고도 한다. 척추 사이에 있는 디스크 속의 압력이 증가하면·추간판 내 수핵의 일부가 둘러싸고 있는 섬유륜을 파열시켜 추간판이 척추관 내로 돌출되거나 탈출되어 신경근이나 경막을 압박하고 그 압박 부위에 염증을 일으켜 요통이나 신경근성, 좌골신경통을 일으키는 질환이다. 현대의학에서는 일반적으로 추간판탈출증을 단측형(單側型), 쌍측형(雙側型), 중앙형(中央型) 등 3종류로 구분한다. 단측형은 왼쪽이나 오른쪽, 어느 한쪽에 요통과 하체통이 나타나고, 쌍측형은 양쪽 허리와 하체에 교대로 통증이 나타나며, 중앙형은 척추꼬리뼈 주위의 신경을 압박하는 것이 특징이다.

추간판탈출증이 발병하면 허리가 끊어질 듯한 심한 통증이 있는데 무릎을 구부리고 누워서 휴식을 취해야만 통증이 약해진다. 무리한 활동, 기침, 재채기 등은 격심한 통증을 유발한다.

한의학에서는 '요퇴통(腰腿痛)' 범주에 속하며 20~50세의 청장년층에 많이 나타나 전체 환자의 90%를 차지하며 남성이 여성보다 훨씬 많다.

자가 안마는 이 병에 꼭 필요한 물리요법이지만, 사전에 병의 증상, 유형, 환자 나이와 병의 경중을 확실하게 파악한 다음 그에 맞는 방법을 실행해야 한다. 약물치료를 병행하면 더욱 효과적이다.

안마 방법

01 신장 반사구를 밀면서 누른다.
15회, 추압법

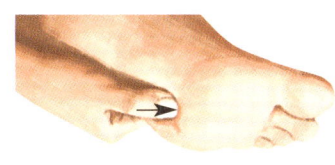

02 수뇨관 반사구를 밀면서 누른다.
15회, 추압법

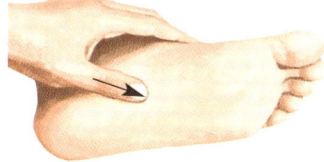

03 방광 반사구를 밀면서 누른다.
15회, 추압법

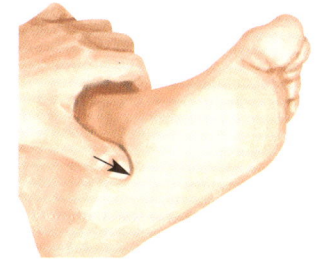

04 뇌 반사구를 누르면서 주무른다.
3분, 안유법

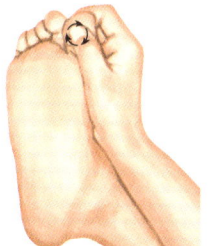

05 액두 반사구를 누르면서 주무른다. 3분, 안유법

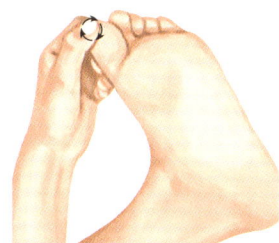

06 복강신경총 반사구를 민다.
3분, 추법

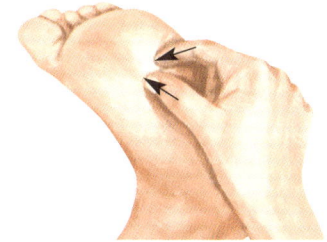

07 간장 반사구를 누르면서 주무른다. 2분, 안유법

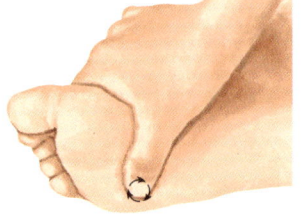

08 부신 반사구를 찍어 누른다. 10회, 점법

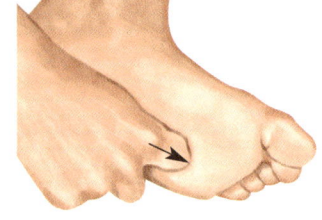

09 뇌하수체 반사구를 누른다. 10회, 안법

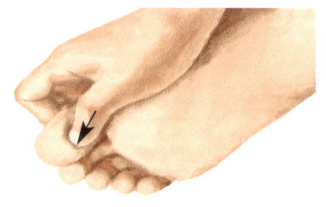

10 요추 반사구를 민다. 20회, 추법

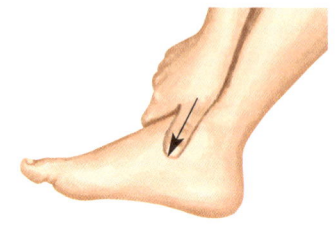

11 저골 반사구를 민다. 20회, 추법

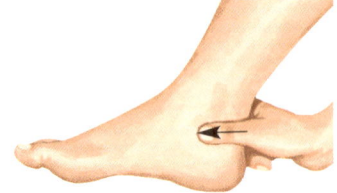

12 생식선 반사구를 민다. 20회, 추법

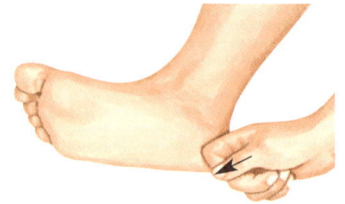

13 발바닥 중앙을 열이 날 때까지 마찰한다. 찰법

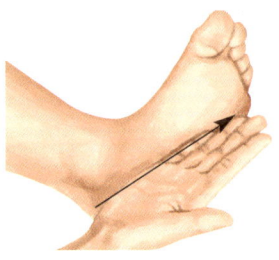

14 발을 양손으로 비빈다. 1분, 차법

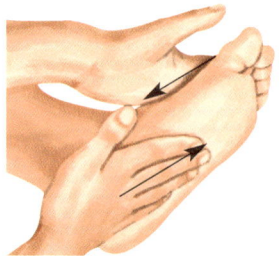

> **TIPS** 추간판탈출증에 도움이 되는 누워서 하는 운동
> 1. 딱딱한 침대에 허리를 바닥에 대고 무릎을 구부리고 누워 양팔을 몸 옆에 놓고 손등을 침대에 바짝 붙인다. 그런 자세로 허리를 둥글게 구부리면서 머리쪽으로 끌어올린다. 이때 양다리를 펴면서 위로 든다. 머리도 가슴과 함께 든다. 5~10회
> 2. 양쪽 다리를 뻗고 누운 자세에서 오른쪽 다리를 가슴쪽으로 끌어 당긴다. 그 다음에 왼쪽 다리를 끌어 당겨 양쪽 다리를 동시에 끌어 당긴다. 좌우 교대로 3회 반복하고 10초 동안 정지한다. 이 운동은 엉덩이의 굳은 근육을 풀어주는 효과가 있다.

SELF MASSAGE

오십견

사용 반사구

① 뇌하수체 ② 부신 ③ 신장
④ 수뇨관 ⑤ 방광 ⑥ 목
⑦ 복강신경총 ⑧ 소뇌 · 뇌간(腦幹)
⑨ 견갑 ⑩ 팔꿈치관절
⑪ 어깨관절 ⑫ 엉치등뼈관절

어깨관절 주위에 염증이 생기는 병으로, 견주염(肩周炎), 동결견(凍結肩), 누견풍(漏肩風), 견갑주비(肩胛周痺), 견응증(肩凝症), 쇄견풍(鎖肩風) 등으로 다양하게 불린다. 주요 원인은 어깨관절 주위의 연골과 인대 손상이며, 어깨관절의 동통과 기능 장애, 근육 쇠퇴가 그 주요 증상이다.

한의학에서는 주요 발생 원인을 노화로 인한 기력쇠진, 기혈부족, 간신손허(肝腎損虛), 근력실조, 풍한습사(風寒濕邪)로 인한 혈액순환 장애 등으로 본다. 일반적으로 40대 이후 중년과 남성보다 여성에게 비교적 많이 나타난다.

오십견은 일종의 만성질환으로 급성기, 완화기, 회복기 등 3기로 구분한다. 급성기는 발병 초기로, 지속적인 어깨 통증이 밤에 더 심해져서 잠을 못자며, 어깨 주위로 퍼지는 경향이 있고, 옆으로 누울 수 없을 정도로 아프다. 심한 경우에는 머리빗기, 옷입기조차도 곤란하다. 완화기에는 통증이 많이 약해지지만 어깨관절에 동결상황이 발생하여 근육 위축과 삼각근이 뻣뻣해지기도 한다. 회복기에는 통증이 완전히 사라지고, 어깨관절의 움직임도 점점 활발해져서 빠르면 1개월, 늦어도 6개월이면 완전히 회복된다.

안마 방법

01 양발바닥을 마주대고 비빈다. 3분, 차법

02 양발의 목 반사구를 누르면서 주무른다. 30회, 안유법

03 양발의 뇌하수체 반사구를 누른다. 30회, 안압법

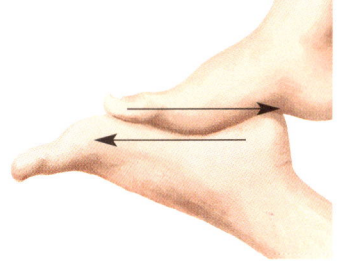
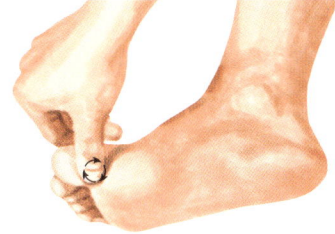
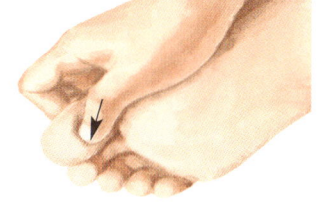

04 양발의 복강신경총 반사구를 민다. 30회, 추법

05 양발의 부신 반사구를 밀면서 누른다. 30회, 추압법

06 양발의 신장 반사구를 민다. 50회, 추법

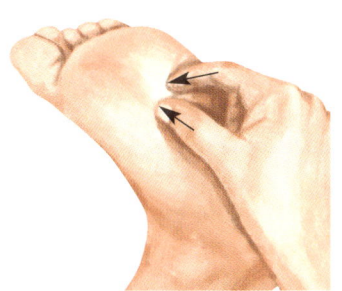
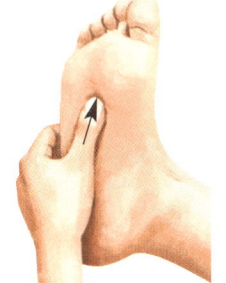
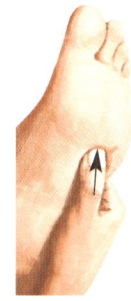

07 양발의 수뇨관 반사구를 민다.
30회, 추법

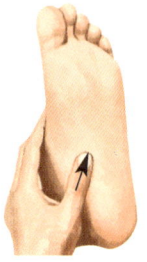

08 양발의 방광 반사구를 밀면서 누른다. 50회, 추압법

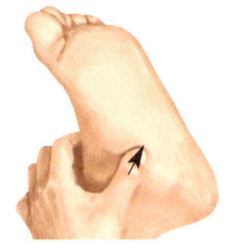

09 엄지손가락과 검지로 어깨관절 반사구를 쥔다. 30회, 날법

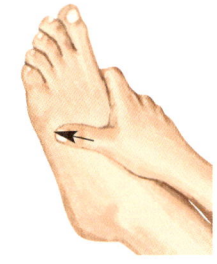

10 엄지손가락과 검지로 엉치등뼈관절 반사구를 쥔다. 30회, 날법

11 엄지손가락과 검지로 팔꿈치관절 반사구를 쥔다. 30회, 날법

12 엄지손가락과 검지로 소뇌, 뇌간 반사구를 쥔다. 30회, 날법

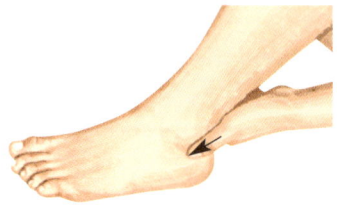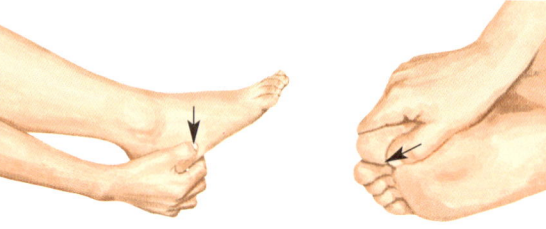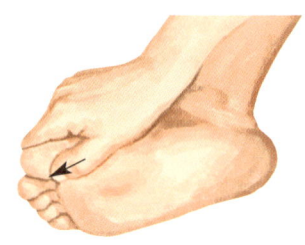

13 엄지손가락으로 견갑 반사구를 민다. 30회, 추법

14 검지로 사방근(斜方筋) 반사구를 밀면서 마찰한다. 20회, 추찰법

15 엄지손가락으로 태계혈(太溪穴)을 누른다. 20회, 안법

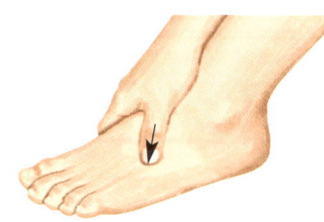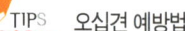

16 양발 발꿈치 안쪽을 마찰한다.
3분, 찰법

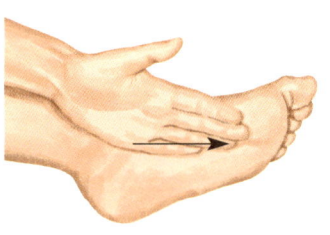

> **TIPS 오십견 예방법**
> 1. 오십견 예방법의 핵심은 바른 자세의 유지다. 1시간 이상 같은 자세를 취할 경우에는 어깨근육의 이완을 위해 가능한 10분 이상 팔과 어깨근육을 좌우로 돌리는 것이 좋다.
> 2. 선반을 손으로 잡은 뒤 허리를 굽히는 동작도 좋다. 어깨가 펴지며 어깨 주변의 인대가 늘어난다.
> 3. 어깨 주위 근육의 긴장을 풀어주기 위하여 규칙적으로 하루에 10~15분 온탕에서 전신욕을 하거나 핫팩 등을 어깨에 올려놓는 것도 오십견을 예방한다. 온찜질은 어깨 주변의 혈액순환을 촉진시킨다.
> 4. 하루 3회 10분 이상 목의 전후좌우 운동, 어깨의 상하운동도 좋다.

SELF MASSAGE

류머티즘

사용 반사구

① 신장 ② 수뇨관 ③ 방광
④ 부신 ⑤ 부갑상선 ⑥ 간장
⑦ 어깨관절 ⑧ 상반신 임파선
⑨ 엉치등뼈관절 ⑩ 무릎
⑪ 팔꿈치관절 ⑫ 하반신 임파선
⑬ 경추 ⑭ 흉추 ⑮ 요추

현대의학에서 류머티즘은 100여 종으로 분류된다. 이 질환은 만성적이고 반복적이며 근육, 골격과 관절의 문제라는 것이 공통된 특징이다. 류머티즘열, 류머티즘성 관절염, 강직성 척주염, 레이놀즈병, 통풍 등이 흔하게 나타나는 질병이다.

주요 증상은 전신 또는 국부 관절이 붓고 통증이 심하며, 걸을 때 관절의 마찰음이 나고, 관절 표면의 온도가 내려가며, 관절기형이 생겨 거동이 무척 힘들다. X-Ray를 찍어보면 관절 부근의 골질(骨質)이 느슨해져 있고, 관절 연골이 마모, 손실되었으며, 관절 사이의 틈새가 무척 좁다. 증세가 가벼운 사람은 약간의 통증만 느끼지만 심하면 견디기 힘든 통증이 오고 관절기형이 나타난다. 또한, 고열과 미열 등의 전신 증상이 나타나는데 무릎, 어깨, 팔꿈치, 손목, 발목 등 관절에 주로 나타난다.

류머티즘을 한의학에서는 비증(痺症)이라 부르며, 풍(風), 한(寒), 습사(濕邪) 또는 달면서 성질이 찬 음식이 근맥(筋脈)에 음기(淫氣)를 침습시켜 이로 인해 기혈(氣血)이 부족하여 근맥 골수에 영양이 부족하여 발생하는 질병이라 본다. 현대의학에서는 감염, 면역기능 저하, 신진대사 장애, 내분비 실조, 골질퇴화, 습한 환경 등을 발병 원인으로 본다.

안마 방법

01 엄지손가락으로 신장 반사구를 민다. 30초, 추법

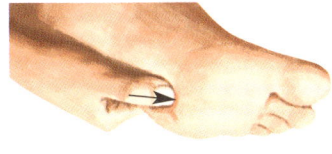

02 엄지손가락으로 수뇨관 반사구를 민다. 30초, 추법

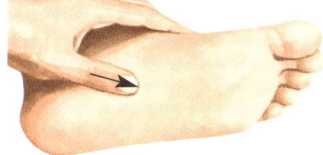

03 엄지손가락으로 방광 반사구를 민다. 30초, 추법

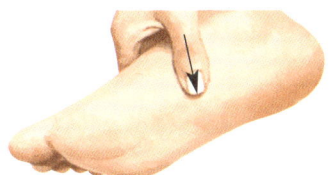

04 엄지손가락으로 상반신 임파선 반사구를 찍어 누른다. 30초, 점안법

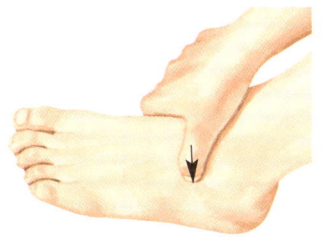

05 엄지손가락으로 하반신 임파선 반사구를 찍어 누른다. 30초, 점안법

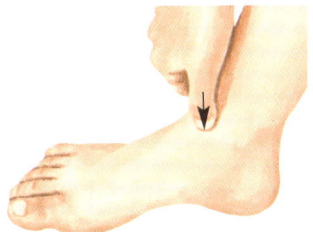

06 검지를 구부려 부신 반사구를 찍어 누른다. 30초, 점안법

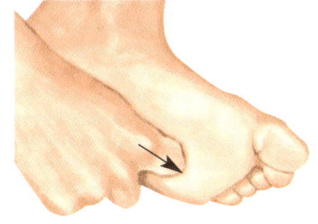

07 엄지손가락으로 어깨관절 반사구를 누르면서 주무른다.
30초, 안유법

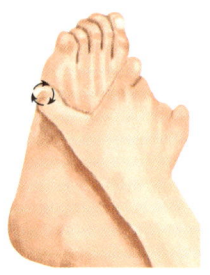

08 엄지손가락으로 엉치등뼈관절 반사구를 찍어 누른다.
30초, 점안법

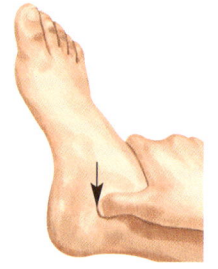

09 엄지손가락으로 무릎 반사구를 찍어 누른다. 30초, 점안법

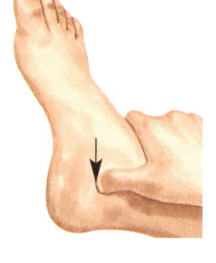

10 엄지손가락으로 팔꿈치관절 반사구를 누르면서 주무른다.
30초, 안유법

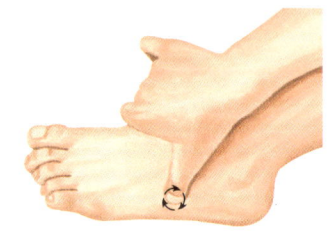

11 엄지손가락으로 경추 반사구를 비튼다. 30초, 염법

12 소어제로 흉추 반사구를 마찰한다. 30초, 찰법

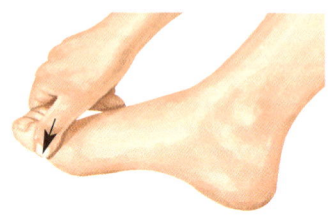

13 소어제로 요추 반사구를 마찰한다. 30초, 찰법

14 엄지손가락을 구부려 부갑상선 반사구를 찍어 누른다.
30초, 점안법

15 엄지손가락으로 간장 반사구를 쥐고 주무른다. 30초, 날유법

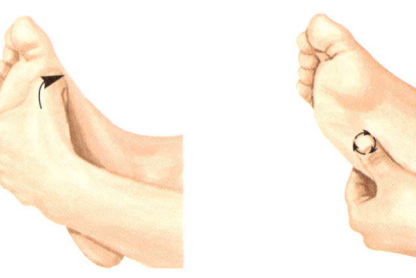

> **TIPS 류머티즘에 좋은 민간 요법**
> 늙은 암탉을 머리, 발, 내장을 없애고 깨끗이 씻은 다음, 오가피 60g을 물과 함께 넣어 푹 끓여 국물을 마신다.
> 증상이 호전되면 3~5일마다 다시 복용한다.
> 몸이 따뜻해지고 경락의 흐름을 소통시켜 고질적인 류머티즘을 치료하는 데 효과적이다.

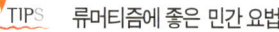

SELF MASSAGE

갱년기 장애

사용 반사구

① 뇌하수체 ② 대뇌 ③ 갑상선
④ 위장 ⑤ 십이지장 ⑥ 복강신경총
⑦ 심장 ⑧ 간장 ⑨ 신장 ⑩ 수뇨관
⑪ 방광 ⑫ 생식선 ⑬ 골반 임파선

갱년기에 생기는 자율신경 실조증으로 각종 뇌분비선, 특히 뇌하수체 전엽, 갑상선, 부신, 췌장 등의 생리적 기능 장애로 나타난다. 여성이 남성보다 훨씬 많다. 증상으로 여성에게는 생리불순 또는 폐경이 나타나고, 남성은 현저한 성기능 감퇴 현상이 나타난다. 불안, 초조, 짜증, 안면홍조, 심계, 의심증, 우울증, 흥미 상실, 이명, 불면증, 기억력 감퇴, 발열, 주의력 산만 등의 증상이 남녀 모두에게 나타난다. 갱년기 장애는 여성은 45~50세, 남성은 50~65세에 많이 발생한다.

갱년기 장애는 남녀 모두 성호르몬 분비가 감소되어 갑상선과 부신피질항진을 일으키고 내분비 실조가 생겨 자율신경 기능이 저하되어 일어나는 질환이기도 하다.

갱년기는 누구나 필연적으로 겪어야 하는 하나의 과정이다. 다만, 개인에 따라 나타나는 증상의 경중과 시간의 장단이 다를 뿐이다. 증상이 가벼운 사람은 생활에 별다른 장애가 없지만 심한 사람은 업무나 일상생활에 심한 영향을 끼친다. 성호르몬 감소는 물론이고 심지어 다른 질환도 동반한다. 예를 들어, 골다공증, 관심병, 고혈압, 당뇨병, 비만, 치매, 노인성 요도염 등이다. 갱년기는 짧으면 몇 달, 길면 몇 년이 지속되기도 한다.

안마 방법

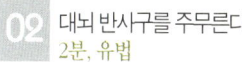

01 뇌하수체 반사구를 누른다.
1분, 안법

02 대뇌 반사구를 주무른다.
2분, 유법

03 갑상선 반사구를 주무른다.
2분, 유법

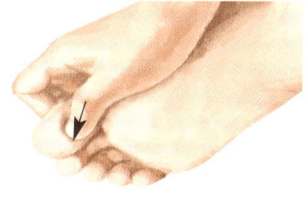 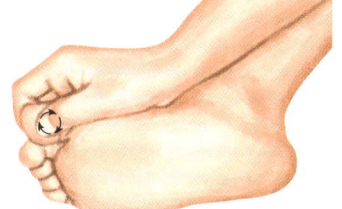 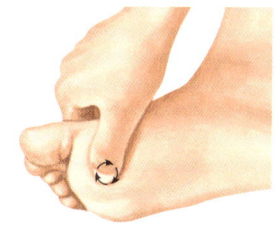

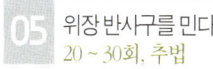

04 간장 반사구를 주무른다.
2분, 유법

05 위장 반사구를 민다.
20~30회, 추법

06 십이지장 반사구를 민다.
20~30회, 추법

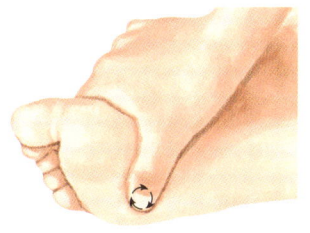 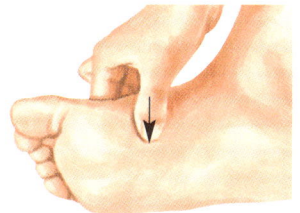 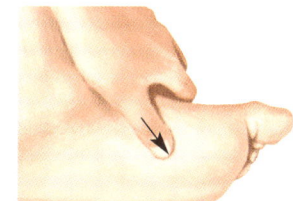

07 신장 반사구를 민다. 20~30회, 추법 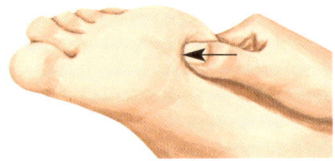	**08** 수뇨관 반사구를 민다. 20~30회, 추법 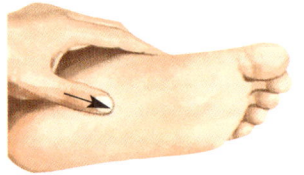	**09** 신장 반사구를 열이 날 때까지 마찰한다. 찰법 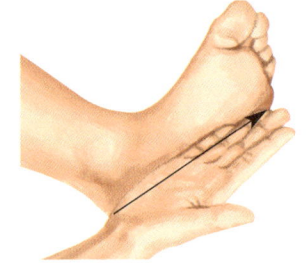
10 심장 반사구를 열이 날 때까지 누른다. 안법 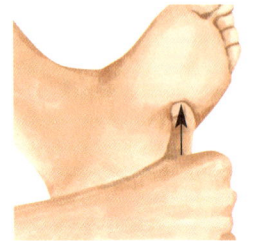	**11** 방광 반사구를 민다. 20~30회, 추법 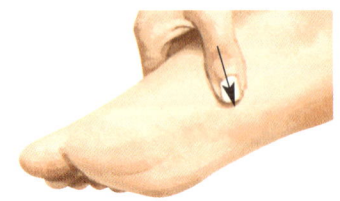	**12** 생식선 반사구를 찍어 누른다. 20회, 점안법 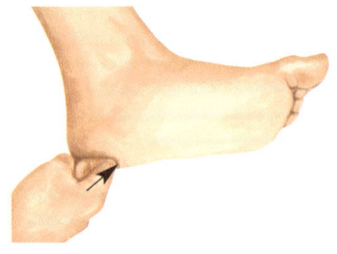
13 골반 임파선 반사구를 찍어 누른다. 20회, 점안법 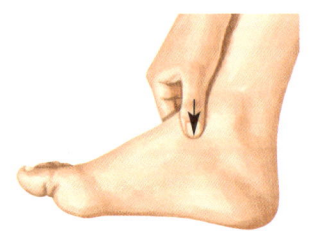	**14** 복강신경총 반사구를 민다. 20회, 추법 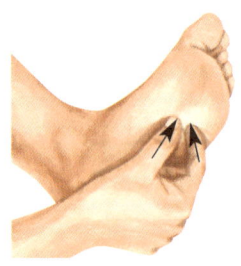	**15** 양손으로 발등과 발바닥을 서로 반대방향으로 비빈다. 2~3분, 차법 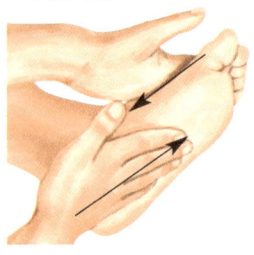

> **TIPS** 갱년기 장애를 예방하려면 낙천적인 사고방식과 외향적인 성격이 되도록 노력하여 자기 구속, 우울, 근심 걱정 등 심리적 요인을 없애야 한다
> 1. 운동 : 너무 심하거나 가벼운 운동은 도움이 안 되므로 적당한 운동(산보)을 규칙적으로(거의 매일같이) 하는 것이 좋다. 나무가 많은 곳에서 산보를 하면 충분한 산소를 공급받을 수 있고, 자연과 함께하는 시간이 심신을 안정시키기 때문입니다.
> 2. 식습관 개선 : 과식, 편식하지 않고 매일 골고루 음식을 섭취해야 한다. 우유 한 잔은 꼭 마시고, 쌀밥보다 현미밥을 먹고, 몸에 좋다고 신선한 과일이나 채소만 먹으면 영양이 결핍될 수 있으니 적당한 생선류, 육류를 통한 단백질 섭취도 중요하다.
> 3. 체중을 자기 신장에 맞게 유지하고, 지방질과 당분은 되도록 많이 섭취하지 않는 것이 좋다. 하루를 마무리할 때는 간단한 샤워와 함께 남편이나 가족과 함께 서로 어깨와 다리 등을 주물러주고 담소를 나누며 하루의 피로를 풀어주는 것이 갱년기를 이기는 현명한 방법이다. 보다 즐겁고 행복한 삶을 위해 한걸음 나아가는 삶의 자세를 유지하는 것이 좋다.

SELF MASSAGE

비만증

사용 반사구

❶ 갑상선 ❷ 심장 ❸ 부신 ❹ 신장
❺ 폐·기관지 ❻ 비장 ❼ 수뇨관
❽ 방광 ❾ 부갑상선 ❿ 뇌하수체
⓫ 복강신경총 ⓬ 췌장 ⓭ 위장
⓮ 소장 ⓯ 횡행결장 ⓰ 하행결장
⓱ S상결장·직장 ⓲ 간장 ⓳ 담낭
⓴ 상행결장 ㉑ 횡격막

비만은 대개 몸에서 사용하는 열량보다 흡수하는 열량이 많기 때문에 생긴다. 사용하고 남은 열량은 지방이나 지방성 조직으로 체내에 저장된다. 일반적으로 정상체중의 20%를 초과하는 경우는 열량대사 능력에 문제가 있는 내분비 질병성 비만이라고 할 수 있다.

임상에서는 비만을 단순 비만과 계발성(繼發性) 비만으로 분류한다. 단순 비만은 일반적인 비만으로 자각 증상과 체중에 따라 경도, 중도, 심도 비만으로 3단계 분류된다.

경도비만 일반적으로 자각 증상이 없다. 체중은 정상체중보다 20~30% 초과하고, 체지방률은 20~30% 초과한다.

중도비만 열이 나고 땀이 많으며 쉽게 피곤하고 활동 후 숨이 차고 심계현상이 일어난다. 체중은 정상체중보다 30~40% 초과하고, 체지방률은 35~45% 초과한다.

심도비만 두통, 어지럼증, 복부팽만감, 변비, 앉거나 눕기를 좋아하고, 조금만 움직여도 숨이 차고 땀이 나며, 성욕감퇴, 생리불순, 폐경, 불임증까지도 생긴다. 체중은 정상체중보다 50% 초과하고, 체지방률은 45%를 초과한다.

계발성 비만증 내분비 장애로 생긴 비만증이다.

• 표준 몸무게(세계보건기구) 체중 kg = [신장 cm − 105] × 0.9

안마 방법

01 검지를 주먹을 쥐듯이 구부리고 방광 반사구를 두드린다. 뚱뚱하고 가래가 많으며 무기력한 사람에게 좋다.
10~15회, 타권법

02 엄지손가락으로 폐·기관지 반사구를 곧장 민다. 뚱뚱하고 가래가 많으며 무기력한 사람에게 좋다.
10~15회, 추법

03 엄지손가락 끝으로 비장 반사구를 찍어 누른다. 뚱뚱하고 가래가 많으며 무기력한 사람에게 좋다.
10~15회, 점안법

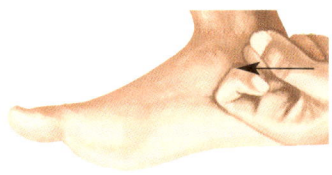 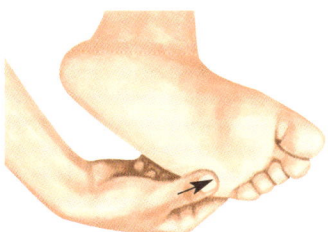 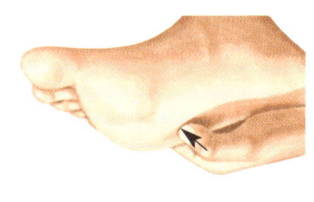

> **TIPS 사무실에서 하는 다이어트 운동**
> 의자에 앉아 복근에 힘을 주어 단련하는 방법이다.
> 의자에 앉아 손으로 의자 등이나 손잡이를 잡고 무릎을 굽혀 살짝 든 다음, 무릎을 펴서 4를 셀 때까지 수평을 유지한다.

04 엄지손가락으로 수뇨관 반사구를 곧장 민다. 뚱뚱하고 가래가 많으며 무기력한 사람에게 좋다.
10 ~ 15회, 추법

05 갈고리처럼 구부린 검지에 발을 쥔 손의 엄지를 끼고 신장 반사구를 두드린다. 뚱뚱하고 가래가 많으며 무기력한 사람에게 좋다.
10 ~ 15회, 구지법(扣指法)

06 검지는 주먹을 쥐듯이 구부리고 엄지손가락은 곧게 펴서 심장, 비장, 신장, 방광 반사구를 각각 두드리고 민다. 뚱뚱하고 가래가 많으며 무기력한 사람에게 좋다.
10 ~ 15회, 타권법, 추장법, 구지법

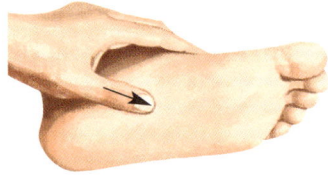 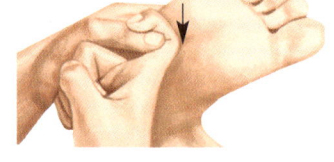 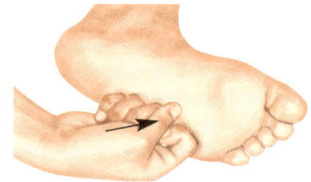

07 검지를 주먹을 쥐듯이 구부리고 위장 반사구를 두드린다.
10 ~ 15회, 구권법

08 검지, 중지를 가지런히 모아 소장 반사구를 누른다.
10 ~ 15회, 쌍지권법

09 갈고리처럼 구부린 검지에 발을 받쳐 쥔 손의 엄지를 끼고 부신 반사구를 두드린다. 10 ~ 15회, 구지법

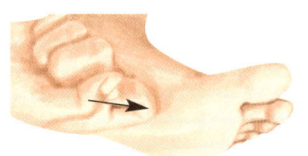 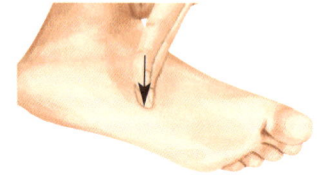 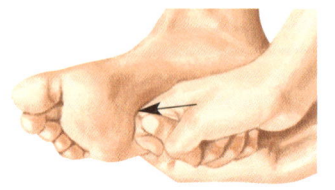

10 검지를 구부려 간장 반사구를 찍어 누른다. 1분, 점안법

11 검지를 구부려 담낭 반사구를 찍어 누른다. 1분, 점법

12 엄지손가락을 구부려 상행결장 반사구를 곧장 민다. 10 ~ 20회, 추법

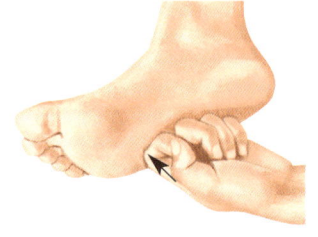 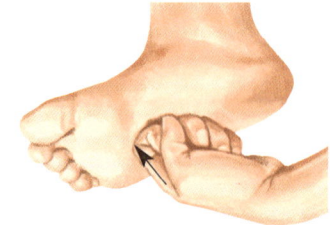 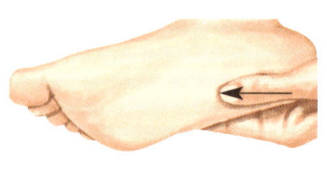

13 엄지손가락으로 횡행결장 반사구를 곧장 민다. 10 ~ 20회, 추법

14 엄지손가락으로 하행결장 반사구를 곧장 민다. 10 ~ 20회, 추법

15 엄지손가락으로 S상결장과 직장 반사구를 곧장 빈다.
10 ~ 20회, 추법

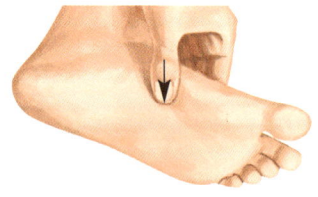 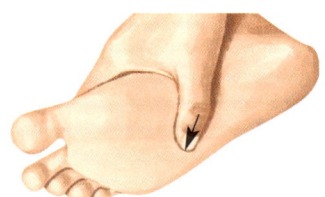 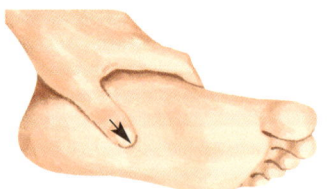

| 16 | 양손가락으로 소장 반사구를 집는다. 10~20회, 검법 | 17 | 엄지손가락으로 횡격막 반사구를 곧장 민다. 10~20회, 추법 | 18 | 양손 엄지로 복강신경총 반사구를 곧장 민다. 10~20회, 추법 |

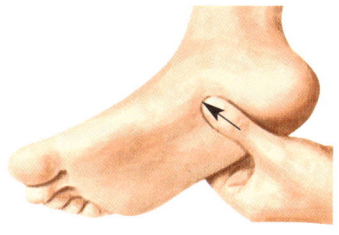 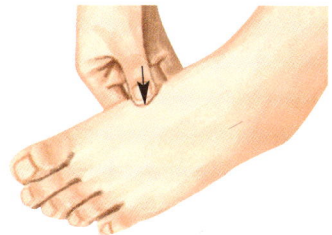 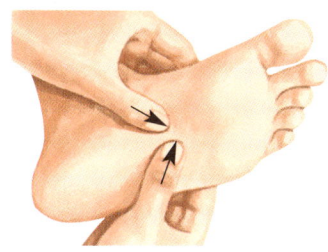

| 19 | 검지를 갈고리처럼 구부리고 검지와 중지 사이에 갑상선 반사구를 끼고 누른다. 10~20회, 구장법 | 20 | 엄지손가락으로 부갑상선 반사구를 찍어 누른다. 10~20회, 점안법 | 21 | 엄지손가락으로 뇌하수체 반사구를 누르면서 주무른다. 10~20회, 안유법 |

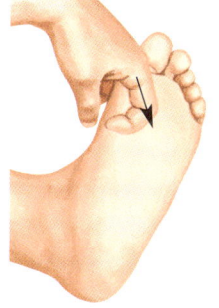 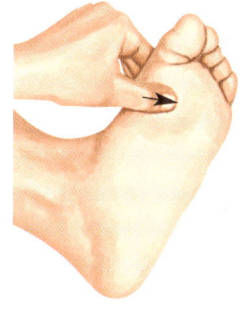 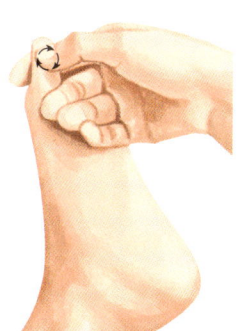

22 엄지손가락과 검지로 췌장 반사구를 비튼다. 10~20회, 염법

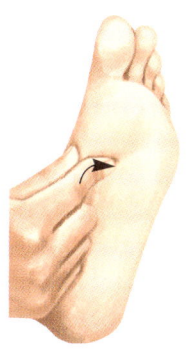

TIPS 비만에 효과 좋은 민간 요법

1. **청평과노회탕** : 푸른 사과 2개를 깨끗이 씻어 껍질을 벗기고 자른 뒤 노회 100g과 함께 냄비에 넣어 물을 적당량 붓고 15분 끓인 후 빙당 20g을 넣는다. 소화를 돕고 배변 효과가 있어 비만을 예방한다.
   * 청평과(靑苹果_푸른 사과), 노회(蘆薈_알로에), 빙당(冰糖_얼음설탕)

2. **산사섬체차**(山査纖體茶) : 산사열매 5g, 정향(丁香) 3잎, 레몬 3g을 끓는 물 500㎖에 함께 넣어 5분 동안 두었다가 얼음설탕을 알맞게 넣어 마신다. 지방을 분해하여 비만증에 좋다.

3. **하엽과피녹차**(荷葉瓜皮綠茶) : 녹차 3g, 하엽 10g, 동아 6g을 끓는 물에 불러 하루 1컵 차로 마신다. 소화를 돕고 이뇨작용이 있으며 비만증에 좋다. * 하엽(荷葉_연잎)

SELF MASSAGE

천식

사용 반사구

① 신장 ② 수뇨관 ③ 방광
④ 부신 ⑤ 부갑상선 ⑥ 폐·기관지
⑦ 심장 ⑧ 후두 ⑨ 흉부 임파선
⑩ 상반신 임파선

천식은 호흡기 장애를 일으키는 염증성 기도폐쇄 질환이다. 기침, 호흡곤란, 가래, 심하면 혈담(血痰_가래에 피가 섞임) 등의 증상이 나타난다. 일반적으로 천식 환자는 숨을 쉴 때 색색거리는 소리가 나는데, 숨쉬기도 어렵고 숨을 쉴 때마다 어깨가 들썩이고 입술도 파랗게 변하며, 똑바로 눕지 못하고 식은땀을 많이 흘린다.

천식의 발병 원인은 장기 흡연, 오염된 공기 속에서 장기간 생활, 호흡기 감염, 병원체 침입 등 여러 가지가 있다. 천식에 걸리지 않으려면 평소에 맑은 공기를 마시고, 감기에 걸리지 않도록 조심해야 한다. 한의학에서는 천식의 발병 원인을 외부의 사기(邪氣)·병원체 침입, 신허(腎虛) 등 여러 가지로 본다. 일반적으로 중·노년층에서 많이 생기고, 주로 가을과 겨울철에 많이 발병한다. 천식은 진행 속도가 느리며 반복성이 있어 완치가 매우 어렵다.

안마 방법

01 엄지손가락으로 신장 반사구를 민다. 1~2분, 추법

02 엄지손가락으로 수뇨관 반사구를 민다. 1~2분, 추법

03 엄지손가락으로 방광 반사구를 민다. 1~2분, 추법

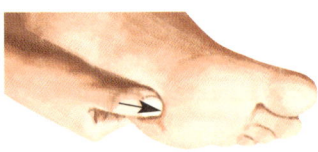 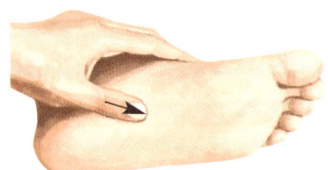 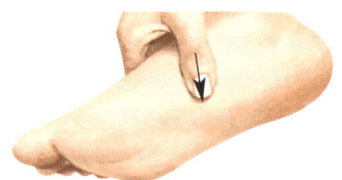

04 검지를 구부려 부신 반사구를 찍어 누른다. 1~2분, 점안법

05 엄지손가락으로 폐·기관지 반사구를 민다. 1~2분, 추법

06 엄지손가락으로 심장 반사구를 찍어 누른다. 1~2분, 점안법

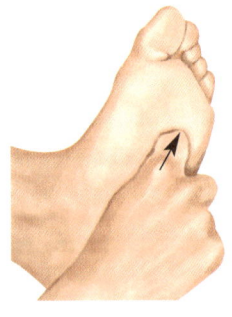 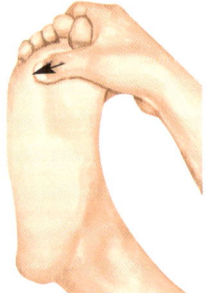 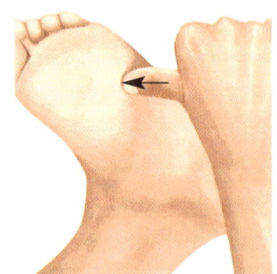

07 엄지손가락으로 부갑상선 반사구를 누르면서 주무른다.
1 ~ 2분, 안유법

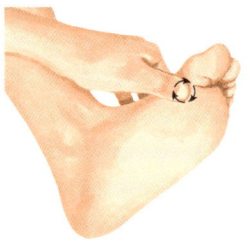

08 엄지손가락으로 후두 반사구를 찍어 누른다. 1 ~ 2분, 점안법

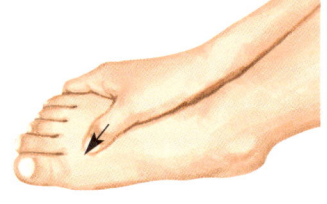

09 엄지손가락으로 흉부 임파선 반사구를 찍어 누른다. 1 ~ 2분, 점안법

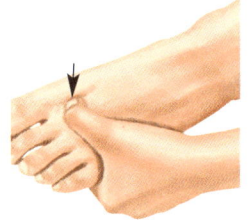

10 대어제로 상반신 임파선 반사구를 마찰한다. 1 ~ 2분, 찰법

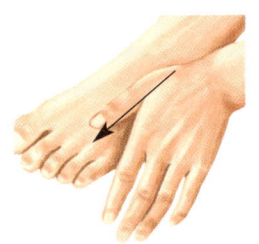

TIPS 구운 감귤은 기침을 멎게 한다

조금 덜 익은 감귤의 꼭지를 떼어내고 젓가락으로 구멍을 뚫어 소금 10g을 넣고 약한 불에 천천히 굽는데 구멍으로 재가 들어가지 않게 조심한다. 완전히 익을 무렵 소금을 넣은 구멍에서 과즙이 끓으면 15분 후 꺼내어 껍질을 벗겨 먹으면 기침이 멎는다.
천식이 심한 환자는 과즙이 모두 끓었을 때 거기에다 패모(貝母) 비늘줄기의 가루를 넣어 다시 구워 먹으면 효과가 더욱 좋다.

가래를 식혀 주는 귤껍질차(진피차)

귤껍질에는 비타민C가 풍부해서 피로 회복, 감기 예방, 식욕 증진, 피부미용의 효과가 뛰어나다. 가래로 인해 목이 답답하거나 기침이 자주 날 때 먹으면 가래를 완화시킨다.
말린 귤껍질 15g을 준비하여 물 3컵을 붓고 은근한 불에 끓여 향이 충분히 우러나도록 한다. 찻물이 반으로 줄고 향이 우러나면 찌꺼기 없이 체에 걸러 마신다. 꿀을 넣어 먹어도 좋다. 진피는 귤을 소금으로 문질러 깨끗이 씻은 후 껍질을 벗겨 숯가루를 탄 물에 담가 농약 성분을 제거한 다음 그늘에 바짝 말려서 밀폐용기에 넣어 두고 사용한다.

가래와 천식을 진정시키는 살구주스

살구는 말린 것, 씨, 잎, 생과일 등 모든 것에 다양한 효능이 있어 한방 약재로 쓰인다. 가래를 없애고 천식을 가라앉히는데 특히 살구씨는 '행인'이라 해서 한방에서 진해거담제로 많이 사용한다.
주황색으로 잘 익은 살구 4개와 요구르트 100㎖를 준비한다. 살구는 깨끗이 씻어 식촛물이나 숯가루를 탄 물에 10분 정도 담가 농약성분을 제거한 다음, 씨를 제거하고 과육만 도려낸다. 믹서에 살구과육과 요구르트를 넣고 곱게 간다. 가래가 많은 사람은 살구씨를 끓는 물에 담가 껍질을 벗기고 꿀물에 잠깐 조려 말린 살구장아찌를 먹으면 효과가 있다.

SELF MASSAGE

비염

비염은 비강점막(鼻腔粘膜)과 점막 하부조직에 염증이 생기는 질환이다. 비염은 매우 다양한 형태로 발병하는데, 비염점막의 병리학적 관점으로 만성 단순성 비염, 만성 비후성(肥厚性) 비염, 건조성 비염, 위축성 비염, 민감성 비염 등 5종류로 나뉘며, 발병의 완급과 진단에 따라 급성 비염과 만성 비염으로 나눈다. 이외에 어떤 비염은 비록 발병이 느리고 시간은 오래 걸리지만 특정 발병 원인으로 명칭도 특정하게 불리는 변태반응성 비염과 약물 반응성 비염 등이 있다.

급성 단순성 비염을 한의학에서는 '비연(鼻淵)'이라 부르는데, 운동시에는 증상이 약해지지만 자거나 추울 때는 심해지고, 코가 막히며, 후각이 약해지고, 두통, 현기증, 비음, 이명, 청력감퇴 등의 증상이 나타난다. 이런 증상이 장기간 지속되면 진한 콧물이 나고 만성 인후염, 불면증, 정신쇠약 등의 합병증이 생긴다.

만성 비후성 비염은 단순 비염보다 상태가 심각하고 양쪽 콧속이 모두 막히는 현상이 일어나며 폐쇄성 비음, 후각 장애, 콧물이 진한 점액 또는 고름에 가까워 풀어도 잘 나오지 않는다. 뿐만 아니라 압박성 기관지염, 이명, 난청 등의 합병증을 일으키고, 코가 막혀 입으로 호흡하여 인후염을 초래한다.

만성 건조성 비염은 흔히 보는 직업성 만성 비염으로 장기간 외부의 물리적 또는 화학물질의 자극, 예를 들어 장기간 분진이 많이 발생하는 기계 앞에서 작업을 하거나 뜨거운 공기, 건조한 환경 등에 장시간 노출되면 비점막 건조증이 발병한다.

사용 반사구

① 대뇌 ② 액두 ③ 코 ④ 부갑상선
⑤ 폐·기관지 ⑥ 신장 ⑦ 부신
⑧ 방광 ⑨ 비장 ⑩ 상행결장
⑪ 횡행결장 ⑫ 하행결장
⑬ 복부 임파선 ⑭ 분강 임파선
⑮ 흉부 임파선 ⑯ 두경 임파선
⑰ 수뇨관 ⑱ 편도선

안마 방법

01 엄지손가락으로 대뇌 반사구를 누르면서 주무른다. 1분, 안유법

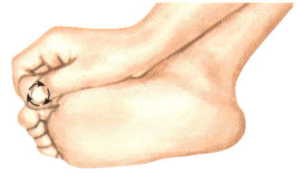

02 엄지손가락 끝으로 액두 반사구를 누르면서 주무른다.
2분, 안유법

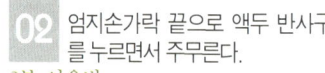

03 검지로 코 반사구를 누른다.
3~5회, 안압법

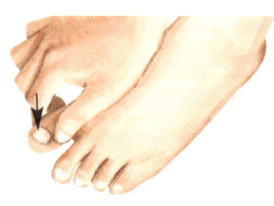

04 엄지손가락으로 폐·기관지 반사구를 밀면서 누르고, 동시에 중지 발가락의 뿌리 부위인 민감점을 찍어 누른다. 5~10회, 추안법, 점안법

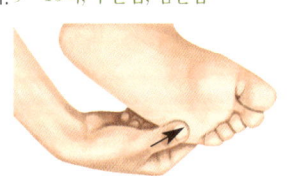

05 엄지와 검지로 두경 임파선 반사구를 꼬집고 주무른다.
1분, 겹유법

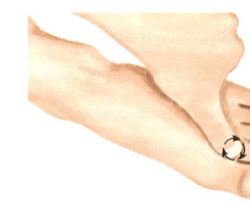

06 검지를 갈고리처럼 구부리고 그 사이에 다른 손의 엄지손가락을 넣어 신장 반사구를 두드린다.
1분, 구지법

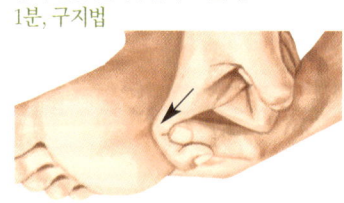

07	엄지손가락으로 수뇨관 반사구를 곧장 민다. 1분, 추법

08	주먹을 쥐고 검지로 방광 반사구를 두드린다. 1분, 구권법

> **TIPS 참기름이 만성 비염을 치료한다**
>
> 참기름 적당량을 냄비에 넣고 약한 불에 천천히 끓인다. 참기름이 끓으면 15분 더 끓인 후 식기 전에 소독한 병에 담는다.
>
> 처음에는 2~3방울, 익숙해지면 5~6방울을 매일 3회 콧속에 넣는다. 참기름이 콧속에 골고루 묻도록 몇 분 기다린다. 이렇게 2주 정도 치료하면 효과가 뚜렷하다.

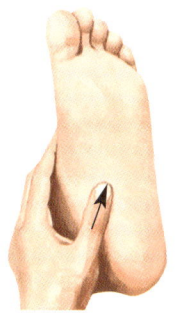

급성비염

엄지손가락 끝으로 편도선 반사구를 찍어 누른다. 1분, 점법

만성 단순성 비염·만성 비대성 비염

01	엄지손가락으로 부갑상선 반사구를 찍어 누른다. 1분, 점안법

02	엄지손가락으로 흉부 임파선 반사구를 민다. 1분, 추법

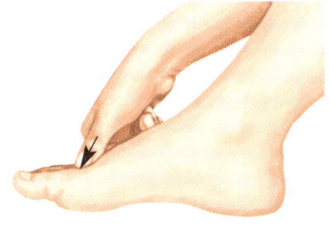
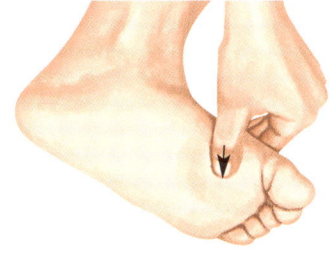
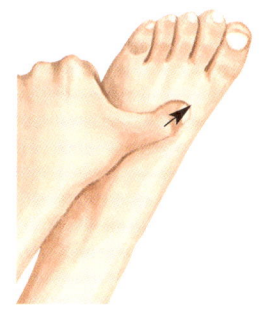

위축성 비염

01	엄지손가락 끝으로 비장 반사구를 찍어 누른다. 1분, 점안법

02	엄지손가락으로 신장 반사구를 곧장 민다. 1분, 추법

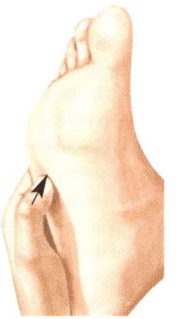
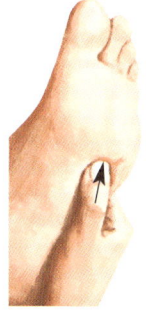

과민성 비염

01 주먹을 쥐고 검지로 부신 반사구를 누른다. 1분, 안법

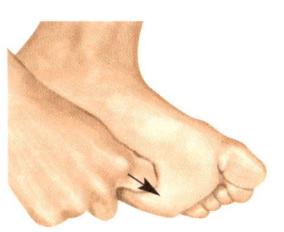

02 두 손가락으로 부갑상선 반사구를 집거나 누르면서 주무른다. 1분, 겸법 또는 안유법

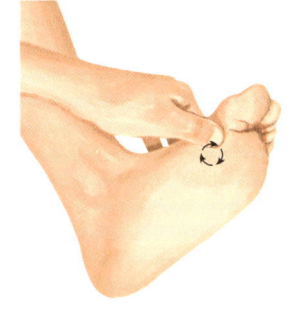

03 엄지손가락으로 상행결장 반사구를 곧장 민다. 1분, 추법

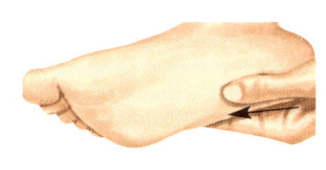

04 엄지손가락으로 횡행결장 반사구를 곧장 민다. 1분, 추법

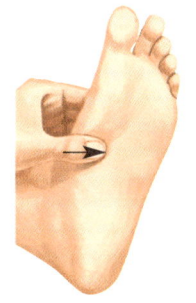

05 엄지손가락으로 하행결장 반사구를 곧장 민다. 1분, 추법

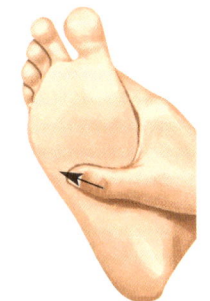

06 엄지손가락이나 검지로 두경 임파선 반사구를 누르면서 주무르면 면역력이 강해진다. 1분, 안유법

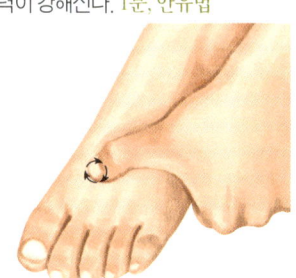

07 엄지손가락으로 복부 임파선 반사구를 찍고 주무른다. 1분, 점유법

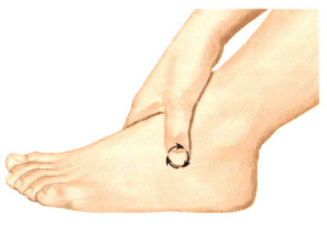

08 엄지손가락으로 분강 임파선 반사구를 찍고 주무른다. 1분, 점유법

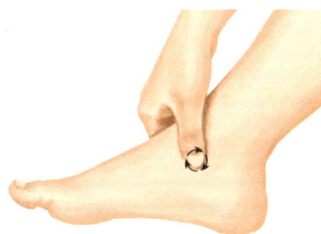

> **TIPS 총백이 비염을 치료한다**
>
> 총백 10뿌리를 달인 물로 코와 입술 사이를 바르거나, 총백을 끓이다가 뜨거운 김을 콧구멍에 쐬면서 냄새를 맡는다. 이렇게 하면 비염 치료에 크게 도움이 된다.
>
> *총백(蔥白_파의 밑동)

SELF MASSAGE

인후염

사용 반사구

❶ 신장 ❷ 수뇨관 ❸ 방광
❹ 편도선 ❺ 상반신 임파선
❻ 하반신 임파선 ❼ 흉부 임파선
❽ 후두 ❾ 상함(윗턱)
❿ 하함(아래턱) ⓫ 폐·기관지

인후염은 비교적 흔한 질환으로 연령에 관계없이 누구에게나 언제, 어디서나 발병하지만 일반적으로 중년층에 많이 나타난다. 이 병은 주로 겨울과 봄에 많이 걸리지만 여름과 가을에도 간혹 걸린다. 임상적으로 인후염은 급성 인후염과 만성 인후염으로 나눈다.

급성 인후염의 주요 증상은 목마름, 발열, 목 간질거림, 기침, 인후통, 침 삼킬 때의 통증, 인후격심동통, 통증이 귀로 전이 등의 순서로 진행된다. 이와 함께 전신 피로, 오한, 발열, 두통과 사지 저림 현상이 수반된다. 급성 인후염의 인후부를 보면 점막에 급성충혈수종이 보이고 인후벽이 헐고 붉게 붓는다. 더 심하게 감염되면 인후벽 표면에 황백색 점액이 흐르고, 하합(아래턱) 임파선이 크게 부으며 격심한 통증이 나타난다. 만성 인후염은 인후 부위에 불쾌감, 즉 이물감, 건조, 발열, 약한 통증, 간질거림 등이 주로 나타난다. 그리고 인후부에서 분비물이 많이 나와 자주 헛기침을 하게 된다. 심한 경우에는 심한 기침, 구역질, 구토 증세까지 보인다. 만성 인후염의 인후부를 보면 후두 점막이 붉게 충혈되고 혈관이 확장되어 암홍색을 띤다. 인후염은 여러 원인으로 발병한다. 첫째, 바이러스에 의한 감염, 둘째, 세균에 의한 감염, 셋째, 인후부의 가벼운 자극이 요인이 된다.

안마 방법

01 엄지손가락으로 신장 반사구를 민다. 1분, 추법

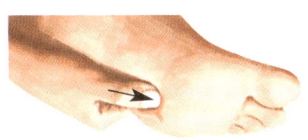

02 엄지손가락으로 수뇨관 반사구를 민다. 1분, 추법

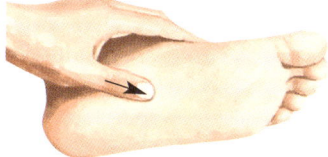

03 엄지손가락으로 방광 반사구를 민다. 1분, 추법

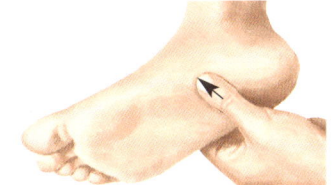

04 엄지손가락으로 폐·기관지 반사구를 민다. 1분, 추법

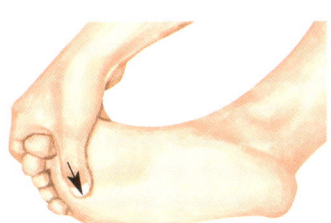

05 엄지손가락으로 상반신 임파선 반사구를 찍어 누른다.
1분, 점안법

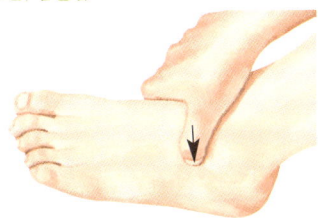

06 엄지손가락으로 하반신 임파선 반사구를 찍어 누른다. 1분, 점안법

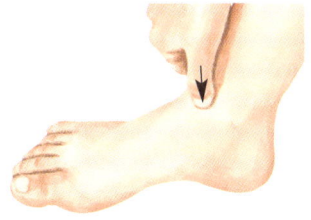

07 엄지손가락으로 흉부 임파선 반사구를 찍어 누른다. 1분, 점안법	08 엄지손가락과 검지로 편도선 반사구를 쥐고 주무른다. 1분, 날유법	09 엄지손가락으로 후두 반사구를 찍어 누른다. 1분, 점안법
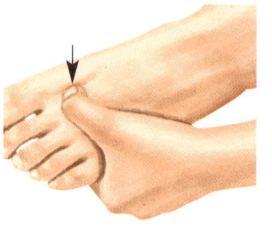	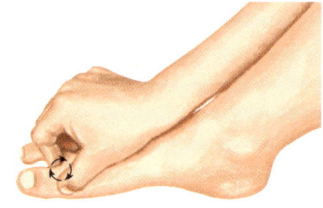	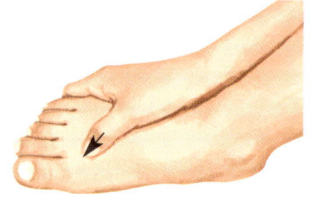
10 엄지손가락으로 상함 반사구를 비튼다. 1분, 염법	11 엄지손가락으로 하함 반사구를 비튼다. 1분, 염법	12 손바닥 소어제로 발바닥을 마찰한다. 1분, 찰법
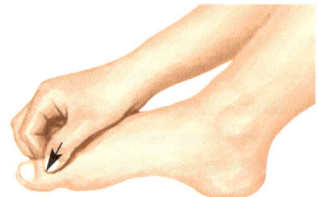	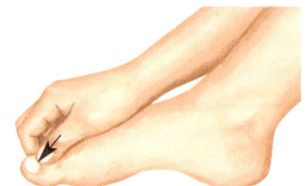	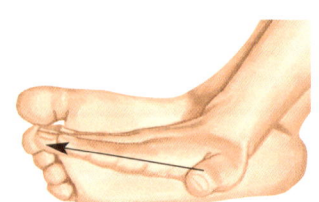

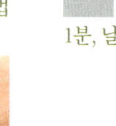 **TIPS 설탕에 절인 미역이 인후염에 좋다**

물미역 500g을 깨끗이 씻어 채로 썬다. 냄비에 넣고 익을 때까지 끓인 다음 꺼낸다. 그 달인 물에 설탕 250g을 넣고 하루가 지난 후 마신다. 1회 50ml씩 하루 2회 마신다. 굳어진 인후를 풀어주고 깨끗하게 해준다.

인후염에 달맞이꽃이 좋다

달맞이꽃은 생약명으로 월하향(月下香), 월견초(月見草), 야래향(夜來香)이라고 한다. 뿌리를 약재로 쓰는데, 병에 따라서는 잎을 쓰기도 한다. 뿌리는 가을에 채취하고, 맛은 달고 성질은 따뜻하다. 해열, 소염의 효능이 있으며, 인후염, 기관지염에 뿌리가 좋다. 말린 약재를 1회에 6~12g씩 200ml의 물을 넣고 달여서 복용한다.
중국 〈본초도감〉에는 달맞이꽃을 바늘꽃과 식물인 월견초, 즉 야래향의 뿌리이다. 다년생의 초본으로 양지바른 산이나 황무지, 풀밭, 건조한 산비탈, 길가에 자란다. 여름과 가을에 뿌리를 채취하여 씻은 후 햇빛에 말린다. 효능은 청열해독 작용을 한다. 인후염, 발열, 머리가 아프고 재채기가 나며 코가 메거나 콧물을 흘리고 추우며 열이 나는 것을 치료한다. 용량은 하루 5~10g이다.

SELF MASSAGE

위장염

사용 반사구

❶ 간장 ❷ 상행결장 ❸ 횡행결장
❹ 갑상선 ❺ 위장 ❻ 십이지장
❼ 복강신경총 ❽ 신장 ❾ 소장
❿ 하행결장 ⓫ 비장

위염과 장염을 총칭하여 위장염이라 부른다. 세균이나 바이러스 등 미생물이 위점막과 대장점막에 염증을 일으켜 소화, 흡수, 배설 장애를 일으키는 감염성 질환으로 몇 종류로 나눈다.

급성 위염 괴사와 출혈이 있지만 대다수 증상이 보이지 않는다. 약간의 소화불량, 소량의 위부 출혈, 구토와 검은 변을 보이다 곧 사라진다.

만성 위염 염증이 위벽 표면에서 미세세포에까지 확산된다. 이어 미세세포를 파괴하고 감소시키나 점막 괴사는 나타나지 않는다. 천표성(淺表性) 위염, 위축성(萎縮性) 위염, 비후성(肥厚性) 위염으로 나뉜다.

궤양성 결장염(潰瘍性 結腸炎) 비특이성 궤양성 결장염이라고도 한다. 설사, 점액성 혈변, 복통 등의 증상이 자주 되풀이해서 나타난다.

만성 설사 2개월 이상 계속 설사하거나 2~4주 주기로 반복해서 설사한다.

소화성 궤양 위와 십이지장 구부(球部)에 발생하는 만성 궤양으로 궤양의 형태가 위산, 펩신의 소화작용과 관련 있어 이렇게 불린다.

위장기능 실조 기능성 위장병이라고도 한다. 위와 장에 나타나는 종합적인 증세를 가리키며, 대개 정신적인 요인이 배경이며 위장염과 관계되어 나타나는 증상이다. 항상 불면증, 초조감, 주의력 산만, 신경과민 등을 수반한다.

한의학에서는 이런 종류의 질병을 위통, 설사, 구토, 딸꾹질 범주에 넣고 있으며 음허(陰虛), 비신양허(脾腎陽虛), 간기범위(肝氣犯胃_ 간의 기류가 위를 침범) 등의 증상이 나타난다.

안마 방법

복부팽만감이 주요 증상인 위장염

01 엄지손가락으로 위장 반사구를 누르면서 주무른다. 3~5분, 안유법

02 엄지손가락으로 비장 반사구를 누르면서 주무른다. 3~5분, 안유법

03 엄지손가락으로 십이지장 반사구를 누르면서 주무른다. 3~5분, 안유법

04 엄지손가락으로 간장 반사구를 누르면서 주무른다. 3~5분, 안유법

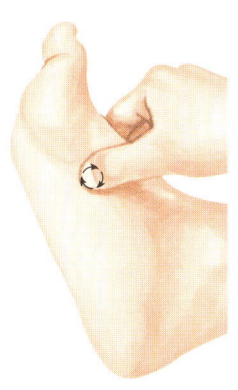
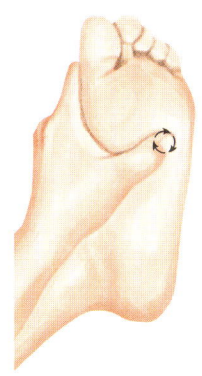
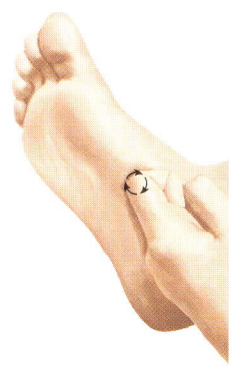
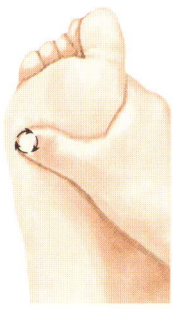

위산과다가 주요 증상인 위장염

01 검지를 구부려 엄지발가락 끝에서 발뒤꿈치 방향으로 위장 반사구를 긁듯이 문지른다. 3~5회

02 양손 엄지로 복강신경총 반사구를 민다. 3~5분, 추법

03 엄지손가락으로 신장 반사구를 찍어 누른다. 3~5분, 점안법

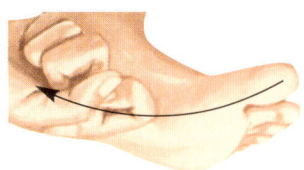
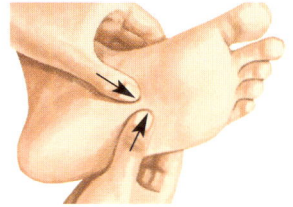
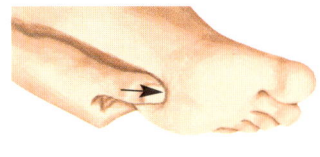

설사가 주요 증상인 위장염

01 양손 엄지로 복강신경총 반사구를 민다. 3~5분, 추법

02 네 손가락을 구부려 발가락 끝에서 발뒤꿈치 끝까지 긁듯이 문지른다. 3~5분

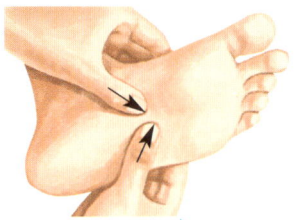
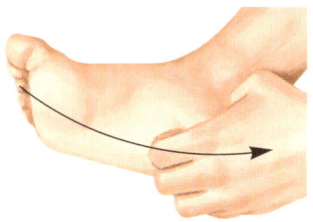

변비가 주요 증상인 위장염

01 검지와 중지를 가지런히 모아 소장 반사구를 누른다. 3~5분, 쌍지권법

02 엄지손가락으로 십이지장 반사구를 누른다. 3~5분, 안압법

03 엄지손가락으로 위장 반사구를 누른다. 3~5분, 안압법

04 엄지손가락으로 직장 반사구를 밀면서 주무른다. 3~5분, 추유법

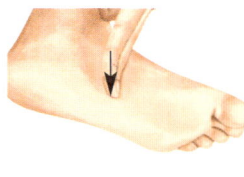
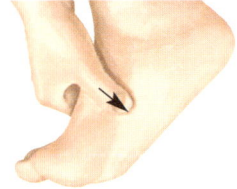
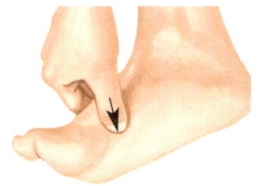
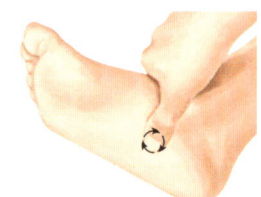

TIPS 어표저육탕은 위장염을 치료한다

어표 30g, 저육 60g, 빙당 15g을 적당량의 물과 함께 끓여서 익은 다음 먹는다.
물고기부레는 정기를 돋워 소모한 체력을 회복시키고, 돼지고기는 영양을 보충하며, 얼음사탕은 위와 장을 다스린다.

* 어표(魚鰾_물고기 부레), 저육(豬肉_돼지고기), 빙당(冰糖_얼음사탕)

식욕 혐오가 주요 증상인 위장염

01 엄지손가락으로 위장 반사구를 누른다. 3~5분, 안압법

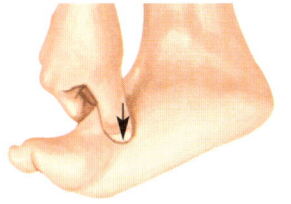

02 엄지손가락으로 비장 반사구를 누른다. 3~5분, 안압법

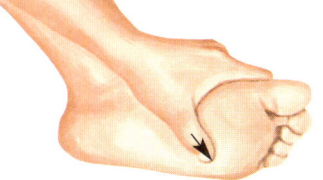

03 엄지손가락으로 십이지장 반사구를 민다. 3~5분, 추법

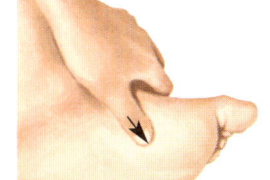

04 엄지손가락으로 소장 반사구를 곧장 민다. 3~5분, 추법

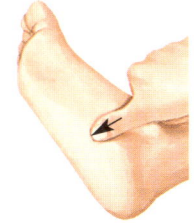

05 엄지손가락으로 갑상선 반사구를 주무르면서 민다. 3~5분, 유추법

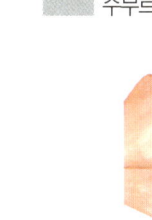

위·십이지장 궤양

01 엄지손가락으로 위장 반사구를 누른다. 3분, 안압법

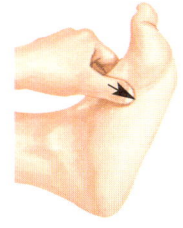

02 엄지손가락으로 십이지장 반사구를 누른다. 3분, 안압법

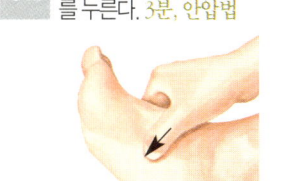

03 엄지손가락으로 소장 반사구를 곧장 민다. 3분, 추법

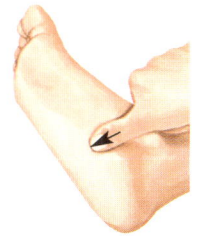

04 엄지손가락으로 상행결장 반사구를 곧장 민다. 10~15회, 추법

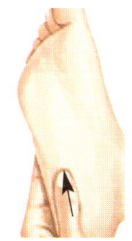

05 엄지손가락으로 횡행결장 반사구를 곧장 민다. 10~15회, 추법

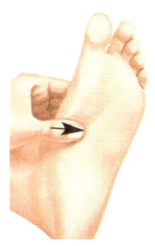

06 엄지손가락으로 하행결장 반사구를 곧장 민다. 10~15회, 추법

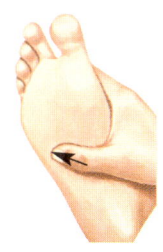

SELF MASSAGE

변비

변비는 배변 횟수가 2~3일마다 보거나 며칠 만에 1번 변을 보는 등 규칙적이지 않고 대변이 굳어 배변이 힘든 경우를 말하며, 일반적으로 흔한 증상이다. 변비는 급성과 만성 두 종류로 나누며 일반적으로 노년층에 많다. 일반적인 증상은 변이 딱딱하여 배변하기가 어려워 보통 3~5일 또는 7~8일에 1번, 어떤 경우는 이보다 더 긴 시간만에 겨우 보는 경우로 변비 기간이 길어지면 복부팽만감, 복통, 현기증, 두통, 수면 불안 등을 유발하고 치질, 혈변, 항문 파열 등의 병증도 발생한다. 변비의 원인은 대장의 소화기능이 저하되어 변이 대장 내에 오래 머물러 수분이 과도하게 흡수되고 변이 건조해져서 생기는 현상이다.

사용 반사구

❶ 부신 ❷ 신장 ❸ 수뇨관 ❹ 방광
❺ 비장 ❻ 위장 ❼ 십이지장
❽ 맹장·충수 ❾ 상행결장
❿ 횡행결장 ⓫ 하행결장
⓬ S상결장·직장 ⓭ 소장

안마 방법

01 엄지손가락으로 부신, 신장, 수뇨관, 방광 반사구를 심장쪽으로 민다. 좌우 각 3분, 추법

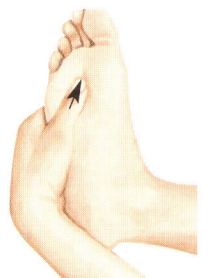 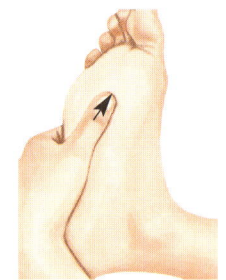 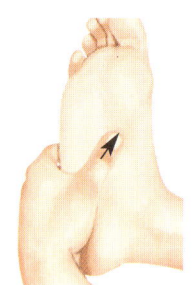 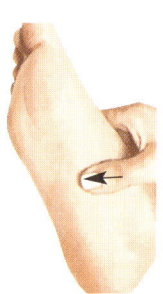

02 엄지손가락으로 비장, 위장, 십이지장, 맹장·충수 반사구를 누른다. 좌우 각 1분, 안법

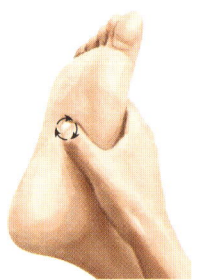 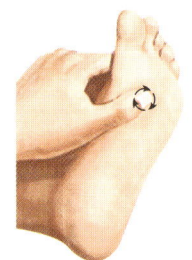 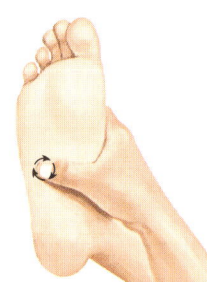 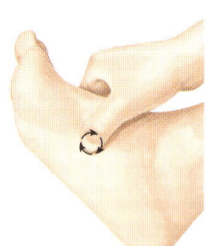

03 엄지손가락으로 상행결장 반사구를 심장 반대쪽으로 민다.
좌우 2분, 추법

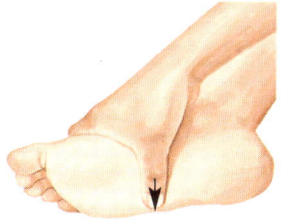

04 엄지손가락으로 횡행결장 반사구를 안쪽에서 바깥쪽으로 민다.
좌우 2분, 추법

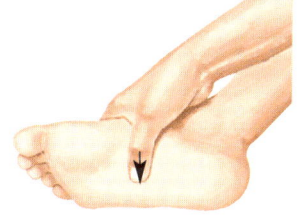

05 엄지손가락으로 하행결장 반사구를 심장쪽으로 민다.
좌우 2분, 추법

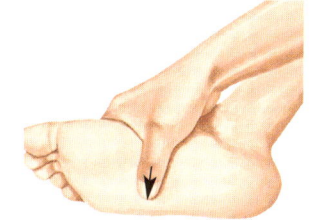

06 엄지손가락으로 S상결장·직장 반사구를 바깥쪽에서 안쪽으로 민다. 좌우 2분, 추법

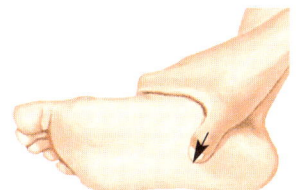

07 엄지손가락으로 소장 반사구를 심장쪽으로 민다. 좌우 2분, 추법

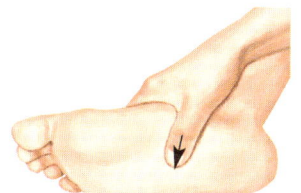

TIPS 변비를 개선하는 습관
1. 음식을 적당량 먹고, 규칙적인 기상과 취침으로 일정 시간에 배변하는 습관을 기른다.
2. 물을 많이 마시고, 채소, 과일 등 섬유질이 풍부한 식품을 많이 먹는다.

변비 예방에 좋은 사과요구르트
사과는 섬유질이 풍부해서 장이 튼튼해진다. 요구르트는 유산균이 풍부해서 사과와 함께 주스를 만들어 먹으면 정장효과가 더욱 높아져 변비가 개선된다. 뿐만 아니라 사과와 요구르트의 새콤한 맛이 위에 자극을 주어 식욕을 돋운다.
사과 1개와 요구르트 $\frac{1}{2}$컵을 준비한다. 사과는 씻어서 껍질을 벗기고 씨를 제거한 후 믹서에 간다. 사과 간 것에 요구르트를 넣고 다시 한 번 믹서에 갈아 마신다.

변비가 심할 때에는 당근요구르트
변비가 심할 때 당근요구르트 음료를 마시면 효과가 높다. 당근의 펙틴과 요구르트의 살아 있는 유산균이 정장 작용을 해 변비를 개선하고 장을 튼튼하게 한다.
당근 1개와 요구르트 100㎖를 준비한다. 당근은 껍질을 벗겨 작은 크기로 썬 다음 믹서에 넣고 요구르트와 함께 간다. 액상요구르트 대신 떠먹는 요구르트를 넣고 갈아 걸쭉한 상태로 떠먹어도 좋다.

SELF MASSAGE

설사

설사는 수분을 많이 함유한 대변을 배출하고 배변 횟수가 많은 경우를 말하는데 대체로 급성과 만성으로 나눈다.

설사는 비장, 신장, 대·소장 등과 관계가 밀접하며 대체로 심리적 불안, 스트레스, 음식물 알레르기, 기름진 음식, 커피, 알코올, 진한 양념의 음식물 섭취 등으로 발병한다. 발병은 계절에 상관없지만 여름과 가을에 비교적 자주 일어난다.

현재 설사약은 그 종류가 매우 다양하며 주로 항생제가 많다. 그러나 항생제는 부작용이 있으므로 복용할 때 각별히 주의한다. 자가 안마는 부작용이 거의 없으며, 특히 만성 설사는 경혈 위치를 정확히 찾아 안마와 지압을 동시에 하면 소화기능이 회복되어 빠르게 치유된다.

사용 반사구

❶ 부신 ❷ 신장 ❸ 수뇨관 ❹ 방광
❺ 비장 ❻ 복강신경총 ❼ 횡행결장
❽ S상결장·직장 ❾ 소장
❿ 하행결장 ⓫ 항문 ⓬ 상행결장
⓭ 맹장·충수

안마 방법

01 엄지손가락으로 부신, 신장, 수뇨관, 방광 반사구를 심장쪽으로 민다. 좌우 각 3분, 추법

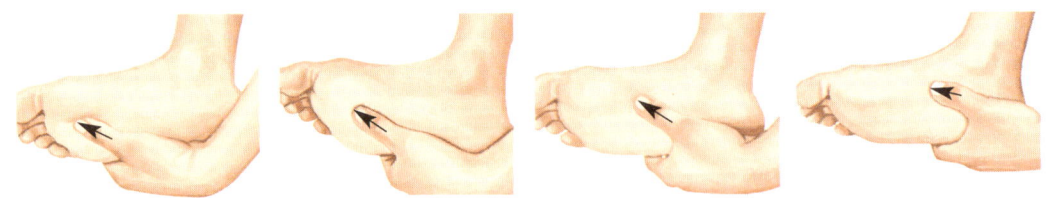

02 엄지손가락으로 위장 반사구를 누른다. 좌우 2분, 안법

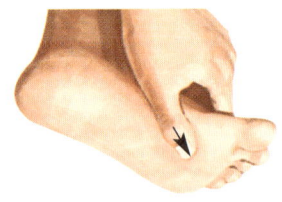

03 엄지손가락으로 비장 반사구를 심장쪽으로 민다. 좌우 5분, 추법

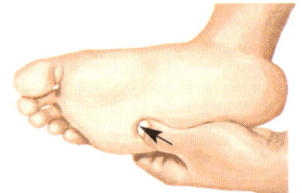

04 엄지손가락으로 복강신경총 반사구를 심장쪽으로 민다.
좌우 2분, 추법

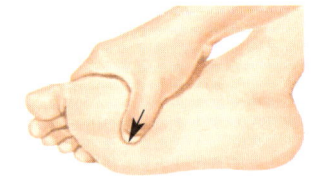

05 엄지손가락으로 횡행결장, S상결장 · 직장 반사구를 바깥쪽에서 안쪽으로 민다. 좌우 각 1분, 추법

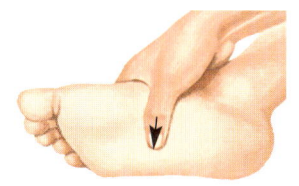 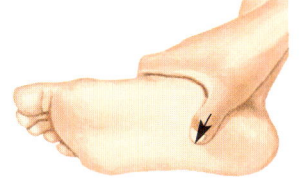

06 엄지손가락으로 소장, 하행결장, 항문, 상행결장, 맹장 · 충수 반사구를 심장쪽으로 민다. 좌우 각 1분, 추법

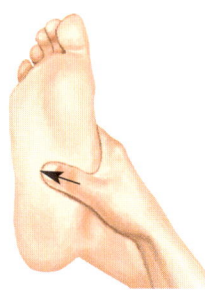 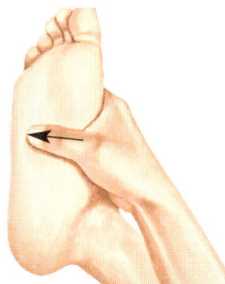 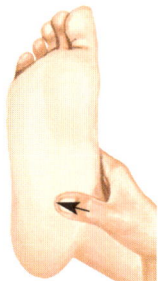

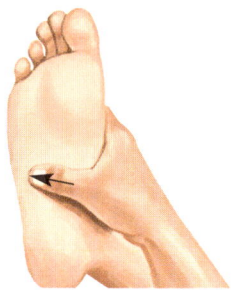 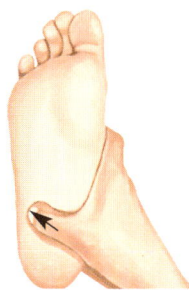

TIPS 호두가 만성 설사에 좋다
신경쇠약으로 만성설사가 있으면 하루에 호두 20g을 2회에 나누어 2달 먹으면 좋아진다.

매실차
조금만 잘못 먹어도 탈이 나거나 설사를 하는 사람은 매실차를 꾸준히 마시면 좋다. 매실의 강력한 살균성분이 장내 유해균을 없애 배탈, 설사를 막아주기 때문이다.
매실장아찌 1개와 매실청 2작은술을 준비한다. 찻잔에 매실장아찌와 매실청을 넣고 팔팔 끓인 물을 부어 맛과 향이 우러나게 해서 마신다.

매실장아찌
청매실 1kg을 씻어서 소금 1컵반을 뿌려두었다가 체에 받아 소금물을 빼고 서늘한 곳에 1주일 정도 말린다. 밀폐용기에 꾸들꾸들한 매실과 차조기잎을 켜켜로 깔고 물 2컵에 소금 2컵을 섞은 소금물을 부어 서늘한 곳에서 1개월쯤 재어 둔다.

SELF MASSAGE

위통

사용 반사구
1. 부신 2. 신장 3. 수뇨관
4. 방광 5. 위장 6. 비장

위통은 '심구통(心口痛)'이라 부르기도 하고, 한의학에서는 '위완통(胃脘痛)'이라 부른다. 음식을 통해서 외부의 사기(邪氣)가 속에 침범하여 장부(臟腑) 기능이 제대로 발휘하지 못해 음식이 위에 정체되고, 위장에 심한 통증을 유발하는 증상이다.

여러 가지 위질환으로 인한 통증, 일종의 내장통으로 내장신경 등의 자율신경을 통해서 느껴지며, 관강장기(管腔臟器))의 심한 경련, 급격한 신전(伸展), 위벽의 염증, 허혈(虛血) 등의 자극으로 발생한다. 보통 심와부(心窩部_명치) 중앙에 느껴지는 경우가 많다. 일반적으로 위질환에서 볼 수 있는 통증은 식사와의 관계가 별로 뚜렷하지 않으나 유문(幽門)에 가까운 위궤양이나 십이지장궤양에서는 공복이나 야간 등 매일 같은 시각에 통증을 일으키는 경우가 많다. 이러한 공복 시의 통증은 식사를 하면 완화되거나 소실되는 것이 특징이다.

원인은 첫째 지나친 고민과 걱정이 신경을 자극하여, 간기(肝氣)가 관리능력을 상실하고 위에 침범하여 통증을 일으키는 경우이고, 둘째 비장(脾臟)이 영양소를 운반하는 기능을 제대로 발휘하지 못해 위장이 음식을 잘 소화를 못시켜 통증을 일으키는 경우이다. 이런 증상이 나타나면 먼저 체내를 따뜻하게 하고 손상된 부위를 보강하여 비장과 위장의 기능을 회복시켜야 한다. 위통은 누구에게나 흔히 발생하는 질환으로, 급·만성 위염, 위·십이지장 궤양, 위신경 관능증 등이 모두 위통의 일종이며, 위점막탈수, 위하수, 췌장염, 담낭염과 담석증 등도 이에 속한다.

안마 방법

01 엄지손가락으로 부신, 신장, 수뇨관, 방광 등의 반사구를 심장쪽으로 민다. 좌우 각 3분, 추법

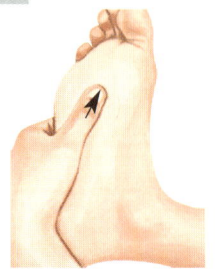 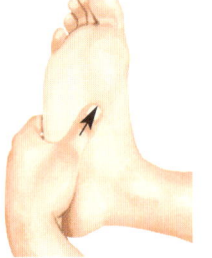 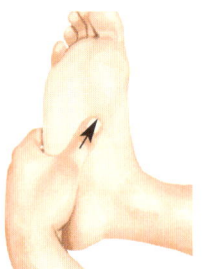 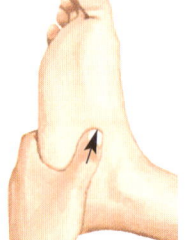

02 엄지손가락으로 위장 반사구를 누른다.
좌우 5분, 안법

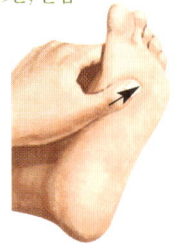

03 엄지손가락으로 비장 반사구를 심장쪽으로 민다.
좌우 5분, 추법

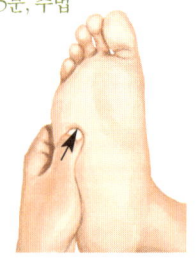

> **TIPS**
> **생강이 위한통을 치료한다.**
> 늙은 생강 500g을 물에 씻지 말고 아궁이 속의 숯 또는 잿불에 넣어 굽는다. 생강이 완전히 익으면 껍질을 벗겨 물에 씻지 말고 얇게 저민 다음, 빙당 60g을 가루로 빻아 생강과 섞어 소독한 병에 넣고 뚜껑을 꼭 닫는다. 이렇게 1주일이 지난 후 생강에 빙당이 흡수되면 매일 2~4회 먹는다.
> * 위한통(胃寒痛_ 위가 허하여 한기가 적체되어 일어나는 통증), 빙당(氷糖_ 얼음사탕)

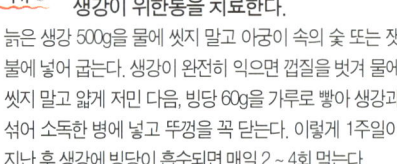

SELF MASSAGE
목덜미 통증 어깨 통증

사용 반사구
❶ 부신 ❷ 신장 ❸ 수뇨관 ❹ 방광
❺ 목 ❻ 경추 ❼ 저추
❽ 내미골

경추통은 흔한 질병으로 목덜미와 어깨 근육의 경련, 강직, 시림, 동통 등의 주요 증상이 나타난다. 목덜미와 어깨 부위의 통증은 항상 정신적인 스트레스를 주는데, 때로는 경미하다가 때로는 견디기 힘들 정도로 심하게 아프다. 문제는 쉽게 치료되지 않는다는 것이 심각한 이유다. 쉬거나 적당한 운동, 자세를 자주 바꿔주면 증상이 어느 정도 가벼워진다. 흐린 날, 과로, 찬바람 등으로 증상은 더욱 악화된다. 목과 어깨는 겉으로는 증상이 잘 나타나지 않아 그냥 지나쳐서 정상활동을 하는 경우가 많다. 그러나 일단 목덜미통증과 어깨통증이 나타나면 수시로 고개를 뒤로 젖히는 목운동과 가볍게 마사지하여 동통이나 마비현상이 일어나지 않게 해야 한다.

주요 원인은 환자가 평소에 활동하면서 바른 자세를 취하지 않거나, 간단한 스트레칭이나 맨손체조를 자주 하지 않아 발생하는 경우가 대부분이다. 가정주부, 운전기사, 온종일 책상에 앉아 근무하는 사무직 근로자에게 자주 발생한다. 환자가 목덜미통증과 어깨통증을 질환으로 생각하지 않고 시기를 놓치면 만성 질환으로 변이되어 치료가 길어질 뿐 아니라 병세가 심해지면 간단한 동작에도 통증이 심해 행동이 매우 불편해진다.

안마 방법

01 엄지손가락으로 부신, 신장, 수뇨관, 방광 반사구를 심장쪽으로 민다. 좌우 각 3분, 추법

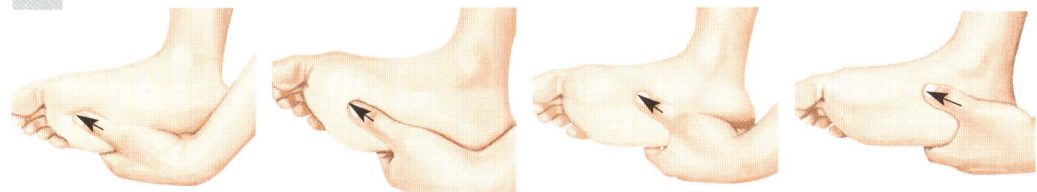

02 엄지손가락으로 목 반사구를 누른다. 좌우 3분, 안법

03 엄지손가락으로 경추 반사구를 심장쪽으로 민다. 좌우 3분, 추법

04 엄지손가락으로 저추 반사구를 누른다. 좌우 2분, 안법

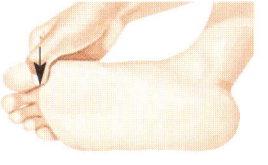 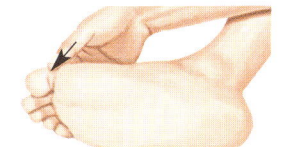 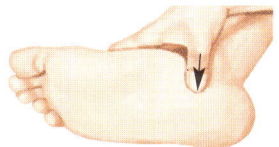

05 엄지손가락으로 내미골 반사구를 심장쪽으로 민다. 좌우 2분, 추법

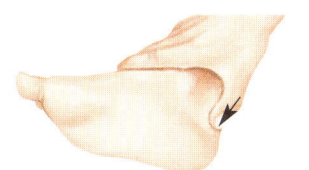

> **TIPS**
> 1. 경동맥(頸動脈)은 심장에서 뇌로 가는 주요 혈관으로 점점 노화하기 시작하면 만성 고혈압 또는 고지혈증으로 혈관에 병변이 일어난다. 그러므로 50세가 넘으면 정기검진을 받아 경동맥 상태를 확인하고 좁아졌으면 중풍이 올 염려가 있으므로 절대 경부 안마를 하면 안 된다.
>
> 2. 서 있을 경우에는 언제나 올바른 직립자세를 유지해야 한다.

SELF MASSAGE

요통

사용 반사구
❶ 부신 ❷ 신장 ❸ 수뇨관 ❹ 방광
❺ 요추 ❻ 저골 ❼ 내미골

요통은 허리 통증이 척추에까지 미치는 질환이다. 계절에 관계없이 발병하며 여성이 남성보다 많다. 요통은 허리 부위에 밖으로부터 침입한 나쁜 기운, 외상이나 신허(腎虛)로 기혈운행이 정상적이지 못하고 맥락(脈絡)에 부담을 주는 등 그 영향이 허리에 미쳐 일어나는 질환이다. 여기에서는 '만성 허리근육 손상'으로 생긴 요통만을 주로 다룬다. 임상에서 나타나는 증상은 다음 3가지다.

1. 통증이 장기적으로 반복 발작하여 생긴 허리 동통 허리가 뻐근하게 아프거나 시리면서 아픈 경우이다. 휴식과 적당한 활동, 자세나 체위를 수시로 바꾸면 통증이 약해진다. 과로하거나, 흐린 날씨, 찬바람을 쐬면 증상이 심해지고 쉽게 낫지 않는다.

2. 허리 움직임이 기본적으로 정상 평소에 뚜렷한 장애가 나타나지 않지만, 때때로 허리근육에 쥐가 나는 듯한 불쾌감이 환자를 괴롭힌다. 조금 오랜 시간 허리를 굽히고 있으면 다시 펴기가 무척 힘들고, 오래 서있거나 앉아 있지 못하며 허리를 사용하는 작업을 못한다.

3. 갑자기 요통이 발생한 경우 위에서 설명한 증상들이 훨씬 심하게 나타나고, 허리근육의 경련이 뚜렷해지며 심지어 척추가 옆으로 휘기도 하여 하체에 견디기 힘든 통증이 나타난다.

안마 방법

01 엄지손가락으로 부신, 신장, 수뇨관, 방광 반사구를 심장쪽으로 민다. 좌우 각 3분, 추법

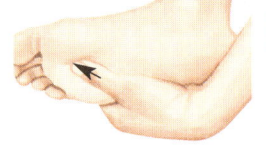 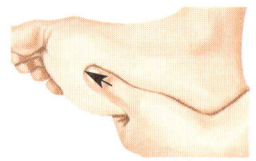 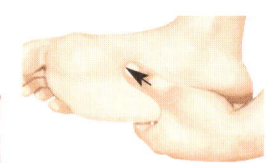 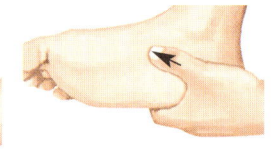

02 엄지손가락으로 요추 반사구를 누르면서 주무른다. 좌우 6분, 안유법

03 엄지손가락으로 저골 반사구를 누른다. 좌우 3분, 안법

04 엄지손가락으로 내미골 반사구를 심장쪽으로 민다. 좌우 2분, 추법

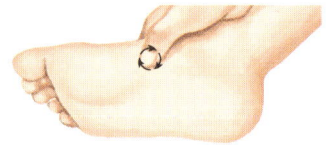 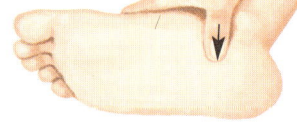 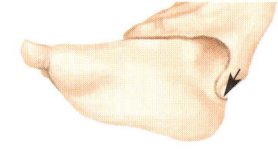

> **TIPS 허리통증에 좋은 간단한 운동**
> 요통은 노인층에 나타나는 흔한 질환이다. 간단한 운동으로 통증을 완화시킬 수 있다.
> 다리를 20 ~ 30㎝ 벌리고 앉아, 허리를 중심으로 상체를 왼쪽으로 36회 돌린다. 이어서 오른쪽으로 36회 돌린 다음 처음 자세로 잡는다.
> 이렇게 하는데 5 ~ 6분 정도 걸리며 매일 아침, 저녁 좌우로 운동하면 요통 치료에 크게 도움이 된다.

SELF MASSAGE

이명 · 이롱

사용 반사구

① 뇌하수체 ② 부신 ③ 신장
④ 수뇨관 ⑤ 방광 ⑥ 복강신경총
⑦ 소뇌 · 뇌간 ⑧ 목 ⑨ 귀
⑩ 경추

이명(耳鳴)은 외부의 소리자극이 없는데도 소리를 느끼는 질환이다. 환청과는 달리 귀에서 뇌까지 소리를 전달하는 과정 중 어느 한 부분에 이상이 생겨 환자가 실제로 소리를 간헐적 또는 연속적으로 듣는 것을 말한다. 이롱(耳聾)은 청력 감퇴, 심하면 소리를 듣지 못하는 경우를 말한다. 이명이 오랜 기간 지속되면 이롱으로 발전하기도 한다. 이명 · 이롱은 동시에 나타나기도 하며 이 둘은 발병 원인이 거의 같아 치료도 기본적으로 차이가 없다.

이명 · 이롱은 크게 기질성(器質性) 이명 · 이롱과 기능성(機能性) 이명 · 이롱 2종류가 있다. 기질성 이명 · 이롱은 전음성(傳音性), 감음성(感音性), 혼합성(混合性) 등 3종류로 나뉜다. 여기에 선천성, 약물성, 소음성, 돌발성, 외감성, 신해성 이명 · 이롱 등도 있다.

이명 · 이롱의 원인은 정확하게 밝혀지지 않았지만 과도한 피로, 스트레스, 소음환경, 과음이나 흡연, 약물 복용, 심장 기능 저하 등 환자 자신의 생활습관이나 환경적인 문제를 원인으로 보고 있다.

안마 방법

01 발등과 발바닥을 양손으로 비빈다. 1분, 차법

02 목 반사구를 누르면서 주무른다. 30회, 안유법

03 뇌하수체 반사구를 누른다. 30회, 안압법

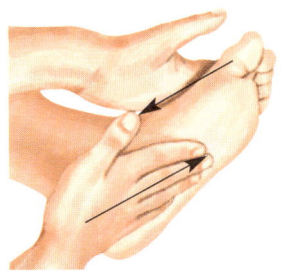
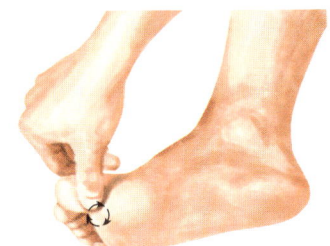
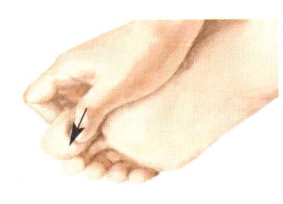

04 복강신경총 반사구를 민다. 30초, 추법

05 부신 반사구를 민다. 30회, 추법

06 신장 반사구를 민다. 30초, 추법

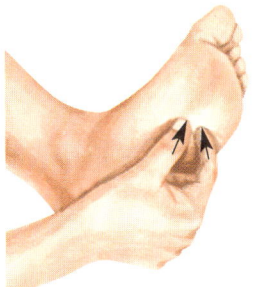
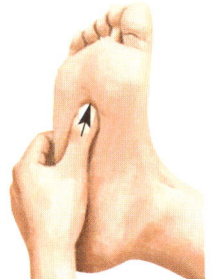
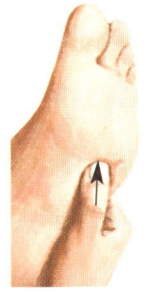

| 07 수뇨관 반사구를 민다. 50회, 추법 | 08 방광 반사구를 밀면서 누른다. 12~15회, 추안법 | 09 소뇌·뇌간 반사구를 쥔다. 30회, 날법 |

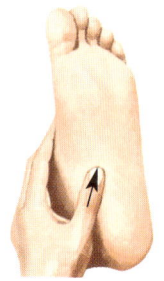 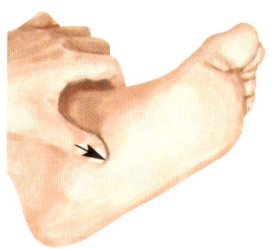 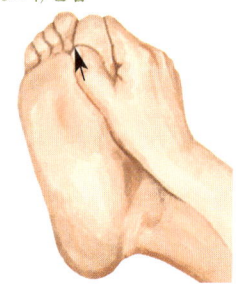

| 10 경추 반사구를 누른다. 30초, 안압법 | 11 귀 반사구를 쥐고 주무른다. 30회, 날유법 | 12 발 뒤꿈치 안쪽과 발바닥을 마찰한다. 2분, 찰법 |

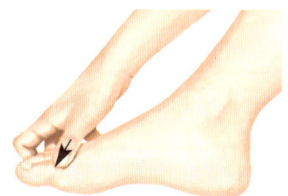 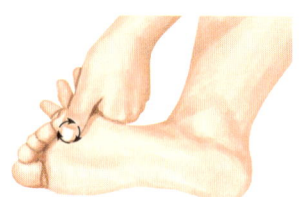 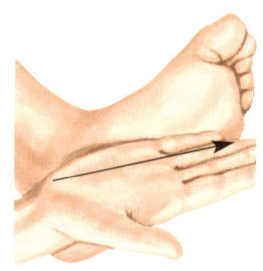

TIPS 창포감초탕이 이명을 다스린다

이명은 어지럼증, 눈앞이 캄캄해지는 현기증, 허리·무릎이 시린 증상이 따르는데 그것은 신장이 허하기 때문이다.
이럴 때 창포 60g, 감초 10g을 물과 함께 끓여 하루 2회 마신다. 오랫동안 앓은 환자는 육미지황환(六味地黃丸)을 함께 복용하면 치료에 큰 도움이 된다.

이명증은 정서불안, 신경쇠약, 심한 감정기복 등으로 화를 잘내는 사람한테 발병하기 쉽다. 큰 병을 앓고 난 후나 산후 하혈 등으로 피를 많이 흘린 경우, 성생활이 지나쳤을 때, 기름진 음식이나 자극성 음식물을 과다하게 섭취하였을 때도 발생할 수 있다. 그외에도 소음이나 귀지 이물질이 있거나, 만성중이염, 약물중독, 알콜중독, 가스중독, 고혈압, 신경쇠약, 과음 등으로도 발생한다.

이명증의 강도나 이로 인해 생기는 소리는 다양하다. 귀가 가려운 수준에서부터 머리가 아플 정도에 이르는 경우도 있다. 매미우는 소리, 종소리, 바람소리, 물결소리, 싸우는 소리 등 환자에 따라 다르게 나타난다. 이명증 환자의 고통은 상상 이상으로 크며 때로는 신경쇠약에 빠지기도 한다. 귀가 울리는 이명증은 귀가 전혀 들리지 않는 이롱의 시초가 되기 때문에 조기에 치료해야 한다. 또한 발병 후 가능한 한 조기에 치료하는 것이 무엇보다 중요하다.

몸이 허약해서 오는 경우에는 신장, 심장, 비장 등 약해진 장기를 보강하는 약을 쓰고, 화가 원인인 경우에는 화를 치료하는 약을 써야 한다. 스트레스나 피로를 줄이고, 커피, 콜라, 술 등 자극적인 음식을 피하는 게 좋다. 성관계를 줄이고 자기 전에 따뜻한 물로 발을 씻는 게 바람직하다.

SELF MASSAGE

불면증

사용 반사구
① 신장 ② 수뇨관 ③ 방광
④ 부신 ⑤ 뇌 ⑥ 액두 ⑦ 갑상선
⑧ 심장 ⑨ 복강신경총 ⑩ 비장
⑪ 간장

잠자리에 들어도 장시간 잠을 이루지 못하는 상태가 2주 이상 계속되고 이로 인해 두통, 현기증, 긴장, 초조, 불안 등의 증상이 나타나 이튿날 활동에 영향을 미치는 현상이 불면증이다. 한의학에서는 '불매(不寐)', '부득면(不得眠)', '부득와(不得臥)' 라고도 한다.

불면증은 잠을 이루지 못하는 것만이 아니라, 잠이 들어도 깊은 잠을 자지 못하고 자주 깨는 등의 증상을 말하는데, 한번 깨면 쉽게 잠들지 못하는 경우가 있는가 하면, 심하면 밤을 꼬박 새는 경우도 있다. 또한 두통, 현기증, 건망증 등도 함께 나타난다. 불면증을 현대의학에서는 신경쇠약이나 갱년기 장애로 보는 경향이 있다.

불면증의 원인은 여러 가지가 있지만, 그 가운데 심리적 요인, 정신적 요인, 나이, 질병, 환경, 생활습관 등 때문에 나타난다.

안마 방법

01 뇌 반사구를 누르면서 주무른다. 3~5분, 안유법

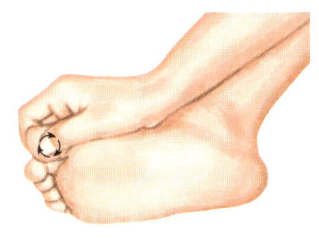

02 액두 반사구를 누르면서 주무른다. 3~5분, 안유법

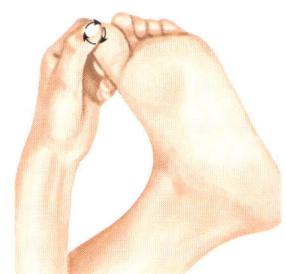

03 복강신경총 반사구를 누르면서 주무른다. 3~5분, 안유법

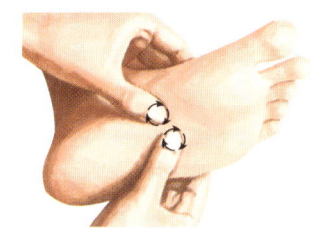

04 간장 반사구를 누른다. 3~5분, 안압법

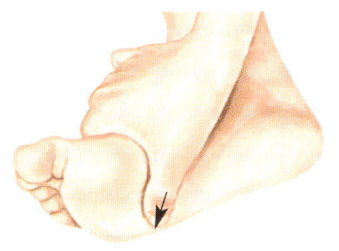

05 비장 반사구를 누른다. 3~5분, 안압법

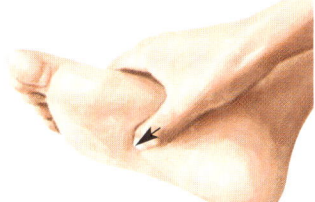

06 부신 반사구를 누른다. 3~5분, 안압법

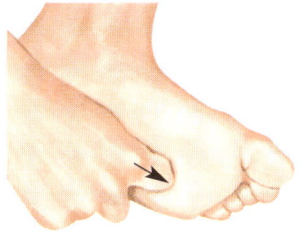

07 갑상선 반사구를 누른다.
3~5분, 안압법

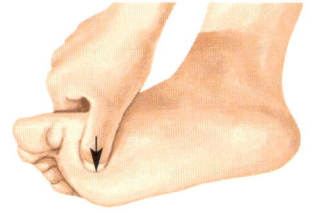

08 신장 반사구를 곧장 민다.
15회, 추법

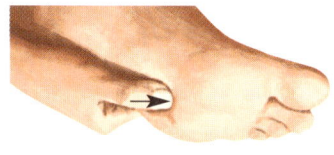

09 부신 반사구를 곧장 민다.
15회, 추법

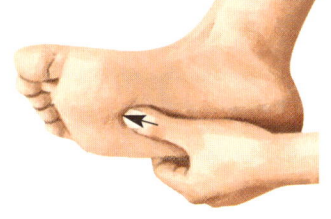

10 방광 반사구를 곧장 민다.
15회, 추법

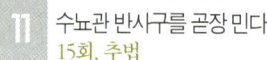

11 수뇨관 반사구를 곧장 민다.
15회, 추법

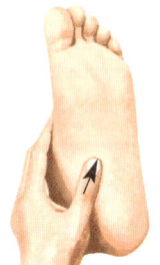

12 엄지손가락으로 발바닥 중앙을 밀면서 누른다. 15~20회, 추안법

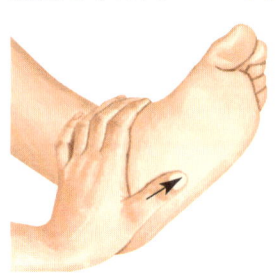

13 발바닥이 따뜻해질 때까지 비비면서 마찰한다. 차찰법

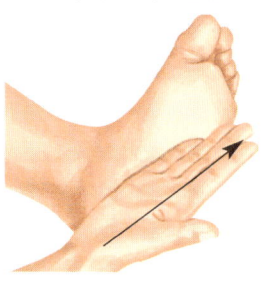

TIPS 맥조감초탕

보리 60g, 대추 10개, 감초 30g을 물 4컵(약 1ℓ)과 함께 냄비에 넣고 국물이 1컵이 될 때까지 끓인 다음 그 즙을 내서 아침, 저녁 1회씩 마신다. 보리, 대추, 감초 등은 모두 쉽게 구할 수 있다. 불면증으로 생긴 정서불안, 하품 등에도 효과가 아주 좋다.

차조기차

선천적으로 신경이 예민하고 소화기가 약하며 불면증이 있는 사람에게 차조기 잎은 특히 좋다. 신경이 예민해 식욕이 떨어지고 소화가 잘 안 되며, 트림을 자주 하고 헛배가 불러올 때 큰 효과를 발휘한다.

차조기 잎 20g을 흐르는 물에 깨끗이 씻은 후 채반에 널어 그늘에서 말린다(말린 잎 15g). 차조기 잎에 물 3컵을 붓고 물이 반으로 줄 때까지 끓인다. 이것을 하루 분량으로 해서 하루에 3회에 걸쳐 나누어 마신다. 굴껍질이나 쑥, 차조기 등의 한방차를 끓일 경우에는 채취한 재료를 잘 말려서 끓는 물에 충분히 우려내야 한다. 말리지 않고 생으로 사용하면 약효가 떨어진다.

SELF MASSAGE

근시

눈의 조절체가 정지상태일 때 평행광선이 눈에 들어와서 정상적으로 굴절하지 않고 각막, 수정체, 초사체 등을 통과함으로써 피사체가 망막 위에 정확히 맺히지 않고 그보다 전방에 초점이 맺힌다. 이 때문에 원거리 사물을 망막에 뚜렷하게 모양을 만들지 못하는 상태가 근시이다. 근시는 멀리 있는 사물은 잘 보지 못하지만 근거리 사물은 선명하게 볼 수 있는 것이 특징이다.

근시는 진성근시와 가성근시 2가지로 분류한다. 진성근시는 유전적 요인으로 일어나는 선천성 근시이고, 가성근시는 후천성으로 오랜 시간 나쁜 독서 자세와 독서 거리, 흐린 조명, 장시간 근무, 나쁜 환경 등으로 나타난다.

근시를 그냥 더 나빠지도록 계속 방치하면 결국에는 착시현상이 일어나며, 눈앞이 항상 안개가 낀 듯하여 사물의 구별 능력까지 상실하므로 빨리 치료해야 한다.

사용 반사구
❶ 눈 ❷ 액두 ❸ 뇌 ❹ 간장
❺ 신장 ❻ 수뇨관 ❼ 방광

안마 방법

01 눈 반사구를 쥐고 주무른다. 30초, 날유법

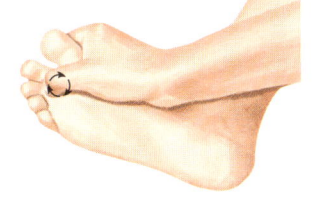

02 뇌 반사구를 쥐고 주무른다. 30초, 날유법

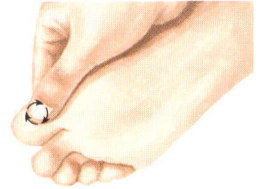

03 신장 반사구를 밀면서 마찰한다. 30초, 추찰법

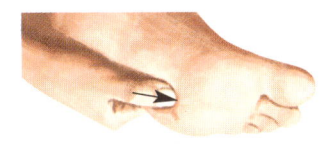

04 수뇨관 반사구를 밀면서 마찰한다. 30초, 추찰법

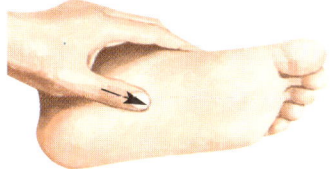

05 방광 반사구를 밀면서 마찰한다. 30초, 추찰법

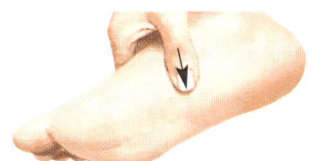

06 신장 반사구를 찍어 누른다. 30초, 점안법

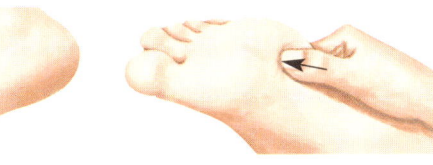

07 간장 반사구를 찍어 누른다. 30초, 점안법

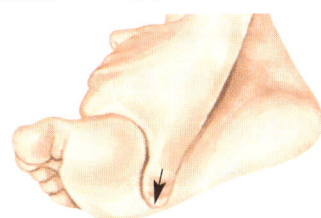

08 엄지손가락을 구부려 액두 반사구를 찍어 누른다. 30초, 점법

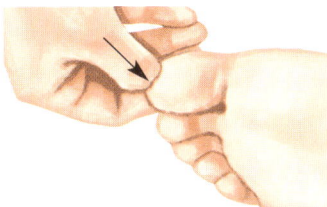

> **TIP 근시 예방법**
> 너무 밝은 조명이나 너무 어두운 조명 아래에서 책을 읽는 것은 절대 금물이다. 걸으면서 독서하거나, 심하게 흔들리는 차 안에서 독서하는 것도 좋지 않으며, 장시간 TV 시청도 피하는 것이 좋다.

SELF MASSAGE

유정

사용 반사구

① 부신 ② 신장 ③ 수뇨관 ④ 방광
⑤ 뇌하수체 ⑥ 서혜부 ⑦ 생식선
⑧ 전립선

유정(遺精)이란 성교하지 않아도 정액이 무의식적으로 나오는 질환이다. 젊은 남자의 경우는 성욕이 왕성하여 있을 수 있는 현상이지만 그 횟수가 잦으면 병적 현상이다. 한의학에서는 유정을 '실정(失精)'이라고도 한다. 꿈을 꾸면서 사정하는 것이 '몽정', 아무런 자극 없이 맑은 정신일 때 정액이 자연 유출되는 것을 활정(滑精)이라 한다. 몽정과 활정은 모두 유정에 속한다. 한의학에서는 유정을 다음 4종류로 분류한다.

1. 음허화왕증(陰虛火旺症) 유정 짧은 잠에 꿈이 많고 이명, 어지럼증, 권태, 피로, 건망증, 수족 발열, 설태 등의 증상이 나타난다.

2. 습열하주증(濕熱下注症) 유정 소변에 정액 유출, 소변색이 혼탁한 황적색이며 마음이 답답하고 대변이 묽으면서 악취가 심하고 설태가 끼고 맥박이 약한 증상이 나타난다.

3. 심비양허증(心脾兩虛症) 유정 항상 피곤하고 잠은 적은데 꿈은 많이 꾸며, 건망증, 안면 창백, 심신피로, 잦은 대변, 맥박 허약 등의 증상이 나타난다.

4. 신허불고증(腎虛不固症) 유정 유정 빈도가 잦고, 안색이 창백하며, 항상 불안 초조하고, 사지가 차가우며, 밤에 빈뇨가 심하며, 혀에 백태가 끼는 증상이 자주 나타난다.

임상학적으로 유정을 정상적인 생리현상과 병리현상으로 분류한다. 정력이 왕성한 미혼남자나 신혼에 부인과 따로 사는 남자는 수면 중 유정현상이 생리적으로 1달에 1~2회 일어난다. 이것은 오히려 몸이 가벼워지며 병적 증상이 아니다. 다만, 문제가 되는 것은 허약 체질인 남자가 시도 때도 없이 유정이 잦은 경우이다. 이것은 일종의 질병으로 빨리 치료해야 한다.

안마 방법

01 엄지손가락으로 부신, 신장, 수뇨관, 방광 등 4개 반사구를 심장쪽으로 민다. 좌우 각 10분, 추법

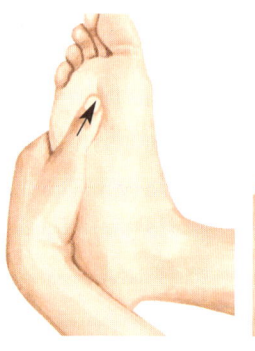 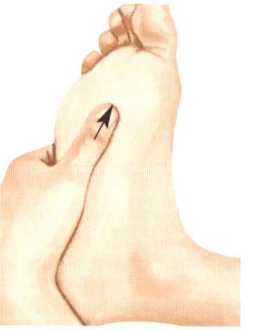 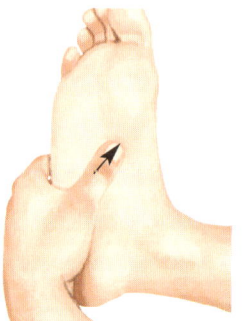 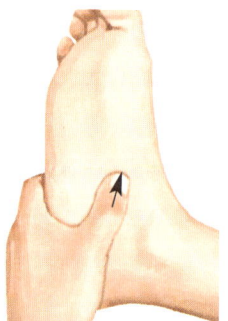

02 엄지손가락으로 뇌하수체 반사구를 누른다. 좌우 2분, 안법	03 엄지손가락으로 생식선, 전립선 반사구를 심장쪽으로 민다. 좌우 각 3분, 추법	04 엄지손가락으로 서혜부 반사구를 누르면서 주무른다. 좌우 2분, 안유법
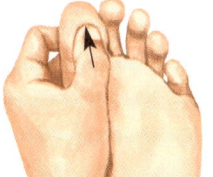	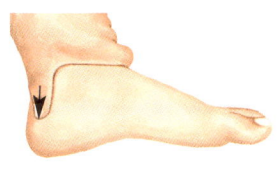	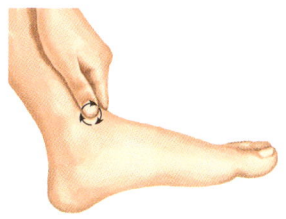

> **TIPs 부추가 유정을 다스린다**
>
> 부추는 성질이 따뜻하고, 맛이 쓰고도 달며, 간장과 신장을 보강하고 양기를 돋우는 작용을 한다. 한의학에서 유정을 치료하는 데 부추를 자주 사용한다.
> 1. 부추 5 ~ 10g, 멥쌀 60g, 소금 적당량. 부추를 연하게 갈아 멥쌀과 함께 죽을 끓인다. 죽이 끓으면 소금을 넣고 멥쌀이 풀어질 때까지 끓인 후 공복에 먹는다.
> 2. 부추 10g을 삶아서 막걸리와 함께 매일 2회 적당량 먹는다.

SELF MASSAGE

임포텐츠

사용 반사구

① 부신 ② 신장 ③ 수뇨관 ④ 방광
⑤ 뇌하수체 ⑥ 생식선 ⑦ 전립선
⑧ 서혜부

임포텐츠는 성관계를 할 때 남성의 음경이 발기하지 않거나 발기하더라도 유지를 못해 성행위를 어렵게 만드는 질환으로 성교 불능증이라고도 한다. 임포텐츠의 증상을 한의학에서는 다음 몇 가지로 본다.

1. **명문화쇠증(命門火衰症)** 음경이 발기하지 않고 정자수가 적고 냉하다. 현기증, 이명, 안색 창백, 정신 혼미, 허리와 무릎이 시리고 무력함, 추위를 많이 타고 사지가 냉함, 혀에 백태가 끼고 맥박이 약하다.
2. **심비양허증(心脾兩虛症)** 음경이 발기하지 않고 불면증에 꿈이 많으며, 현기증, 건망증, 식욕부진, 권태무력, 안색창백, 혀에 백태가 끼고 맥박이 약하다.
3. **습열하주증(濕熱下注症)** 음경이 발경하지 않고 음낭이 습하며 냄새가 난다. 하체가 무겁고 느리며, 소변이 샛노랗고 맥박이 느리다.
4. **공구상신증(恐懼傷腎症)** 음경이 발기하지 않고 발기하더라도 오래 유지하지 못한다. 두려움과 의심이 많고, 쉽게 놀라며, 불면증이 있다. 혀에 백태가 끼고 맥박이 무척 가늘다.

임포텐츠는 나이와 밀접한 관계가 있다. 나이가 들수록 발병률도 높아진다. 젊은 사람에게 임포텐츠가 발생하는 것은 대부분 심리적인 것이 주원인이며, 노년층은 성욕 저하와 다른 질병의 영향 때문이다. 임포텐츠는 원발성(原發性)과 계발성(繼發性) 2종류가 있다. 전자는 어떤 환경이나 상황에서도 발기되지 않아 성행위를 하지 못하는 경우이고, 후자는 성행위를 하지 않을 때 발기하는 경우이다. 예를 들어, 잠에서 금방 깨어났을 때, 꿈을 꿀 때, 방광에 소변이 가득 찼을 때 등이다. 원발성 임포텐츠는 성욕 저하와 성행위에 대한 조급함이 원인이고, 계발성 임포텐츠는 중·노년층의 성욕 감퇴, 배우자에 대한 권태감, 초조, 그리고 기타 다른 질환 때문이다.

안마 방법

01 엄지손가락으로 부신, 신장, 수뇨관, 방광 반사구를 심장쪽으로 민다. 좌우 각 10분, 추법

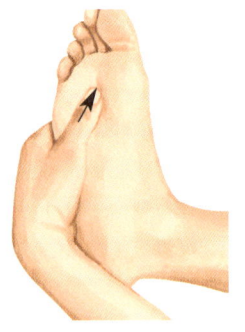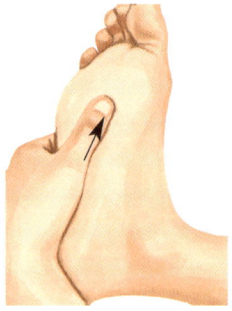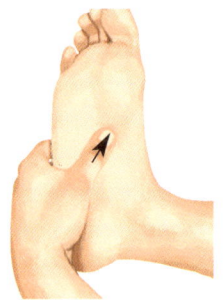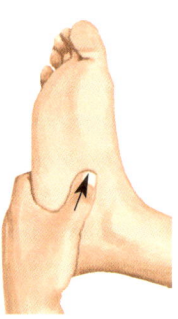

02 엄지손가락으로 뇌하수체 반사구를 누른다. 좌우 2분, 안법

03 엄지손가락으로 생식선, 전립선 반사구를 삼장쪽으로 민다. 좌우 각 3분, 추법

04 엄지손가락으로 서혜부 반사구를 누르면서 주무른다. 좌우 2분, 안유법

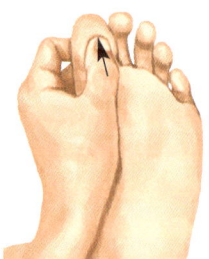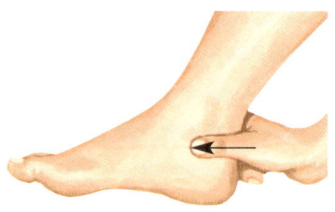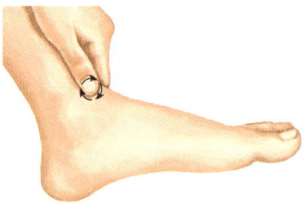

> **TIPS** 임포텐츠는 대부분 기능성에 속하는 질환이므로 정신적인 원인과 밀접하다. 그러므로 안마 치료와 더불어 동시에 환자의 심리적인 면도 치료하여 스트레스에서 벗어나 자신감을 갖게 해줘야 한다.
>
> **은행, 계란이 임포텐츠에 좋다**
> 은행 2개, 달걀 2개, 은행 열매를 까서 으깨 놓는다. 달걀에 조그만 구멍을 뚫어 그 속에 으깬 은행을 넣고 깨끗한 한지로 막은 다음 뜨거운 수증기에 찐다. 이렇게 익힌 계란을 매일 아침, 저녁으로 1개씩 병이 나을 때까지 먹는다. 이것은 마음을 맑게 하고, 화를 가라앉히며, 보신 강장에 효과가 있어 임포텐츠 치유에 아주 좋다.

SELF MASSAGE

조루증

사용 반사구
① 부신 ② 신장 ③ 수뇨관
④ 방광 ⑤ 뇌하수체 ⑥ 생식선
⑦ 전립선 ⑧ 서혜부

조루는 남성이 성행위를 할 때 매우 짧은 시간에 사정하거나 성교하기 전에 사정해 버리는 경우이다. 조루가 심하면 임포텐츠로 전이될 수 있으며, 임포텐츠는 조루를 수반하는 경우가 많으므로 서로 참고하여 치료해야 한다.
조루의 증상을 한의학으로 보면 다음 2종류이다.

1. **음허화왕증(陰虛火旺症)** 성욕이 일어날 때 음경이 발기는 하지만 딱딱해지지 않고 금방 사정해버린다. 마음이 조급하고 이명현상이 일어나며 입안이 마르고 혀가 붉어지며 맥박이 느리다.
2. **음양양허증(陰陽兩虛症)** 사소한 일에 쉽게 놀라고 사지가 차가우며 안색이 창백하고 가쁜 숨을 몰아쉰다. 허리와 무릎이 시리고 아프며 임포텐츠 증상이 나타나며 혀에 백태가 끼고 맥박이 가늘다.

조루는 대체로 대뇌의 성신경이 지나치게 예민하고 중추신경의 흥분도가 높아 사정 억제력이 허약하여 발생한다.

안마 방법

01 엄지손가락으로 부신, 신장, 수뇨관, 방광 반사구를 심장쪽으로 민다. 좌우 각 10분, 추법

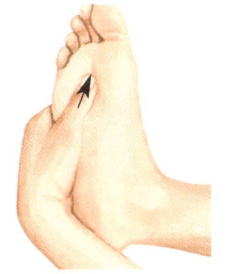 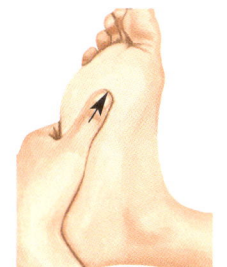 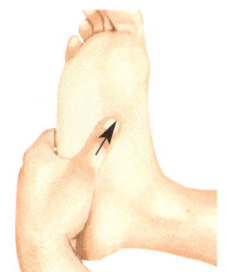 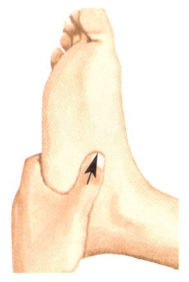

02 엄지손가락으로 뇌하수체 반사구를 누른다. 좌우 2분, 안법

03 엄지손가락으로 생식선, 전립선 반사구를 심장쪽으로 민다.
좌우 각 3분, 추법

04 엄지손가락으로 서혜부 반사구를 누르면서 주무른다.
좌우 2분, 안유법

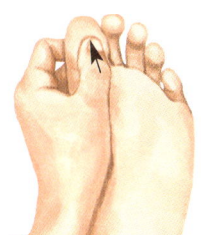 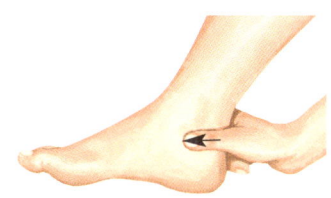 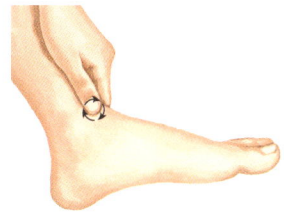

> **TIPS** 해삼 50g을 물에 불린 다음 깨끗이 손질하여 소금을 조금 쳐서 먹는다.
> 해삼은 허약체질과 임포텐츠, 조루증 치료에 매우 좋다.

SELF MASSAGE

전립선 질환

전립선 질환은 여러 증상이 나타나는데 전립선 충혈, 부종, 증식 또는 염증 등이 나타나며, 남성 건강을 해치는 주요 질환 중 하나이다.

전립선 질환은 다음 몇 가지 원인과 관계가 있다. 과도한 성생활, 수음(手淫), 상부호흡기(비강, 인두, 후두, 내벽의 점막 등) 감염, 요도감염, 정낭염, 부고환염, 회음부 손상, 하반신 냉습, 자전거 타기, 기마, 변비, 과음, 흡연, 자극성 음식 섭취, 나이 그리고 내분비성 호르몬 불균형 등 때문이다.

전립선 질환은 조기에 치료하지 않으면 만성정낭염, 부고환염, 임포텐츠, 불임, 후요도염, 방광염, 방광결석, 혈뇨, 치질, 뇌혈관 파열, 신경쇠약 등 여러 합병증을 일으킨다.

사용 반사구

① 뇌하수체 ② 신장 ③ 수뇨관
④ 방광 ⑤ 부신 ⑥ 생식선 ⑦ 고환
⑧ 전립선 ⑨ 요도 ⑩ 비장
⑪ 흉부 임파선 ⑫ 복강신경총
⑬ 분강 임파선

안마 방법

01 발바닥을 마주대고 비빈다. 3~5분, 차법

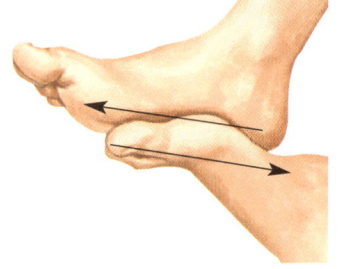

02 신장 반사구를 주무르면서 누른다. 2~3분, 유압법

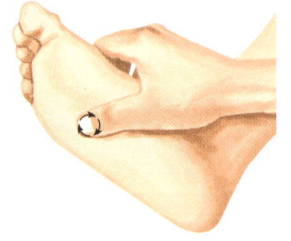

03 방광 반사구를 주무르면서 누른다. 2~3분, 유압법

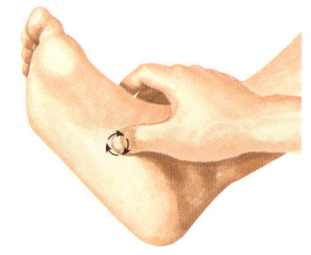

04 수뇨관 반사구를 민다. 2~3분, 추법

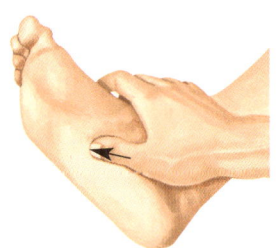

05 검지를 구부려 부신 반사구를 주무르면서 누른다. 2~3분, 유압법

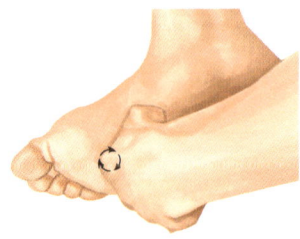

06 검지를 구부려 생식선 반사구를 찍어 누른다. 2~3분, 점법

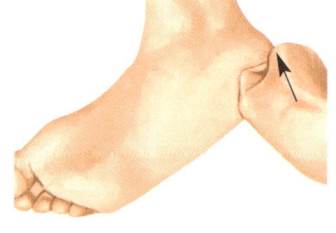

> **TIPS** 전립선 질환에는 다래를 많이 먹으면 좋다
> 신선한 다래 1개를 으깨어 끓인 물 250㎖에 넣고 골고루 저어 마신다. 전립선염과 소변이 안 나오는 데 좋다.

07 뇌하수체 반사구를 누른다.
3~5분, 안압법

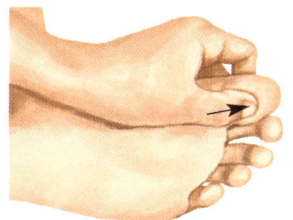

08 고환 반사구를 누른다.
3~5분, 안압법

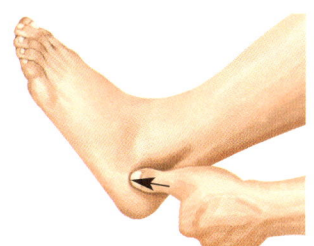

09 수뇨관 반사구를 민다.
2~3분, 추법

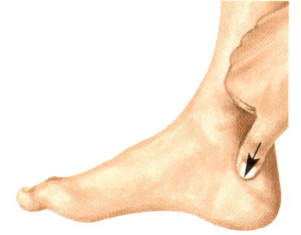

10 엄지손가락으로 전립선 반사구를 민다. 3~5분, 추법

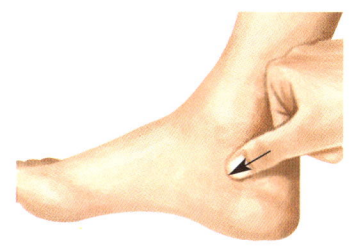

11 뒤꿈치 안쪽을 마주대고 비빈다.
5분, 차법

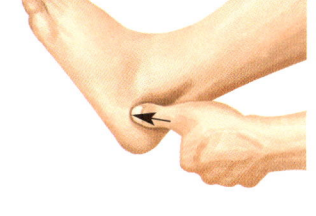

12 신장 반사구를 마찰한다.
3~5분, 찰법

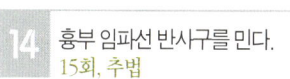

13 급성 전립선염은 분강 임파선 반사구를 누른다. 1분, 안압법

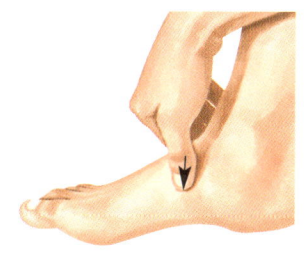

14 흉부 임파선 반사구를 민다.
15회, 추법

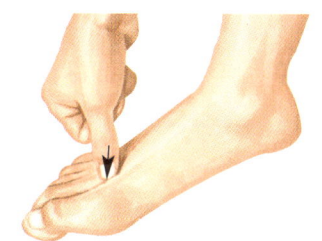

15 만성 전립선염은 비장 반사구를 누른다. 1분, 안법

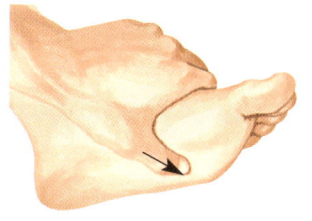

16 복강신경총 반사구를 민다.
15회, 추법

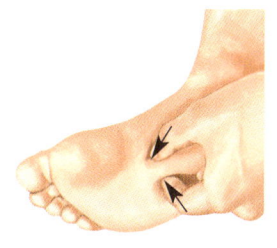

17 전립선 비대증일 때 생식선 반사구를 찍어 누른다. 1분, 점안법

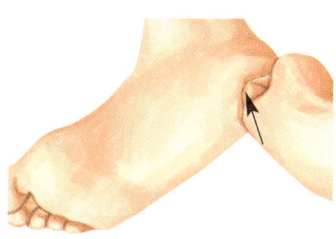

18 하복부 반사구를 밀면서 눌러 뭉친 것을 풀어준다. 20회, 추압법

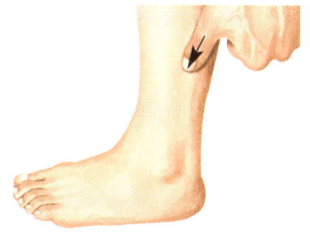

전립선 질환 **085**

SELF MASSAGE

생리전증후군

생리전증후군이란 월경 전에 다양한 신체적, 정신적 증상이 나타나는 것을 말한다. 생리가 시작되면 이 증상이 없어지고 다음 월경이 시작되기 전에 다시 반복해서 나타나는 특징이 있다.

생리전증후군의 증상은 생리 1~2주 전에 나타난다. 특히 생리 2~3일 전에 증상이 심해지지만, 생리가 시작되면 자연히 사라진다. 주요 증상은 긴장, 억압, 불면, 다몽(多夢), 두통, 복부팽창, 권태, 무력감, 유방팽창 동통, 소변 감소, 쉰 목소리 등이다. 심혈(心血)이 건강하지 못한 사람은 심황(心慌), 백태, 맥박 미약 등이 같이 나타난다. 담기울결증(痰氣鬱結症) 환자는 현기증, 가래, 백태, 맥박 느림 등의 현상이 함께 나타난다.

생리전증후군의 원인은 확실히 밝혀지지 않고 있으며, 체내 여성호르몬 수치가 지나치게 높거나 임신호르몬의 불균형, 자율신경의 자율능력 상실 등이 주요 원인이라고 예측하기도 한다. 이 외에 항이뇨 호르몬의 과다, 탄소화합물의 대사 저하, 저혈당, 신장의 수분과 염분의 여과능력과 정신적 원인도 관계가 깊다고 한다.

사용 반사구
① 부신 ② 신장 ③ 수뇨관 ④ 방광
⑤ 간장 ⑥ 자궁 ⑦ 난소

안마 방법

01 엄지손가락으로 부신, 신장, 수뇨관, 방광 반사구를 심장쪽으로 민다. 좌우 각 10분, 추법

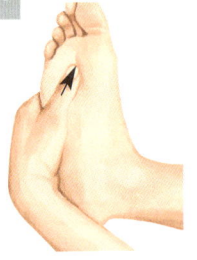 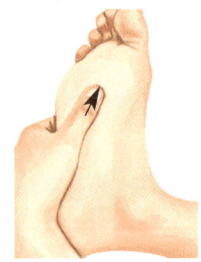 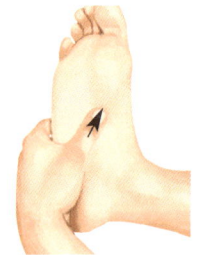 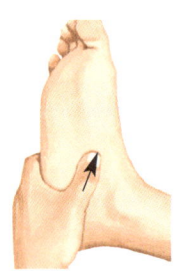

02 엄지손가락으로 간장 반사구를 심장반대쪽으로 민다. 좌우 5분, 추법

03 엄지손가락으로 자궁, 난소 반사구를 심장 반대쪽으로 민다. 좌우 각 3분, 추법

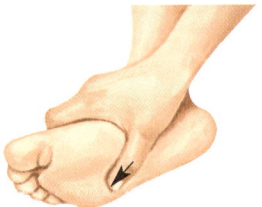 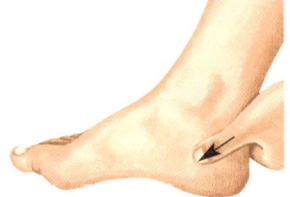 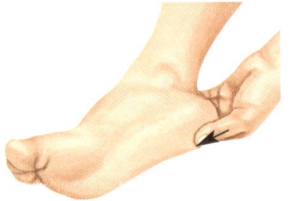

> **TIPS** 유산소 운동은 생리전증후군을 약화시키거나 완전히 낫게 할 수 있다. 체계적이고 지속적인 유산소 운동으로 몸을 단련하는 여성은 긴장, 불안, 초조, 무력감 등에 빠지지 않는다고 한다.
> 의학전문가가 추천하는 운동은 빨리 걷기, 자전거 타기, 수영, 천천히 달리기 등이다. 1주일에 3~4회, 1회에 20~30분.

SELF MASSAGE

생리통

사용 반사구

- ❶ 대뇌   ❷ 뇌하수체   ❸ 복강신경총
- ❹ 부신   ❺ 신장   ❻ 수뇨관
- ❼ 난소(생식선)   ❽ 방광   ❾ 복부 이완
- ❿ 복부 임파선   ⓫ 분강 임파선
- ⓬ 자궁   ⓭ 질(腟)   ⓮ 요추
- ⓯ 저골   ⓰ 미골

생리통은 생리 전이나 생리기간에 오는 통증이다. 보통 심한 하복부 통증이 나타나는데 진발성(陣發性)과 지속성(持續性)으로 나눈다.

생리통의 증상은 환자에 따라 다르게 나타난다. 복부나 등허리에 통증이 오고 빈뇨증과 배변감을 계속 느끼거나, 때로는 심한 경련성 복통과 설사도 한다. 일반적인 생리통은 생리 시작부터 심한 복통과 안색 창백, 구역질, 구토, 심지어는 혼절까지 한다. 초경 후 3년 이내에 발생한 생리통은 원발성(原發性)이다. 이 생리통은 대개 첫아이를 분만하면 자연히 사라진다. 초경 후 3년이 지나 발생한 생리통은 계발성 생리통이다. 이것은 원인을 찾아 치료하면 쉽게 해결할 수 있다.

한의학에서는 경혈의 소통이 원활하지 않거나 기(氣)가 혈(血)에 정체되어 발생한다고 본다. 〈통하지 않으면 아프다(不通則痛)〉가 한의학의 기본 원리다. 현대의학에서는 자궁점막 근육종 환자처럼 자궁의 기질적 병변으로 생리혈의 순조로운 배출에 장애가 되어 경련성 동통을 일으킨다고 본다. 자궁 기형으로도 통증이 생기는데, 자궁 경구가 너무 좁아 생리혈이 배출될 때 자궁을 자극하고 비정상적인 수축으로 발생하는 통증이다. 또 자궁내막증 환자처럼 체내의 전립선소 함량이 지나치게 증가해도 생리통을 일으킨다.

안마 방법

01 검지와 중지를 집게모양으로 구부려 복사뼈 관절 뒤쪽의 하복부 반사구를 집고 누른다. 5~7회, 겸압법

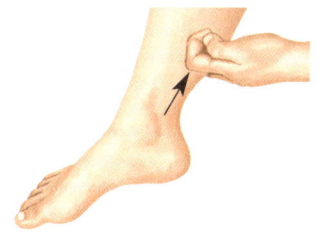

02 엄지손가락으로 대뇌 반사구를 바깥에서 안쪽으로 돌리면서 주무른다. 10~20회, 유법

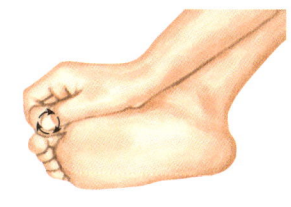

03 엄지손가락으로 뇌하수체 반사구를 누르면서 주무른다. 10~20회, 안유법

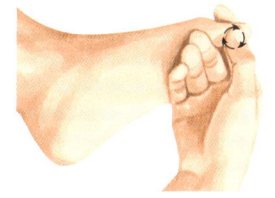

04 엄지손가락으로 복사뼈에서 엄지발가락 방향으로 요추 반사구를 곧장 민다. 10~20회, 추법

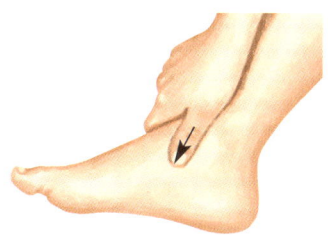

05 엄지손가락으로 발뒤꿈치에서 엄지발가락 방향으로 저골 반사구를 곧장 민다. 10~20회, 추법

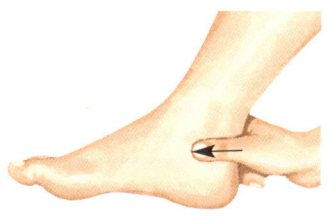

06 엄지와 검지로 미골 반사구 안팎을 밀면서 움푹 들어간 곳을 지나 튀어나오기 시작한 부위에서 멈추고 민다. 추법

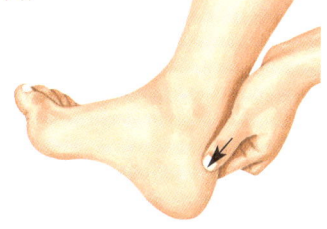

07 엄지손가락으로 난소 반사구를 1~2분 민다. 동시에 구부린 검지로 난소의 민감 부위와 뒤꿈치 중앙을 5~10회 찍어 누른다. 추법, 점법, 점안법

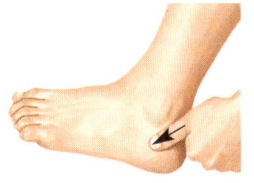

08 엄지손가락 끝과 바닥으로 신장 반사구를 찍어 누른다.
10~20회, 점법

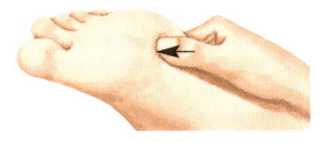

09 엄지손가락으로 부신 반사구를 찍어 누른다. 10~20회, 점안법

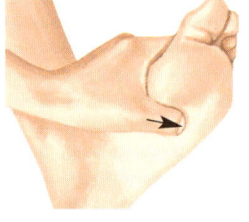

10 양손으로 신장 반사구를 감싸고 엄지손가락으로 복강신경총 반사구를 누르면서 주무른다. 1~2분, 안유법

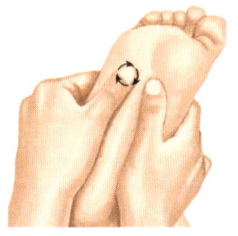

11 엄지손가락으로 자궁 반사구를 민다. 10~20회, 추법

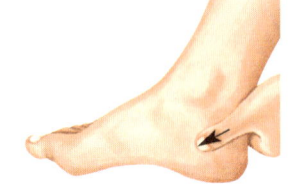

12 엄지손가락으로 수뇨관 반사구를 발뒤꿈치 방향으로 누르면서 주무른다. 1~2분, 안유법

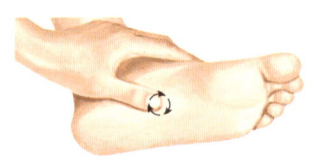

13 검지를 구부려 방광 반사구를 발 안쪽에서 바깥쪽으로 누르면서 주무른다. 10~20회, 안유법

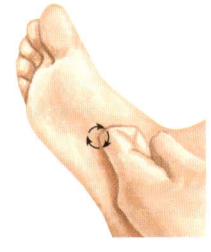

14 질 반사구를 미끄러지듯 누른다.
10~20회, 안법

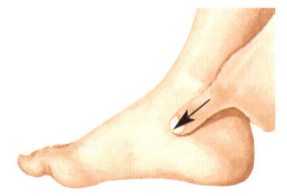

15 네 손가락으로 발뒤꿈치를 쥐고, 엄지손가락으로는 복부 임파선 반사구를 누른다. 10~20회, 안압법

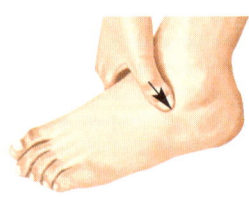

16 엄지와 검지로 분강 임파선 반사구를 쥐고, 뼈 사이의 들어간 부위를 시원한 느낌이 들게 누른다. 1분, 압법

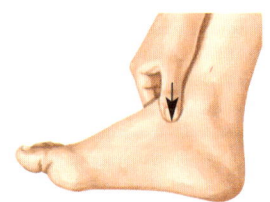

> **TIPS 생리통을 줄이는 민간요법**
>
> 1. **삼하차(三花茶)** : 장미꽃잎, 월계화 각 9g, 잇꽃 3g을 찧어서 끓는 물에 넣어 10분 끓인 후 생리 며칠 전부터 매일 1컵씩 아무 때나 마신다.
> 2. **궁궁이와 함께 삶은 달걀** : 달걀 2개, 궁궁이 9g, 황주 적당량을 물 300㎖에 넣고 삶는다. 달걀이 익으면 꺼내어 껍질을 벗기고 다시 그 물에 넣어 약한 불로 5분 더 삶는다. 황주를 적당량 더 넣은 후 달걀은 먹고 탕은 마신다. 생리 3일 전에 매일 1회씩 5회 정도 따뜻하게 먹으면 효과가 있다.
> 3. **강조화초탕** : 생강, 대추 각 30g을 깨끗이 씻는다. 생강은 얇게 저미고, 대추는 씨를 빼서 물 400㎖에 넣어 함께 끓인 후, 산초 9g을 넣고 다시 은근한 불에 달여 그 물을 마신다. 따뜻하게 데워 1일 2회 마신다. 생리 3일 전부터 5일 정도 마시면 효과가 있다.

SELF MASSAGE

생리불순

사용 반사구

❶ 부신 ❷ 신장 ❸ 수뇨관
❹ 방광 ❺ 비장 ❻ 간장
❼ 난소 ❽ 자궁 ❾ 뇌하수체

생리불순은 성숙한 여성이 생리를 시작하는 사춘기부터 시작하여 폐경이 될 때까지 발생할 수 있는 불규칙적인 생리를 말한다. 여성의 생리주기, 생리기간, 생리색, 생리질(質) 등에 이상이 생기고, 다른 증상을 수반하는 질병으로 경혈불순(經血不順)이라고도 한다. 여성 질병 가운데 흔한 질병 중 하나다. 생리 전기(前期), 생리 후기(後期), 생리 전후 부정기, 생리 과소, 생리 과다 등의 증상이 있다. 생리 전기는 생리주기가 8 ~ 9일 심지어 보름 정도 일찍 시작되는 것이다. 생리 후기는 생리주기가 8 ~ 9일 심지어 보름 정도 늦춰져서 시작되는 것이다. 생리 전후 부정기는 생리가 주기에 따라 오지 않고 앞당겨지거나 7일 이상 뒤로 미뤄지는 경우이다.

생리불순의 증상은 아랫배가 쑤시고, 창자가 꼬이는 듯한 통증이 나타나며, 허리가 끊어질 듯 아프고, 두통, 오심, 구토, 피로, 어지러움, 설사, 식욕부진, 수족냉증, 유방통, 소변빈삭, 신경과민, 소화장애, 전신불쾌감, 게다가 작은 일에도 짜증을 내고 심하면 우울증까지 생기는 경우가 있다.

자궁이 냉하고 어혈이 많으면 그만큼 자궁의 혈액순환이 나빠지기 때문에, 불임, 자궁근종, 난소난종 등 다른 여성질환에 이환될 확률 또한 높다. 그러므로 자신이 생리불순을 겪고 있다면 빨리 그 원인을 찾아내어 증상을 치료하는 것이 건강한 삶을 사는 지혜로운 선택이 될 것이다.

생리불순의 원인은 다음 2가지로 나눈다.

1. 신경 내분비 실조 주요 원인은 후뇌(後腦) - 수체(垂體) - 난소 등의 기능상실 또는 결함이다.

2. 기질적 병변이나 약물 생식기관의 국부 염증, 종양과 발육 이상, 영양실조, 뇌질환, 기타 분비기능 불순, 예를 들어 갑상선, 부신피질 기능 이상, 당뇨병, 간장질환, 혈액질환 등이 원인이다. 이외에 정신병 치료약물 복용, 내분비 제재나 자궁내 피임기구 삽입 등도 생리불순을 유발하는 원인이 된다.

자가 안마는 생리 전후에 관계없이 할 수 있지만, 지나치게 힘을 주는 것은 좋지 않다.

안마 방법

01 엄지손가락으로 부신, 신장, 수뇨관 등의 반사구를 심장쪽으로 민다. 좌우 각 10분, 추법

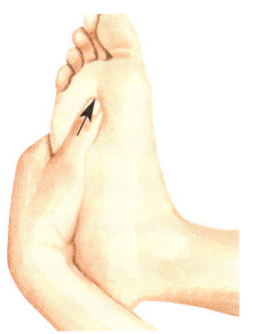 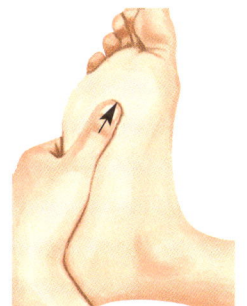 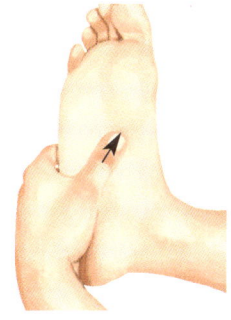

02 엄지손가락으로 방광 반사구를 누르면서 주무른다.	03 엄지손가락으로 비장 반사구를 누르면서 주무른다.	04 엄지손가락으로 간장 반사구를 심장 반대쪽으로 민다.
좌우 3분, 안유법	좌우 3분, 안유법	좌우 5분, 추법

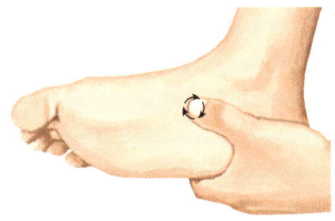 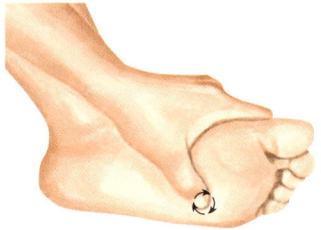 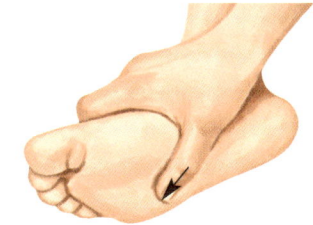

05 엄지손가락으로 난소, 자궁, 뇌하수체 등의 반사구를 누른다. 좌우 각 3분, 안법

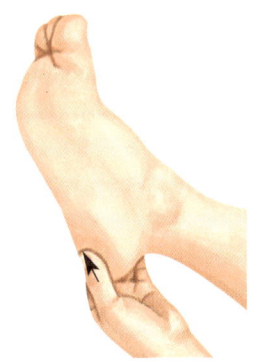 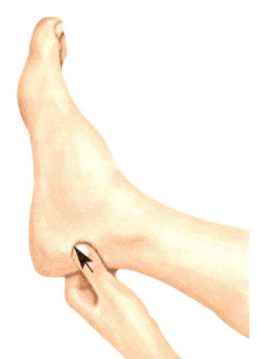 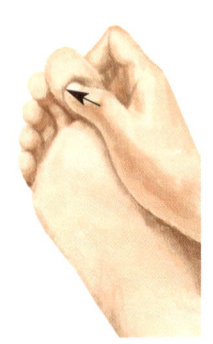

> **TIPS 생리불순에 좋은 음식**
>
> 1. **연꽃차** : 7월경에 봉오리가 아직 벌어지지 않은 연꽃을 채취하여 그늘에 말려서 녹차와 함께 분말로 만든다. 1회에 분말 5g을 끓인 물에 타서 매일 1회 차처럼 우려 마신다.
> 2. **삶은 오리알** : 푸른 껍질의 오리알 3개, 술 ½컵, 생강 25g. 재료를 모두 넣고 오리알이 익을 때까지 삶은 다음, 오리알을 꺼내 껍질을 벗겨서 설탕을 뿌려서 먹는다. 생리할 때 하복부 통증과 위통, 입맛 없는 증세가 좋아진다.
> 3. **쑥차** : 쑥은 특히 여성에게 좋은 것으로 유명한데, 왜냐하면 쑥에 혈액순환을 좋게 하고 몸을 따뜻하게 하는 효능이 있기 때문이다. 따라서 여성의 냉대하나 생리불순, 생리통을 낫게 하는 효과가 있다. 몸을 따뜻하게 하는 작용이 감기나 수족냉증에도 효과를 발휘한다.
>   말린 쑥잎 15g에 물 3컵을 붓고 생강 1쪽을 저며서 함께 넣은 다음 중간 불에서 20분 정도 끓인다. 물이 끓으면 불을 약하게 줄여서 좀더 우려낸 후 체로 거른다. 찻잔에 따라 부어 꿀을 넣어 마신다.
>   연하고 어린 쑥을 깨끗이 다듬어 씻은 다음 채반에 널어 햇빛에 바짝 말린다. 이것을 물에 달여 마시거나 분마기에 곱게 갈아서 가루를 뜨거운 물에 타서 마셔도 좋다.
> 4. **복숭아주스** : 복숭아가 피를 깨끗이 한다고 해서 한방에서는 여성의 생리불순을 치료하는 약재로 이용한다.
>   잘 익은 복숭아(백도) 1개와 요구르트 100ml를 준비한다. 복숭아는 깨끗이 씻어서 식촛물에 담가 농약 성분을 제거한 뒤 껍질째 적당한 크기로 자른다. 믹서에 복숭아 과육과 요구르트를 함께 넣고 곱게 갈아 마신다.
>   복숭아의 껍질은 해독작용을 해 니코틴과 같은 독성물질을 제거하며 발암물질인 니트로소아민의 생성을 억제하기도 한다. 주스를 만들 때는 되도록 껍질도 함께 가는 것이 좋다. 껍질의 까끌거리는 게 싫다면 믹서에 곱게 갈아서 먹는다.

SELF MASSAGE

폐경

만 18세가 되도록 한 번도 생리하지 않은 여성, 생리가 3개월 이상 없는 여성을 폐경이라 한다. 전자는 원발성 폐경, 후자는 계발성 폐경이다. 임신기, 포유기 동안의 생리 정지, 절경기(絕經期)의 절경, 어린 소녀들의 초경 후 한 달간 생리정지 현상은 생리적인 현상일 뿐 폐경에 속하지 않는다.

폐경의 증상은 갑작스럽게 붉게 변하며 불쾌한 열감과 함께 가끔 발한이 동반되는 안면홍조 증상이 나타난다. 이외에 호흡장애, 심신피로, 수척, 오후미열, 불면다몽, 신경과민, 정서불안, 우울증, 자신감 상실, 심지어 하복부 동통, 사지냉증, 신체비만, 냉대하, 소화불량 등의 증상이 나타난다.

폐경은 소모성 질병, 폐결핵, 빈혈, 영양실조 등 질병이 원인인 경우도 있다. 또한, 내분비 질환의 특이한 경우도 원인이 되는데 비만으로 인한 생식무능성 영양불량증이 이에 속한다. 또 체내 내분비선의 영향, 즉 부신, 갑상선, 이선 등의 기능상실도 폐경 원인 중 하나이다. 이외에 결핵성 자궁내막염과 뇌하수체의 기능저하 등도 폐경을 초래한다. 선천성 무자궁, 무난소, 무음도(無陰道 _ 질이 없음), 처녀막 폐쇄, 조기임신으로 인한 폐경 등에는 자가 안마 치료법이 불가능하다.

사용 반사구

① 부신 ② 신장 ③ 수뇨관
④ 방광 ⑤ 난소(생식선) ⑥ 자궁
⑦ 뇌하수체 ⑧ 간장 ⑨ 비장

안마 방법

01 엄지손가락으로 부신, 신장, 수뇨관, 방광 반사구를 심장쪽으로 민다. 좌우 각 10분, 추법

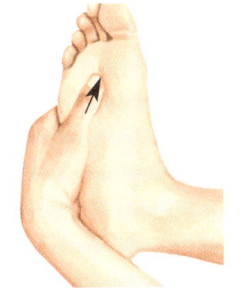 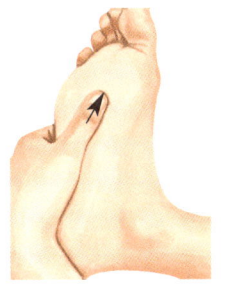 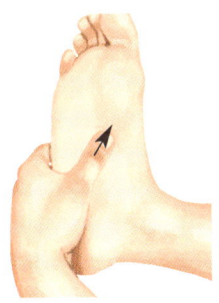 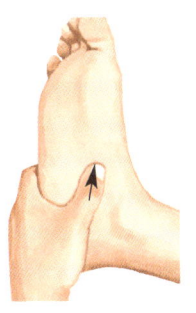

02 엄지손가락으로 난소 반사구를 누른다. 좌우 3분, 안법

03 엄지손가락으로 자궁 반사구를 누른다. 좌우 5분, 안법

04 엄지손가락으로 뇌하수체 반사구를 누른다. 좌우 3분, 안법

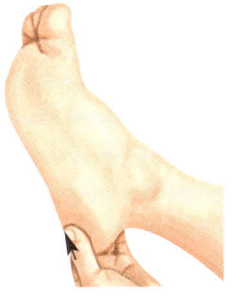 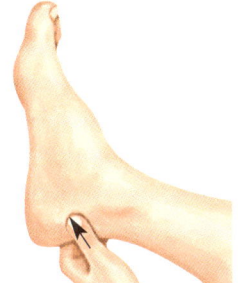 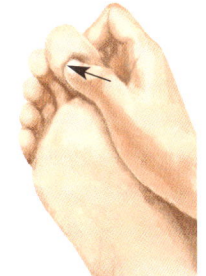

05 엄지손가락으로 간장 반사구를 심장 반대쪽으로, 비장 반사구를 심장쪽으로 민다. 좌우 각 5분, 추법

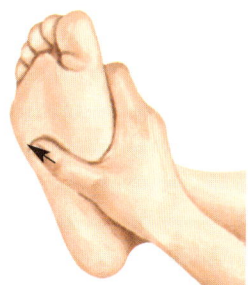 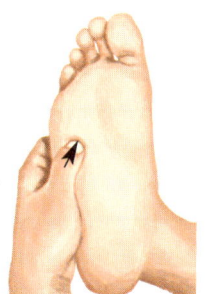

📝TIPS 금앵당귀탕이 폐경을 예방한다
금앵자(金櫻子) 15g, 당귀 5g, 돼지고기 적당량. 이 약재를 돼지고기와 함께 물에 삶아 국물만 자기 전에 1컵씩 마신다. 생리가 끝나지 않았을 때는 다음날 저녁에 또 한 번 마신다.

폐경기의 여성들에게 오는 질병 예방
갱년기를 거쳐 생리가 끝난 폐경기의 여성들, 주로 50대 후반에서 60대 이상의 여성들이다. 여성호르몬의 감소로 생기는 여러 여성 질병들은 무엇인지, 예방책은 어떤 것이 있는지 알아보자.

골다공증
폐경기 여성 중 60대 이상의 50%에서 발병하고 있는 골다공증은 회를 거듭할수록 가장 빠른 증가 추세를 보이고 있는 질병이다. 골다공증은 폐경과 함께 여성호르몬이 줄어들면서 뼈의 칼슘이 감소되어 진행된다. 골다공증이 위험한 이유는 단순히 뼈가 약한 것으로 끝나는 것이 아니라, 요통, 우울증, 복부비만 등으로 악화될 수 있기 때문이다.
예방책 : 골다공증은 발병하기 전에 미리 예방하는 것이 더욱 중요하다. 폐경기 여성이라면 특히 칼슘 섭취에 더욱 힘쓰기 위해 우유나 멸치와 같은 식품을 많이 섭취하는 것이 좋다. 또한 근육과 뼈가 튼튼해지도록 테니스나 조깅 같은 유산소 운동을 꾸준히 규칙적으로 해야 한다. 운동할 때는 햇빛을 쬐면서 하는 것이 좋으며, 과음과 흡연은 반드시 피해야 한다.

유방암
폐경기 여성들은 정기적인 검사를 통해 유방암 유무를 진단해야 한다. 전문가들은 유방암은 비단 폐경기 여성 뿐 아니라 여성이라면 누구에게나 발생할 수 있다고 한다. 식생활의 변화와 출산 연령대가 바뀌면서 젊은 여성들도 유방암의 위험에 노출되어 있기 때문이다.
예방책 : 최근 한 연구에 따르면 유방암 발병률을 떨어뜨리는데 버섯이 큰 도움을 준다고 나타났다. 전문가들은 여성이라면 버섯을 꾸준히 섭취할 것을 권한다. 적어도 주 3회 이상의 버섯 섭취는 폐경 전후 여성 유방암의 발병률을 낮춰주는데 도움이 된다.

자궁경부암
자궁과 관련된 질환 중에서도 자궁경부암, 자궁암은 자궁근종과 달리 악성종양으로 심각한 경우 사망에 이를 수 있는 질환이다. 자궁경부암을 비롯한 자궁질환은 선천적으로 약한 자궁 때문 외에도, 평소의 생활습관으로 인해 발병되는 경우가 많다. 자궁건강에 좋지 않은 습관들이 쌓이고 쌓여 각종 자궁질환을 유발하거나 암으로 악화시킬 수 있다.
예방책 : 자궁을 따뜻하게 하고 혈액순환이 잘 되어야 한다. 자궁의 혈액순환은 자궁건강과 직결될 만큼 중요하다. 이와 함께 콩이나 밤을 자주 섭취하는 것도 좋다. 콩의 이소플라본은 여성호르몬의 하나로 자궁암 뿐 아니라 유방암 예방에도 효과가 있어 많이 섭취하는 것이 좋다. 또한 해독작용이 있는 생강차와 대추차, 면역력을 강화시키는 양파나 마늘 섭취도 권한다.

SELF MASSAGE

만성골반염

사용 반사구
① 부신 ② 신장 ③ 수뇨관
④ 방광 ⑤ 상반신 임파선 ⑥ 서혜부
⑦ 난소(생식선) ⑧ 요도·질

만성골반염은 질염이나 경부염이 치료되지 않고 방치되어 자궁을 통해 나팔관이나 골반 내까지 염증이 진행된 만성질환으로 여성에게 자주 나타나는 난치병이다. 이 염증은 어느 한 부위에 국한되기도 하고, 여러 부위로 전염되기도 하는데 자궁내막염, 나팔관염, 난소염, 골반복강염과 골반결체조직염 등이 모두 만성골반염에 속한다.

만성골반염이 발생하면 지속적인 하복부 동통, 요통, 생리불순, 냉대하 증가, 급뇨, 빈뇨, 배뇨곤란, 식욕부진, 발열, 두통 등의 증상이 나타나며, 아랫배 양쪽에 지렁이 형태의 딱딱한 결정이 생기고 불임증을 수반한다.

만성골반염은 급성골반염이 완전히 치료되지 않았거나 병이 오래 지속되는 것이 원인이 되기도 한다. 그러나 어떤 환자는 급성골반염 과정을 거치지 않고 곧장 만성골반염이 감염되는 경우도 있다. 만성골반염은 인체의 면역력이 약할 때 갑자기 심해지는 특성이 있다.

안마 방법

01 엄지손가락으로 부신, 신장, 수뇨관, 방광 반사구를 심장쪽으로 민다. *좌우 각 3분, 추법*

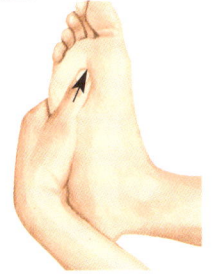 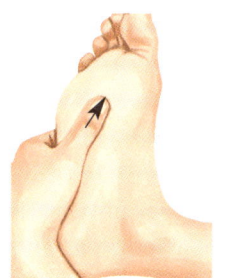 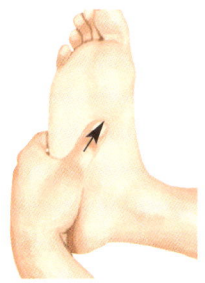 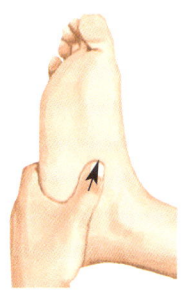

02 엄지손가락으로 상반신 임파선, 서혜부 반사구를 누르면서 주무른다. *좌우 각 3~5분, 안유법*

03 엄지손가락으로 난소(생식선) 반사구를 누른다. *좌우 3분, 안법*

04 엄지손가락으로 요도, 질 반사구를 심장쪽으로 민다. *좌우 3분, 추법*

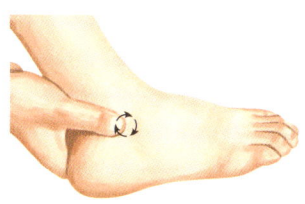 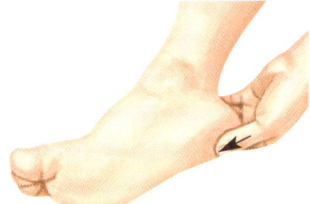 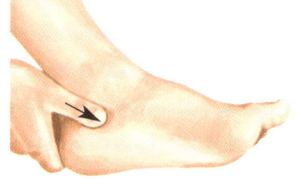

> **TIPS**
> 1. 치료시기에는 누워서 쉬는 것이 좋다. 약간 등을 받친 누운 자세가 좋으며, 영양이 풍부하고 담백한 음식이 좋다.
> 2. 성생활을 자제하여 감염을 예방한다.

SELF MASSAGE

불감증

불감증은 심리학에서 '성감결핍'이라 부르며, 성생활에 있어서 자극의 강도에 비추어 반응이 없거나 너무 미약한 경우를 말한다. 불감증은 생리적인 원인보다 상대방과의 인간관계 및 감정의 요인, 건강상태 등이 많이 작용한다. 조사에 의하면 신체건강한 부부 가운데 남성은 16%, 여성은 35%가 불감증이며 미혼남녀의 불감증은 2%이다.

임상에서 나타난 불감증 증상은 다음과 같다.

성욕감퇴, 성행위 동통, 정신위축, 기억력 감퇴, 사지무기력, 허리와 무릎 시림, 탈모, 난폭한 성격, 신경질, 수족냉증, 하복부 냉습 등이 나타난다.

불감증의 원인은 성 지식의 이해 부족으로 말미암은 심리장애, 정서 억제, 두려움, 정신 긴장, 성생활의 불협화음, 성호르몬과 부신피질 호르몬 분비기능 불순 등이다.

사용 반사구

❶ 부신 ❷ 신장 ❸ 수뇨관
❹ 방광 ❺ 생식선 ❻ 자궁(여성)

안마 방법

01 엄지손가락으로 부신, 신장 반사구를 누르면서 주무른다. 좌우 각 3분, 안유법

02 엄지손가락으로 수뇨관 반사구를 심장쪽으로 민다. 좌우 3분, 추법

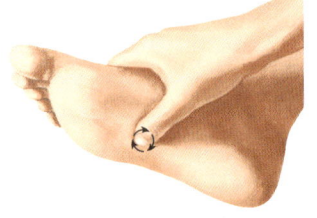
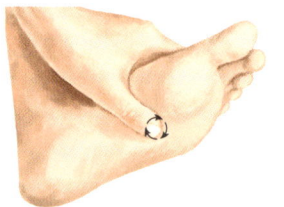
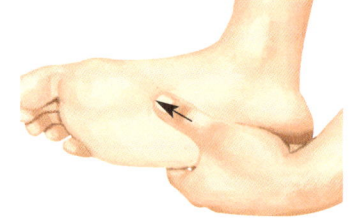

03 엄지손가락으로 방광 반사구를 누르면서 주무른다.
좌우 3분, 안유법

04 손가락을 모아 생식선 반사구를 주무른다. 좌우 5분, 지마법

05 여성인 경우, 엄지손가락으로 자궁 반사구를 누르면서 주무른다.
좌우 5분, 안유법

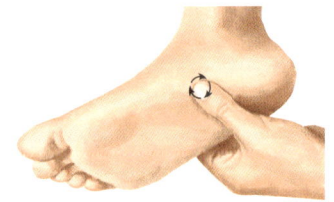
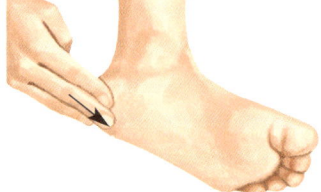
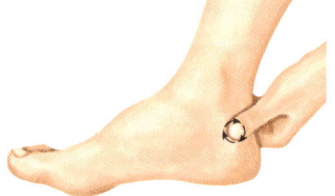

TIPS
1. 항상 신체를 단련시킨다. 맨손체조를 특히 많이 한다. 이 운동은 성생활을 최고조에 이르게 하고 불감증도 해소시킨다.
2. 불감증은 부부 사이를 더 멀어지게 하므로 시기가 늦기 전에 서로 진지한 대화를 나누도록 노력한다.

SELF MASSAGE

예쁜 외모 날씬한 몸매

사용 반사구

① 신장 ② 수뇨관 ③ 방광
④ 부신 ⑤ 복강신경총 ⑥ 팔
⑦ 비장 ⑧ 눈 ⑨ 상함
⑩ 뇌하수체 ⑪ 하함 ⑫ 서혜부

"세상에 젊어지는 샘이 있어 매일 그 물을 마시면 불로장생한다." 영원히 젊음을 간직하고 싶어 하는 것은 동서고금을 막론하고 사람이면 누구나 추구한다. 미용면에서는 피부관리, 체질개선, 탄력주사, 성형수술 등등 헤아릴 수 없을 정도로 그 종류가 다양하다. 젊어지고 싶은 욕구 하나로 얼굴 성형은 말할 것도 없고 전신 어느 부위를 막론하고 메스를 대지 않는 부분이 없을 정도다. 하지만 이에 따르는 부작용 또한 만만치 않으며, 심지어는 목숨까지 잃는 경우도 많다. 그러나 위험하지도 고통 받지도 않는 자연친화적인 방법으로 아름다운 용모, 건강한 육체를 가꿀 수 있는 방법이 있다. 바로 자가 안마법이다.

안마 방법

01 신장 반사구를 곧장 민다.
15회, 추법

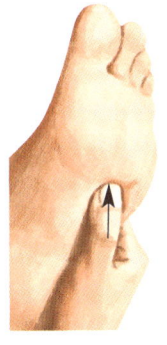

02 수뇨관 반사구를 곧장 민다.
15회, 추법

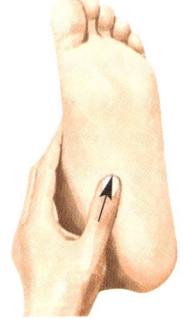

03 방광 반사구를 곧장 민다.
15회, 추법

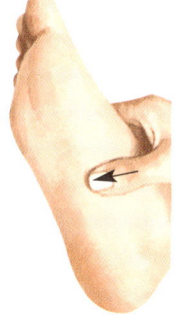

04 부신 반사구를 누른다.
5~8회, 안압법

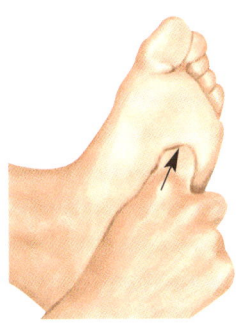

05 뇌하수체 반사구를 누르면서 주무른다. 1분, 안유법

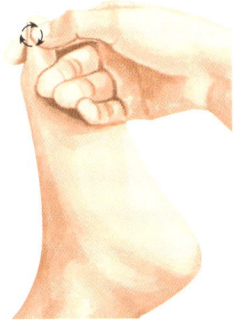

06 눈 반사구를 주무른다.
1분, 유법

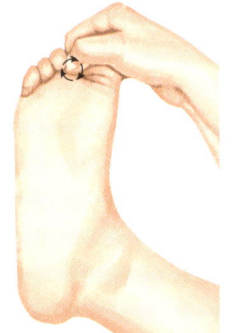

| 07 | 복강신경총 반사구를 밀면서 주무른다. 1분, 추유법 | 08 | 팔 반사구를 찍어 누른다. 10회, 점안법 | 09 | 서혜부 반사구를 누르면서 주무른다. 1분, 안유법 |

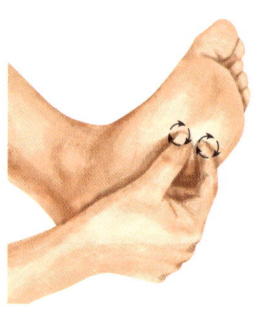 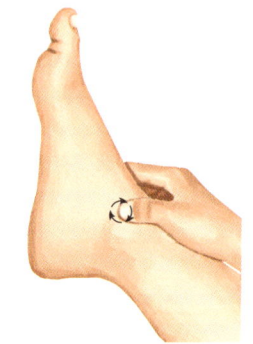

| 10 | 상함, 하함 반사구를 누르면서 주무른다. 각 1분, 안유법 | 11 | 비장 반사구를 누른다. 15회, 안압법 | 12 | 담낭 반사구를 누른다. 15회, 안압법 |

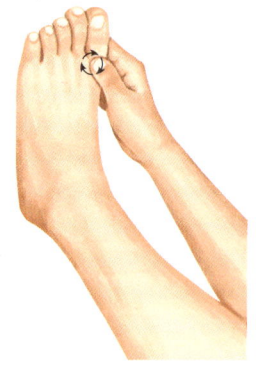 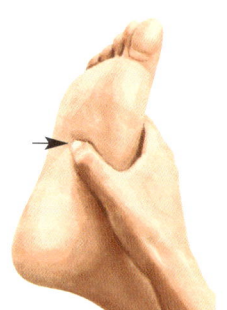 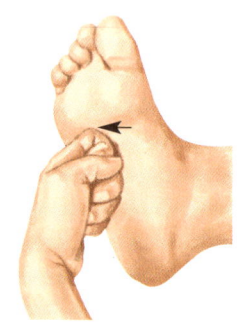

| 13 | 양손으로 발바닥과 발등을 비빈다. 1분, 차법 |

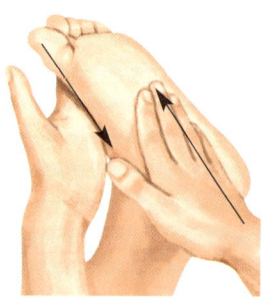

TIPS 탄력 있는 얼굴을 위한 간단한 동작

1. 입을 다물고 입꼬리를 올려 웃는 얼굴을 만들어 양볼 근육이 당길 때까지 유지한다. 이 동작은 근육을 탄력 있게 만들어 얼굴형을 유지시킨다.
2. 눈을 최대한 크게 뜨고 입을 크게 벌려 모든 얼굴 근육에 힘을 주었다가 서서히 푼다. 이 동작을 4회 반복한다. 얼굴 근육의 탄력을 강화시킨다.
3. 최대한 힘을 주어 코를 12회 실룩거린다. 이 동작은 코 부위의 혈액순환을 촉진시키고, 코 근육을 강화시킨다.
4. 양볼에 주의력을 집중하고 입술을 앞으로 죽 내밀어 양볼이 들어가게 한다. 이 동작을 몇 차례 반복한다. 이 동작은 입가 주름을 방지한다.
5. 양볼을 최대한 부풀리고 6을 셀 때까지 유지한다. 이 동작을 2회 반복한다. 이 동작은 양볼이 처지지 않게 근육을 강화시킨다.
6. 한쪽 볼을 부풀렸다가 다른 한쪽을 최대한 부풀린다. 이렇게 교대로 반복하면, 볼살도 빠지고 탄력성도 생긴다.

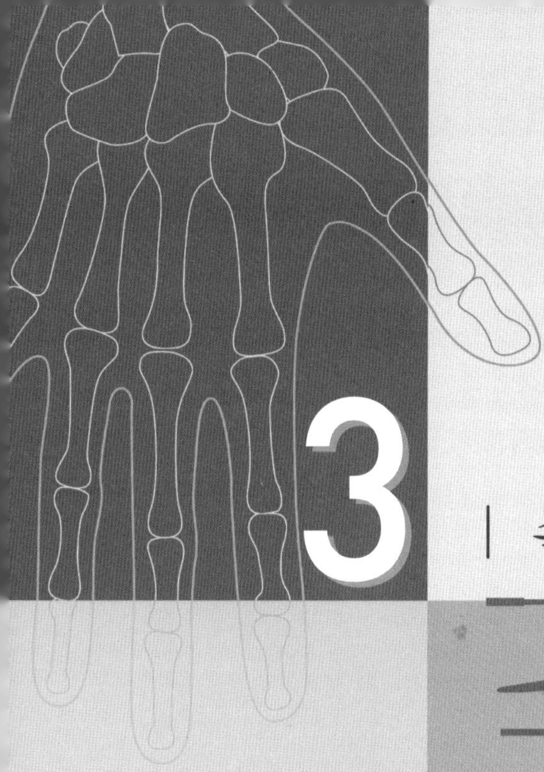

3

| 손 반사구 자가 안마 |

手

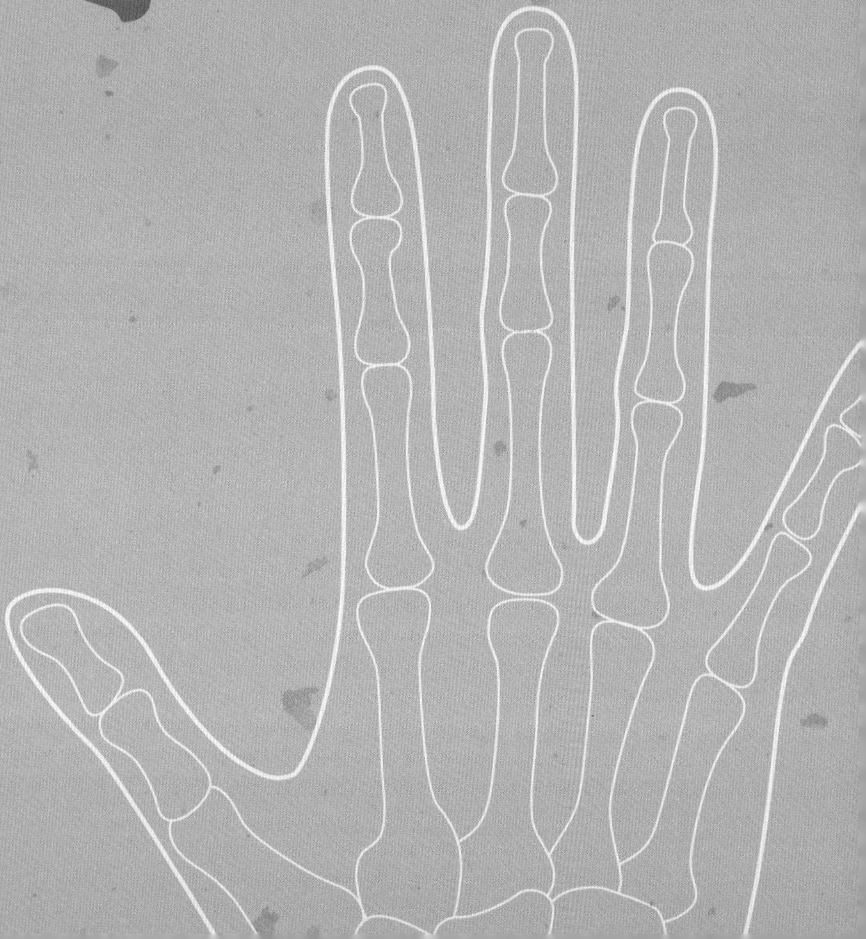

SELF MASSAGE

당뇨병

사용 반사구
① 뇌하수체 ② 식도 ③ 위장
④ 신장 ⑤ 부신 ⑥ 췌장
⑦ 비장점 ⑧ 위장통점(胃腸痛點)
⑨ 발꿈치 통점 ⑩ 입·인후

보조 혈자리
태연혈(太淵穴)
양지혈(陽地穴)
대릉혈(大陵穴)

안마 방법

01 손가락과 손바닥의 연결 관절 사이를 힘껏 누르면서 마찰하고, 꼬집으면서 누른다. 5~10회, 안찰법, 겹안법

02 췌장 반사구를 쥐고 집는다. 15~20회, 날나법

03 뇌하수체 반사구를 쥐고 집는다. 15~20회, 날나법

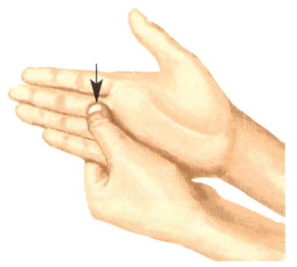 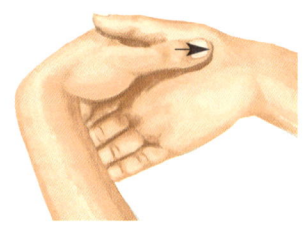 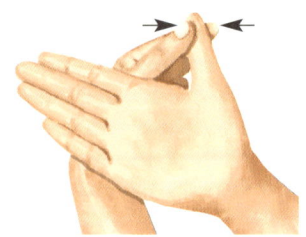

04 입·인후 반사구를 쥐고 집는다. 15~20회, 날나법

05 식도 반사구를 쥐고 집는다. 15~20회, 날나법

06 위장 반사구를 쥐고 집는다. 15~20회, 날나법

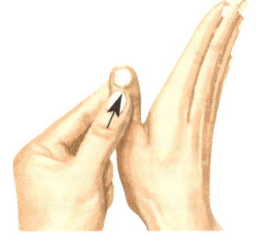 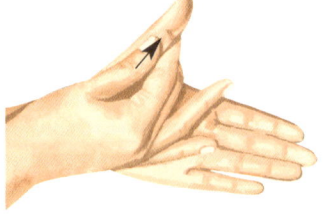 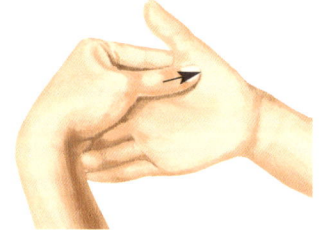

07 신장 반사구를 쥐고 집는다. 15~20회, 날나법

08 부신 반사구를 쥐고 집는다. 15~20회, 날나법

09 양지혈(陽地穴)을 찍어 누르면서 주무른다. 30~50회, 점안유법

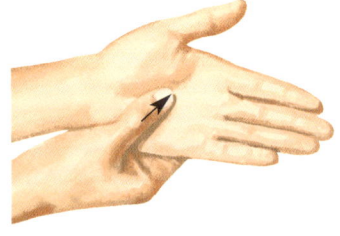 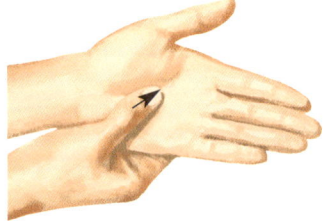 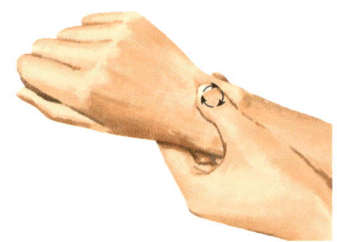

| 10 | 태연혈(太淵穴)을 찍어 누르면서 주무른다. 30 ~ 50회, 점안유법 | 11 | 대릉혈(大陵穴)을 찍어 누르면서 주무른다. 30 ~ 50회, 점안유법 | 12 | 비장점을 찍어 누르면서 주무른다. 30 ~ 50회, 점안유법 |

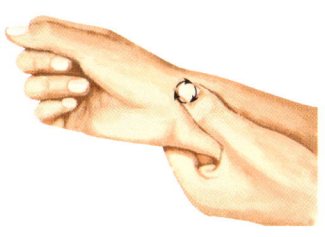 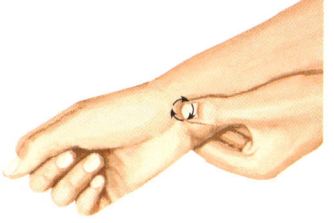 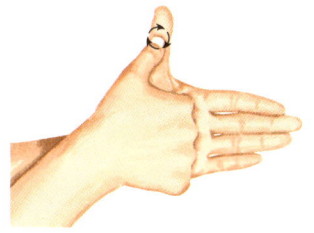

| 13 | 위장통점을 찍어 누르면서 주무른다. 30 ~ 50회, 점안유법 | 14 | 발꿈치 통점을 찍어 누르면서 주무른다. 30 ~ 50회, 점안유법 | 15 | 손바닥 중앙을 마찰한다. 20 ~ 30회, 찰법 |

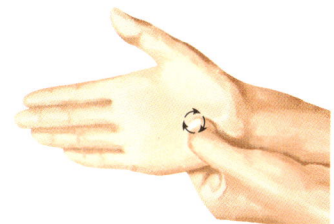 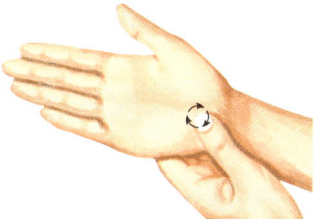 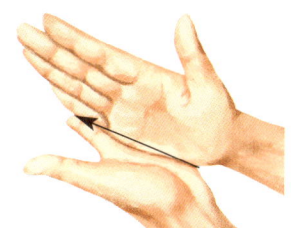

TIPS 당뇨병 환자가 자가 안마로 치료할 때 복용약을 중지하면 안 되고, 병세가 호전되었다면 약의 복용량을 조금 줄여도 괜찮다.

당뇨병을 위한 식이요법
당뇨병이라면 식단을 짜서 음식을 가려서 먹어야 한다고 생각하기 쉽지만 일반적인 건강 식단과 크게 다르지 않다. 다음 몇 가지만 주의하면 식이요법에 성공할 수 있다.
1. 한끼 식사량을 정하고 지킨다.
2. 식사시간을 정하고 규칙적으로 지킨다.
3. 음식을 골고루 먹는다.
4. 천천히 식사한다.
5. 설탕이 많이 들어 있는 단 식품과 술을 피한다.
6. 채소 등의 섬유질을 충분히 섭취한다.
7. 싱겁게 먹는다.
8. 지방을 제한해서 먹는다.

당뇨병에 좋은 운동
운동을 하면 혈당조절, 체중감소, 혈액순환 촉진, 스트레스 해소 등의 다양한 효과를 얻을 수 있다. 당뇨병을 위한 정해진 특별한 운동은 없다. 몸에 무리를 주지 않고 매일 규칙적으로 할 수 있는 달리기, 줄넘기, 배드민턴, 테니스, 자전거 타기 등이 좋으며, 몸과 팔다리를 활발하게 움직이는 것이 좋은 운동이다. 운동할 시간이 없으면 자전거로 출퇴근을 하거나, 한 정거장 일찍 내려 걷는 것도 좋은 방법이다. 단, 운동시간은 혈당치가 가장 많이 올라가는 식후 30분 ~ 1시간 후가 가장 좋으며, 식전 운동은 저혈당을 일으킬 수 있으므로 주의해야 한다. 혈압이 높거나 망막증이 있는 경우에는 한꺼번에 많은 힘을 쓰는 역도나 머리를 아래로 두는 요가 같은 운동을 피한다.

SELF MASSAGE

고혈압

사용 반사구
① 생식선 ② 신장 ③ 폐 ④ 심장 ⑤ 부신
⑥ 혈압구(血壓區) ⑦ 간장

안마 방법

01 생식선 반사구를 쥐고 집는다.
3~5분, 날나법

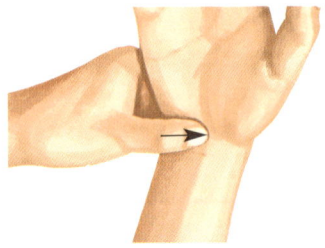

02 혈압구를 쥐고 집는다.
3~5분, 날나법

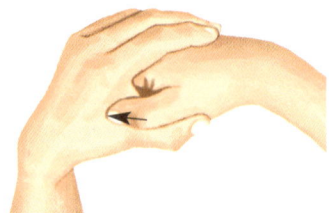

03 합곡혈(合谷穴)을 쥐고 집는다.
3~5분, 날나법

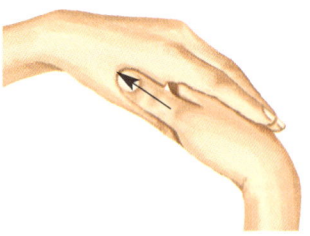

04 간장 반사구를 민다.
3~5분, 추법

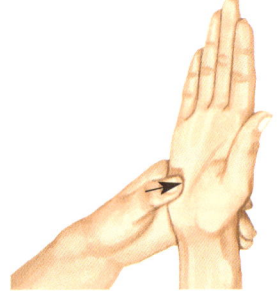

05 신장 반사구를 민다.
3~5분, 추법

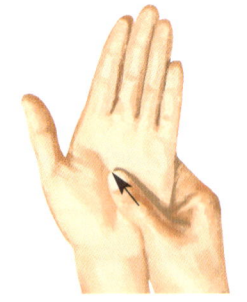

06 폐 반사구를 누르면서 주무른다.
3~5분, 안유법

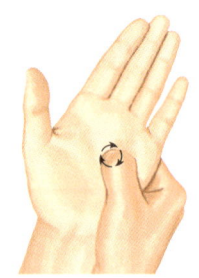

07 심장 반사구를 누르면서 주무른다. 5분, 안유법

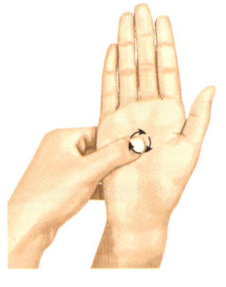

08 신장 반사구를 누르면서 주무른다. 3~5분, 안유법

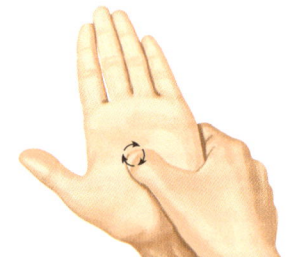

09 부신 반사구를 누르면서 주무른다.
3~5분, 안유법

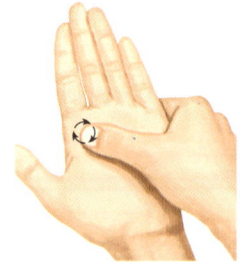

SELF MASSAGE

고지혈증

사용 반사구
① 흉복구(胸腹區) ② 혈압구 ③ 관심구(冠心區)
④ 비장점 ⑤ 대장점 ⑥ 폐 ⑦ 간장점
⑧ 신장 ⑨ 부신 ⑩ 비위대장구
⑪ 삼초구(三焦區)

보조 혈자리
합곡혈(合谷穴)
노궁혈(勞宮穴)

안마 방법

01 엄지손가락 끝으로 흉복구를 찍어 눌러서 강하게 자극한다.
5분, 점안법

02 엄지손가락으로 삼초구를 밀면서 강하게 자극한다. 5분, 추법

03 비장점을 쥐고 집는다.
2분, 날나법

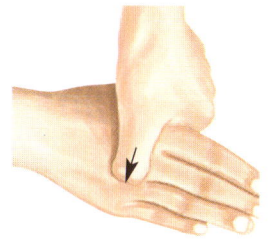
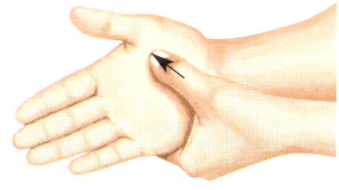
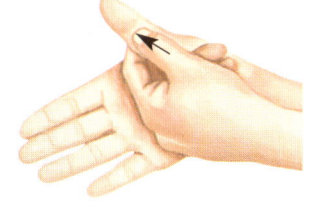

04 대장점을 쥐고 집는다.
2분, 날나법

05 폐 반사구를 민다. 10~20회, 추법

06 혈압구를 쥐고 집는다.
2분, 날나법

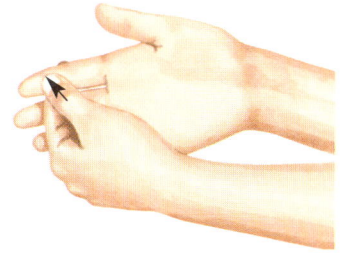
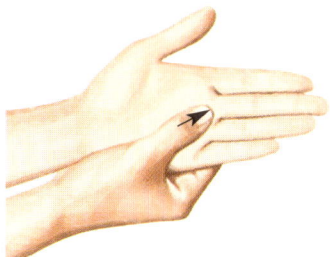
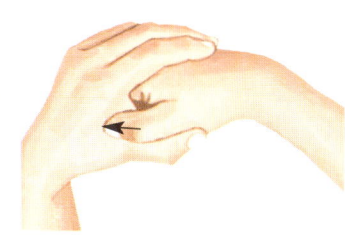

07 심장 반사구에서 간장점으로 곧장 민다. 2분, 추법

08 심장 반사구에서 신장, 부신 반사구로 곧장 민다. 각 2분, 추법

09 합곡혈을 쥐고 집는다.
2분, 날나법

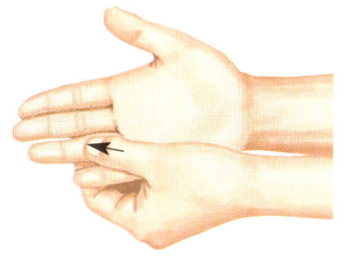
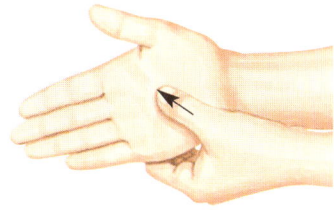
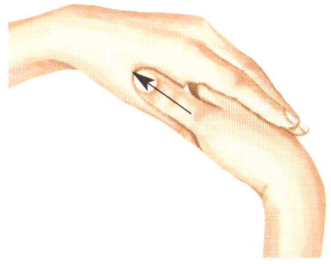

| 10 | 관심구(冠心區)를 쥐고 집는다.
2분, 날나법 | 11 | 노궁혈(勞宮穴)을 쥐고 집는다.
2분, 날나법 | 12 | 엄지손가락으로 비위대장구를 밀면서 주무른다. 추유법 |

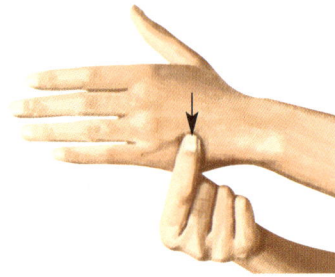 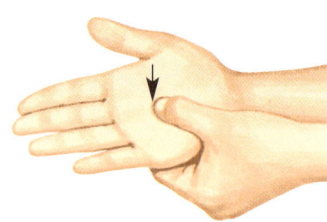 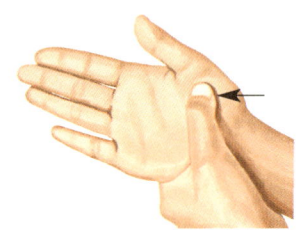

> **TIPS 고지혈증에 좋은 음식**
> 당근 120g, 녹두 100g, 연근 3마디, 설탕 조금. 녹두는 물에 반나절 정도 담가두고, 당근은 곱게 간다. 연근은 마디에 가까운 면을 잘라서 물에 불린 녹두와 곱게 간 당근에 설탕을 조금 치고 연근 구멍 속에 꽉 차게 채워 넣는다. 잘라낸 연근 부위를 단단히 막고 삶아 간식으로 먹는다. 이것을 자주 먹으면 고지혈이 호전되고 혈관이 부드러워진다.

SELF MASSAGE

관심병

사용 반사구
① 관심구 ② 심장 ③ 대뇌 ④ 경추 ⑤ 부신
⑥ 생식선 ⑦ 가슴 ⑧ 폐 ⑨ 심장점
⑩ 폐점(肺點) ⑪ 장부선(臟腑線)

안마 방법

| 01 | 관심구를 쥐고 집는다.
3~5분, 날나법 | 02 | 가슴 반사구를 쥐고 집는다.
3~5분, 날나법 | 03 | 심장 반사구를 쥐고 집는다.
3~5분, 날나법 |

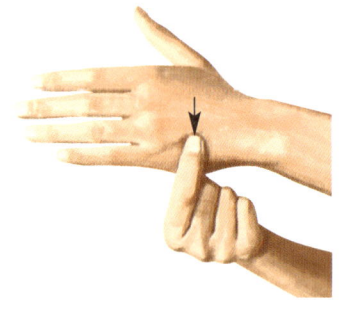 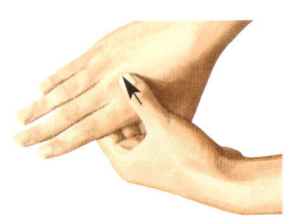 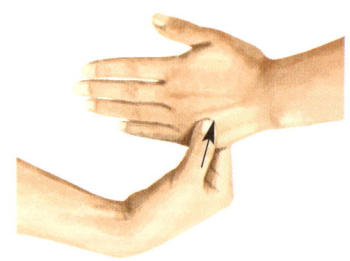

04 대뇌 반사구를 쥐고 집는다. 3~5분, 날나법	05 엄지손가락으로 폐 반사구를 민다. 3~5분, 추법	06 엄지손가락으로 심장점을 찍고 주무른다. 3~5분, 점유법
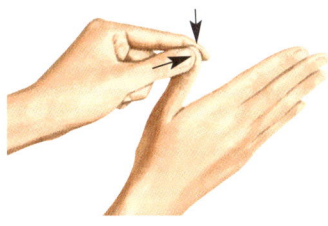	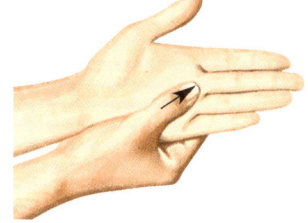	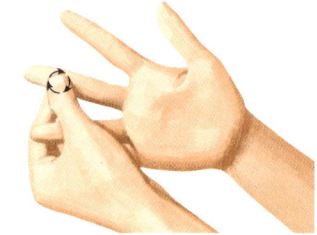
07 엄지손가락으로 폐점을 찍고 주무른다. 3~5분, 점유법	08 부신 반사구를 찍어 누른다. 80~100회, 점안법	09 경추 반사구를 민다. 80~100회, 추법
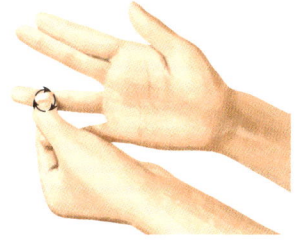	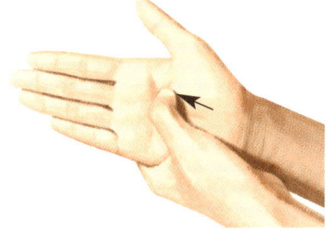	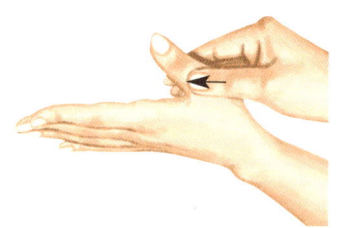
10 엄지손가락으로 생식선 반사구를 곧장 민다. 200회, 추법	11 엄지손가락으로 장부선(臟腑線)을 곧장 민다. 200회, 추법	
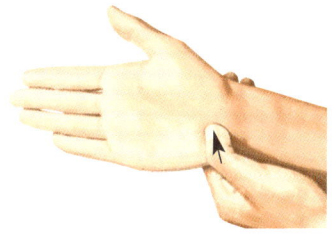	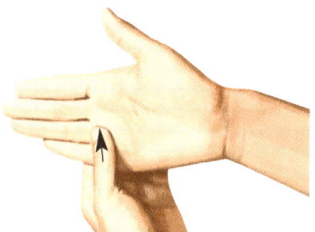	

TIPS 보리차를 자주 마시면 관심병을 예방할 수 있다

보리차는 볶은 보리를 끓는 물에 넣고 우려낸 물로, 보리향이 기분을 상쾌하게 만든다. 연구 보고에 의하면 보리차는 인체의 콜레스테롤 함량을 낮추어 심장을 튼튼하게 한다.

관심병에 좋은 먹는 습관
1. 포화지방의 섭취를 줄이고 특히 튀긴 음식을 줄인다.
2. 과일과 채소를 매일 가능하면 끼니마다 먹는 습관을 들인다.
3. 생선을 많이 먹고, 유제품을 너무 많이 먹지 않으며, 콩 종류는 많이 먹는다.
4. 현미 등의 곡류 섭취를 늘리고, 소금과 술을 줄인다.

SELF MASSAGE

경추증

사용 반사구
① 전두구(全頭區) ② 후두구(後頭區) ③ 척추
④ 경추 ⑤ 경견구(頸肩區) ⑥ 목 ⑦ 어깨

안마 방법

01 경추 반사구를 한 손가락으로 곧장 민다. 30초, 일지선추법

02 목 반사구를 한 손가락으로 곧장 민다. 30초, 일지선추법

03 어깨 반사구를 한 손가락으로 곧장 민다. 30초, 일지선추법

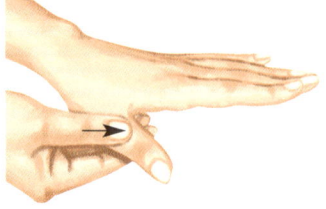
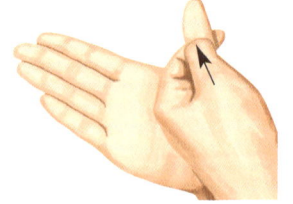
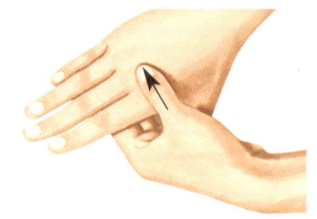

04 경견구(頸肩區_ 목과 어깨) 반사구를 찍어 누른다. 30초, 점안법

05 어깨 반사구를 찍어 누른다. 30초, 점안법

06 전두구(全頭區_ 머리 전체) 반사구를 쥐고 집는다. 30초, 날나법

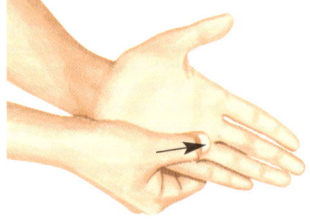
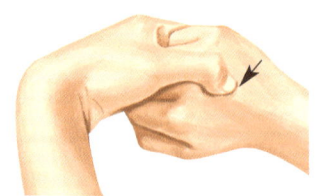
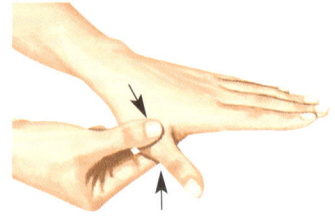

07 후두구(後頭區_ 뒤통수) 반사구를 쥐고 집는다. 30초, 날나법

08 척추 반사구를 누르면서 주무른다. 30초, 안유법

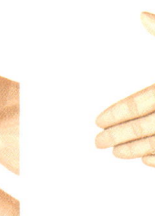
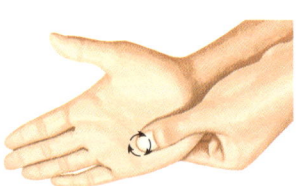

> **TIPS — 경추증에 좋은 소금 찜질**
> 적당량의 소금을 불에 구워 작은 천주머니에 넣었다가 너무 뜨겁지 않게 따뜻하게 식으면 경추(목뼈) 부위에 올려놓는다.
> 소금이 완전히 식으면 다시 데워서 반복하여 찜질하면 경추증 치료에 좋다.

SELF MASSAGE
추간판 탈출증

사용 반사구
❶ 간장 ❷ 요추 ❸ 척추 ❹ 엉치등뼈관절 ❺ 무릎관절
❻ 비장 ❼ 신장 ❽ 심장 ❾ 흉부 임파선
❿ 상반신 임파선 ⓫ 하반신 임파선

안마 방법

01 손바닥과 손등을 문지른다.
1분, 마법

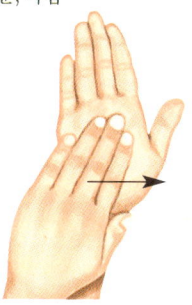

02 심장 반사구를 주무르면서 누른다. 5~10회, 유압법

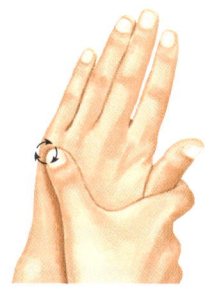

03 흉부 임파선 반사구를 찍어 누른다. 5~10회, 점안법

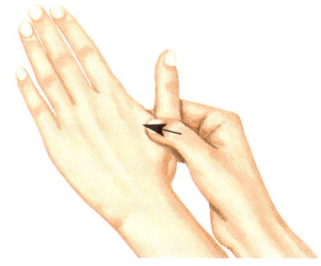

04 상반신 임파선 반사구를 찍어 누른다. 5~10회, 점안법

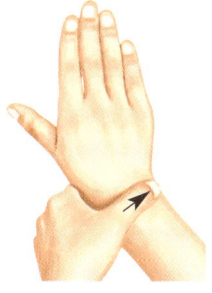

05 하반신 임파선 반사구를 찍어 누른다. 5~10회, 점안법

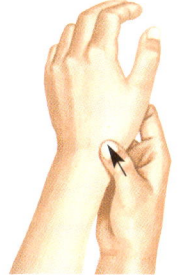

06 간장 반사구를 누르면서 주무른다.
1분, 안유법

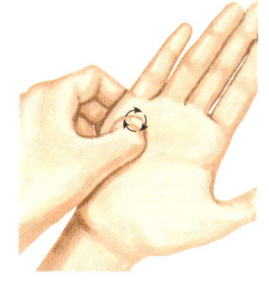

07 비장 반사구를 누르면서 주무른다. 1분, 안유법

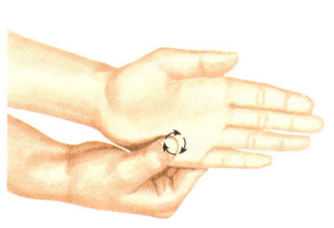

08 신장 반사구를 누르면서 주무른다. 1분, 안유법

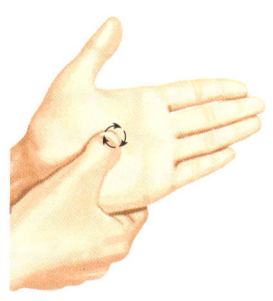

09 엄지손가락으로 척추 반사구를 손목쪽으로 밀고 누른다.
5~10회, 추압법

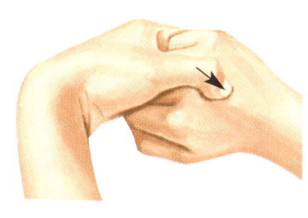

10 엄지손가락으로 척추 반사구를 누르면서 주무른다. 1분, 안유법

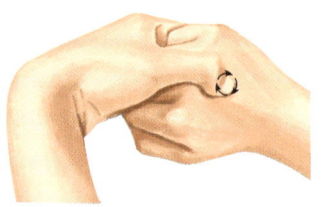

11 엄지손가락으로 요추 반사구를 손가락 끝에서 손목쪽으로 밀면서 누른다. 5~10회, 추압법

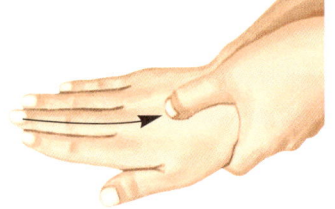

12 엄지손가락으로 요추 반사구를 누르면서 주무른다. 1분, 안유법

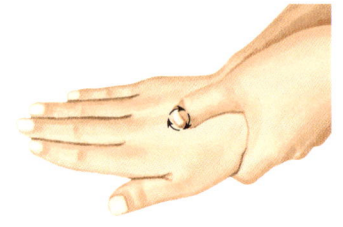

13 저골(骶骨_꽁지뼈) 반사구를 엄지 앞에서 손목쪽으로 밀면서 누른다. 5~10회, 추압법

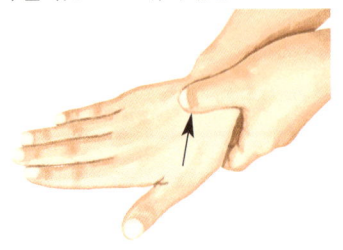

14 저골 반사구를 누르면서 주무른다. 1분, 안유법

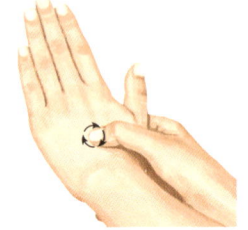

15 엄지손가락 끝으로 미골(尾骨) 반사구를 누른다. 5~10회, 안압법

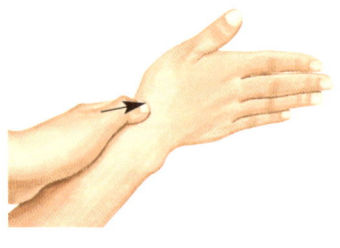

16 엄지손가락 끝으로 미골 반사구를 누르면서 주무른다. 1분, 안유법

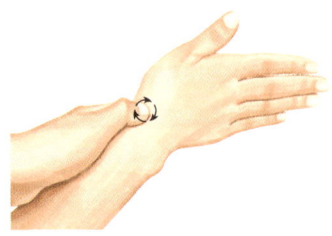

17 엄지손가락 바닥면으로 엉치등뼈 관절 반사구를 누른다. 5~10회, 안압법

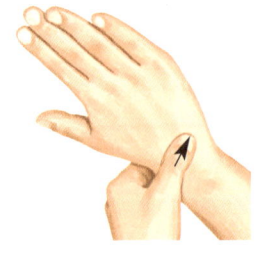

18 엄지손가락 바닥면으로 무릎 관절 반사구를 민다. 5~10회, 추법

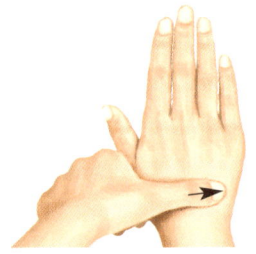

19 엄지손가락 바닥면으로 무릎관절 반사구를 누르면서 주무른다. 1분, 안유법

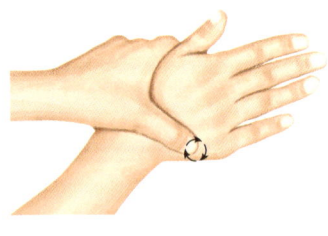

20 손가락 관절을 당겨서 늘린다. 5~10회, 발신법

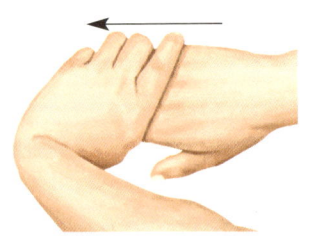

21 손가락 관절을 흔든다. 10~20회, 요법

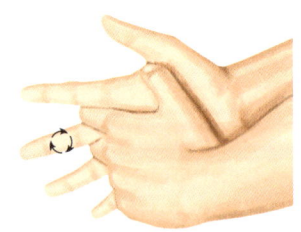

22 손등과 손바닥을 열이 날 때까지 마찰한다. 찰법

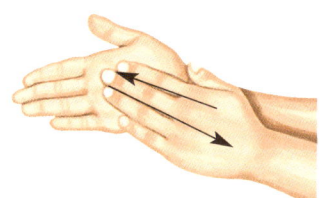

> **TIPS** 추간판탈출증에 좋은 3가지 민간 요법
> 1. 약쑥 100g에 식초를 뿌려 노랗게 볶은 후 뜨거울 때 거즈에 싸서 매일 1회 환부에 붙인다. 약쑥은 한기를 쫓고 온기를 보존하므로 한기로 심해진 추간판탈출증 치료에 효과적이다.
> 2. 현호색(玄胡索) 60g에 식초를 뿌려 볶은 후 가루를 내어 따뜻한 물과 함께 마신다. 1회에 3g씩 매일 3회 마시면 초기 추간판탈출증 치료에 효과적이다.
> 3. 고량주 1500㎖에 호장근(虎杖根) 150g, 현호색 60g을 담가 매일 아침, 점심, 저녁 3회에 걸쳐 30㎖씩 마신다. 호장근은 한기를 쫓고 통증을 멎게 하며 뼈나 근육을 튼튼하게 만든다. 현호색은 경락을 원활히 소통시키고, 고량주는 혈액순환에 좋다.
> 이 3가지를 함께 하면 혈액순환이 좋아지고 진통작용도 한다.

SELF MASSAGE

오십견

사용 반사구
① 부신 ② 복강신경총 ③ 신장 ④ 수뇨관 ⑤ 방광
⑥ 액두 ⑦ 목 ⑧ 사방근(斜方筋) ⑨ 뇌하수체
⑩ 소뇌·뇌간 ⑪ 어깨관절 ⑫ 팔꿈치관절
⑬ 엉치등뼈관절 ⑭ 어깨점 ⑮ 경견혈(頸肩穴)

보조 혈자리
경견혈(頸肩穴)

안마 방법

01 양손바닥과 손등을 마주대고 마찰한다. 각 20~30회, 찰법

02 부신 반사구를 쥐고 집는다. 15~20회, 날나법

03 복강신경총 반사구를 주무르면서 민다. 10회, 유추법

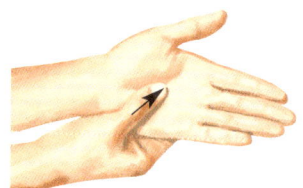
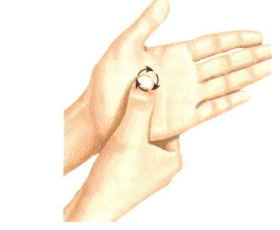

04 신장 반사구를 쥐고 누른다. 15~20회, 날안법

05 수뇨관 반사구를 민다. 15~20회, 추법

06 방광 반사구를 쥐고 집는다. 15~20회, 날나법

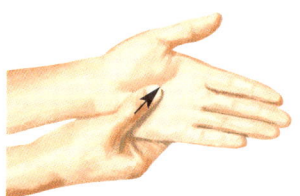
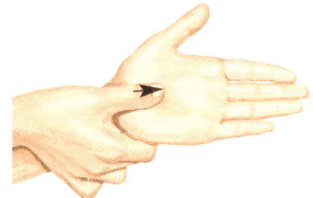
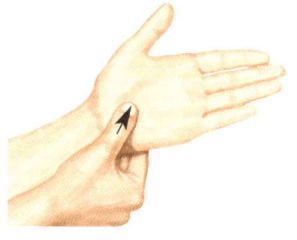

07	액두 반사구를 찍어 누른다. 15~20회, 점안법
08	뇌하수체 반사구를 쥐고 주무른다. 15~20회, 날유법
09	소뇌·뇌간 반사구를 찍어 누른다. 10회, 점압법

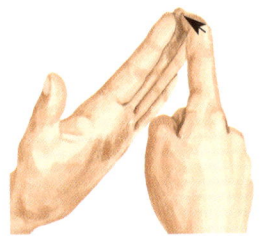 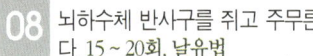 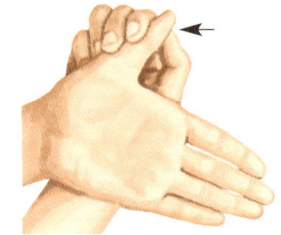

10	목 반사구를 밀면서 주무른다. 15~20회, 추유법
11	사방근 반사구를 밀면서 누른다. 10회, 추압법
12	어깨관절 반사구를 찍어서 주무른다. 10~15회, 점유법

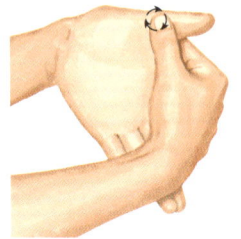 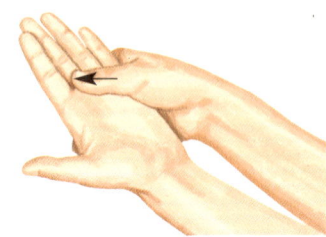 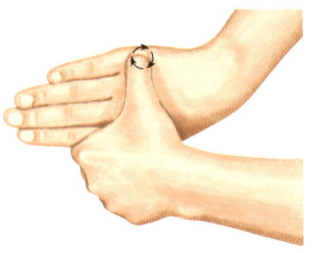

13	팔꿈치관절 반사구를 주무르면서 누른다. 10회, 유압법
14	엉치등뼈관절 반사구를 누른다. 10회, 안압법
15	어깨점(肩點)을 찍어서 주무른다. 10회, 점유법

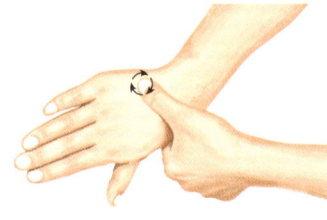 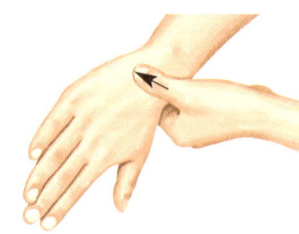 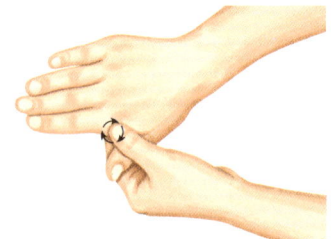

| 16 | 경견혈(頸肩穴)을 찍어서 주무른다. 10회, 점유법 |
| 17 | 손바닥을 마주하고 친다. 20회, 박법 |

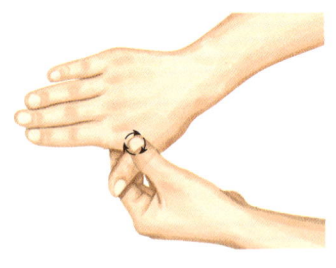 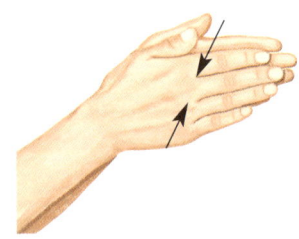

TIPS '손 터는 운동'은 오십견을 예방한다

양손을 매일 규칙적으로 터는 운동을 한다. 털 때는 빠르게 털어야 하는데, 이 운동은 팔의 혈액순환을 촉진시킬 뿐 아니라 손, 팔의 움직임을 강화시키고 국부 마비, 손과 팔의 통증, 어깨근육 염증 등의 예방과 치료에 큰 도움이 된다.

SELF MASSAGE

류머티즘

사용 반사구
① 전두구(前頭區) ② 경항구(頸項區) ③ 갑상선
④ 경추 ⑤ 흉추 ⑥ 요저추
⑦ 허리 ⑧ 저둔부 ⑨ 다리 ⑩ 발
⑪ 척추 ⑫ 간담

안마 방법

01 엄지손가락으로 전두구 반사구를 비튼다. 30초, 염법

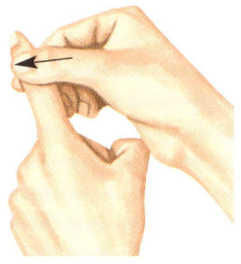

02 엄지손가락으로 목 반사구를 민다. 30초, 추법

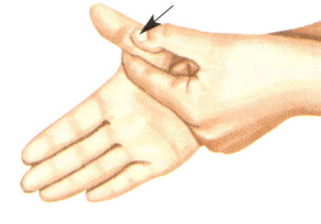

03 엄지손가락으로 갑상선 반사구를 찍어 누른다. 30초, 점안법

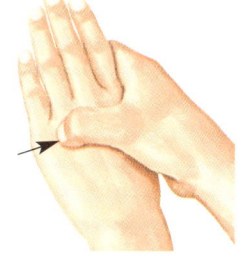

04 엄지손가락으로 간담 반사구를 민다. 30초, 추법

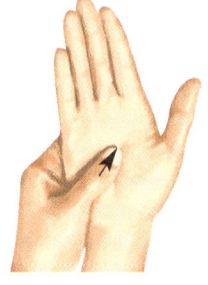

05 엄지손가락으로 경추 반사구를 민다. 30초, 추법

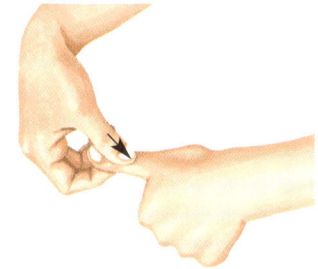

06 엄지손가락으로 흉추 반사구를 민다. 30초, 추법

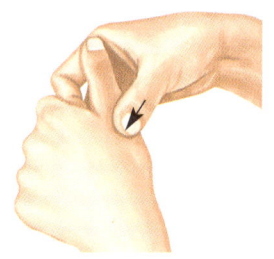

07 엄지손가락으로 요저추 반사구를 민다. 30초, 추법

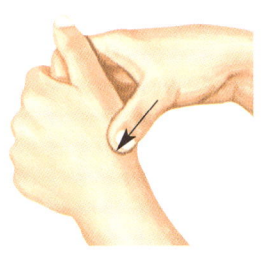

08 엄지손가락으로 척추 반사구를 집고 주무른다. 30초, 나유법

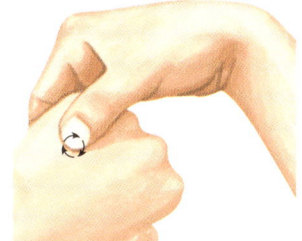

09 엄지손가락으로 허리 반사구를 민다. 30초, 추법

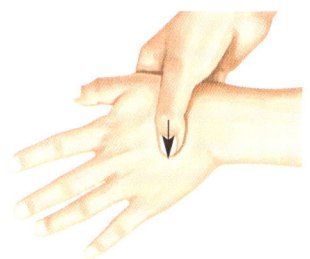

| 10 | 엄지손가락으로 저두부 반사구를 민다. 30초, 추법 | 11 | 엄지손가락으로 다리 반사구를 민다. 30초, 추법 | 12 | 엄지손가락으로 발 반사구를 민다. 30초, 추법 |

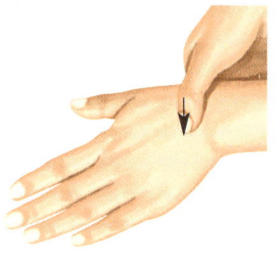 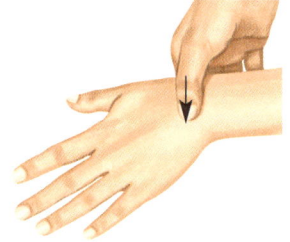 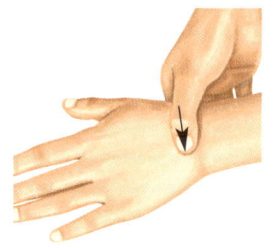

SELF MASSAGE

갱년기 장애

사용 반사구
① 뇌하수체 ② 신장 ③ 생식선 ④ 서혜부
⑤ 복강신경총 ⑥ 부신 ⑦ 대뇌 ⑧ 갑상선 ⑨ 심장

안마 방법

| 01 | 흉강호흡기관구(胸腔呼吸器官區) 반사구를 민다. 20~30회, 추법 | 02 | 복강신경총 반사구를 민다. 20~30회, 추법 | 03 | 갑상선 반사구를 민다. 20~30회, 추법 |

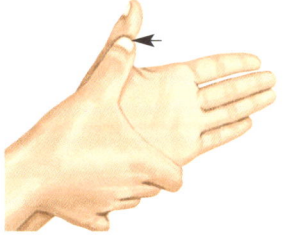 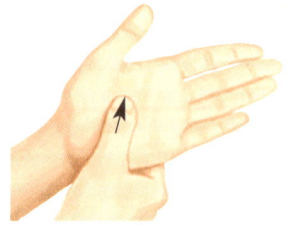 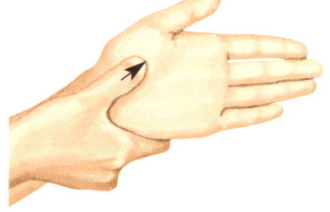

| 04 | 뇌하수체 반사구를 주무른다. 1분, 유법 | 05 | 심장 반사구를 주무른다. 1분, 유법 | 06 | 신장 반사구를 찍어 누른다. 2~3분, 점법 |

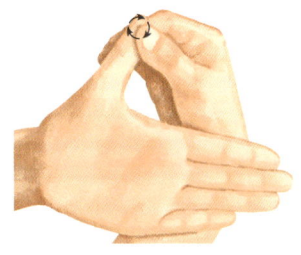 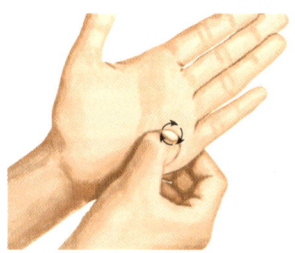 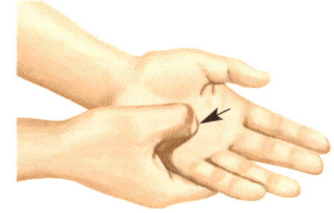

07 생식선 반사구를 찍어 누른다.
2~3분, 점법

08 서혜부 반사구를 누른다.
1분, 안법

09 부신 반사구를 문지른다.
2분, 마법

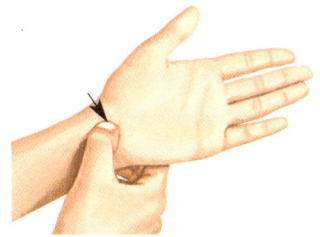
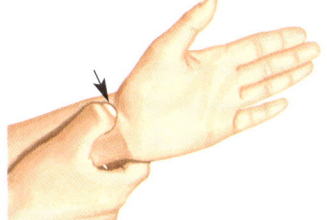
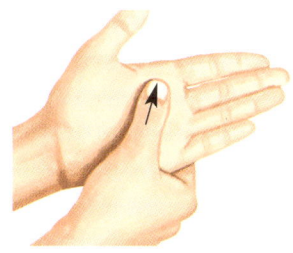

SELF MASSAGE

비만증

사용 반사구
① 척추 ② 폐 ③ 신장 ④ 소장점 ⑤ 대장점
⑥ 부신 ⑦ 복강신경총 ⑧ 간장점
⑨ 하행결장 ⑩ 비장점 ⑪ 횡행결장
⑫ 뇌하수체 ⑬ 비위대장구 ⑭ 상행결장

안마 방법

01 간장점을 찍고 꼬집는다.
1분, 점겹법

02 비장점을 찍고 꼬집는다.
1분, 점겹법

03 소장점을 찍고 꼬집는다.
1분, 점겹법

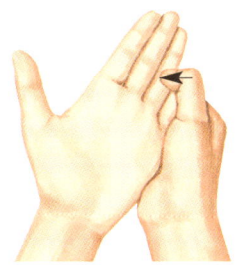
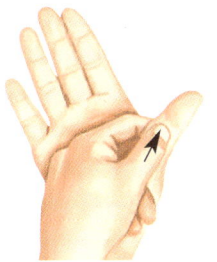
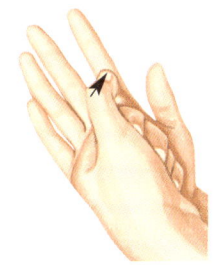

04 대장점을 찍고 꼬집는다.
1분, 점겹법

05 척추 반사구를 찍어서 민다.
10~20회, 점추법

06 폐 반사구를 민다. 10~20회, 추법

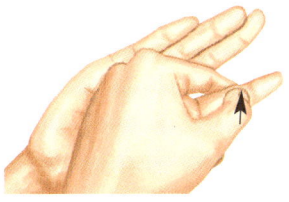
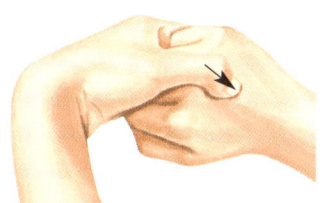
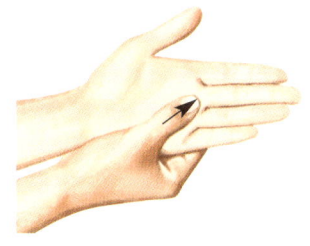

| 07 | 횡행결장 반사구를 민다. 10 ~ 20회, 추법 | 08 | 상행결장 반사구를 민다. 10 ~ 20회, 추법 | 09 | 하행결장 반사구를 민다. 10 ~ 20회, 추법 |

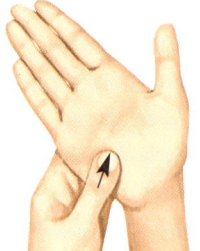 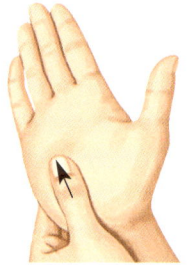 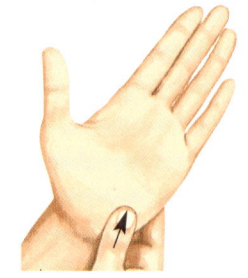

| 10 | 폐 반사구를 집고, 신장 반사구를 찍어서 주무른다. 10 ~ 15회, 나법, 점유법 | 11 | 폐 반사구를 집고, 엄지손가락으로 부신 반사구를 찍어서 주무른다. 10 ~ 15회, 나법, 점유법 | 12 | 폐 반사구를 집고, 뇌하수체 반사구를 찍어서 주무른다. 10 ~ 15회, 나법, 점유법 |

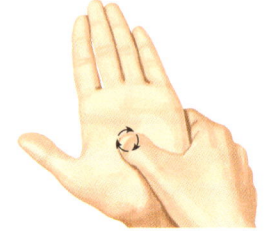 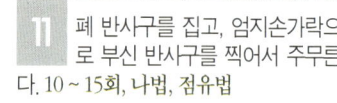 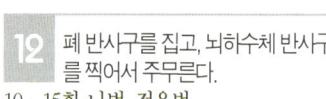

| 13 | 복강신경총 반사구를 누르면서 주무른다. 2분, 안유법 | 14 | 비위대장구를 쥐고 집는다. 10 ~ 20회, 날나법 |

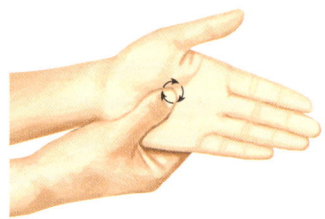 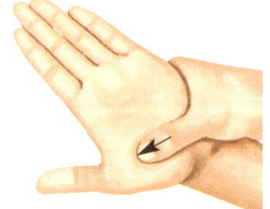

TIPS 비만에 동과차전초탕을 마신다

동과 500g을 깨끗이 씻어 껍질을 까시 씨를 버린 다음 두껍게 썬다. 싱싱한 차선초100g을 깨끗이 씻어 뿌리를 제거한다. 이 둘을 적당량의 물과 함께 냄비에 넣고 센 불에 끓이다가 다시 약한 불로 30분 끓여 즙만 짜서 마신다. 이 탕은 살이 빠지고 갈증을 없애주므로 비만, 부종, 갈증, 소변이 시원하게 나오지 않는 소변통 등의 치료에 아주 좋다.

＊ 동과(冬瓜_ 동아), 차전초(車前草_ 질경이)

산조사과즙은 비만을 예방한다

사과 1개를 깨끗이 씻어 껍질을 벗기고 씨를 제거한 다음 작게 자른다. 산조 50g을 씻어 씨를 뺀다. 사과와 멧대추를 따로따로 갈아서 즙을 낸 다음 함께 섞어서 벌꿀 10g을 넣고 골고루 저어 마신다.   ＊ 산조(酸棗_ 멧대추)

| SELF MASSAGE

천식 | **사용 반사구**
❶ 전두구 ❷ 편두구(偏頭區)
❸ 후두기관지 ❹ 인후
❺ 후종격(後縱隔) ❻ 부신 ❼ 폐
❽ 해천점 ❾ 흉부 | **보조 혈자리**
폐혈(肺穴) |

안마 방법

01 엄지손가락으로 폐 반사구를 누르면서 주무른다. 1～2분, 안유법

02 엄지손가락으로 해천점(咳喘點) 반사구를 찍어 누른다. 1～2분, 점안법

03 엄지손가락으로 흉부 반사구를 민다. 1～2분, 추법

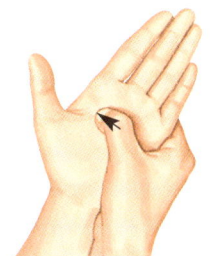
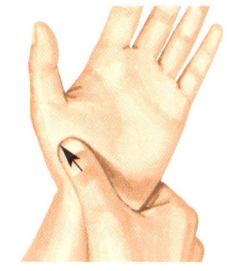

04 엄지손가락으로 폐 반사구를 쥔다. 1～2분, 날법

05 엄지손가락으로 부신 반사구를 찍어 누른다. 1～2분, 점안법

06 엄지손가락으로 전두구 반사구를 쥔다. 1～2분, 날법

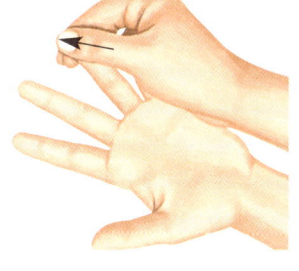
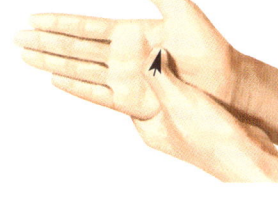
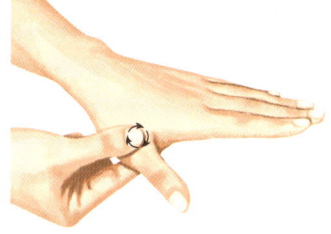

07 엄지손가락으로 편두구 반사구를 비튼다. 1～2분, 염법

08 엄지손가락으로 후두기관지 반사구를 누르면서 주무른다. 1～2분, 안유법

09 엄지손가락으로 후종격 반사구를 누르면서 주무른다. 1～2분, 안유법

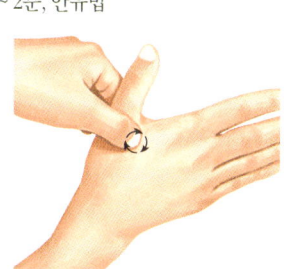
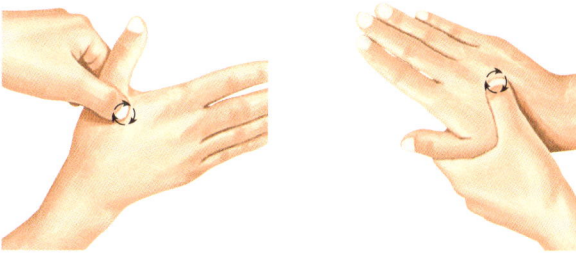

10 엄지손가락으로 인후 반사구를 찍어 누른다. 1 ~ 2분, 점안법

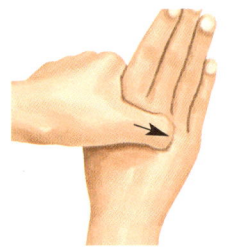

> **TIPS** **맥아당이 기침을 멎게 한다**
> 맥아당 1.5kg을 병에 보관했다가 심한 기침에 5 ~ 20분마다 1작은술 먹으면 기침이 멎는다. 기침이 점점 줄어들면 30 ~ 60분에 1회씩 2주간 먹으면 낫는다. 발병기간에는 맵고 짜고 쓴 자극성 음식을 피한다. ▸ 맥아당(麥芽糖_엿당)
>
> **수세미즙**
> 가을에 잘 익은 수세미를 골라 즙을 내고 얼음설탕과 함께 달여 마시면 가래가 진정되고 천식에 좋은 효과를 낸다. 수세미를 구하지 못했을 경우에는 오이를 강판에 갈아 즙을 마신다. 3개 정도 즙을 내어 마시면 효과를 볼 수 있다.

SELF MASSAGE

비염

사용 반사구
① 대뇌(두부) ② 액두 ③ 폐·기관지 ④ 두경 임파선 ⑤ 갑상선 ⑥ 부갑상선 ⑦ 비장 ⑧ 부신 ⑨ 감모점(感冒点_감기점) ⑩ 상반신 임파선 ⑪ 하반신 임파선 ⑫ 경추 ⑬ 뇌하수체 ⑭ 코 ⑮ 후두기관지 ⑯ 편도선 ⑰ 폐점 ⑱ 비장점 ⑲ 대장점

안마 방법

01 대뇌 반사구를 쥐고 집는다.
2분, 날나법

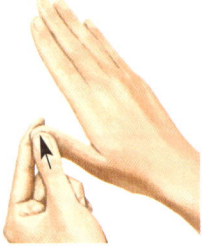

02 엄지손가락 끝으로 액두 반사구를 찍어 누른다. 2분, 점안법

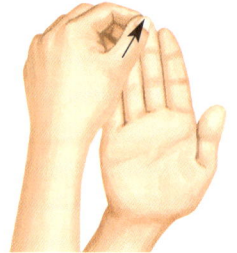

03 엄지손가락 끝으로 코 반사구를 민다. 1분, 추법

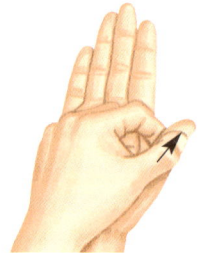

04 엄지손가락으로 폐·기관지 반사구를 밀면서 누르고, 이어서 중지 뿌리의 민감점을 찍어 누른다.
5 ~ 10회, 추안법, 점압법

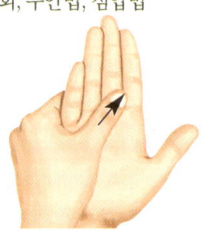

05 엄지손가락과 검지로 두경 임파선 반사구를 찍고 꼬집는다.
1분, 점겹법

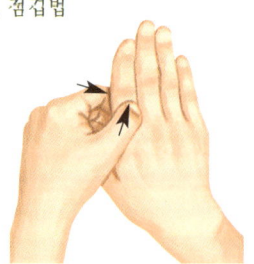

06 엄지손가락으로 상반신 임파선 반사구를 누르면서 주무른다.
2분, 안유법

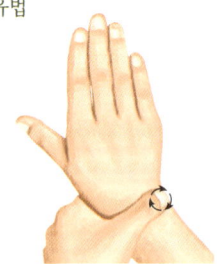

| 07 엄지손가락으로 하반신 임파선 반사구를 누르면서 주무른다. 2분, 안유법 | 08 신장 반사구를 누르면서 주무른다. 1분, 안유법 | 09 부신 반사구를 누르면서 주무른다. 1분, 안유법 |

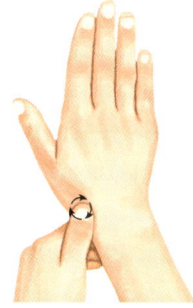 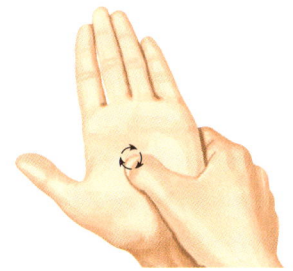 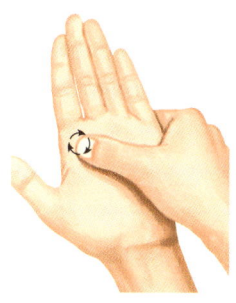

급성 비염

| 01 엄지손가락으로 감모점을 찍어 누른다. 1분, 점안법 | 02 엄지손가락으로 후두기관지 반사구를 곧장 민다. 1분, 추법 | 03 엄지손가락으로 편도선 반사구를 곧장 민다. 1분, 추법 |

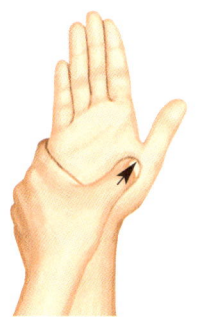 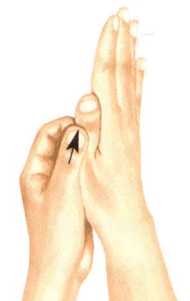 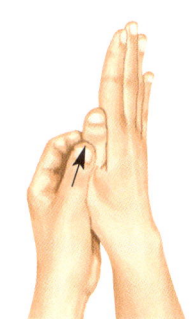

만성 단순 비염

| 01 검지를 구부려 비장 반사구를 찍어 누르고 동시에 왼쪽으로 돌린다. 50회, 점안법 | 02 엄지손가락으로 갑상선 반사구를 곧장 민다. 1분, 추법 | 03 엄지손가락으로 경추 반사구를 곧장 민다. 1분, 추법 |

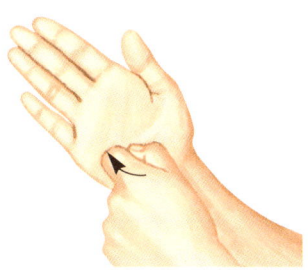 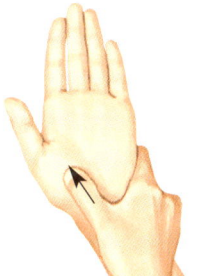 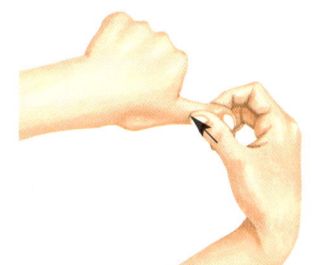

04 두통, 어지럼증, 기억력 감퇴 등의 증상이 나타나면 대뇌 반사구를 주무르면서 누르고, 엄지 끝으로 액두 반사구를 찍어 누른다. 1분, 유압법, 점법

> **TIPS** 옥수수염을 태워 그 연기를 들이마시면 비염에 좋다
>
> 옥수수염 6g, 당귀 3g. 옥수수염을 바짝 말리고, 당귀의 꼬리를 가늘게 채 썰어 함께 섞는다. 이것을 곰방대나 파이프에 넣고 불을 붙인다. 들이마신 연기를 코로 내뿜는다.
> 매일 5~7회 피우면 혈액순환이 좋아지고 비염에도 효과가 있다.

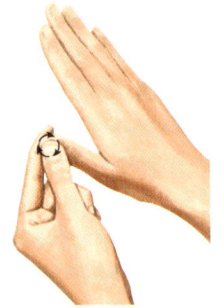
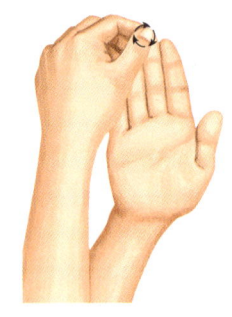

위축성 비염(코의 점막과 뼈가 위축됨으로써 생기는 병)

01 엄지손가락 끝으로 폐점을 찍어 누른다. 30초, 점안법

02 엄지손가락 끝으로 비장점을 찍어 누른다. 30초, 점안법

03 엄지손가락 끝으로 대장점을 찍는다. 점법

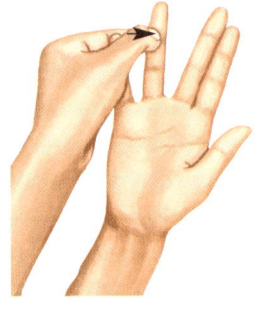
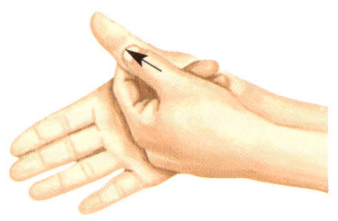
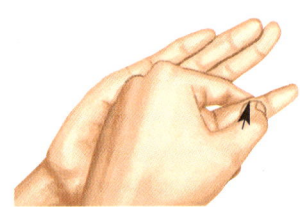

과민성 비염

01 시계방향으로 비장 반사구를 누르면서 주무른다. 1분, 안유법

02 엄지손가락 끝으로 뇌하수체 반사구를 찍어 누른다. 1분, 점안법

03 부갑상선 반사구를 꼬집어서 누른다. 1~2분, 겹안법

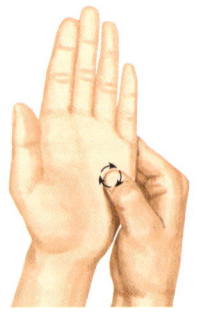
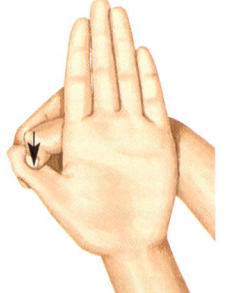
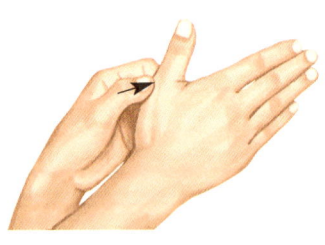

SELF MASSAGE

인후염

사용 반사구
1. 비인(鼻咽_ 코·목구멍)
2. 설인(舌咽_ 혀·목구멍)
3. 인후 4. 갑상선 5. 후두기관지
6. 목 7. 폐 8. 위장

보조 혈자리
폐혈(肺穴)
간혈(肝穴)

안마 방법

01 엄지손가락으로 비인 반사구를 누르면서 주무른다. 2~3분, 안유법

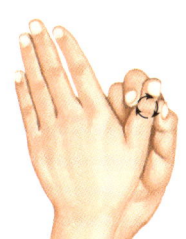

02 엄지손가락으로 목 반사구를 민다. 2~3분, 추법

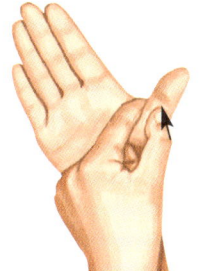

03 엄지손가락으로 설인 반사구를 누르면서 주무른다. 2~3분, 안유법

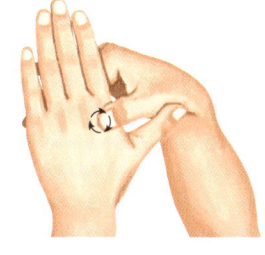

04 엄지손가락으로 갑상선 반사구를 찍어 누른다. 2~3분, 점안법

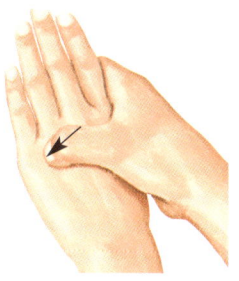

05 엄지손가락으로 후두기관지 반사구를 누르면서 주무른다. 2~3분, 안유법

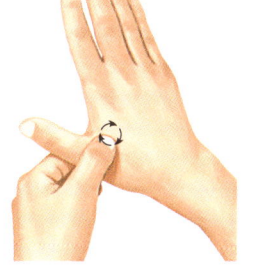

06 엄지손가락으로 폐 반사구를 민다. 2~3분, 추법

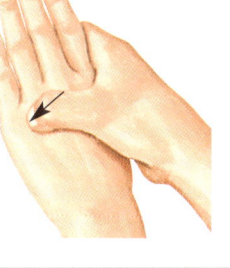

07 엄지손가락으로 위장 반사구를 민다. 2~3분, 추법

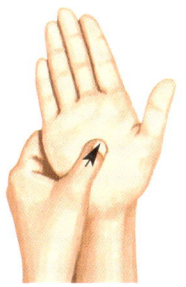

08 엄지손가락으로 인후 반사구를 누른다. 2~3분, 안압법

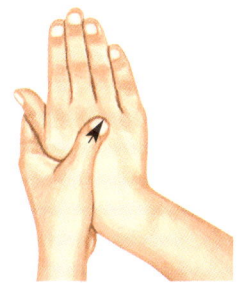

09 엄지손가락으로 폐혈을 쥐고 주무른다. 2~3분, 날유법

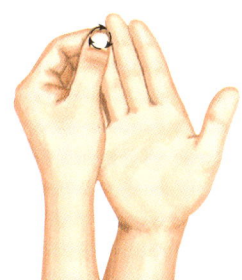

10 엄지손가락으로 간혈을 쥐고 주무른다. 2~3분, 날유법

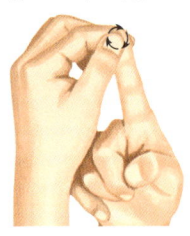

> **TIPS** 개여주가 인후염을 다스린다
>
> 개여주 250g을 깨끗이 씻어서 잘게 자른 후 적당량의 물을 넣어 함께 달인다. 30분마다 즙을 1회씩 짜내고 물을 부어 또 달인다. 이렇게 3번 달인 후 찌꺼기는 버리고 3번에 걸쳐 달인 물을 합쳐서 다시 약한 불에 죽처럼 걸쭉해질 때까지 달인다. 식으면 설탕 100g을 골고루 섞어 말린 다음 가루로 만들어 병에 보관한다. 이 가루를 매번 10g씩 끓인 물에 타서 마신다. 횟수는 제한이 없으며 인후염 치료에 탁월한 효과가 있다.　＊개여주[羅漢果]
>
> **인후염**
> 인후염은 대부분 자연 치유되는 경우가 많으므로 안정을 취하고 물을 많이 마시는 것이 좋은데, 따뜻한 물에 꿀을 섞어 마시면 더욱 효과적이다. 실내를 난방할 때 가습기를 사용하고, 소금물(물 1/2컵에 소금 1/4작은술)로 입을 자주 헹구면 증상이 많이 완화된다. 통증이 심한 경우에는 진통제 등을 투여하기도 한다. 대부분 항생제를 투여하는데, 함부로 오남용을 하면 내성이 생기므로 꼭 약사나 의사의 처방에 따라 치료 받아야 한다. 노령이나 면역능력이 떨어진 환자 등은 급성중이염, 부비동염, 기관지염, 비염, 폐렴 등의 합병증이 생길 수 있고, 심하면 급성신염, 류머티즘 관절염, 패혈증으로도 발전할 수 있으므로 주의한다. 인후염의 원인이 바이러스나 세균감염에 의한 경우는 전염성이 매우 강하므로 가족들은 환자와 가깝게 접촉하거나 식기, 세면도구 등을 함께 쓰는 것을 피한다.

SELF MASSAGE

위장염

사용 반사구
❶ 부신　❷ 간장점　❸ 식도　❹ 위장　❺ 비위대장구
❻ 위장통점　❼ 대장점　❽ 소장점　❾ 애역점(딸꾹질점)
❿ 횡격막

안마 방법

복부팽만감이 있는 위장염

01 엄지손가락으로 비위대장구를 누르면서 주무른다. 소화불량 환자는 시간을 연장해도 좋다. 3~5분, 안유법

02 엄지손가락으로 위장 반사구를 찍어 누른다. 3~5분, 점안법

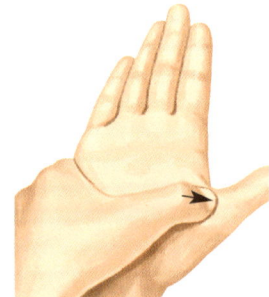

03 엄지손가락으로 부신 반사구를 누른다. 3~5분, 안압법

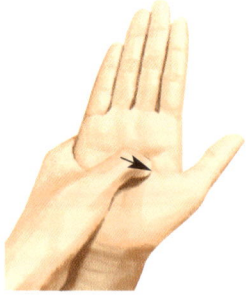

위산이 올라오는 위장염

04 손가락을 구부려 부신 반사구를 찍어 누른다. 3~5분, 점법

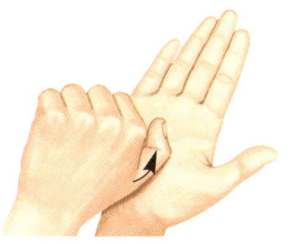

05 엄지손가락으로 간장점을 찍어 누른다. 3분, 점안법

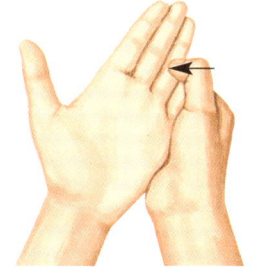

01 식도 반사구를 밀면서 주무른다. 3~5분, 추유법

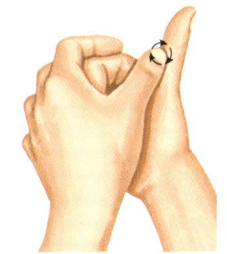

설사가 나는 위장염

02 엄지손가락 끝으로 위장통점을 찍어 누른다. 3~5분, 점법

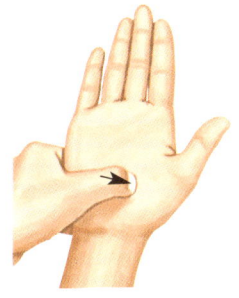

01 엄지손가락으로 비장·위장·대장 반사구를 누르면서 주무른다. 3~5분, 안유법

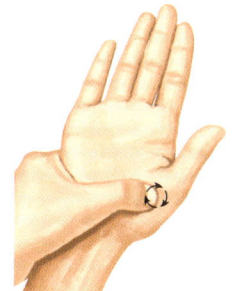

02 엄지손가락 끝으로 대장점을 찍어 누른다. 3~5분, 점안법

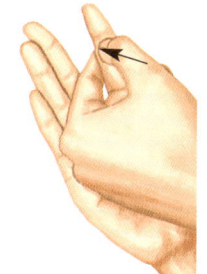

변비가 있는 장염

01 엄지손가락으로 대장점을 찍어 누른다. 3~5분, 점안법

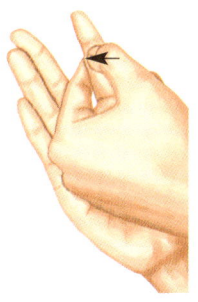

02 엄지손가락으로 소장점을 찍어 누른다. 3~5분, 점안법

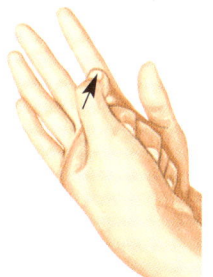

딸꾹질이 나는 위장염

01 엄지손가락으로 횡격막 반사구를 민다. 100~150회, 추법

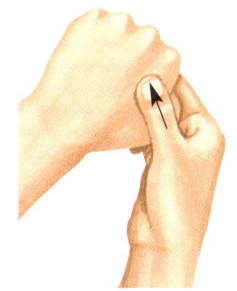

식욕부진 위장염

02 엄지손가락으로 애역점을 찍고 꼬집는다. 3~5분, 점겹법

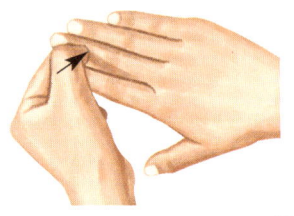

01 엄지손가락으로 비위대장구를 쥐고 집는다. 3~5분, 날나법

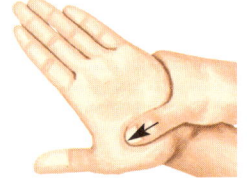

02 엄지손가락으로 식도 반사구를 찍어 누른다. 3~5, 점안법

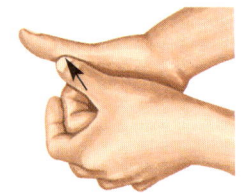

위궤양, 십이지장궤양 환자

01 위장통점을 누른다. 3~5분, 안법

02 엄지손가락으로 식도 반사구를 찍어 누른다. 3~5분, 점안법

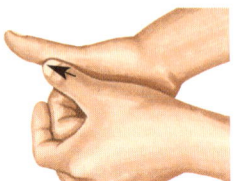

> **TIPS 낙화생유가 위장병에 좋다**
>
> 낙화생유는 일반적으로 많이 사용하는 기름이다. 땅콩껍질을 벗겨내고 냉압방식으로 연황색 기름을 짜낸 것으로 위장 기능의 회복에 큰 도움을 준다. 매일 아침 땅콩기름을 2큰술 먹으면 위장병에 좋다.
>
> *낙화생유(落花生油_땅콩기름)

SELF MASSAGE

이명·이롱

사용 반사구
① 부신 ② 복강신경총 ③ 신장 ④ 수뇨관 ⑤ 방광
⑥ 액두 ⑦ 목 ⑧ 뇌하수체 ⑨ 소뇌·뇌간 ⑩ 귀
⑪ 두경 임파선 ⑫ 내이미로(內耳迷路_달팽이관)

안마 방법

01 양 손바닥과 손등을 마주대고 마찰한다. 30초~1분, 찰법

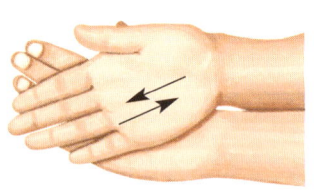

02 부신 반사구를 누른다. 2분, 안법

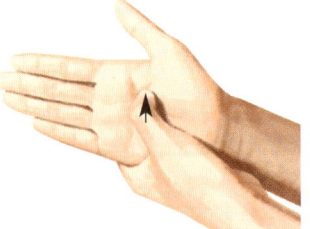

03 복강신경총을 민다. 10회, 추법

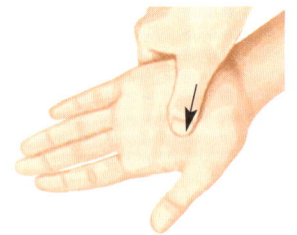

04 신장 반사구를 쥐고 누른다. 15~20회, 날안법	05 수뇨관 반사구를 민다. 15~20회, 추법	06 방광 반사구를 쥔다. 15~20회, 날법
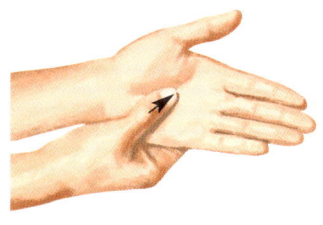	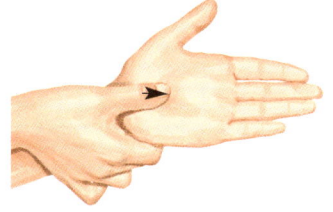	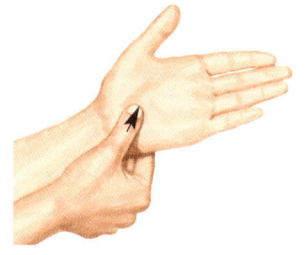

07 액두 반사구를 찍어 누른다. 10~15회, 점안법	08 뇌하수체 반사구를 쥐고 주무른다. 15~20회, 날유법	09 소뇌·뇌간 반사구를 누른다. 10회, 안법
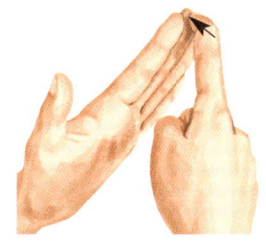	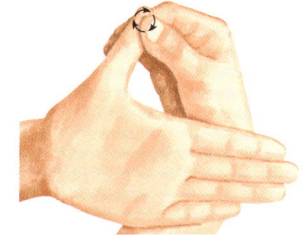	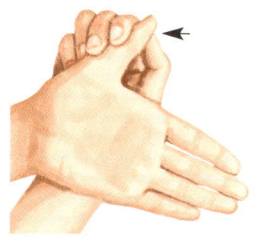

10 귀 반사구를 찍어 누른다. 10~15회, 점안법	11 내이미로(달팽이관) 반사구를 누르면서 주무른다. 15~20회, 안유법	12 목 반사구를 밀면서 주무른다. 15~20회, 추유법
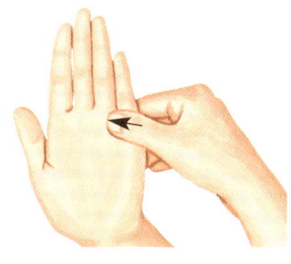	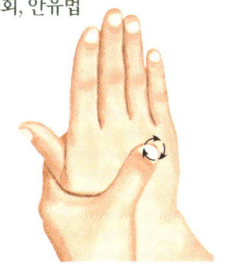	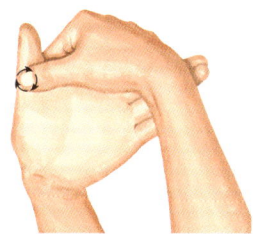

13 두경 임파선을 찍고 꼬집는다. 5~10회, 점겹법	14 손바닥을 마주대고 누른다. 1분, 안법
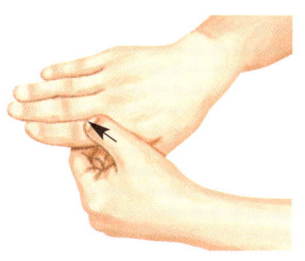	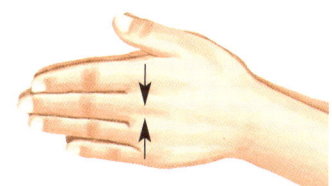

TIPS 중이염으로 생긴 이명·이롱에는 민들레꽃이 좋다

민들레꽃을 깨끗이 씻어 물기를 없애고 곱게 다져서 깨끗한 거즈에 싸서 즙을 짠다. 매일 아침, 점심, 저녁 그 즙을 빨대로 빨아 귓속에 넣는다. 넣기 전에 반드시 귓속 고름이나 피를 깨끗이 닦아낸다.

SELF MASSAGE

불면증

사용 반사구
① 대뇌 ② 심장 ③ 액두 ④ 소뇌·뇌간
⑤ 갑상선 ⑥ 복강신경총 ⑦ 신장 ⑧ 소장
⑨ 부갑상선 ⑩ 담낭

안마 방법

01 대뇌 반사구를 누르면서 주무른다. 5~10회, 안유법

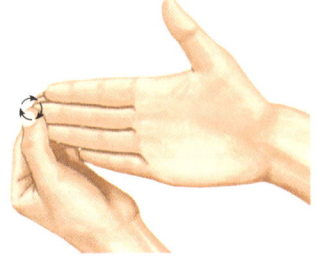

02 액두 반사구를 찍어 누른다. 5~10회, 점안법

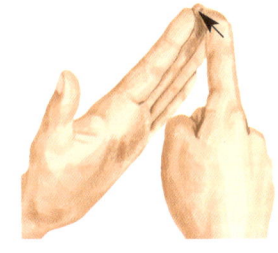

03 심장 반사구를 밀면서 마찰한다. 5~10회, 추찰법

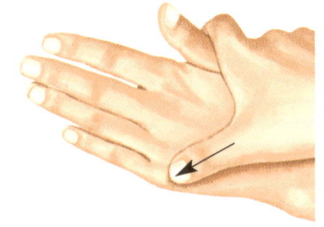

04 소뇌·뇌간 반사구를 밀면서 누른다. 5~10회, 추안법

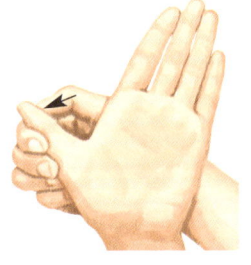

05 담낭 반사구를 누른다. 5~10회, 안압법

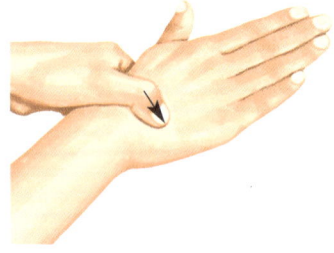

06 갑상선 반사구를 누르면서 주무른다. 5~10회, 안유법

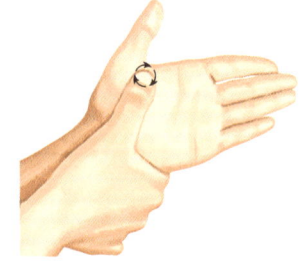

07 부갑상선 반사구를 찍어 누른다. 5~10회, 점안법

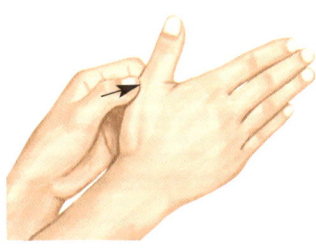

08 복강신경총 반사구를 밀면서 마찰한다. 5~10회, 추찰법

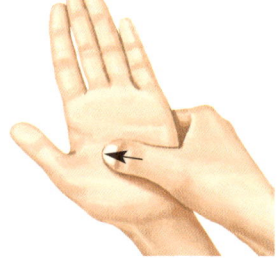

09 소장 반사구를 밀면서 마찰한다. 5~10회, 추찰법

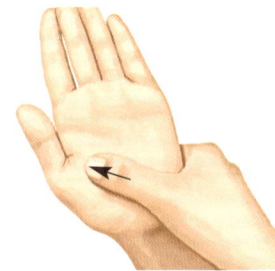

| 10 | 신장 반사구를 누르면서 주무른다. 10 ~ 15회, 안유법 |

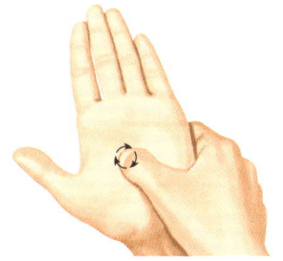

> **TIPS** 인삼은 불면증을 다스린다
>
> 인삼 6g을 끓는 물에 넣고 뚜껑을 완전히 닫은 다음 30분을 끓인다. 매일 아침, 저녁 공복에 달인 물을 1잔씩 마신다. 인삼차는 밤에 수면을 도와 다음날 깨면 머리가 맑고 기분이 상쾌하며 변비도 해소된다.
>
> **캐모마일 허브티**
>
> 달콤한 향이 나는 허브티로서 진정작용이 강해 긴장을 풀고 싶을 때 잘 어울린다. 취침 전에 마시면 편히 잠들 수 있다. 단, 자궁수축 작용이 있으므로 임신 중에는 많이 마시지 않는다. 말린 캐모마일 꽃 5 ~ 8송이를 주전자에 넣고 뜨거운 물을 붓는다. 3 ~ 5분 후 색이 우러나면 따뜻하게 데워 놓은 컵에 따라 마신다. 기호에 따라 꿀이나 설탕을 넣어도 좋다.

SELF MASSAGE
근시

사용 반사구
❶ 눈 ❷ 전두구(前頭區) ❸ 뇌 ❹ 심장
❺ 간담 ❻ 신장 ❼ 간장

안마 방법

01 눈 반사구를 찍어 누른다.
30초, 점안법

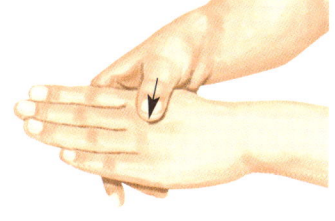

02 전두구 반사구를 찍어 누른다.
30초, 점안법

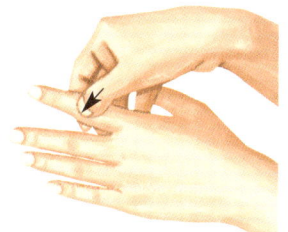

03 간담 반사구를 밀면서 주무른다.
30초, 추유법

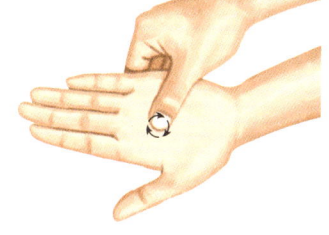

04 심장 반사구를 누르면서 주무른다. 30초, 안유법

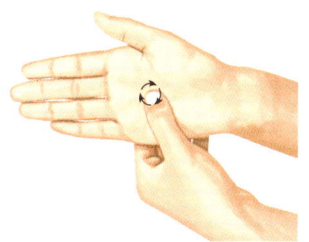

05 간장 반사구를 누르면서 주무른다. 30초, 안유법

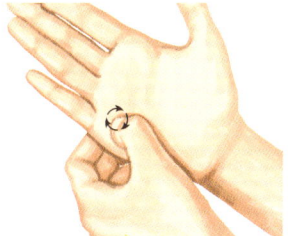

06 신장 반사구를 누르면서 주무른다. 30초, 안유법

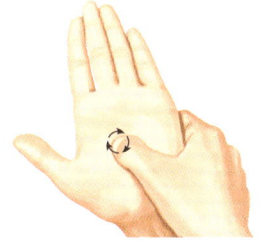

07 뇌 반사구를 쥐고 주무른다.
30초, 날유법

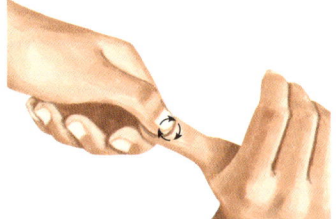

> **TIPS 가성근시는 안경을 쓰면 안 된다**
> 진성근시인 사람은 일부이고 90% 이상이 가성근시이다. 근시라는 진단이 확실하게 내려지기 전까지는 시력과 눈의 굴광상태는 여전히 많은 파동을 지니고 있으므로 적시에 치료하면 정상시력으로 완전히 회복할 수 있다. 그런데 안경을 착용하면 근시상태를 고착시켜 진성근시로 발전할 가능성이 많다.

SELF MASSAGE

유정

사용 반사구
❶ 신장 ❷ 방광 ❸ 수뇨관 ❹ 폐
❺ 갑상선 ❻ 전립선·음경 ❼ 대뇌
❽ 부신 ❾ 심장 ❿ 뇌하수체 ⓫ 생식선

안마 방법

01 엄지손가락으로 신장, 방광 반사구를 누르면서 주무른다. 좌우 각 2분, 안유법   **02** 엄지손가락으로 수뇨관 반사구를 심장쪽으로 민다. 좌우 2분, 추법

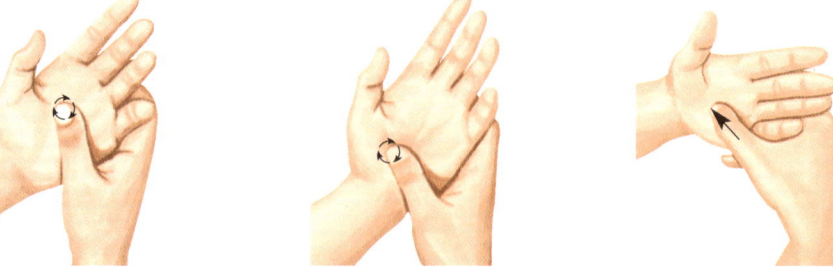

03 엄지손가락으로 폐, 갑상선, 전립선·음경 반사구를 바깥쪽에서 안쪽으로 민다. 좌우 각 1분, 추법

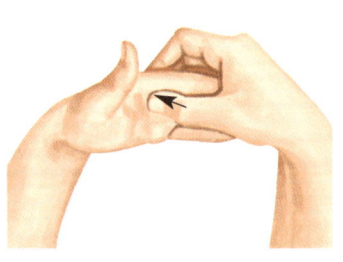 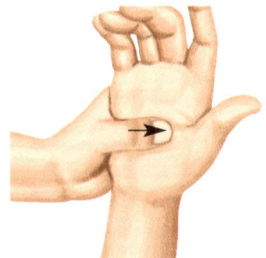 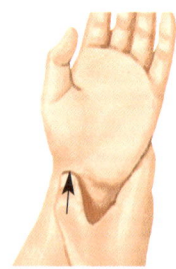

| 04 | 엄지손가락으로 대뇌 반사구를 심장쪽으로 민다. 좌우 2분, 추법 | 05 | 엄지손가락 끝으로 부신, 심장, 뇌하수체, 생식선 반사구를 찍어 누른다. 좌우 각 2분, 점안법 |

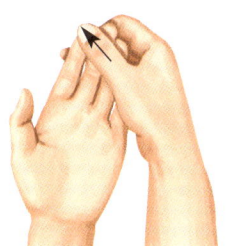 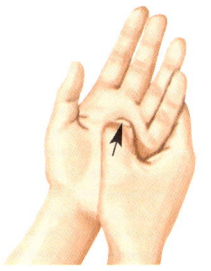 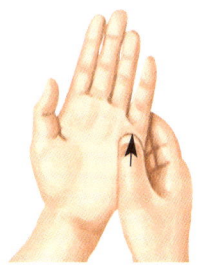

> **TIPS** 산약(山藥)이 유정을 다스린다
>
> 산약 60g을 갈아 적당량의 물을 넣고 함께 달인다. 완전히 익으면 황주(米酒) 1~2스푼을 타서 따뜻할 때 먹는다. 신허(腎虛)로 인한 유정을 다스리고 빈뇨에도 좋다.
>
> * 산약(山藥_마)

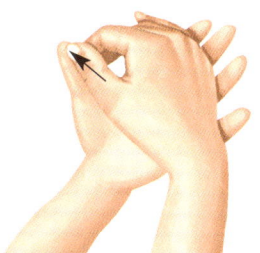 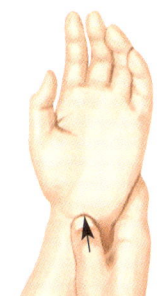

SELF MASSAGE

임포텐츠

사용 반사구
① 신장　② 방광　③ 수뇨관　④ 폐　⑤ 전립선
⑥ 척추　⑦ 생식선·위장　⑧ 부신　⑨ 심장
⑩ 뇌하수체　⑪ 간장　⑫ 비장　⑬ 서혜부
⑭ 복강신경총

안마 방법

| 01 | 엄지손가락으로 신장, 방광 반사구를 누르면서 주무른다. 좌우 각 2분, 안유법 | 02 | 엄지손가락으로 수뇨관 반사구를 심장쪽으로 민다. 좌우 2분, 추법 |

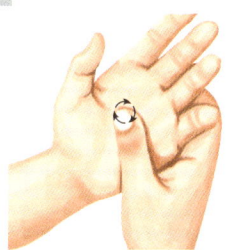 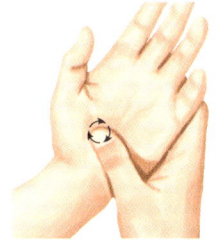 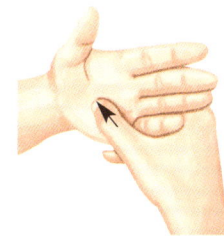

03 엄지손가락으로 폐, 전립선 반사구를 바깥에서 안쪽으로 민다.
좌우 각 1분, 추법

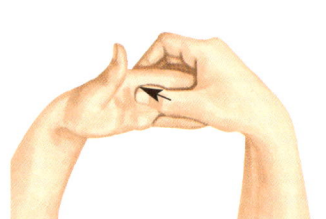

04 엄지손가락으로 척추 반사구를 심장쪽으로 민다. 좌우 3분, 추법

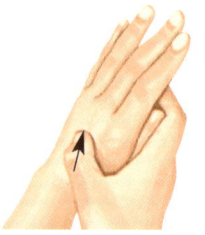

05 엄지손가락으로 생식선, 위장 반사구를 누르면서 주무른다.
좌우 각 2분, 안유법

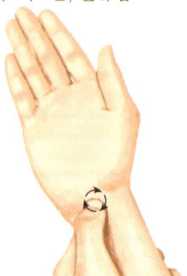 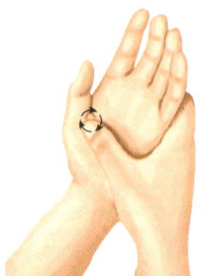

06 엄지손가락 끝으로 부신 반사구를 찍어 누른다. 좌우 1분, 점안법

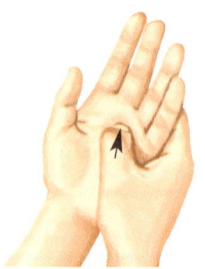

07 엄지손가락 끝으로 간장, 심장, 뇌하수체, 비장, 서혜부, 복강신경총 반사구를 찍어 누른다. 좌우 각 1분, 점안법

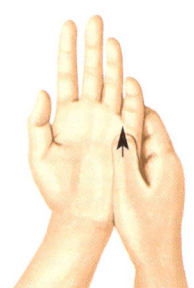 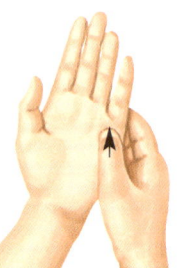 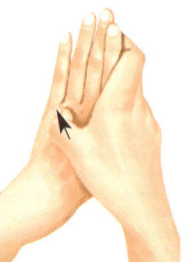

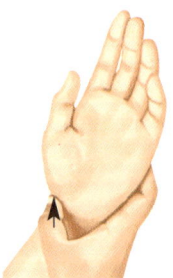 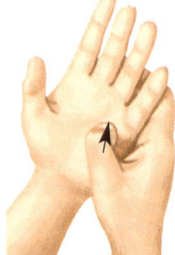 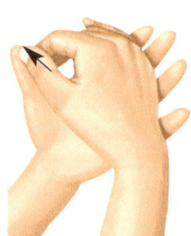

TIPS 부추새우볶음이 임포텐츠를 다스린다

부추 150g, 새우살 150g, 달걀 1개, 고량주 50㎖. 부추, 새우살, 달걀을 볶아 안주를 만들어 고량주와 함께 매일 1회씩 10일 먹으면 임포텐츠 치료에 효과가 있다.

부추죽이 임포텐츠에 좋다

부추 30~60g을 깨끗이 씻어서 길이를 짧게 썬다. 멥쌀 60g으로 죽을 끓인다. 죽이 끓으면 부추와 소금을 조금 넣어 묽은 죽이 되게 한 번 더 끓인다. 이 죽을 매일 1회 먹는다.
속이 허하고, 열이 많으며, 몸에 부스럼이 있고, 안질을 앓고 있는 사람은 먹지 않는다. 한여름에는 피하는 것이 좋다.

＊ 부추[韭菜_구채]

SELF MASSAGE

조루증

사용 반사구
① 신장 ② 방광 ③ 수뇨관 ④ 폐 ⑤ 갑상선
⑥ 전립선·음경 ⑦ 대뇌 ⑧ 부신 ⑨ 심장
⑩ 뇌하수체 ⑪ 생식선

안마 방법

유정과 같은 방법으로 한다.

01 엄지손가락으로 신장, 방광 반사구를 누르면서 주무른다. 좌우 각 2분, 안유법

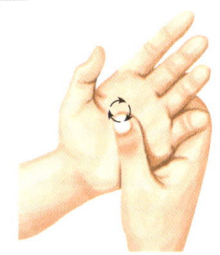 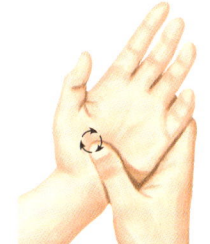

02 엄지손가락으로 수뇨관 반사구를 심장쪽으로 민다. 좌우 2분, 추법

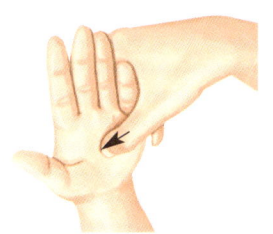

03 엄지손가락으로 폐, 갑상선, 전립선·음경 반사구를 바깥쪽에서 안쪽으로 민다. 좌우 각 1분, 추법

04 엄지손가락으로 대뇌 반사구를 심장쪽으로 민다. 좌우 2분, 추법

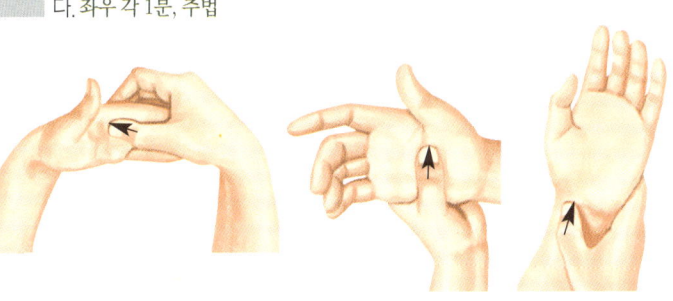 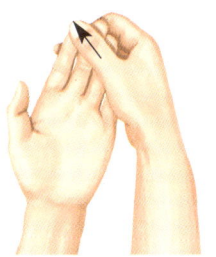

05 엄지손가락 끝으로 부신, 심장, 뇌하수체, 생식선 반사구를 찍어 누른다. 좌우 각 2분, 점안법

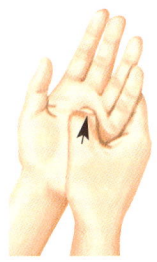 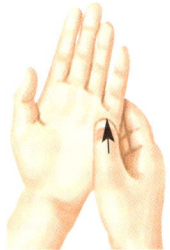 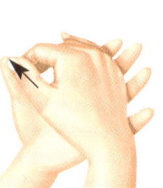 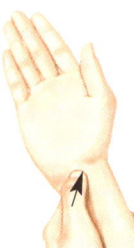

> **TIPS 조루증 치료의 민간 요법**
>
> 딸기 30g(말린것 15g), 가시연 30g, 복분자 10g, 부추(볶은 것) 10g을 물과 함께 달여 먹는다. 이 처방은 빈뇨를 비롯하여 아이들의 야뇨증까지 다스린다.

SELF MASSAGE

전립선 질환

사용 반사구
❶ 뇌하수체 ❷ 신장 ❸ 수뇨관 ❹ 방광
❺ 생식선 ❻ 전립선 ❼ 부신 ❽ 서혜부
❾ 비장 ❿ 복강신경총 ⓫ 두경 임파선
⓬ 상반신 임파선 ⓭ 하반신 임파선

보조 혈자리
하복혈(下腹穴)
합곡혈(合谷穴)

안마 방법

01 하복혈(下腹穴_ 아랫배 경혈)을 찍어 누른다. 10~15회, 점안법

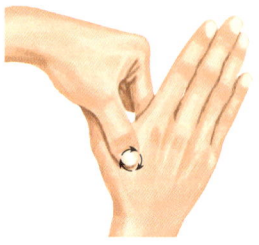
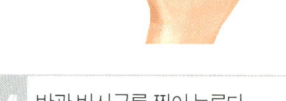

02 뇌하수체 반사구를 쥐고 주무른다. 15~20회, 날유법

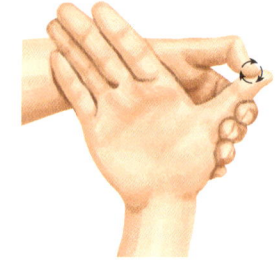

03 신장 반사구를 쥐고 집는다. 15~20회, 날나법

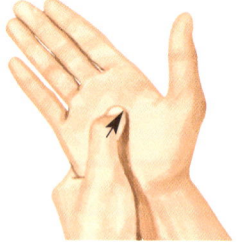

04 방광 반사구를 찍어 누른다. 15~20회, 점법

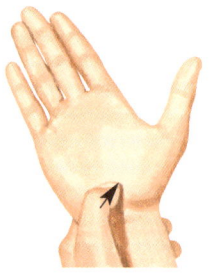

05 수뇨관 반사구를 민다. 15~20회, 추법

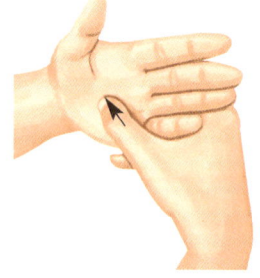

06 부신 반사구를 쥐고 집는다. 15~20회, 날나법

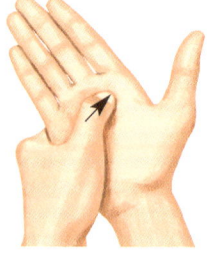

07 서혜부 반사구를 찍고 주무른다. 15~20회, 점유법

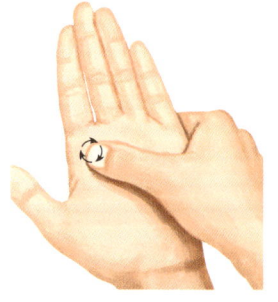

08 생식선 반사구를 찍고 주무른다. 15~30회, 점유법

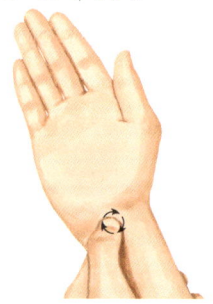

09 전립선 반사구를 집고 주무른다. 30~50회, 나유법

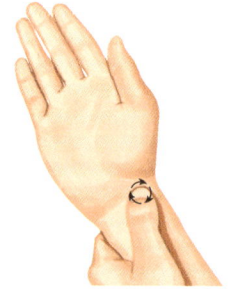

10 손바닥 중앙선을 마찰한다.
20~30회, 찰법

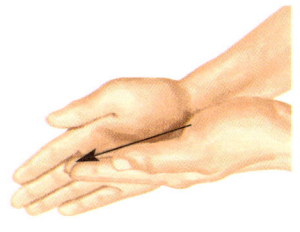

11 양손 손가락을 대고 쥔다.
10~15회, 날법

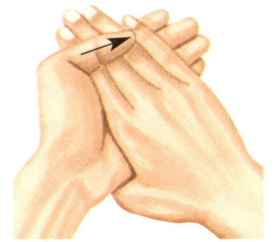

12 각 손가락 끝을 당겨 늘린다.
각 2회, 발신법

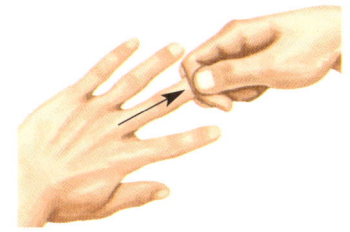

13 양손 손아귀를 마주대고 서로 누른다. 10~15회, 압법

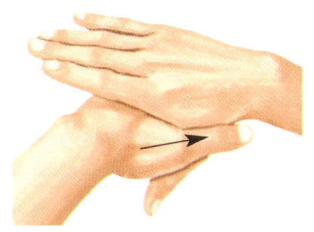

14 합곡혈을 쥐고 주무른다.
1분, 날유법

15 손등을 두드린다. 1분, 고격법

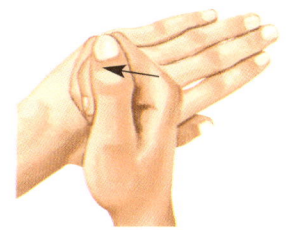

16 급성전립선염에는 상반신 임파선 반사구를 누르면서 주무른다.
1분, 안유법

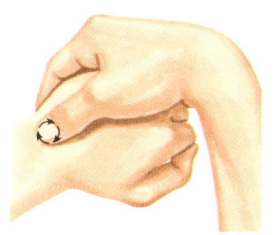

17 만성전립선염에는 비장 반사구를 누른다. 1분, 안법

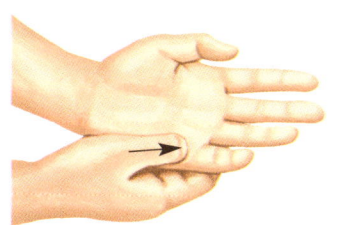

18 복부신경총 반사구를 민다.
15회, 추법

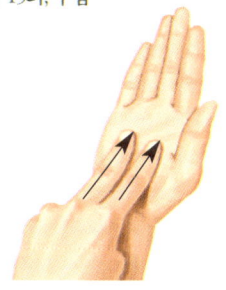

19 전립선비대증에는 하반신 임파선 반사구를 누르면서 주무른다.
1분, 안유법

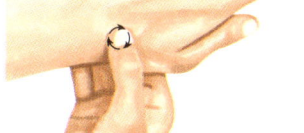

20 두경임파선 반사구를 누르면서 주무른다. 1분, 안유법

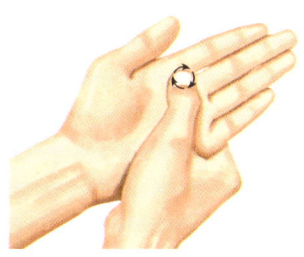

> **TIPS** 장시간 자전거를 타면 전립선 질환에 걸리기 쉽다
>
> 자전거 안장이 인체의 회음부(會陰部)와 맞닿기 때문에 요도, 전립선, 정낭 등이 압박을 받아 충혈되므로 자전거를 너무 오래 타면 전립선 관련 질환에 걸릴 확률이 높아진다.

SELF MASSAGE

생리통

사용 반사구

❶ 뇌하수체 ❷ 복강신경총 ❸ 부신 ❹ 신장 ❺ 비장 ❻ 난소(생식선)
❼ 자궁 ❽ 간장 ❾ 비장점 ❿ 신장점 ⓫ 심계점(心悸點) ⓬ 요추
⓭ 저골 ⓮ 미골 ⓯ 회음점(會陰點) ⓰ 전마점(全痲點)_전신마비점
⓱ 명문점(命門點) ⓲ 삼초(상·중·하)점(三焦點)

안마 방법

01 엄지손가락 손톱으로 뇌하수체 반사구를 찍어 누른다.
5~10회, 점압법

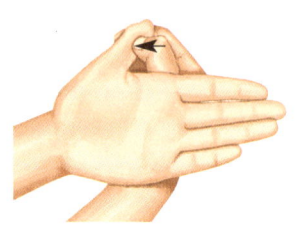

02 엄지손가락으로 신장 반사구를 누르면서 문지른다. 1분, 안유법

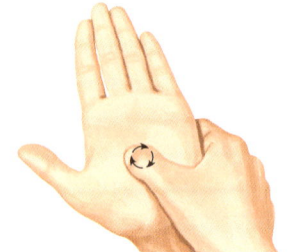

03 엄지손가락으로 부신 반사구를 누르면서 주무른다. 1분, 안유법

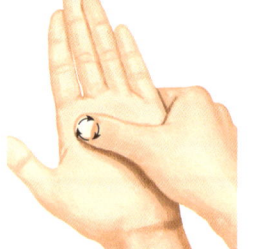

04 신장 주위를 돌고 복강신경총 반사구를 누르면서 주무른다.
10~20회, 안유법

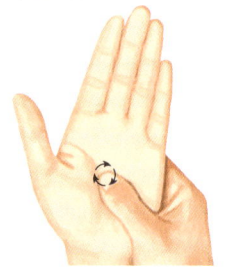

05 왼손 엄지손가락과 검지로 오른손 간장 반사구를 가볍게 쥐고 주무른다. 10~20회, 날유법

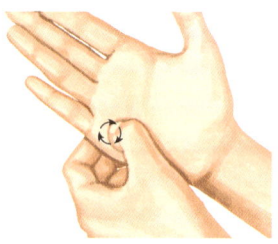

06 오른손 엄지손가락으로 왼손 비장 반사구를 누른다.
10~20회, 안압법

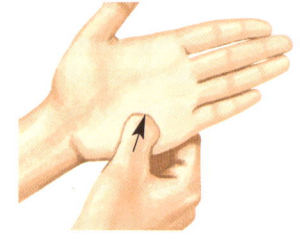

07 엄지손가락 끝으로 난소 반사구를 찍어 누른다. 10~20회, 점안압법

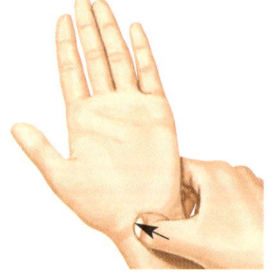

08 엄지손가락으로 자궁 반사구를 누르면서 주무른다.
20~50회, 안유법

09 엄지손가락에 힘을 주고 요추 반사구를 엄지뿌리쪽에서 엄지끝으로, 또는 중지뿌리에서 중지끝으로 밀면서 누른다. 10~20회, 추압법

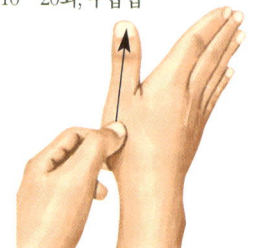

10	엄지손가락에 힘을 주고 저골 반사구를 엄지뿌리에서 엄지끝으로 밀면서 누른다. 10~20회, 추압법
11	엄지손가락에 힘을 주고 엄지끝으로 미골 반사구를 누른다. 10~20회, 안압
12	엄지손가락으로 비장점을 찍고, 누르고, 주무른다. 10~20회, 점법, 안법, 유법

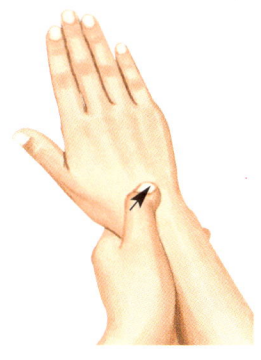
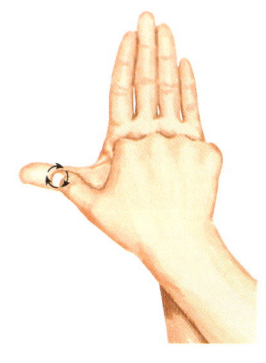

13	엄지손가락으로 삼초점을 찍고, 누르고, 주무른다. 10~20회, 점법, 안법, 유법
14	엄지손가락으로 신장점을 찍고, 누르고, 주무른다. 10~20회, 점법, 안법, 유법
15	엄지손가락으로 명문점을 찍고, 누르고, 주무른다. 10~20회, 점법, 안법, 유법

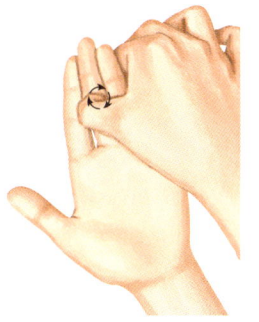
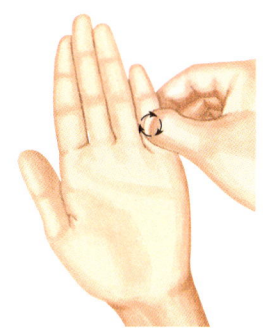

16	엄지손가락으로 심계점을 찍고, 누르고, 주무른다. 10~20회, 점법, 안법, 유법
17	엄지손가락으로 전마점을 찍고 꼬집는다. 10~20회, 점겹법
18	엄지손가락으로 회음점을 찍고 꼬집는다. 10~20회, 점겹법

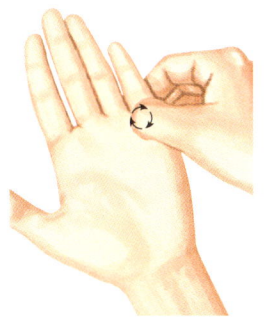
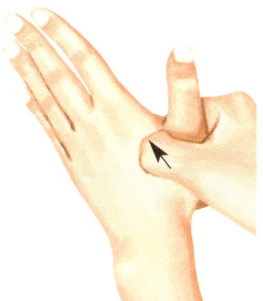
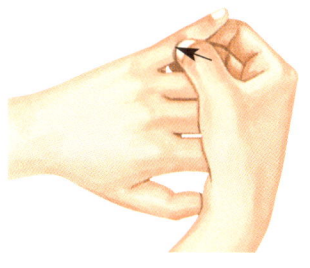

SELF MASSAGE

생리불순

사용 반사구
❶ 뇌하수체 ❷ 부신 ❸ 요추
❹ 저골 ❺ 난소(생식선)

안마 방법

01 엄지손가락으로 뇌하수체, 부신 반사구를 찍어 누른다. **좌우 각 5분, 점안법**

02 엄지손가락으로 요추, 저골 반사구를 누른다. **좌우 각 3분, 안법**

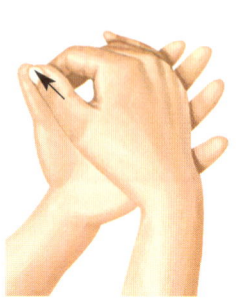
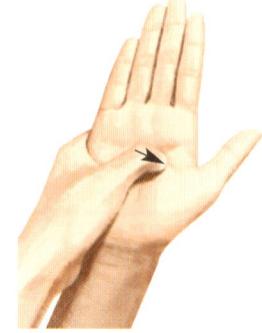
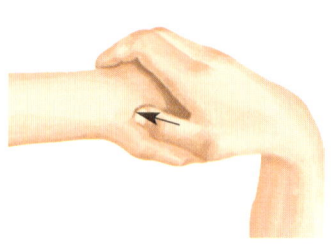

03 엄지손가락으로 생식선 반사구를 누르면서 주무른다.
좌우 5분, 안유법

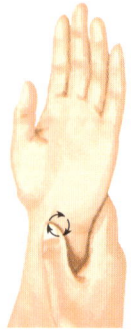

> **TIPS 오디가 생리불순을 다스린다**
>
> 신선하고 잘 익은 오디 2.5kg, 둥글레, 황정 각 50g, 천화분 10g, 숙지황 50g. 숙지황, 둥글레, 황정을 먼저 물에 불려 은근한 불에 달여서 액즙 500㎖를 만든다. 거기에 오디즙, 천화분을 넣고 약한 불로 걸쭉해질 때까지 끓인다. 이것을 매일 3회 30㎖씩 먹는다.
> 이 처방은 간장, 심장에 좋아 간허, 심허로 생리불순인 여성에게 허한 음기를 보강해주므로 장기복용하면 음허체질을 개선하는데 아주 좋다.
> * 오디(桑葚_ 상심), 황정(黃精_ 죽대의 뿌리), 천화분(天花粉_ 하눌타리 뿌리를 말려서 만든 가루)
>
> **생리불순에 좋은 익모초**
>
> 익모초(益母草)는 아기를 둔 여자에게 좋은 풀이라 하여 붙여진 이름이다. 혈액순환을 돕고, 어혈을 없애며, 생리를 돕고, 붓기를 빼주는 효능이 있다. 예로부터 민간에서 여성들의 질병에 두루 이용해왔으며, 산후의 보약으로도 활용해왔다. 특히 월경과다와 생리불순 등 생리조절에 탁월한 효과를 발휘한다
> 익모초는 몸에 열이 많고 비습한 사람에게는 잘 맞고, 몸이 많이 마르거나 위장과 아랫배, 자궁이나 손발이 차가운 여성, 몸속 수분이 모자라 입안이 자주 마르는 여성은 사용량을 줄이거나 조심해야 한다. 빈혈이 있는 사람은 쓰지 않는 게 좋다.
> 주의사항으로는 장기복용하지 않으며, 복용 후에는 배를 따뜻하게 하는 게 좋다.
> 생리불순이 있을 때 익모초 열매 10g에 물 약 700㎖를 붓고 달여 마신다. 이렇게 차처럼 마실 수도 있지만, 맛이 쓰기 때문에 설탕이나 꿀을 조금 넣어 여러 번으로 나누어 마시면 된다.

SELF MASSAGE

폐경

사용 반사구
1. 뇌하수체 2. 부신 3. 요추
4. 저골 5. 난소(생식선)

안마 방법

01 엄지손가락으로 뇌하수체, 부신 반사구를 누른다. 좌우 각 5분, 안법

02 엄지손가락으로 요추, 저골 반사구를 누른다. 좌우 각 3분, 안법

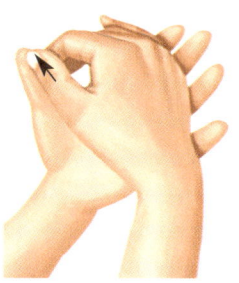 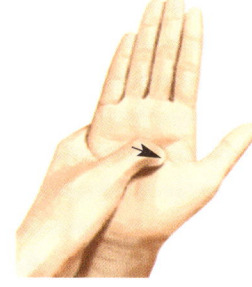 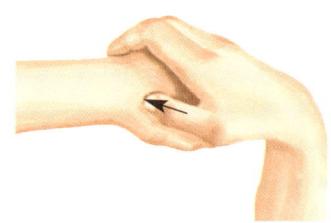

03 엄지손가락으로 생식선 반사구를 누르면서 주무른다.
좌우 5분, 안유법

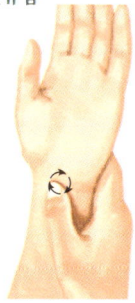

> **TIPS 폐경기에 피해야 할 4가지 음식**
>
> 1. 보혈 조성을 방해하는 식품 : 마늘, 쑥갓, 무, 장아찌, 자채(榨菜_짜사이), 동아 등을 많이 먹으면 보혈 생성에 방해가 되어 경혈 결핍으로 폐경을 재촉하므로 피한다.
> 2. 날것과 찬 음식 : 냉음료, 찬 반찬, 찬 과일, 찬 성질의 수산물 등을 먹으면 혈관수축으로 혈액순환을 방해하여 폐경을 촉진하므로 피한다.
> 3. 기름진 음식 : 돼지고기, 양고기, 오징어, 갈치, 가막조개, 게, 식용 크림, 초콜릿 등을 먹으면 지방이 쌓여 경맥을 막아 혈액순환을 방해하므로 가능한 적게 먹는다.
> 4. 당근 : 당근은 비록 많은 영양을 함유하지만 폐경과 난소의 배란을 억제하므로 피한다.
>
> **콩의 함유성분 이소플라본의 효능**
>
> 폐경이 지난 후에는 여성호르몬 에스트로겐의 분비량이 급격히 감소한다. 최근 식물성 에스트로겐인 이소플라본(isoflavon)이 사람들에게 관심을 끌고 있다. 이소플라본은 에스트로겐과 비슷한 구조와 기능을 갖는 콩단백질의 하나로 대두에 많이 들어 있으며, 체내 흡수율이 높고 에스트로겐 수용체와 결합하여 그 작용을 활성화시킨다. 유방암을 우려하는 호르몬제 요법과 비교하여 부작용이 없으므로 에스트로겐을 대체 성분으로 주목받고 있다. 미국식품의약국에서는 이소플라본을 하루에 25g 이상 섭취할 것을 권장하고 있다.
> 콩에 함유된 이소플라본은 우울증, 골다공증, 안면홍조 등 여성호르몬이 부족하여 나타날 수 있는 갱년기 증세를 완화시켜주며, 폐경기 이후에 급격히 증가하는 관상동맥질환과 심장질환 발병 위험을 낮출 뿐만 아니라 혈중 콜레스테롤의 수치도 낮추는 효과가 있어 동맥경화증의 진행을 억제하는 것으로 입증되었다.
> 두부 1모에는 150mg, 두유 1팩에는 30mg, 그리고 된장 15g에는 5.5mg정도의 이소플라본이 들어 있지만, 콩맛을 내는 양념이나 콩기름 등에는 이소플라본 함량이 적기 때문에 가급적 두부, 된장, 생콩 등으로 이소플라본을 섭취하는 것이 좋다.

SELF MASSAGE

불임증

사용 반사구

❶ 신장 ❷ 부신 ❸ 생식선 ❹ 비장 ❺ 위장 ❻ 수뇨관 ❼ 방광
❽ 질·자궁 ❾ 서혜부 ❿ 부갑상선 ⓫ 유방 ⓬ 간장 ⓭ 담낭
⓮ 뇌하수체 ⓯ 갑상선 ⓰ 소장 ⓱ 대장 ⓲ 척추

일반적으로 아기를 낳을 수 있는 연령의 건강한 남녀가 결혼하여 정상적으로 성생활을 하는데도 1년이 지나도록 아기가 생기지 않는 상태를 불임이라 한다.
불임의 원인은 부부 모두 또는 한 사람에게만 있을 수 있지만, 한 사람에게만 원인이 있다 해도 불임치료는 반드시 부부가 함께 받아야 한다.

안마 방법

01 엄지손가락으로 신장, 부신, 생식선 반사구를 찍어 주무른다. 각 150 ~ 200회, 점유법

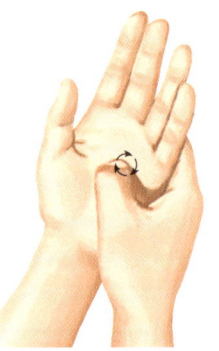
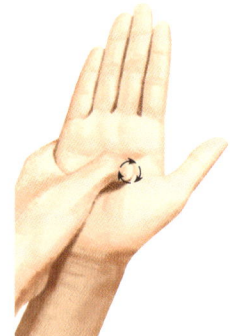
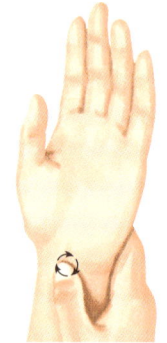

02 엄지손가락으로 비장 반사구를 찍어 주무른다. 50 ~ 60회, 점유법

03 엄지손가락으로 위장 반사구를 누르면서 주무른다.
50 ~ 60회, 안유법

04 엄지손가락으로 수뇨관, 방광 반사구를 누른다.
각 150 ~ 200회, 안법

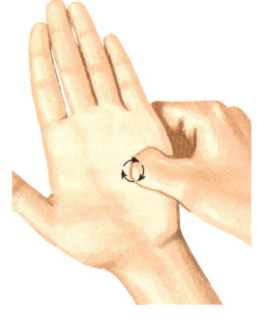
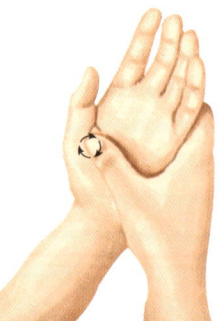
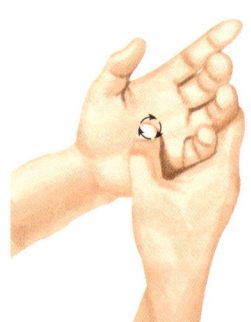

| 05 | 엄지손가락으로 질·자궁 반사구를 누른다. 150~200회, 안법 | 06 | 엄지손가락으로 서혜부, 뇌하수체, 부갑상선, 유방, 간장, 담낭 등의 반사구를 찍어 누른다. 각 50~60회, 점안법 |

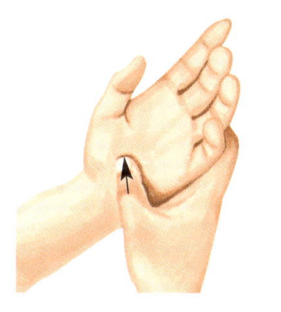
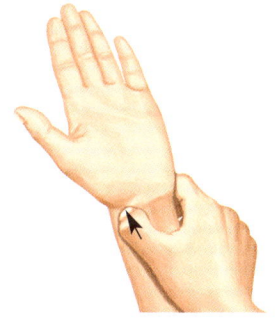
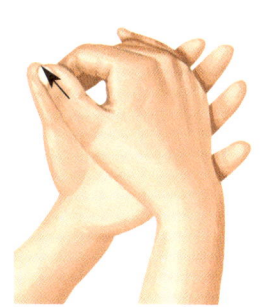

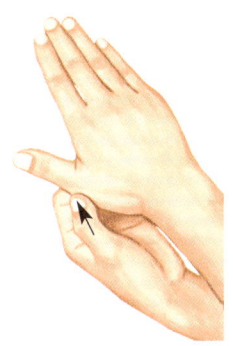
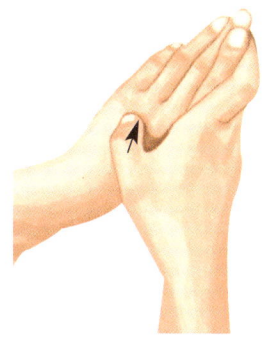
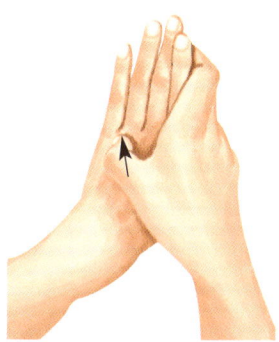

| 07 | 엄지손가락으로 갑상선, 소장, 대장, 척추 반사구를 심장쪽으로 민다. 각 60회, 추법 |

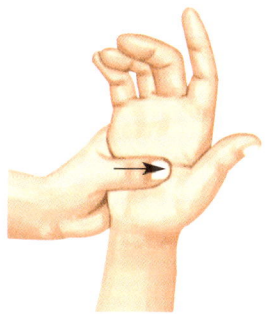
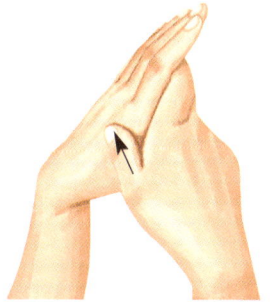
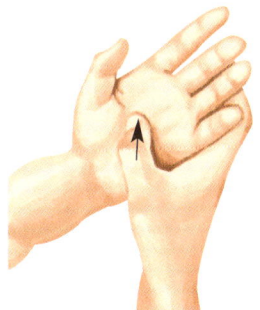

> **TIPS** 구두산(狗頭散)이 불임증을 다스린다
>
> 구두산을 바싹 말려 가루로 낸다. 생리가 끝난 3~7일 후부터 이 가루를 먹는다. 매일 밤 자기 전에 구두산 분말 10g을 황주, 흑설탕과 함께 4일을 1주기로 먹는다. 이 처방은 자궁냉증, 자궁발육 부진 등에 도움을 준다. 복용기간 중 정상적인 성관계를 가져도 되는데 찬 음식은 피한다. 12일에 3회를 복용해도 효과가 없으면 복용을 중단한다. ※ 구두산(狗頭散)_ 개머리뼈)

SELF MASSAGE

만성골반염

사용 반사구
❶ 부신 ❷ 신장 ❸ 방광 ❹ 수뇨관 ❺ 폐
❻ 상반신 임파선 ❼ 하반신 임파선 ❽ 부갑상선
❾ 간장 ❿ 비장 ⓫ 자궁 ⓬ 난소(생식선)
⓭ 복강신경총 ⓮ 요추 ⓯ 저골 ⓰ 미골

안마 방법

01 엄지손가락으로 부신 반사구를 찍어 주무른다. **좌우 2분, 점유법**

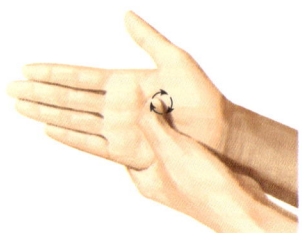

02 엄지손가락으로 신장, 방광 반사구를 누르면서 주무른다. **좌우 각 2분, 안유법**

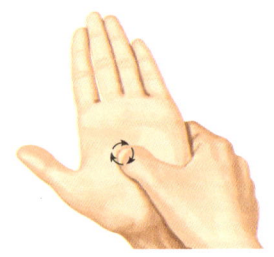
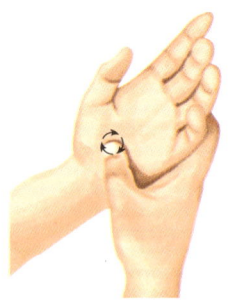

03 엄지손가락으로 수뇨관 반사구를 심장쪽으로 민다. **좌우 2분, 추법**

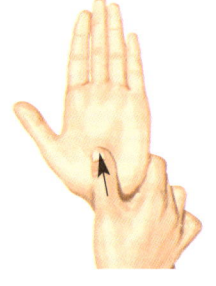

05 엄지손가락으로 상반신 임파선, 하반신 임파선, 부갑상선, 간장, 비장, 자궁, 난소 반사구를 찍어 누른다. **좌우 각 1분, 점법**

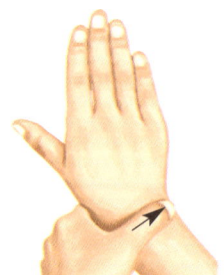
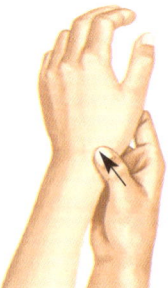
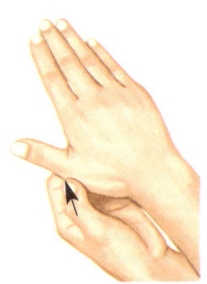

04 엄지손가락으로 폐 반사구를 손가락쪽에서 손바닥쪽으로 민다.
좌우 2분, 추법

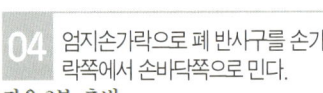
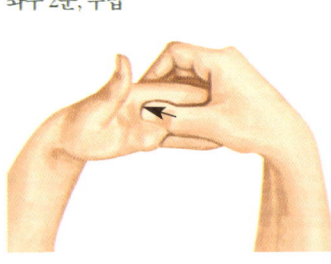
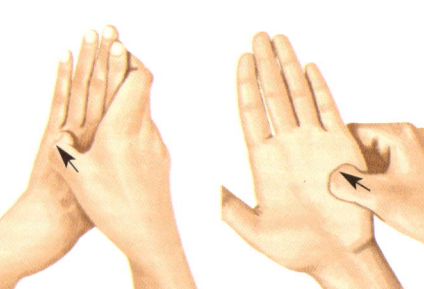
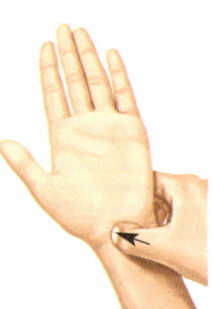

06 엄지손가락으로 복강신경총, 요추 반사구를 민다. 좌우 각 1분, 추법

07 엄지손가락으로 저골, 미골 반사구를 누른다. 좌우 각 1분, 안법

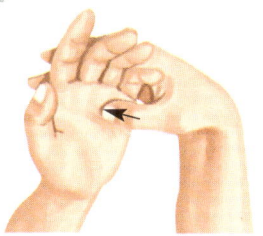
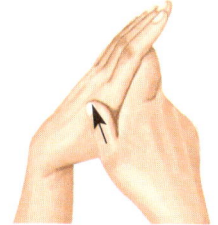
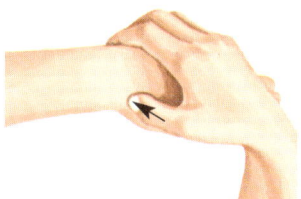

> **TIPS 만성골반염 음식 처방**
> 토복령 50g, 가시연밥 30g, 석창포(石菖蒲) 12g, 돼지고기 100g 등을 적당량의 물과 함께 은근한 불에 끓인 후 소금으로 간해서 그 국물을 마신다. 이 처방은 비장과 신장을 보하고 해독하며, 습한 기운을 제거하므로 만성골반염 치료에 효과적이다.
> * 토복령(土茯苓_ 청미래덩굴의 뿌리)

SELF MASSAGE

불감증

사용 반사구
① 신장 ② 수뇨관 ③ 방광 ④ 폐 ⑤ 유방 ⑥ 질·자궁
⑦ 유방반사구 ⑧ 갑상선 ⑨ 대뇌 ⑩ 요추 ⑪ 미골 ⑫ 생식선
⑬ 부신 ⑭ 저골 ⑮ 서혜부 ⑯ 간장 ⑰ 심장 ⑱ 비장

안마 방법

01 엄지손가락으로 신장, 방광 반사구를 누르면서 주무른다. 좌우 각 2분, 안유법

02 엄지손가락으로 수뇨관 반사구를 심장쪽으로 민다. 좌우 각 2분, 추법

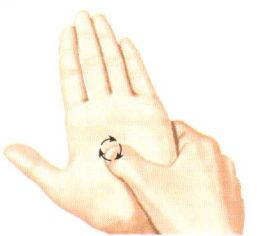
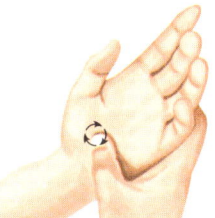
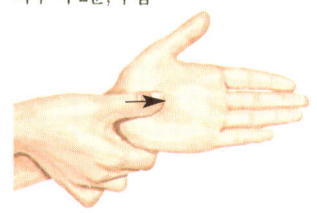

> **TIPS 육종용양고기죽이 불감증을 다스린다**
> 육종용 50g을 잘게 썰어 1시간 가량 끓인 후 찌꺼기를 건져내고 그 국물에 양고기 200g, 멥쌀 100g, 생강 3쪽을 넣어 달인 후 소금으로 간해서 먹는다. 이 처방은 간장, 신장 보강에 도움이 되어 신허성(腎虛性) 불감증에 좋다.
> * 육종용(肉蓯蓉_ 오리나무더부살이)

| 03 | 엄지손가락으로 폐, 유방, 질·자궁 반사구를 손가락쪽에서 손바닥쪽으로 민다. 좌우 각 2분, 추법 |

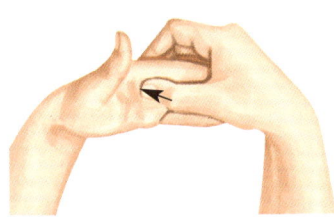

| 04 | 엄지손가락으로 갑상선, 대뇌 반사구를 심장쪽으로 민다. 좌우 각 2분, 추법 |

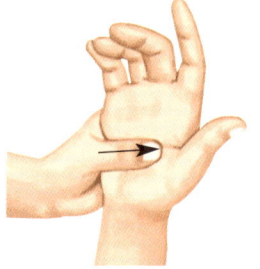 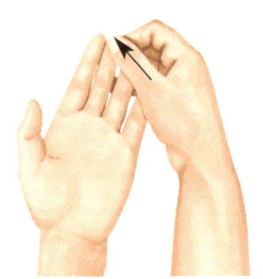

| 05 | 엄지손가락으로 요추 반사구를 심장쪽으로 민다. 좌우 2분, 추법 |

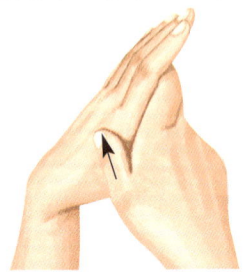

| 06 | 엄지손가락으로 미골 반사구를 민다. 좌우 1분, 추법 |

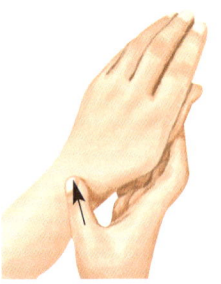

| 07 | 엄지손가락 끝으로 생식선, 부신, 저골, 서혜부, 간장, 심장, 비장 반사구를 찍어 누른다. 좌우 각 1분, 점법 |

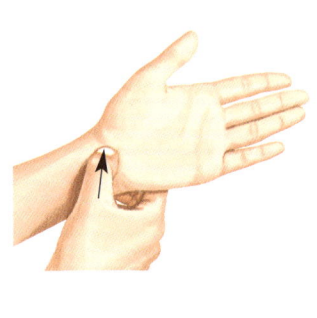 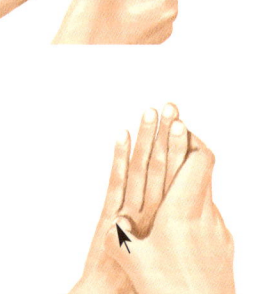 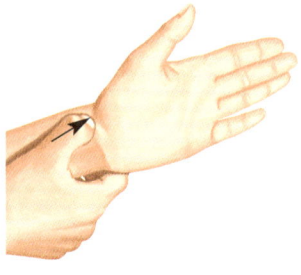

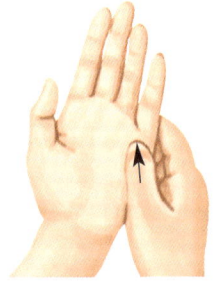 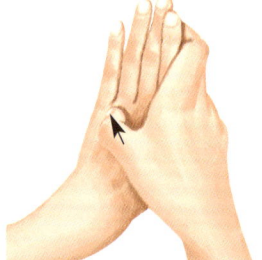 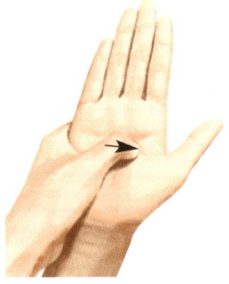

SELF MASSAGE
예쁜 외모 날씬한 몸매

사용 반사구
① 대뇌 ② 뇌하수체 ③ 액두 ④ 부신 ⑤ 복강신경총
⑥ 신장 ⑦ 수뇨관 ⑧ 방광 ⑨ 비위대장구
⑩ 서혜부 ⑪ 눈 ⑫ 상함·하함 ⑬ 담낭

안마 방법

01 대뇌 반사구를 누르면서 주무른다. 2분, 안유법

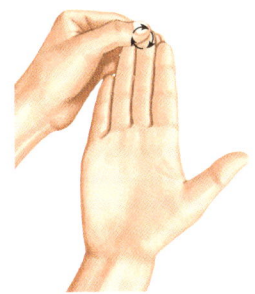

02 액두 반사구를 찍어 누른다. 5~10회, 점안법

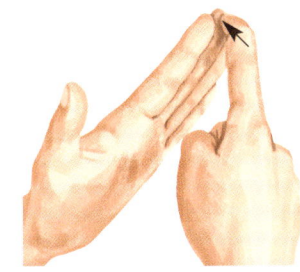

03 뇌하수체 반사구를 주무른다. 2분, 유법

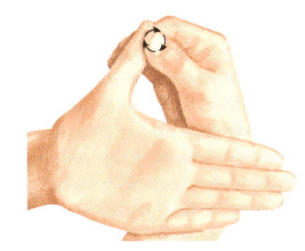

04 눈 반사구를 누른다. 8~10회, 안압법

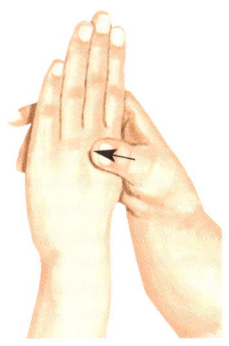

05 상함, 하함 반사구를 꼬집는다. 각 30초, 겹법

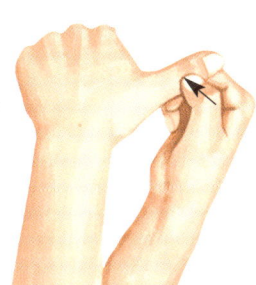

06 담낭 반사구를 누른다. 5~10회, 안압법

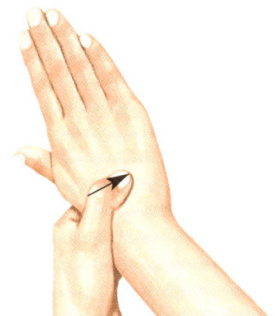

> **TIPS 피부가 좋아지는 3가지 방법**
> 1. 달걀, 적당량의 레몬즙, 소금 약간을 넣어 충분히 저은 다음 올리브기름을 넣고 골고루 섞어 얼굴에 바른다. 1주일에 1~2회만 발라도 효과가 뚜렷하다.
> 2. 밤의 속껍질을 곱게 갈아 적당량의 벌꿀과 골고루 혼합하여 얼굴에 바르면 피부에 윤기가 나고 탄력이 생긴다.
> 3. 오렌지 2개를 즙을 내어 따뜻한 목욕물에 풀어 10분간 누워 있으면 피부 전체에 비타민C가 흡수되어 몸 전체에 탄력이 생긴다.

07 복강신경총 반사구를 밀면서 문지른다. 2분, 추마법

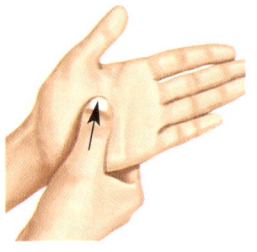

08 부신 반사구를 찍어 누른다. 5~8회, 점안법

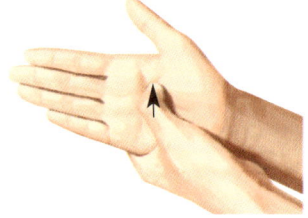

09 비위대장구를 누르면서 주무른다. 2분, 안유법

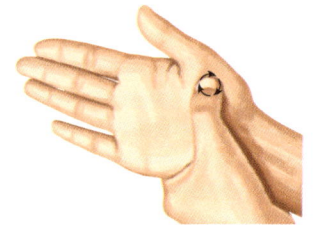

10 서혜부 반사구를 누른다. 8~10회, 안법

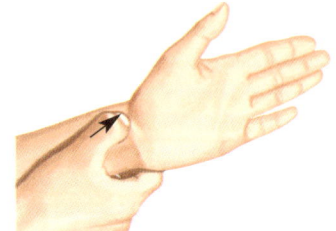

11 신장, 수뇨관, 방광 반사구를 누르면서 주무른다. 각 10~15회, 안유법

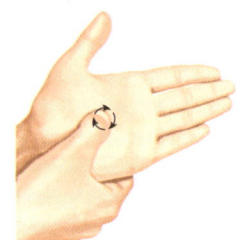

12 손바닥을 뜨거워질 때까지 비빈다. 차법

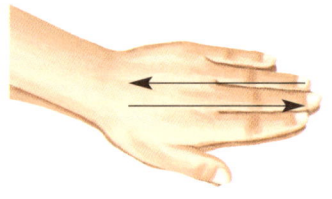

> **TIPS** 기미를 없애는 4가지 방법
>
> 1. 달걀 1개를 깨끗이 씻어 식초 500㎖에 1달간 담가둔다. 달걀껍질이 식초에 녹으면 그 식초액 1작은술을 끓는 물에 타서 마신다. 이 식초를 장기 복용하면 피부가 윤택해지고 탄력이 생기며 기미도 없어진다.
> 2. 가지 껍질로 기미가 있는 부위를 문지르면 기미가 많이 옅어진다.
> 3. 식초로 밀가루를 묽게 반죽하여 기미 부위에 붙이면 기미가 옅어진다.
> 4. 신선한 노회 잎 30~50g을 빻아 물 적당량과 함께 끓여 침전물을 제거한 후 깨끗한 즙을 환부에 바르면 기미가 없어진다.
>
> * 노회(芦薈_ 알로에)
>
> **얼굴과 목 주름을 예방하는 생활습관**
> 목주름을 예방하려면 습관적으로 목을 특정 방향으로 기울이거나, 구부정한 자세로 앉거나, 손으로 턱을 괴는 자세를 피하고 항상 허리부터 목까지 꼿꼿하고 바른 자세를 취해야 한다.
> 높은 베개를 베면 목 주위에 주름이 생기기 쉬우므로 낮은 베개가 좋다. 얼굴 방향도 수시로 바꾸는 게 좋다. 베개에 얼굴을 파묻고 자면 피부 탄력에 나쁜 영향을 미친다.
> 스킨이나 로션을 바를 때는 '찰싹' 소리가 날 정도로 피부에 자극을 주면서 바르거나 얼굴 근육에 압박이 느껴질 정도로 강하게 마사지 하는 사람들이 있다. 이런 습관은 통증으로 피부 주위가 수축되기 때문에 화장품의 흡수력을 낮춘다. 나이와 상관없이 아기 피부를 다루듯 섬세하게 피부를 마사지해야 흡수가 잘 된다. 평소에는 비타민C를 많이 함유한 딸기, 파인애플, 복숭아 등을 즐겨 먹으면 주름 예방에 도움이 된다.

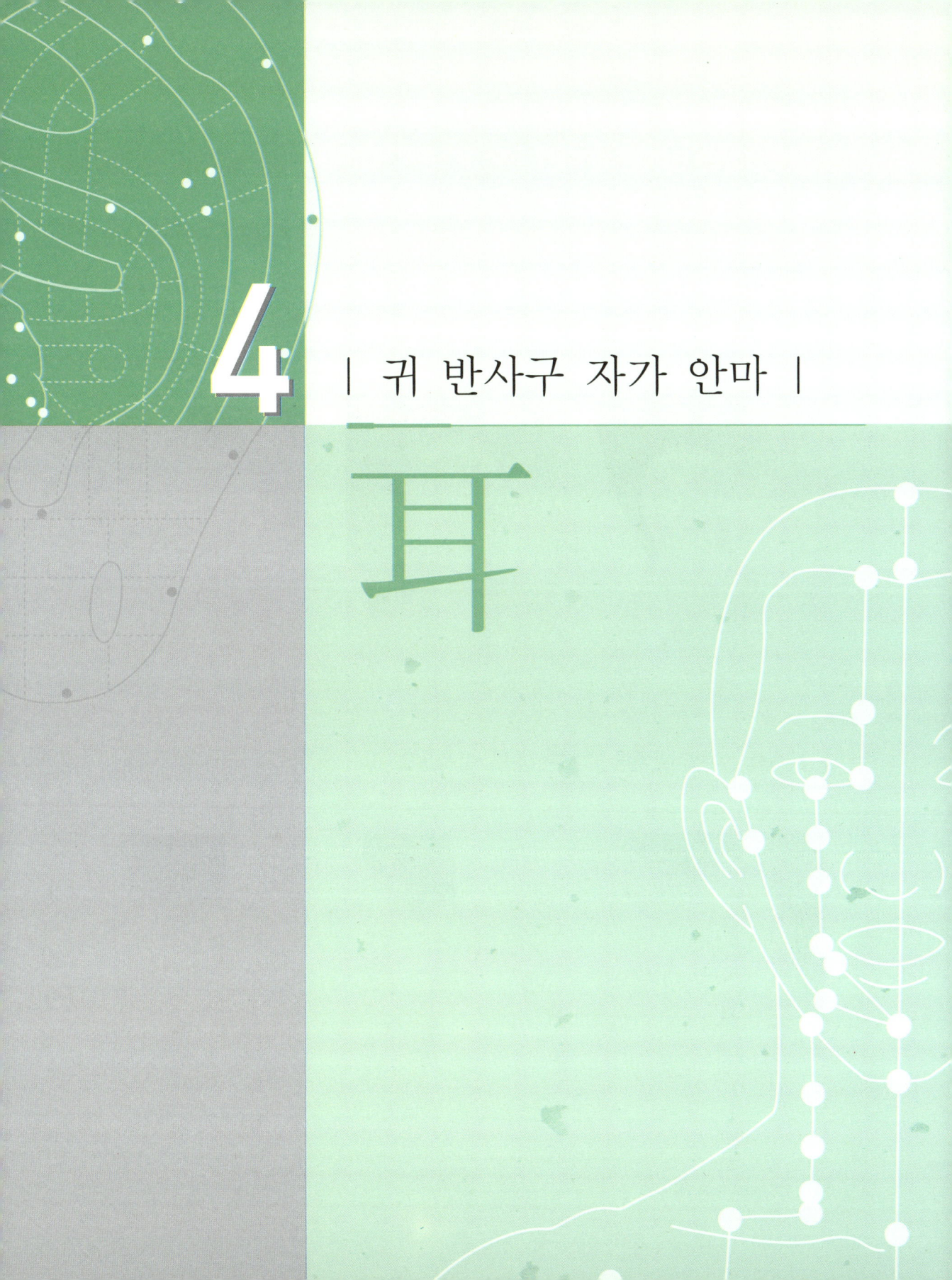

4 | 귀 반사구 자가 안마 |

耳

SELF MASSAGE

당뇨병

사용 반사구
1. 이담(胰膽) 2. 심장 3. 내분비 4. 신장
5. 간장 6. 폐 7. 위장 8. 방광
9. 이미근(耳迷根)

보조 혈자리
신문혈(神門穴)

안마 방법

01 검지로 이담(胰膽) 반사구를 누른다. 1~2분, 안압법

02 검지로 간장 반사구를 누른다. 1~2분, 안압법

03 검지로 이미근(耳迷根) 반사구를 누른다. 1~2분, 안압법

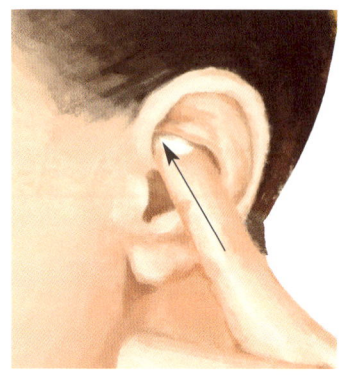 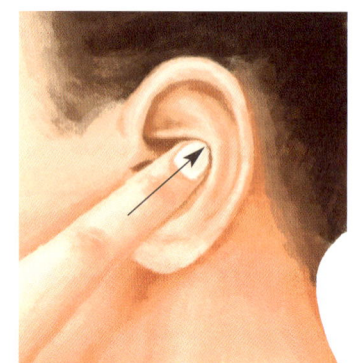 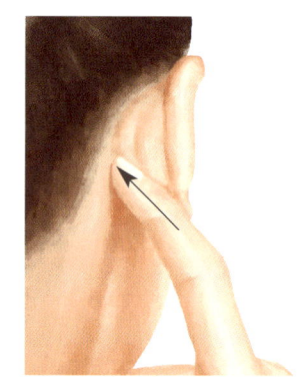

04 내분비 반사구를 쥐고 주무른다. 1~2분, 날유법

05 신문혈을 쥐고 주무른다. 1~2분, 날유법

06 검지로 심장 반사구를 주무른다. 1~2분, 유법

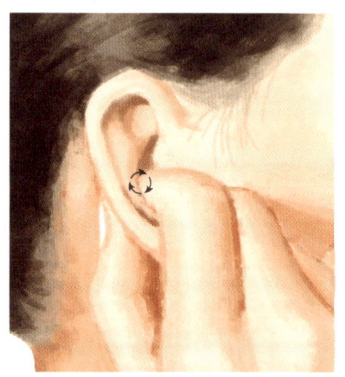 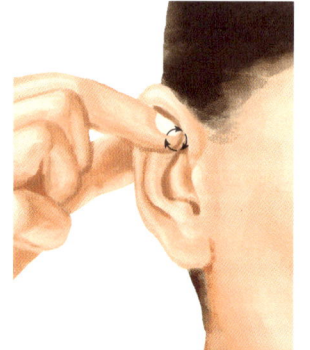 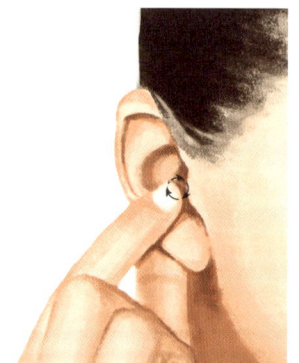

| 07 검지로 폐 반사구를 주무른다.
1~2분, 유법 | 08 검지로 위장 반사구를 주무른다.
1~2분, 유법 | 09 검지로 신장 반사구를 주무른다.
1~2분, 유법 |

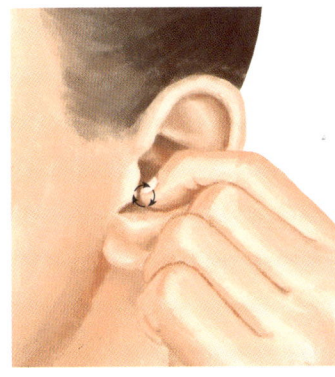 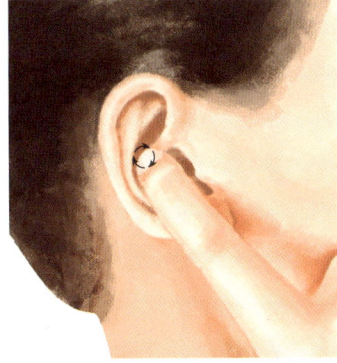 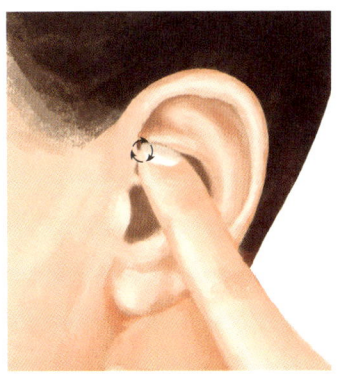

| 10 검지로 방광 반사구를 주무른다.
1~2분, 유법 | 11 귓바퀴를 비비면서 문지른다.
3분, 차마법 |

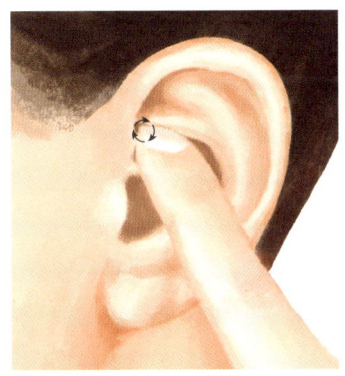 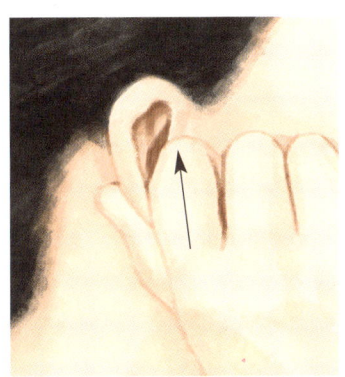

> **TIPS 당뇨병에 좋은 처방**
>
> 산약 30g, 황련 1g을 물에 달인 후 즙을 짠다. 다시 물을 붓고 달여서 찌꺼기는 버리고 아침, 저녁 2회 복용한다. 이렇게 10일을 치료의 한 주기로 한다. 이 처방은 당뇨병으로 인한 갈증, 다뇨, 배고픔을 다스린다.
>
> * 산약(山藥_참마), 황련(黃連_깽깽이풀 뿌리 이용)
>
> **당뇨병에 좋은 차**
>
> 당뇨병은 소변을 자주 보게 되므로 몸 안에 물이 부족해 쉽게 갈증을 느낀다. 구기자차와 오미자차는 갈증을 없앨 뿐만 아니라 당뇨병에도 좋다. 구기자에 함유한 베타인과 루틴 성분이 혈당을 낮추고 췌장의 인슐린 분비를 좋게 하며 당뇨병을 예방한다. 오미자 또한 두뇌활동을 개선하는 효과가 있고 혈당을 낮춘다.
>
> 1. 구기자차 : 선명한 붉은색을 띠는 오미자 15g을 물에 씻어 건진다. 물 3컵(700㎖)을 팔팔 끓이다가 오미자를 넣고 빛깔이 충분히 우러날 때까지 끓인 후 오미자를 체에 걸러내고 설탕 1큰술을 타서 마신다. 오미자는 꿀을 타면 빛깔이 칙칙하게 변하므로 설탕을 타는 것이 좋다.
> 2. 오미자차 : 구기자 15g, 물 3컵을 준비한다. 구기자를 물에 넣고 중간 불에서 끓인다. 물이 끓으면 약한 불로 줄이고 갈색 빛깔이 우러날 때까지 은근히 더 끓인다. 충분히 우러나면 구기자를 체에 걸러내고 마신다.

SELF MASSAGE

고혈압

사용 반사구
① 이첨(耳尖) ② 심장 ③ 내분비
④ 부신 ⑤ 간양(肝陽) ⑥ 륜(輪)1 ~ 륜(輪)6
⑦ 병첨(屛尖) ⑧ 피질하(皮質下) ⑨ 강압구(降壓溝)

안마 방법

01 이첨을 누른다. 50 ~ 60회, 안압법

02 심장 반사구를 누른다. 50 ~ 60회, 안압법

03 내분비 반사구를 누른다. 50 ~ 100회, 안압법

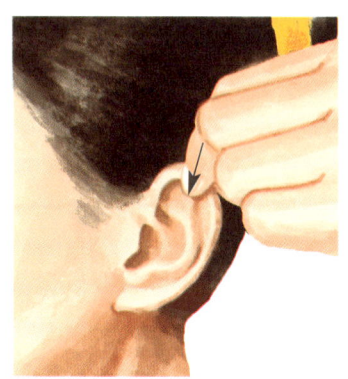
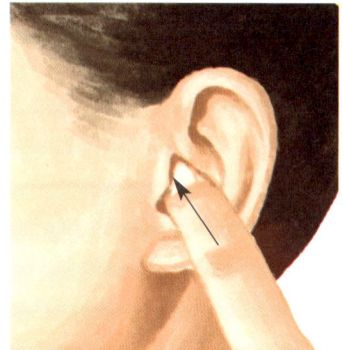
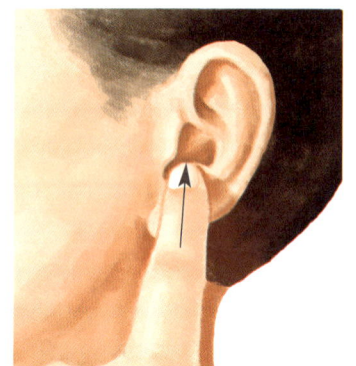

04 손톱으로 부신 반사구를 민다. 30 ~ 50회, 지갑추법

05 손톱으로 이배부(耳背部)를 민다. 30 ~ 50회, 지갑추법

06 륜1 ~ 륜6을 쥐고 주무른다. 각 20 ~ 30회, 유날법

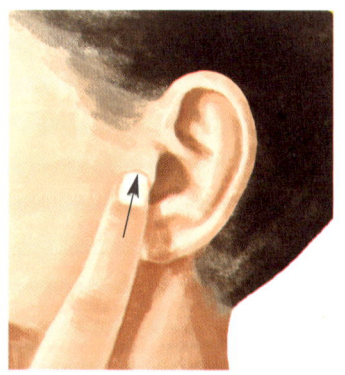
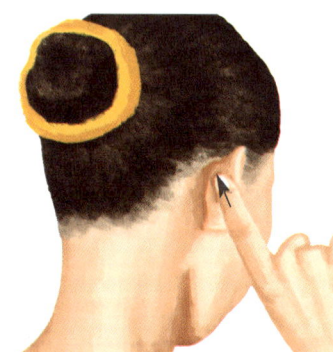
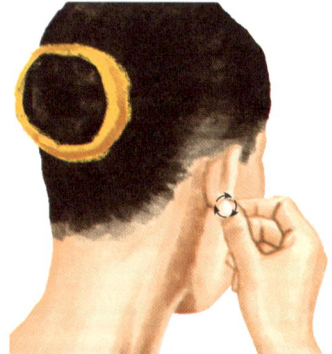

07 간양(肝陽) 반사구를 찍고 꼬집는다. 30~50회, 점검법

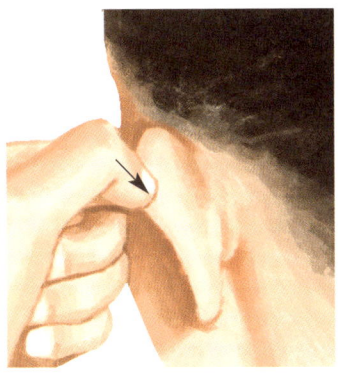

08 병첨 반사구를 찍고 꼬집는다. 20~30회, 점검법

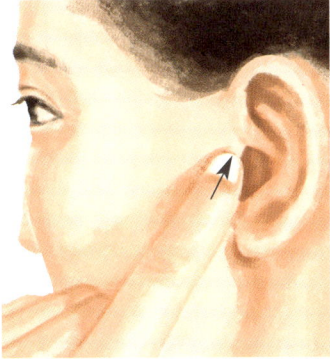

09 피질하 반사구를 찍고 꼬집는다. 30~50회, 점검법

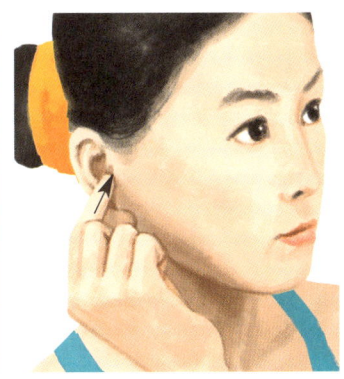

10 간장 반사구를 찍고 꼬집는다. 30~50회, 점검법

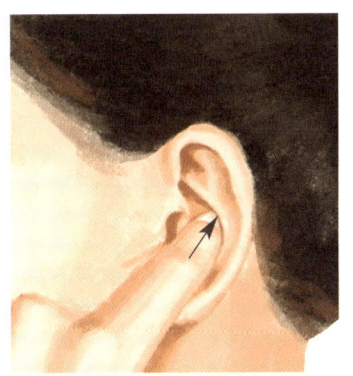

11 신장 반사구를 찍고 꼬집는다. 30~50회, 점검법

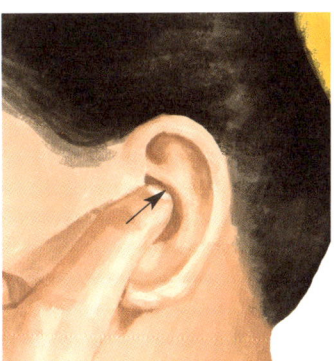

12 귓바퀴를 위아래로 비비면서 문지른다. 차마법

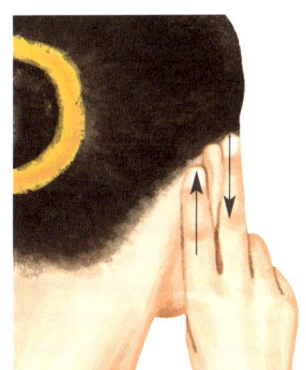

> **TIPS 고혈압에 좋은 차**
> 말린 연심 3g, 녹차 1g을 찻잔에 넣고 끓는 물을 반 정도 붓고 뚜껑을 닫은 다음 약 5분 기다렸다가 마신다. 맨 처음 물에 불린 연심차는 마지막에 조금 남겨서 다시 물을 부어 마셔도 좋하다.
> ※ 연심(蓮心_ 연밥 속의 심)

SELF MASSAGE

고지혈증

사용 반사구
① 내분비 ② 신장 ③ 위장 ④ 피질하
⑤ 부신 ⑥ 기점(饑點) ⑦ 이첨 ⑧ 심장
⑨ 이배심 ⑩ 연중(緣中)

보조 혈자리
신문혈(神門穴)

안마 방법

01 내분비 반사구를 누른다.
3분, 안압법

02 신장 반사구를 누른다.
2분, 안압법

03 신문혈을 찍어 누른다.
2분, 점안법

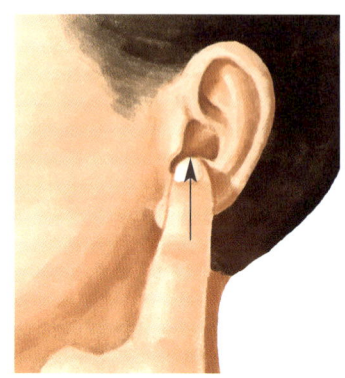
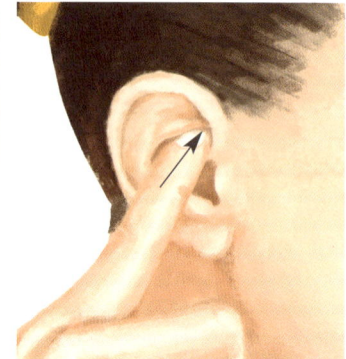
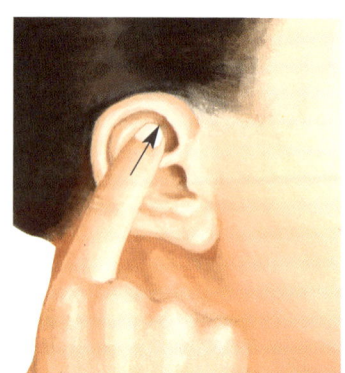

04 위장 반사구를 누르면서 주무른다. 2분, 안유법

05 손톱으로 피질하 반사구를 민다.
2분, 지갑추법

06 부신 반사구를 누른다.
2분, 안압법

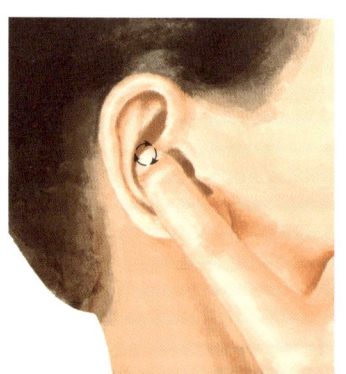
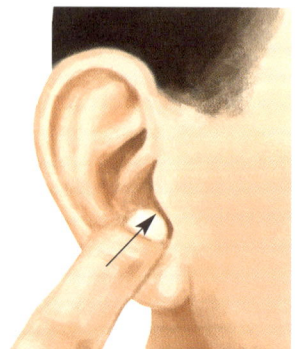
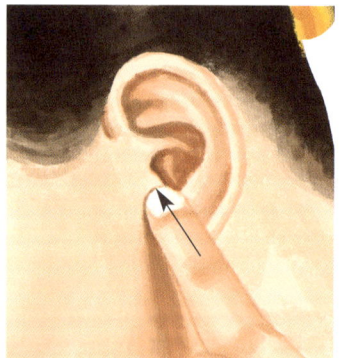

07 기점(饑點)을 누른다. 2분, 안압법

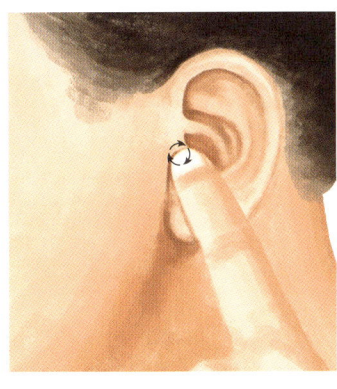

08 이첨을 꼬집는다. 2분, 겹법

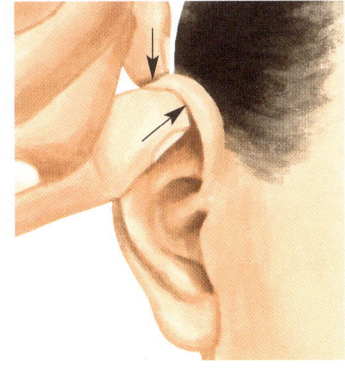

09 심장 반사구를 누른다. 2분, 안압법

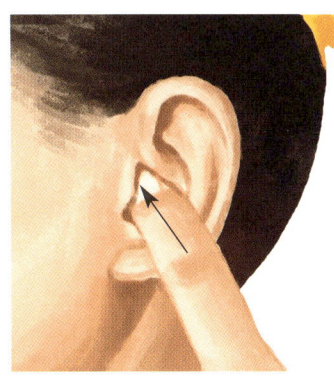

10 이배심(耳背心)을 누른다. 2분, 안법

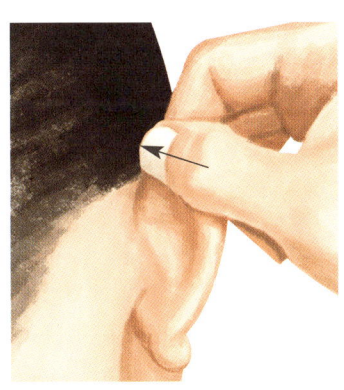

11 연중(緣中) 반사구를 쥐고 주무른다. 2분, 날유법

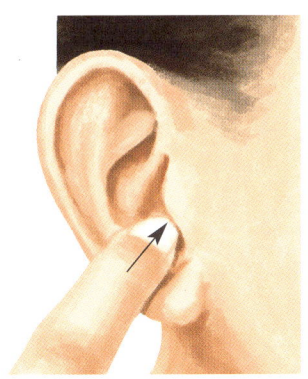

TIPS 고지혈증에 좋은 차

화생전초(전체를 말린 것) 50g. 화생전초를 잘게 썰어 깨끗이 씻은 후 물에 달여 차 대신 매일 1회 마신다. 언제 마셔도 상관없으며, 신장과 간장을 보하므로 고지혈증 치료에 도움이 된다.

* 화생전초(花生全草_ 땅콩 포기 전체)

고지혈증 식이요법

1. 하루 3끼 규칙적인 식사를 한다.
2. 과식은 피하고 곡류(밥·빵·떡 등), 어육류(생선·고기 등), 채소, 우유, 과일 등을 다양하게 섭취한다.
3. 합병증을 막기 위해서는 반드시 싱겁게 조리해야 한다.
4. 술은 고혈압과 뇌졸중의 위험이 있으므로 삼간다. 만약 마실 경우에는 주 1~2회 이내, 1회 2잔 이내로 마신다.
5. 잡곡류(콩·보리·현미), 채소류, 해조류(미역·다시마) 등 섬유소가 많은 식품을 충분히 섭취한다.
6. 햄, 소시지, 반조리 식품, 인스턴트 식품 등 가공식품은 피한다.
7. 비만한 경우에는 과일이나 우유 섭취를 제한한다.

SELF MASSAGE

관심병

사용 반사구
1. 심장 2. 교감 3. 피질 4. 흉부
5. 소장 6. 간양(肝陽) 7. 간장 8. 신장
9. 병첨 10. 이배심 11. 피질하(皮質下)

보조 혈자리
신문혈(神門穴)

안마 방법

01 병이 생기면 심장 반사구를 당기면서 누른다. 50~100회, 제안법

02 교감 반사구를 당기면서 누른다. 50~100회, 제안법

03 이배심 반사구를 당기면서 누른다. 50~100회, 제안법

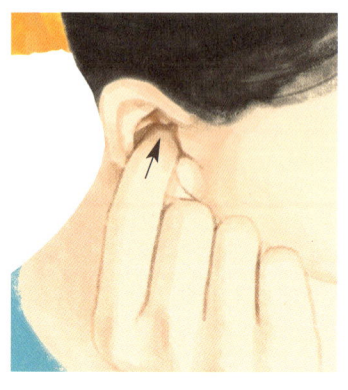
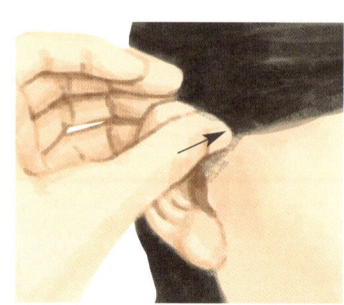
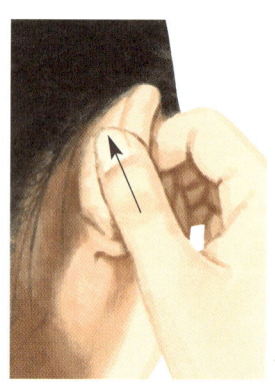

04 신문혈을 당기면서 누른다. 50~100회, 제안법

05 병이 호전되면 신문혈을 당기면서 누르는 것 외에 소장 반사구를 주무르면서 누른다. 100~200회, 제안법, 유압법

06 흉부 반사구를 주무르면서 누른다. 100~200회, 유압법

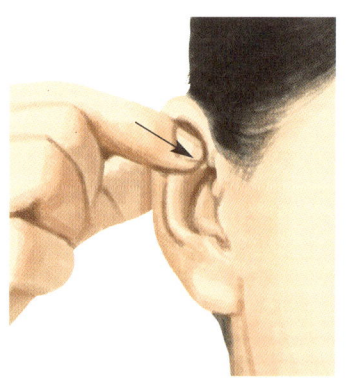
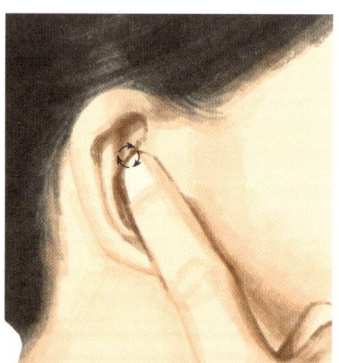
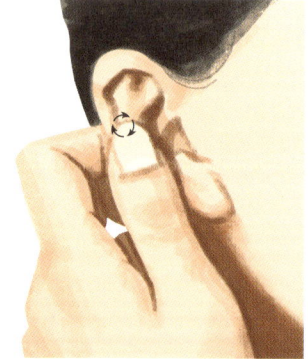

07 간양(肝陽) 반사구를 꼬집으면서 누른다. 100회, 겹압법	08 병첨(屛尖) 반사구를 꼬집으면서 누른다. 100회, 겹압법	09 피질하 반사구를 꼬집으면서 누른다. 100회, 겹압법

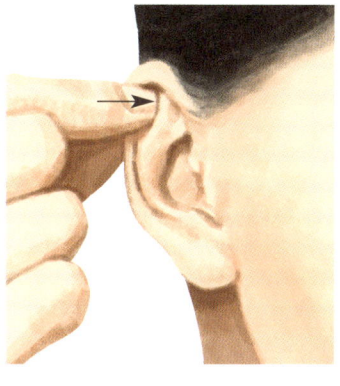 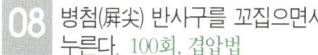 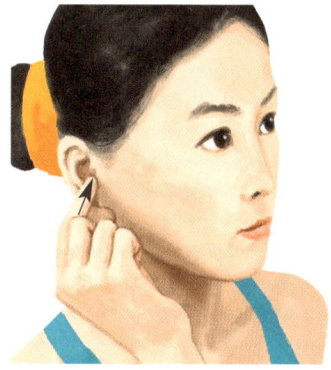

10 간장 반사구를 꼬집으면서 누른다. 100회, 겹압법	11 신장 반사구를 꼬집으면서 누른다. 100회, 겹압법	12 귓바퀴를 비비면서 문지른다. 3~5분, 차마법

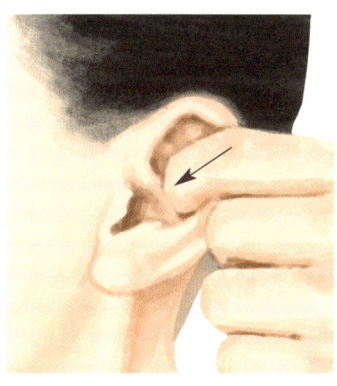 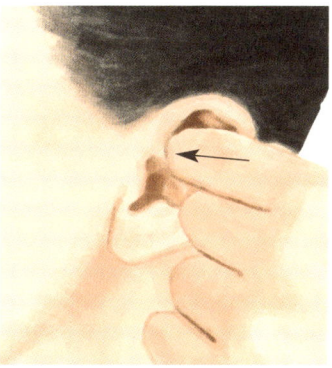 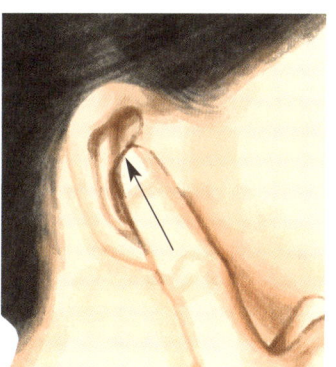

TIPS 영지

영지는 건강음료로 시판될 만큼 강장제로 인기가 높다. 뿐만 아니라 관상동맥의 혈류량을 증가시키고, 혈액이 부족한 심근에 혈액과 영양을 공급하여 저항력을 높여준다. 또한 혈중 콜레스테롤을 억제시켜 동맥경화를 예방한다.
영지는 특유의 쓴맛으로 유명한데 다음 두 가지 방법으로 음용한다.
먼저 말린 버섯 50g에 물 1.8ℓ 를 붓고 달여서 마신다. 물의 양을 반으로 줄여 2~3회 재탕한다.
또는 말린 버섯 200g에 꿀, 소주 1.8ℓ 를 붓고 6개월간 숙성시켜서 마신다.

보이차

보이차(普洱茶)는 중국 원난성 남부지방에서 생산한 발효차의 일종이다. 독특한 향과 색을 지니며 약용으로도 널리 쓰인다. 특히 보이차에 함유한 폴리페놀 성분 중 카테킨 효소와 차 색소가 혈액 응고를 방지하고 혈전 형성을 억제하기 때문에 관심병 예방과 치료에 큰 도움이 된다.
보이차는 녹차보다 뜨거운 물에 우려서 마시되, 후발효차이기 때문에 잡티나 먼지가 묻어 있으므로 첫 번째 우린 물은 마시지 않고 버린다. 우릴 때 물의 양과 보이차의 양은 취향에 따라 달라지는데, 보통 처음에는 차 3g 정도로 약간 연하게 우린다. 점차 차 우리기가 숙달되면 깊은 맛을 느끼기 위해 진한 차를 선호하게 된다.

관심병 **149**

SELF MASSAGE

경추증

사용 반사구
① 손가락 ② 손목 ③ 팔꿈치 ④ 어깨
⑤ 쇄골(鎖骨) ⑥ 경추 ⑦ 목
⑧ 침(枕) ⑨ 외이(外耳)

보조 혈자리
신문혈(神門穴)

안마 방법

01 경추 반사구를 누른다.
20초, 안압법

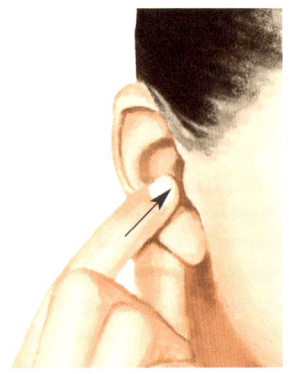

02 목 반사구를 누른다. 20초, 안압법

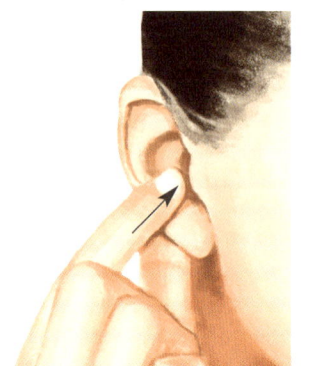

03 손톱으로 손가락 반사구를 민다.
20초, 지갑추법

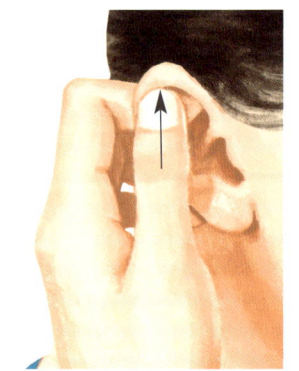

04 손톱으로 손목 반사구를 민다.
20초, 지갑추법

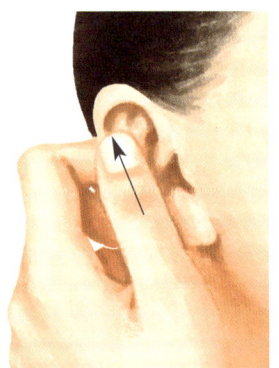

05 손톱으로 팔꿈치 반사구를 민다.
20초, 지갑추법

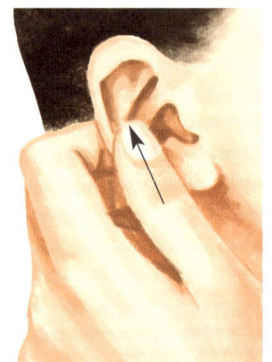

06 손톱으로 어깨 반사구를 민다.
20초, 지갑추법

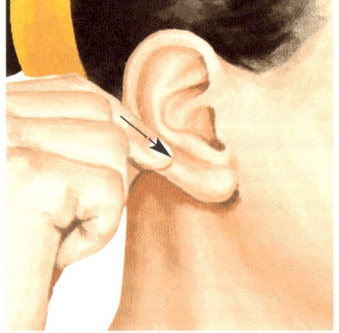

| 07 손톱으로 쇄골 반사구를 민다.
20초, 지갑추법 | 08 침 반사구를 찍고 꼬집는다.
20초, 점겹법 | 09 신문혈을 지그시 찍고 꼬집는다.
20초, 점겹법 |

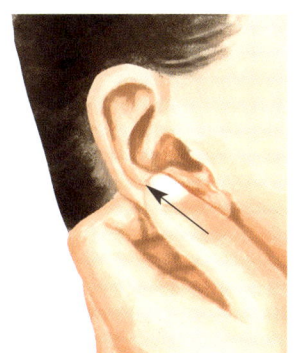 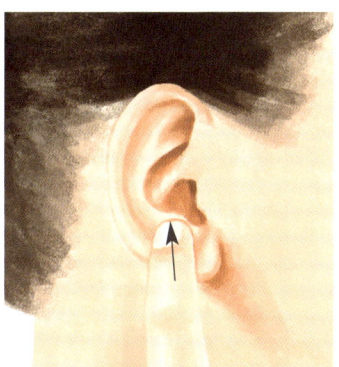 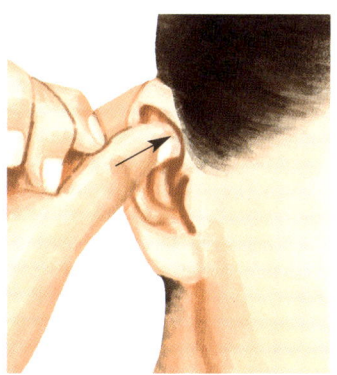

| 10 외이를 쥐고 주무른다.
20초, 날유법 |

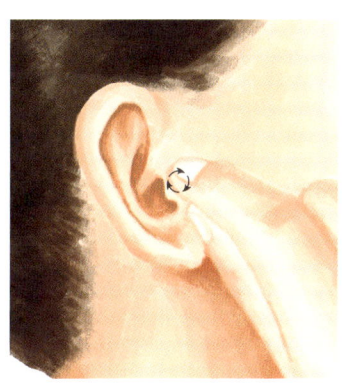

TIPS 경추증은 베고 자는 베개와 관계가 밀접하다

일반적으로 배게가 높으면 똑바로 눕거나 옆으로 누워도 목뼈 관절에 무리가 오기 마련이다. 이런 자세로 장시간 누워 있으면 목 근육에 무리가 오고 목뼈 관절이 변형되어 목 디스크가 생긴다.

이외에도 목과 가슴이 많이 구부러져 호흡기관에 장애가 와 인후통과 코골이를 일으킨다. 그리고 베개가 너무 낮아도 마찬가지로 목뼈에 변화가 생겨 어지럼증, 짜증, 불면증 등이 생긴다.

머리가 어깨선보다 나오는 동작은 목 디스크를 유발한다

머리를 숙이는 동작을 자주 하면 차츰 머리가 어깨선보다 앞으로 나오게 되고, 등은 뒤쪽으로 밀려나가 굽어지고, 배는 앞으로 나오게 된다. 이렇게 되면 머리의 무게를 지탱하기 위해 목 뒤와 어깨근육이 항상 긴장하고 있어야 한다. 이로 인해 목뼈의 중간부분이 앞으로 튀어나오게 되어 목 디스크에 노출된다.

이를 예방하려면 일단 몸을 앞으로 숙이는 자세를 줄여야 한다. 신문이나 책, 서류를 볼 때 눈높이까지 들어서 보는 것이 좋다. 만약 이미 한쪽 어깨가 처졌거나 등이 휘었다면 자세교정 운동을 반복적으로 하여 교정해야 한다.

어깨가 처진 사람은 누운 자세에서 어깨가 내려간 쪽의 팔을 위로 펴고 반대쪽 다리를 잡는 운동을 하루 20~30회, 등이 굽은 사람은 침대 아래로 머리가 나오게 떨어뜨리고 누운 다음 30분 정도 머리를 뒤로 젖혀주면 예방이 된다.

SELF MASSAGE
추간판 탈출증

사용 반사구
① 신장 ② 간장 ③ 내분비 ④ 교감
⑤ 심장 ⑥ 피질하 ⑦ 비장 ⑧ 요추
⑨ 저추(骶椎) ⑩ 요근(腰筋) ⑪ 분강 ⑫ 삼초

보조 혈자리
신문혈(神門穴)

안마 방법

01 귀 전체를 누르면서 문지른다.
1분, 안마법

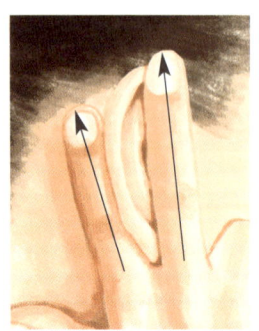

02 신문혈을 찍어 누른다.
8~10회, 점안법

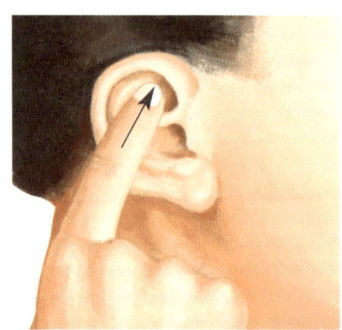

03 교감 반사구를 누른다.
8~10회, 안압법

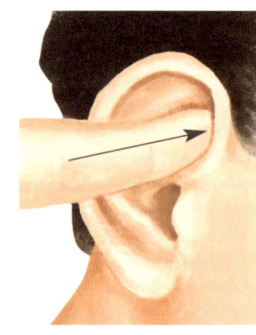

04 피질하 반사구를 누른다.
8~10회, 안압법

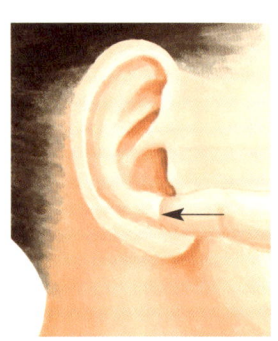

05 심장 반사구를 누르면서 주무른다. 30초, 안유법

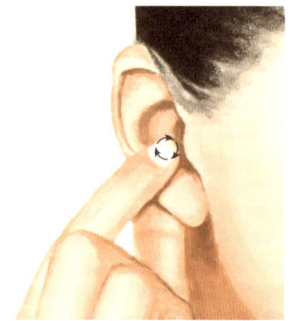

06 간장 반사구를 누르면서 주무른다.
30초, 안유법

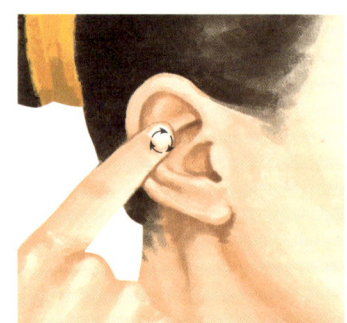

> **TIPS 추간판탈출증을 위한 음식 2가지**
> 1. 쌀식초 500㎖를 뚝배기에 넣고 끓으면 달걀 2개를 넣어 계속 삶는다. 달걀이 익으면 껍질을 벗겨 매일 자기 전에 먹는다. 병이 나아질 때까지 먹는다.
> 2. 먼저 식초 250㎖를 끓인 후 알맞은 크기로 자른 두부를 베보자기나 거즈에 싸서 끓는 식초에 넣고 5분 삶은 후 환부에 바른다. 식으면 다시 뜨겁게 데워 바른다. 뜨거울수록 효과가 좋다(살이 데지 않을 정도). 매일 10회 환부에 대는 것을 기준으로 한다. 병이 호전되지 않으면 며칠 쉬었다가 다시 한다.

07 신장 반사구를 누른다. 30초, 안압법	08 내분비 반사구를 누른다. 30초, 안압법	09 삼초 반사구를 누른다. 30초, 안압법
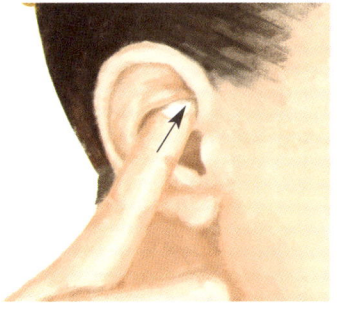	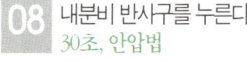	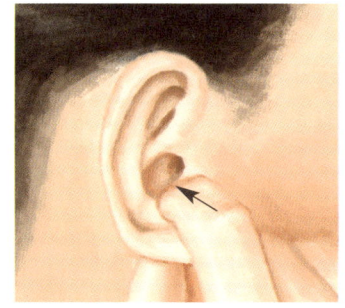

10 비장 반사구를 밀면서 주무른다. 15~20회, 추유법	11 요추 반사구를 밀면서 당긴다. 15~20회, 추제법	12 저추 반사구를 누른다. 15~20회, 안법
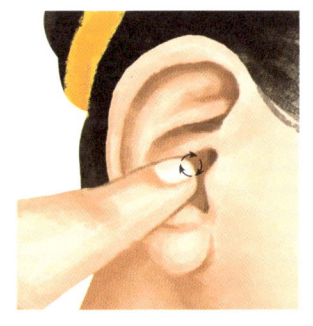	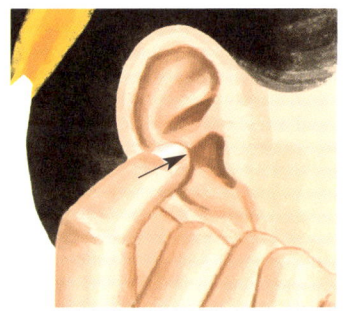	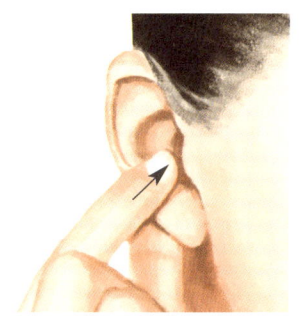

13 요근 반사구를 쥐고 밀면서 주무른다. 1분, 추날유법	14 분강 반사구를 꼬집는다. 1분, 겹법	15 양손 대어제를 귀에 대고 열이 날 때까지 마찰한다.
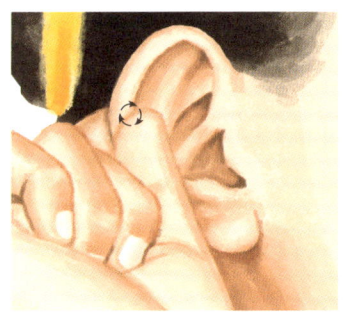	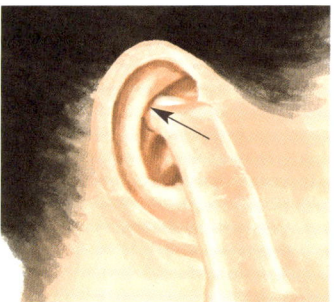	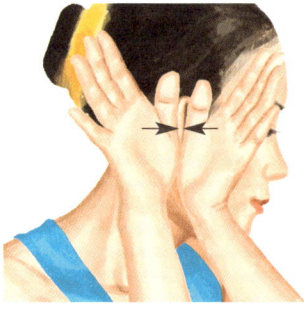

TIPS 추간판탈출증 민간요법
수세미 뿌리와 뿌리에 가까운 줄기, 황주 적당량. 수세미 뿌리와 줄기를 가루로 갈아서 1회 6g씩 황주와 함께 하루 2회 복용한다.

| SELF MASSAGE

오십견 | **사용 반사구**
❶ 어깨 ❷ 쇄골 ❸ 피질하 ❹ 내분비
❺ 신장 ❻ 간장 ❼ 이배신(耳背腎) ❽ 삼초 | **보조 혈자리**
신문혈(神門穴) |

안마 방법

01 전이차마법(全耳搓摩法)
양손으로 열이 날 때까지 양귀를 문지른다. 귓바퀴 앞쪽과 뒷쪽 귀 전체가 열이 나고 붉어질 때까지 문지른다.
5~10회

02 수마이륜법(手摩耳輪法)
양손 주먹을 쥐고 엄지손가락과 검지로 귀 가장자리를 따라 위아래로 오르내리며 열이 나고 붉어질 때까지 문지른다. 10회

03 전이배안마법(全耳背按摩法)
귓바퀴를 앞으로 약간 밀고 양손 검지와 중지로 귓등을 위아래로 열이 나고 붉어질 때까지 문지른다. 5~10회

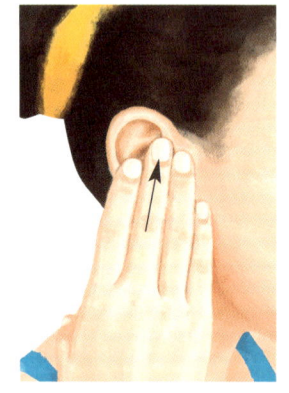
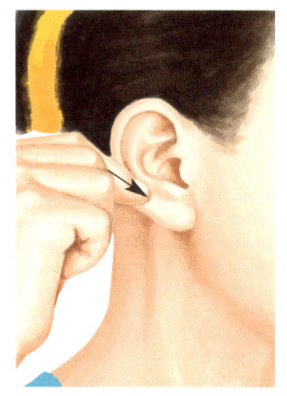
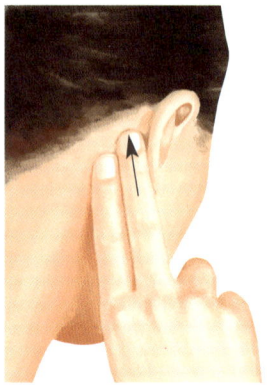

이혈안마법(耳穴按摩法)

01 검지로 간장 반사구를 누르면서 주무른다. 1~2분, 안유법

02 이배신(耳背腎) 반사구를 민다. 1~2분, 추법

03 신장 반사구를 찍어 누른다. 1~2분, 점안법

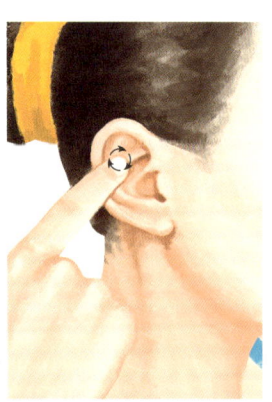
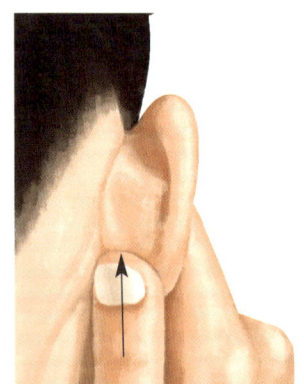
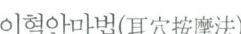

04 쇄골 반사구를 쥐고 주무른다.
1~2분, 날유법

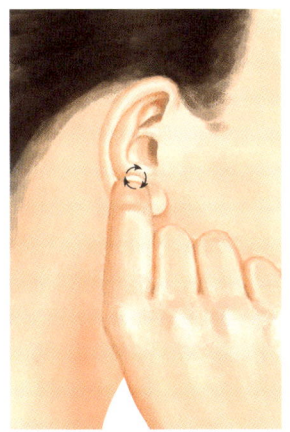

05 어깨 반사구를 민다.
1~2분, 추법

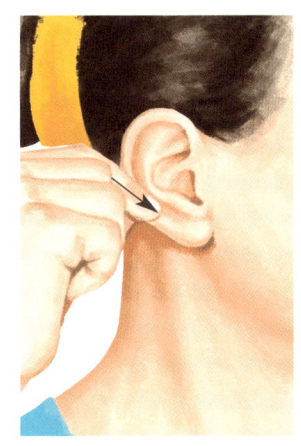

06 신문혈을 찍어 누른다.
1~2분, 점안법

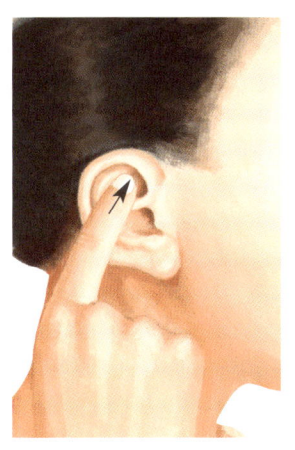

07 피질하 반사구를 민다.
1~2분, 추법

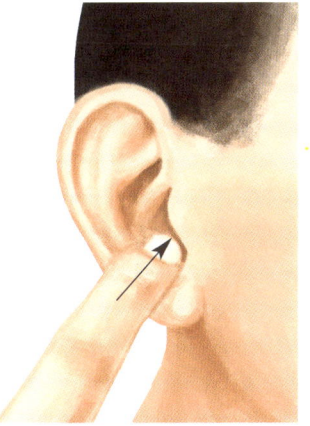

08 내분비 반사구를 찍고 꼬집는다.
1~2분, 점겹법

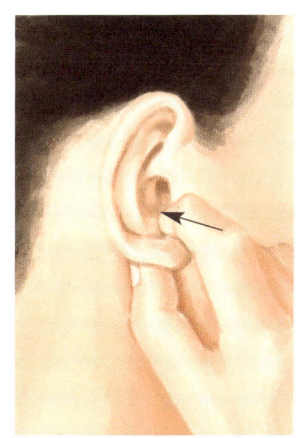

09 삼초 반사구를 찍고 꼬집는다.
1~2분, 점겹법

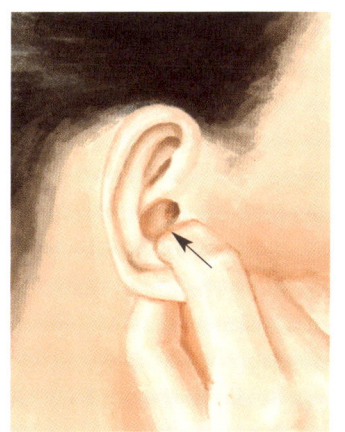

> **TIPS 뽕나무삼계탕[桑枝鷄湯]**
> 뽕나무가지 60g을 작게 잘라 노계(늙은 닭) 1마리와 함께 푹 삶아 소금으로 간을 맞추고 고기와 국물을 먹는다. 뽕나무삼계탕은 류머티즘을 다스리고, 경락을 소통시키며, 혈액순환을 원활하게 해주므로 만성 오십견으로 허약해진 몸에 아주 좋다.

SELF MASSAGE

류머티즘

사용 반사구
1. 손가락 2. 신장 3. 손목 4. 팔꿈치
5. 어깨 6. 복사뼈 7. 무릎 8. 엉치등뼈
9. 경추 10. 흉추 11. 요저추
12. 부신 13. 내분비

보조 혈자리
풍계혈(風溪穴)

안마 방법

01 손가락을 구부려 손가락 반사구를 비비면서 문지른다. 30초, 차마법

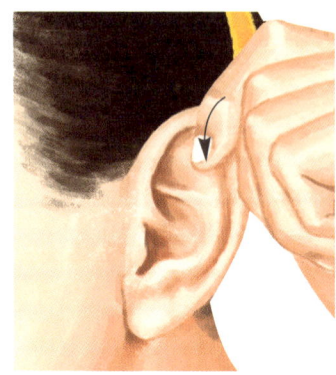

02 검지로 풍계혈을 누른다. 30초, 안압법

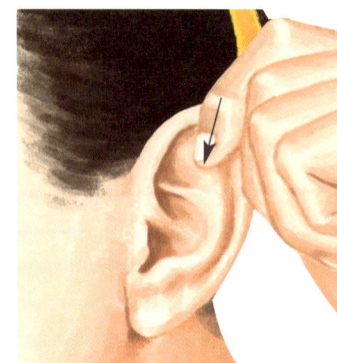

03 손가락을 구부려 손목 반사구를 비비면서 문지른다. 30초, 차마법

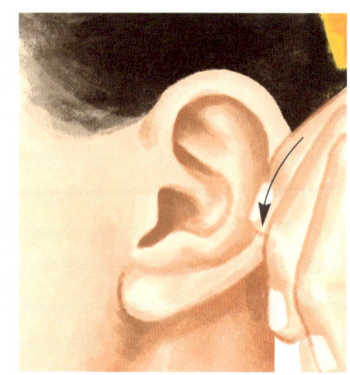

04 손가락을 구부려 팔꿈치 반사구를 비비면서 문지른다. 30초, 차마법

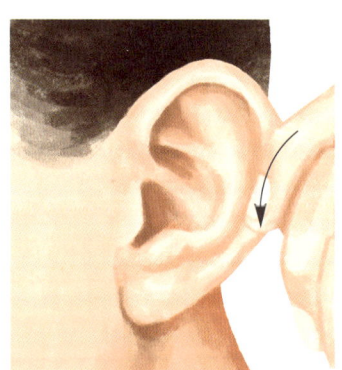

05 손가락을 구부려 어깨 반사구를 비비면서 문지른다. 30초, 차마법

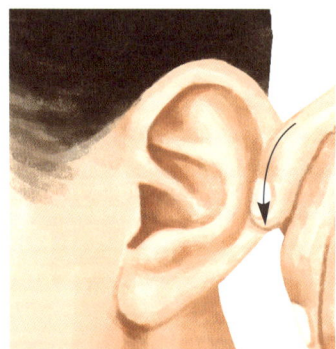

06 검지로 복사뼈 반사구를 누른다. 30초, 안압법

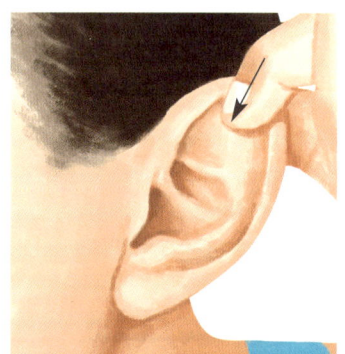

07 검지로 무릎 반사구를 누른다.
30초, 안압법

08 검지로 엉치등뼈 반사구를 누른다. 30초, 안압법

09 손톱으로 경추 반사구를 민다.
30초, 지갑추법

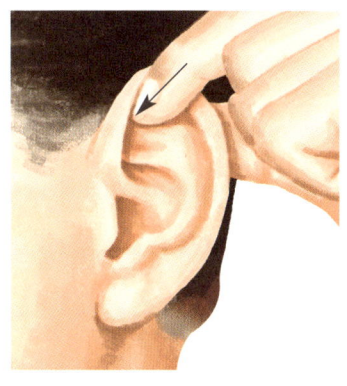
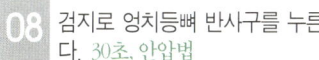
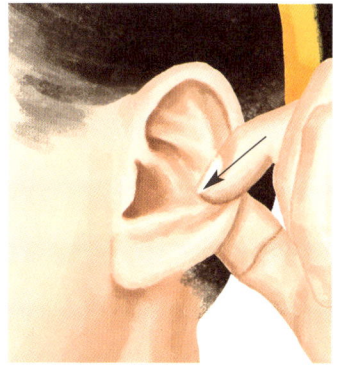

10 손톱으로 흉추 반사구를 민다.
30초, 지갑추법

11 손톱으로 요저추 반사구를 민다.
30초, 지갑추법

12 엄지손가락으로 부신 반사구를 찍고 꼬집는다. 30초, 점검법

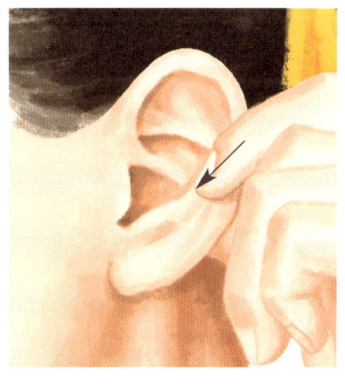
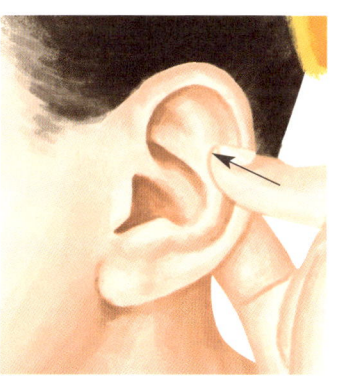
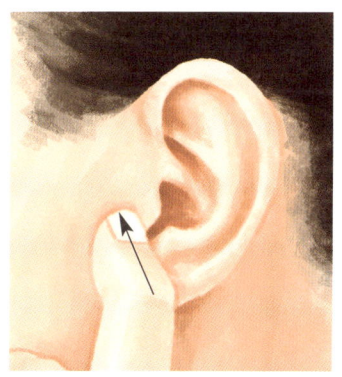

13 검지로 내분비 반사구를 누른다.
30초, 안압법

14 검지로 신장 반사구를 누른다.
30초, 안압법

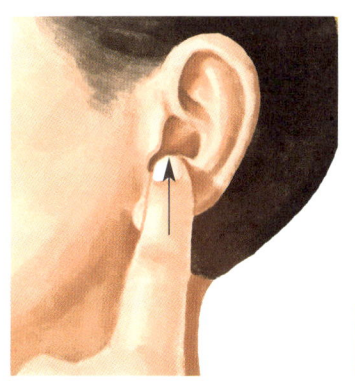
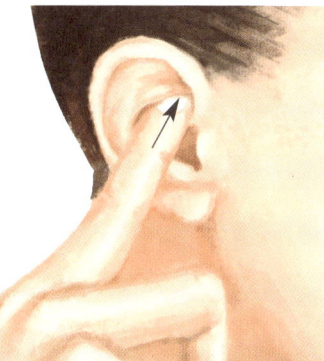

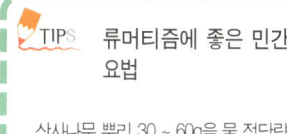

TIPS 류머티즘에 좋은 민간 요법

산사나무 뿌리 30 ~ 60g을 물 적당량과 함께 냄비에 넣고 30 ~ 40분 달여서 그 국물을 매일 1회 마신다.
이 처방은 혈락(血絡)을 원활히 소통시키므로 류머티즘 치료에 효과적이다.

SELF MASSAGE

갱년기 장애

사용 반사구
① 내생식기 ② 내분비 ③ 피질하 ④ 간장
⑤ 신장 ⑥ 분강 ⑦ 심장 ⑧ 강압구(降壓溝)

보조 혈자리
신문혈(神門穴)

안마 방법

01 심장 반사구를 누른다.
1분, 안압법

02 간장 반사구를 누른다.
1분, 안압법

03 내분비 반사구를 밀면서 누른다.
20~30회, 추안법

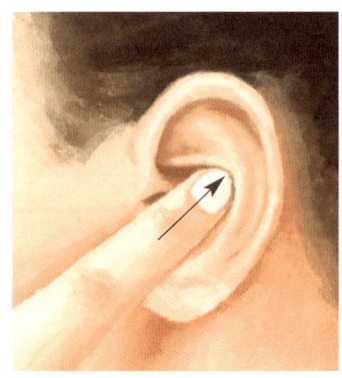
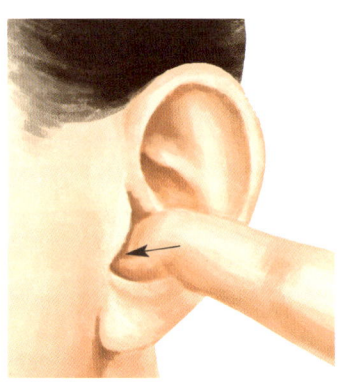

04 피질하 반사구를 밀면서 누른다.
20~30회, 추안법

05 신장 반사구를 주무르면서 누른다. 2~3분, 유압법

06 신문혈을 주무른다. 2~3분, 유법

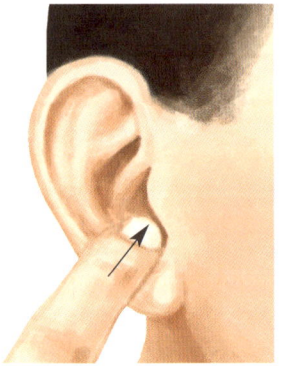
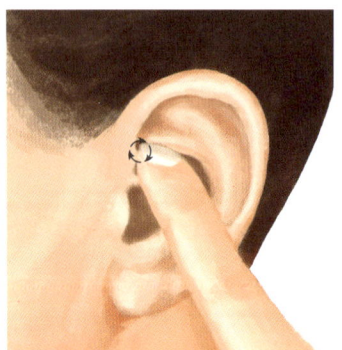
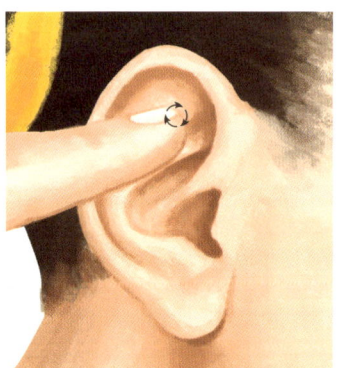

> **TIPS** 흡연 여성은 담배를 피우지 않는 또래 여성보다 갱년기가 빨리 온다. 흡연은 노화를 촉진시킨다.

| 07 내생식기 반사구를 꼬집는다. 1분, 겹법 | 08 분강 반사구를 누른다. 1분, 안법 | 09 강압구 반사구를 비비면서 문지른다. 2~3분, 차마법 |

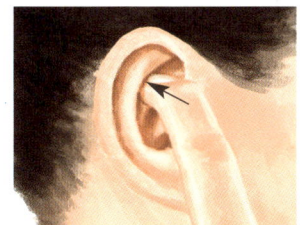
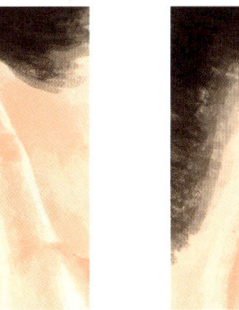

SELF MASSAGE

비만증

사용 반사구
① 비장 ② 삼초 ③ 내분비 ④ 식도 ⑤ 폐
⑥ 교감 ⑦ 입 ⑧ 위장 ⑨ 신장 ⑩ 피질하
⑪ 기점(饑點) ⑫ 영점[零點]_ 횡격막, 이중(耳中)

보조 혈자리
신문혈(神門穴)

안마 방법

| 01 비장 반사구, 신문혈을 누르면서 꼬집는다. 매일 3~5회, 1회 3분, 안겹법 | 02 폐 반사구를 찍고 꼬집으면서 누른다. 매일 3~5회, 1회 3분, 점겹안법 |

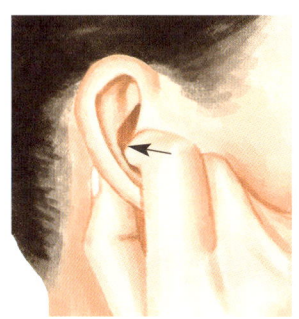
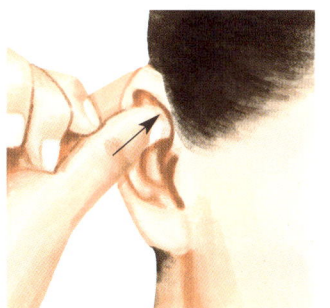
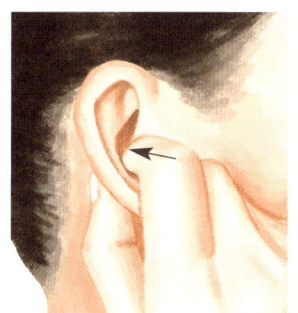

> **TIPS 연잎탕[蓮葉湯] 다이어트**
> 말린 연잎 9g(생연잎은 50g)을 달여 차 대신 매일 마시거나, 연잎과 멥쌀로 죽을 끓여 먹는다. 이것을 매일 거르지 않고 2~3달 먹으면 체중이 많이 줄어든다. 연잎이 없으면 연 줄기를 매일 달여 마시거나 죽을 쑤어도 괜찮다. 오래 먹을 자신이 없으면 연 줄기를 달인 진한 국물을 찻잎과 함께 물에 타 마셔도 좋다. 이렇게 매일 마시면 살도 빠지고 더위도 안타며 정신까지 맑아진다. 다만, 이 방법은 연잎탕보다 효과가 조금 더 늦게 나타난다.

03 교감 반사구를 찍고 꼬집으면서 누른다.
매일 3~5회, 1회 3분, 점겹압법

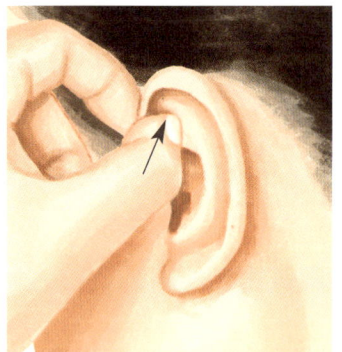

04 입 반사구를 찍어 누른다.
매일 3~5회, 1회 3분, 점안법

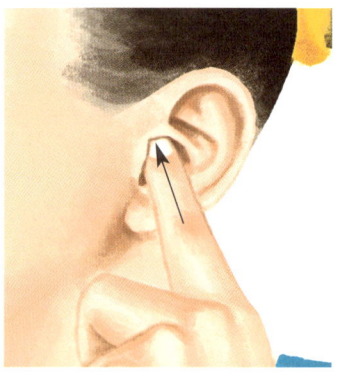

05 식도 반사구를 찍어 누른다.
매일 3~5회, 1회 3분, 점안법

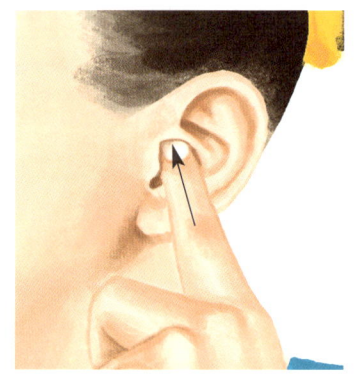

06 기점(饑點)을 찍어 누른다.
매일 3~5회, 1회 3분, 점안법

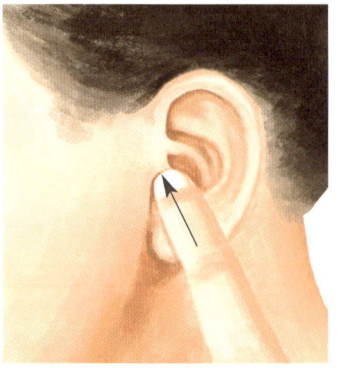

07 영점(零點)을 쥐고 주무른다.
매일 3~5회, 1회 3분, 날유법

08 내분비 반사구를 찍어 누르거나 찍고 꼬집는다.
매일 3~5회, 1회 2분, 점안법 또는 점겹법

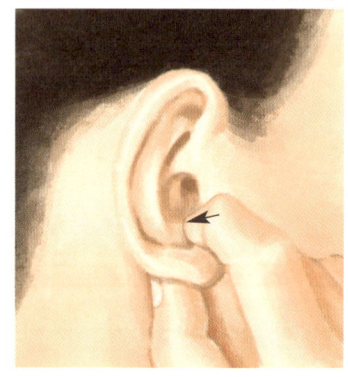

09 폐 반사구를 찍어 누르거나 찍고 꼬집는다.
매일 3~5회, 1회 2분, 점안법 또는 점겹법

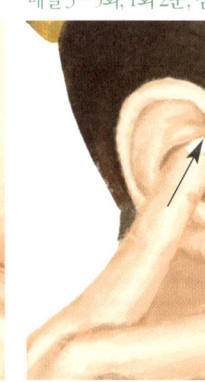

10 신장 반사구를 찍어 누르거나 찍고 꼬집는다.
매일 3~5회, 1회 2분, 점안법 또는 점겹법

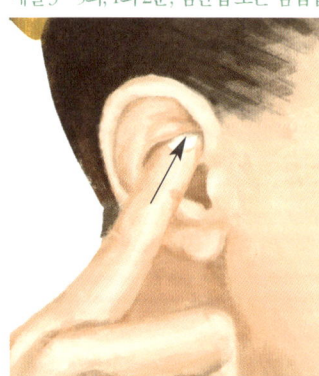

11 삼초 반사구를 찍어 누르거나 찍고 꼬집는다.
매일 3~5회, 1회 2분, 점안법 또는 점겹법

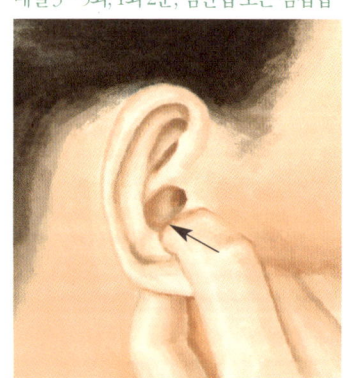

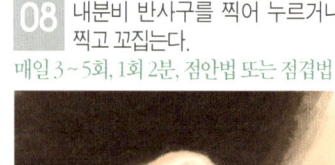

12 손톱으로 신문혈과 위장, 교감 반사구를 꼬집는다. 지갑겹법

13 비장, 폐 반사구를 중심으로 삼초, 내분비, 피질하 반사구를 함께 누른다.
매일 3~5회, 1회 3분, 압환법(壓丸法)

14 이쑤시개나 면봉으로 내분비, 신문, 교감, 입, 위장, 비장, 삼초, 피질하 반사구를 누른다. 침압법(針壓法)

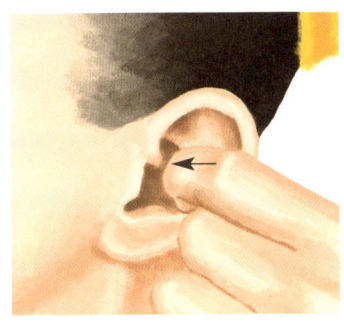 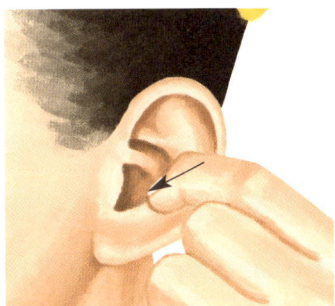 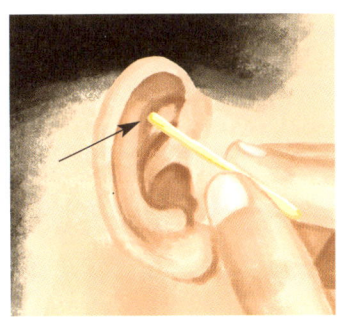

> **TIPS** 마늘차 다이어트
> 마늘 15g, 산사 30g, 결명자 10g. 마늘은 껍질을 벗기고 깨끗이 씻어 산사, 결명자와 함께 달여 그 즙을 마신다. 하루에 아침, 저녁 2회 마신다.

SELF MASSAGE

천식

사용 반사구
① 륜1 ~ 륜6 ② 교감 ③ 흉부
④ 하이근(下耳根) ⑤ 각와중(角窩中)
⑥ 부신 ⑦ 인후 ⑧ 대병간(對屏間)
⑨ 기관지 ⑩ 폐 ⑪ 입 ⑫ 대장 ⑬ 신장

보조 혈자리
신문혈(神門穴)

안마 방법

01 손가락을 구부려 륜1 ~ 륜6 반사구를 비비면서 문지른다.
30초, 차마법

02 손톱으로 흉부 반사구를 민다.
30초, 지갑추법

03 검지로 교감 반사구를 누른다.
30초, 안압법

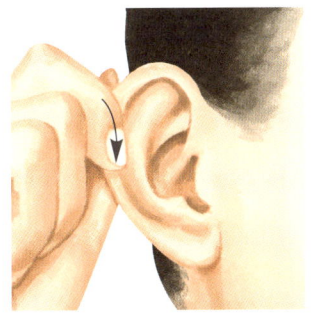 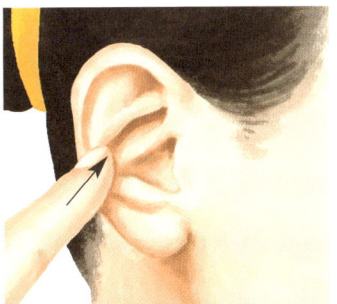 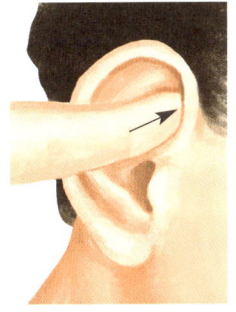

04 검지로 신문혈을 누른다.
30초, 안압법

05 검지로 각와중 반사구를 누른다.
30초, 안압법

06 검지로 부신 반사구를 찍고 꼬집는다. 30초, 집집법

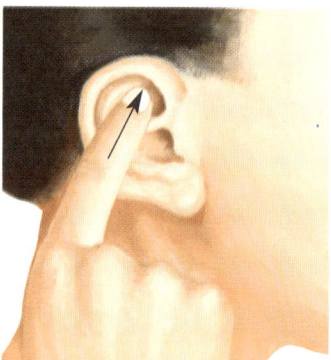
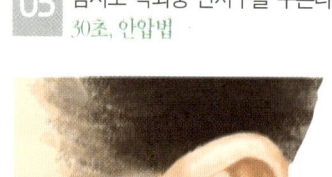
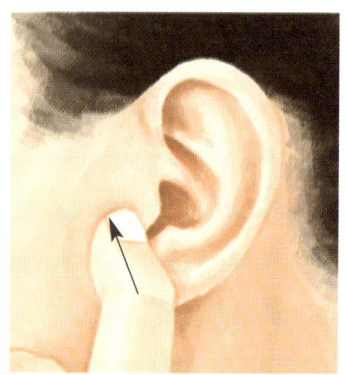

07 검지로 인후 반사구를 찍고 꼬집는다. 30초, 집집법

08 엄지와 검지로 대병간(對屛間) 반사구를 쥐고 주무른다.
30초, 날유법

09 검지로 기관지 반사구를 누른다.
30초, 안압법

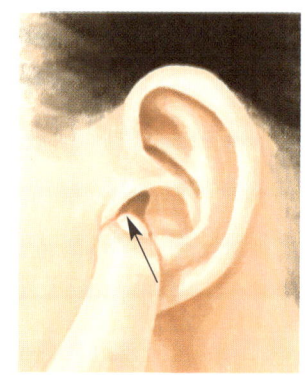
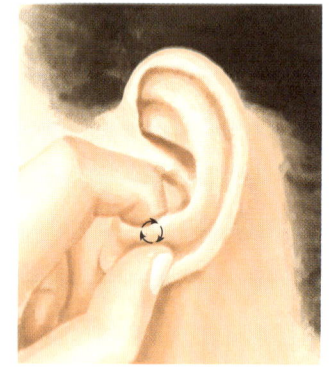
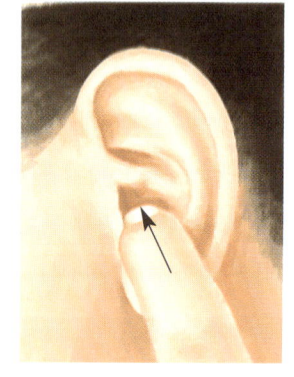

10 손톱으로 폐 반사구를 민다.
30초, 지갑추법

11 검지로 입 반사구를 누른다.
30초, 안압법

12 검지로 대장 반사구를 누른다.
30초, 안압법

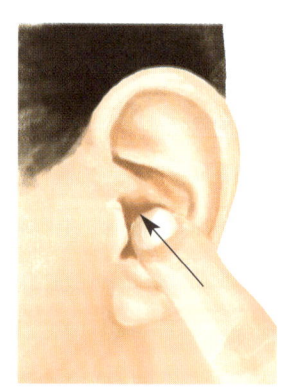
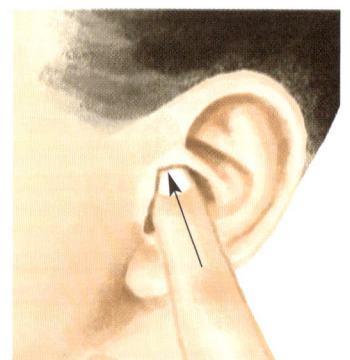
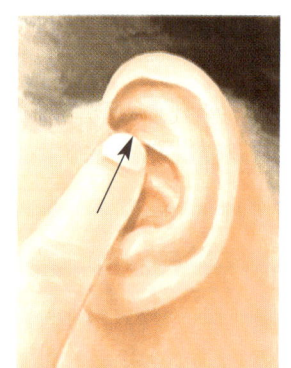

| 13 | 검지로 신장 반사구를 누른다.
30초, 안압법 | 14 | 엄지손가락으로 하이근(下耳根) 반사구를 쥐고 주무른다.
30초, 날유법 |

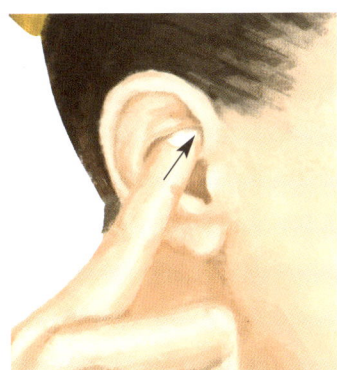 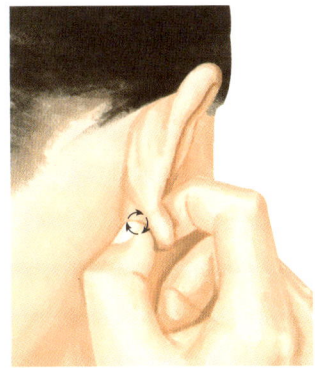

> **TIPS** 모과는 천식 치료에 탁월하다
>
> 잘 익은 모과 1개를 껍질을 벗겨 냄비에 넣는다. 벌꿀과 물을 붓고 완전히 익을때까지 삶는다.
> 모과의 시고 떫은 맛이 폐 기능을 활성화시키고, 벌꿀은 폐의 윤활유 역할을 한다. 그러므로 이 처방은 천식 치료에 탁월한 효과가 있다.

SELF MASSAGE

비염

사용 반사구
① 교감 ② 경추 ③ 외비(外鼻) ④ 부신
⑤ 이마 ⑥ 내비(內鼻) ⑦ 편도선 ⑧ 침(枕)
⑨ 폐 ⑩ 비장 ⑪ 내분비 ⑫ 대장 ⑬ 신장
⑭ 방광 ⑮ 삼초

보조 혈자리
신문혈(神門穴)

안마 방법

| 01 | 검지로 신장 반사구를 누르면서 주무른다. 1분, 안유법 | 02 | 검지로 폐 반사구를 주무른다.
1분, 유법 | 03 | 내분비 반사구를 쥐고 주무른다.
1분, 날유법 |

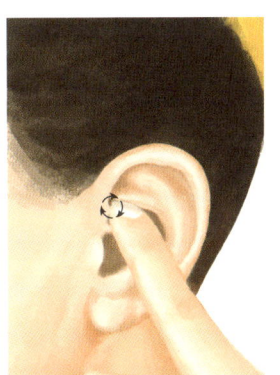 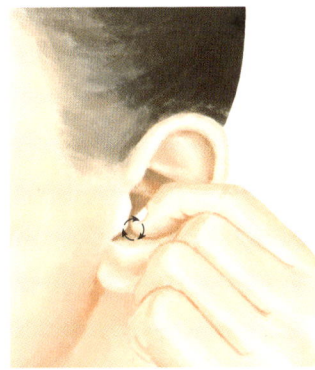 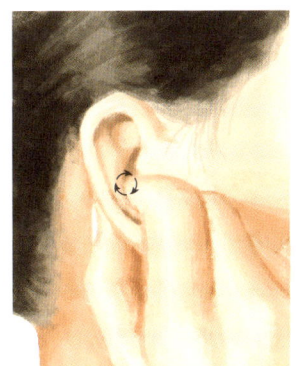

| 04 | 검지 끝으로 외비(外鼻) 반사구를 찍고 꼬집는다. 1분, 점겹법 | 05 | 검지 끝으로 내비(內鼻) 반사구를 찍고 꼬집는다. 1분, 점겹법 | 06 | 검지 끝으로 부신 반사구를 누른다. 1분, 안압법 |

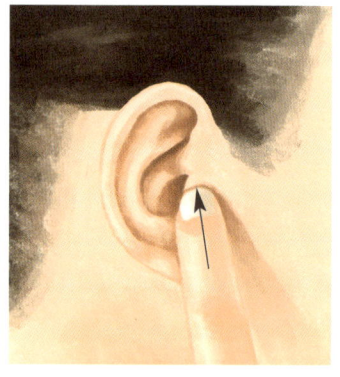 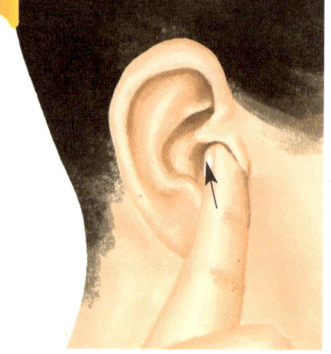 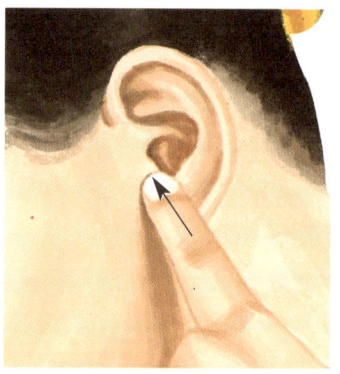

급성 비염

| 01 | 신문혈을 쥐고 주무른다. 1분, 날유법 | 02 | 검지로 교감 반사구를 누른다. 1분, 안압법 | 03 | 검지로 편도선 반사구를 누르면서 주무른다. 1분, 안유법 |

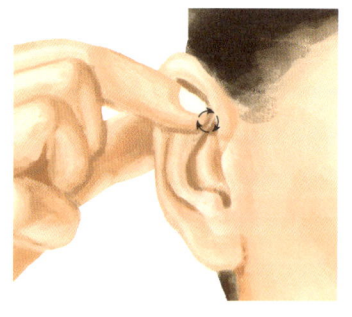 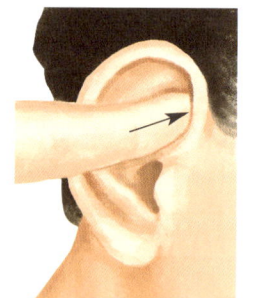 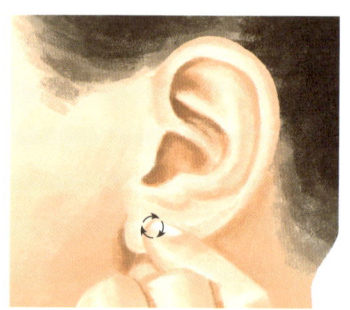

만성 단순성 비염, 만성 비후성 비염

| 01 | 검지 끝으로 방광 반사구를 누르면서 주무른다. 1분, 안유법 | 02 | 검지 끝으로 대장 반사구를 누르면서 주무른다. 1분, 안유법 | 03 | 검지로 경추 반사구를 누르면서 주무른다. 1분, 안유법 |

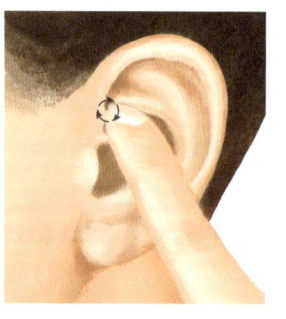 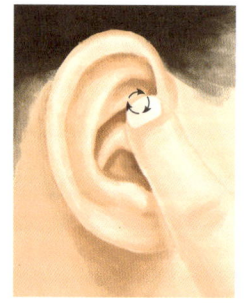 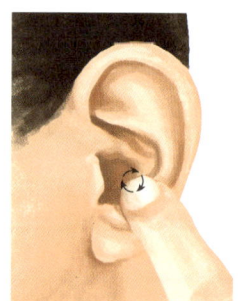

위축성 비염

01 비장 반사구를 누르면서 주무른다. 1분, 안유법

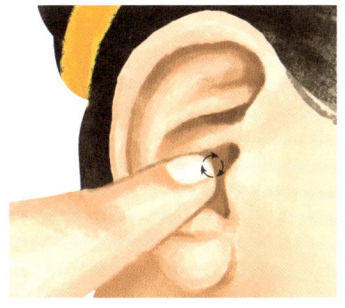

02 검지 끝으로 이마 반사구를 누르면서 주무른다. 1분, 안유법

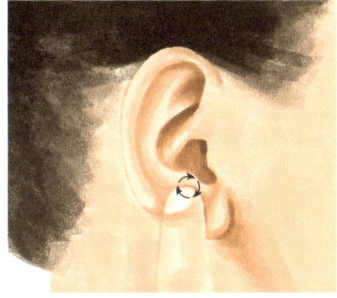

03 침 반사구를 누르면서 주무른다. 1분, 안유법

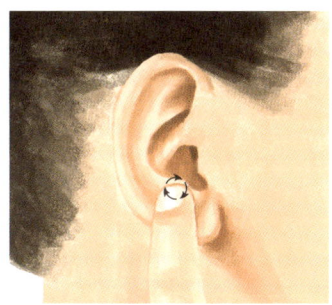

과민성 비염

04 검지 끝으로 삼초 반사구를 찍고 꼬집는다. 1분, 점겹법

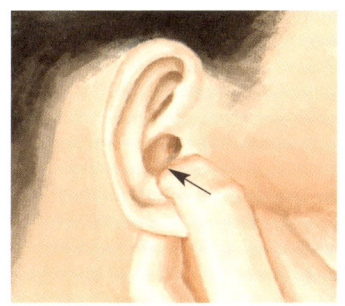

주요 증상을 기본으로 하여 내분비, 외비, 부신 등의 반사구를 힘주어 누른다. 안법

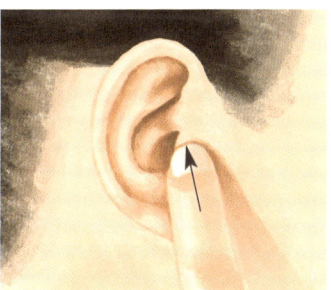

TIPS 비염에 좋은 음식

1. **율무삼백초차** : 만성비염에 효과적이다. 잘 말린 삼백초 15g에 율무 15g을 함께 넣고 물을 5컵 정도 부어 물이 반으로 줄어들 때까지 서서히 달인다. 그 물을 하루에 3회 나누어 마신다. 따뜻하게 달여 마시는 것이 더욱 빠른 효과를 기대할 수 있다. 2~3일 계속한다.
2. **감자양파탕** : 알레르기성 비염에 효과적이다. 감자 50g과 양파 100g에 물을 넉넉히 부어 그 물이 반으로 줄어들 때까지 달여서 마신다. 하루에 3회, 공복에 마시는 것이 더 효과적이다.
3. **마늘장아찌 치료** : 마늘 껍질을 벗겨 단지 안에 차곡차곡 넣고 식초를 부은 다음 완전 밀봉한다. 1달 후 개봉하여 매일 저녁 3~4쪽씩 먹는다. 식초를 병에 따로 보관하여 코를 대고 30분간 냄새를 맡으면 비염 치료에 효과가 탁월하다.

SELF MASSAGE

인후염

사용 반사구
① 이첨 ② 륜1 ~ 륜6 ③ 부신 ④ 인후 ⑤ 심장 ⑥ 폐 ⑦ 입 ⑧ 위장 ⑨ 편도선
⑩ 하이근(下耳根)

안마 방법

01 엄지손가락 손톱으로 이첨 반사구를 찍고 꼬집는다. 1분, 점겹법

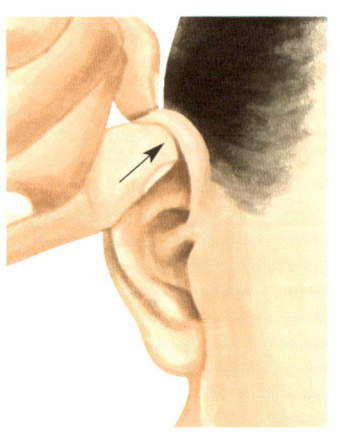

02 손가락을 구부려 륜1 ~ 륜6까지 비비면서 문지른다. 1분, 차마법

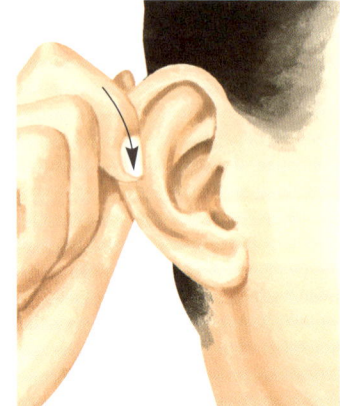

03 검지로 부신 반사구를 누른다. 1분, 안압법

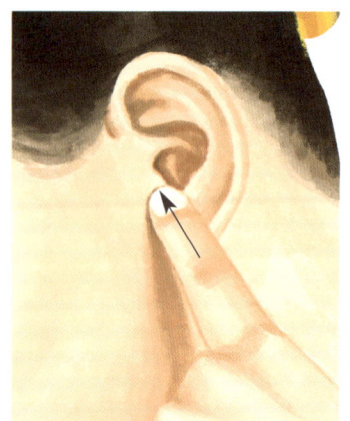

04 검지로 인후 반사구를 누른다. 1분, 안압법

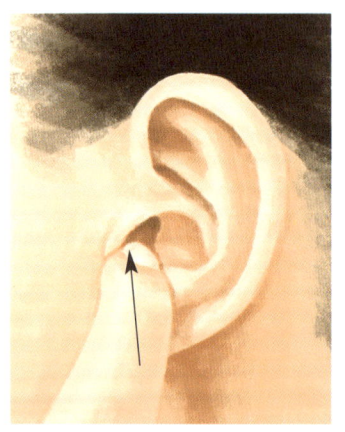

05 검지로 심장 반사구를 누른다. 1분, 안압법

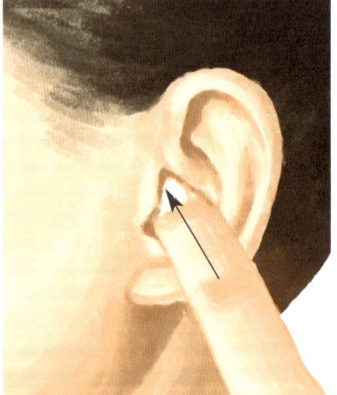

06 손톱으로 폐 반사구를 민다. 1분, 지갑추법

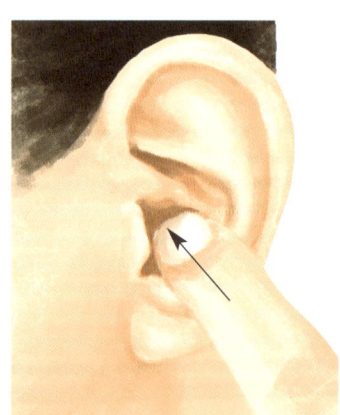

07 검지로 입 반사구를 누른다.
1분, 안압법

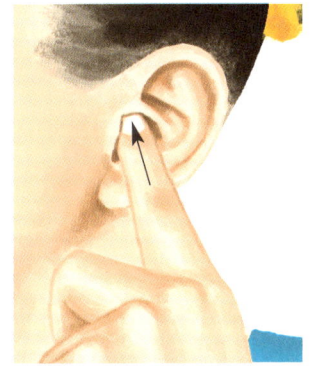

08 검지로 위장 반사구를 누른다.
1분, 안압법

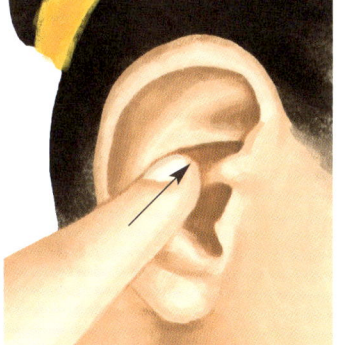

09 검지로 편도선 반사구를 쥐고 주무른다. 1분, 날유법

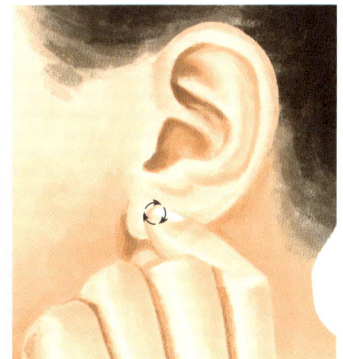

10 검지로 하이근(下耳根)을 누른다.
1분, 안압법

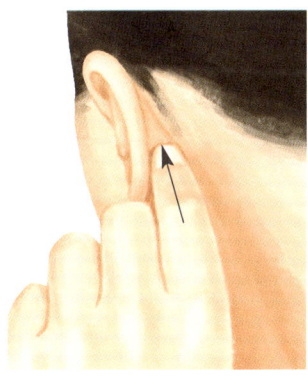

TIPS 인후염 치료에 좋은 차 2종류

1. 금은화(金銀花), 국화 각 10g, 반대해(胖大海) 3장을 큰 물병(1~1.5ℓ)에 넣고 끓는 물을 ⅔정도 붓고 뚜껑을 꼭 닫는다. 15분이 지나면 차 대신 마신다. 하루에 이 양을 모두 마신다. 오래된 만성 인후염 치료에 효과가 아주 좋다.
2. 국화잎 적당량을 깨끗이 씻어 찻잔에 넣고 뜨거운 물을 부어 얼마동안 불린다. 국화잎이 바닥에 가라앉으면 벌꿀을 조금 타서 흔들어 마신다. 10~15분 간격으로 1회씩 마시면 목이 개운해진다. 장기 복용하면 인후염 치료에 크게 도움이 되며 재발도 줄여준다.

도라지
한의학에서는 뿌리줄기를 말린 것을 길경이라고 한다. 뿌리줄기에는 섬유질, 칼슘, 철분, 사포닌(인삼, 더덕의 약효성분)이 들어 있는데, 달이거나 믹서에 갈아서 꾸준히 복용하면 가래나 심한 기침에 상당한 효과가 있다. 최근에는 항암작용이 있다는 연구 보고가 있어 특히 주목을 받고 있다.

특유의 쌉쌀하면서도 은은한 향이 있어 반찬으로도 많이 이용한다. 뿌리를 캐어 물에 우려낸 뒤 날로 초장에 찍어 먹거나, 초고추장에 나물로 무친다. 소금을 뿌려 참기름에 볶거나, 더덕처럼 납작하게 두드려서 초장을 발라 구워도 맛있다. 고추장에 박아 장아찌를 담그거나, 엿물에 졸여 정과를 만들기도 한다. 단, 도라지 뿌리에는 독성이 있으므로 너무 많이 먹으면 좋지 않다.

심한 기침 감기로 목이 아플 때는 말린 뿌리 10g에 물 약 700g을 붓고 달여 꿀을 타서 마신다. 뿌리를 달인 물로 양치질하면 목의 통증이 가라앉는다.

SELF MASSAGE

위장염

사용 반사구
❶ 비장 ❷ 위장 ❸ 심장 ❹ 교감 ❺ 식도
❻ 침(枕) ❼ 간장 ❽ 피질하 ❾ 삼초

보조 혈자리
신문혈(神門穴)

안마 방법

만성 위장염

01 검지로 위장 반사구를 누르면서 주무른다. 2~3분, 안유법

02 엄지손가락과 검지로 신문혈을 누른다. 2~3분, 안압법

03 엄지손가락과 검지로 교감 반사구를 찍고 꼬집는다. 2~3분, 점겹법

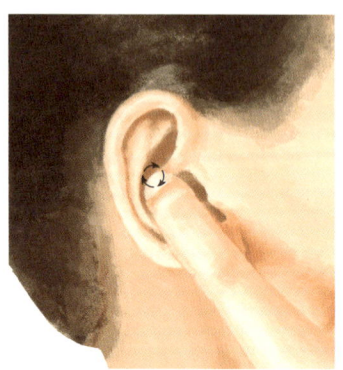
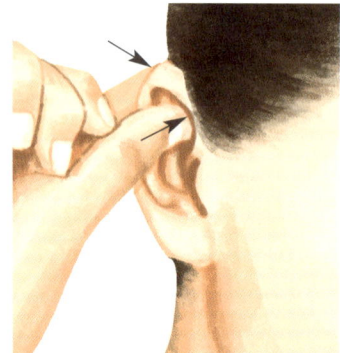
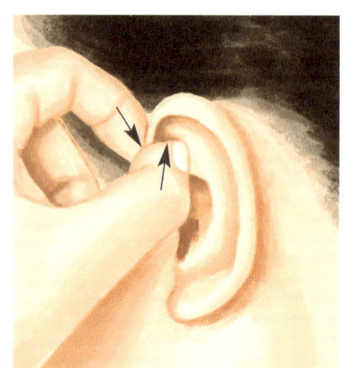

만성 위축성 위염

04 검지로 삼초 반사구를 찍어 누른다. 2~3분, 점안법

01 손가락으로 비장 반사구를 꼬집는다. 2~3분, 겹법

02 손가락으로 교감 반사구를 꼬집는다. 2~3분, 겹법

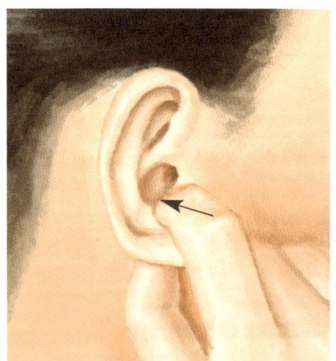
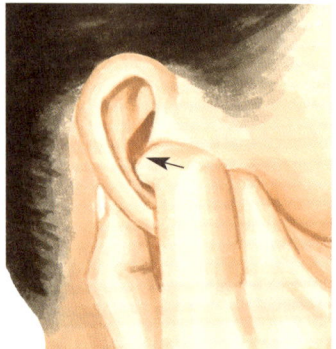
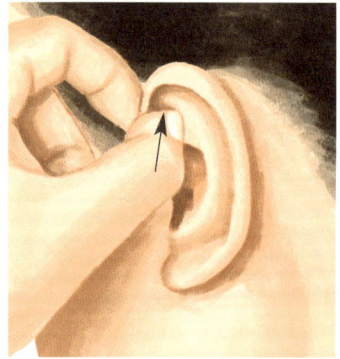

소화불량

03 신문혈을 찍고 꼬집는다. 2~3분, 점겹법	04 피질하 반사구를 찍고 꼬집는다. 2~3분, 점겹법	01 귓바퀴를 쥐고 주무른다. 2~3분, 날유법
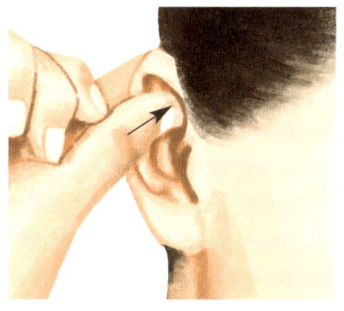	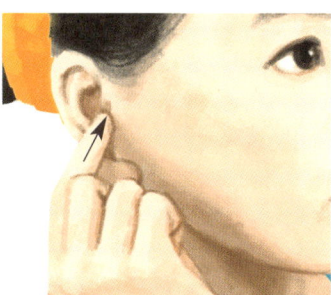	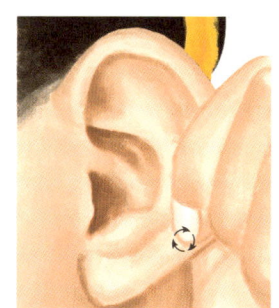

02 침(枕) 반사구를 꼬집어 누른다. 2~3분, 겸안법	03 심장 반사구를 찍어 누른다. 2~3분, 점안법	04 검지로 간장 반사구를 누른다. 2~3분, 안압법
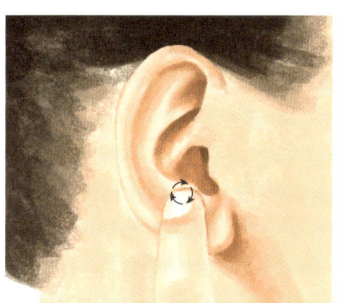	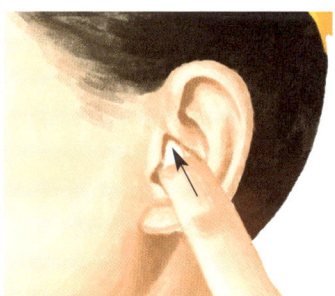	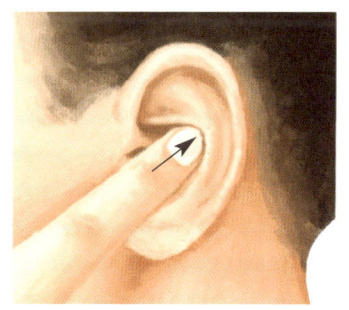

05 검지로 식도 반사구를 누른다.
2~3분, 안압법

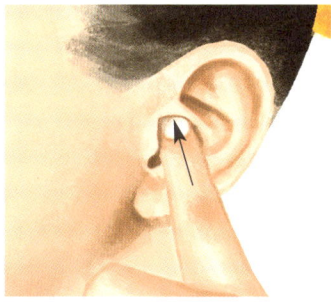

> **TIPS 위장염 치료에 좋은 차**
> 복령(茯苓) 20g, 백작(白芍), 백술(白術), 부편(附片) 각 15g, 생강 10g, 흑설탕 20g. 먼저 부편을 30분 삶아서 물을 뺀다. 백작, 복령, 백술, 생강을 깨끗이 씻어서 얇게 저민다. 이 약재들을 물 적당량을 붓고 센 불로 끓인다. 끓으면 다시 약한 불에 30분 달여 찌꺼기를 버리고 흑설탕을 넣고 고루 저어서 차 대신 마신다. 이 탕은 소염작용과 갈증을 없애주므로 만성 위장염 치료에 특히 좋다.
>
> **위궤양에는 양배추가 좋다**
> 비타민A와 C를 비롯해 칼슘·철분 등의 미네랄, 섬유질, 필수아미노산이 골고루 들어 있다. 특히 비타민K, U가 풍부해 위나 십이지장 궤양에 좋다. 또한 몸을 정화시키고 체중을 줄이는 효과도 있어 여성들의 다이어트에도 도움이 된다. 양배추는 익혀서 쌈을 싸먹거나 날로 샐러드로 먹는 등 각종 요리에 이용된다. 하지만 삶거나 익히면 비타민U가 파괴되므로 되도록 날로 먹는 것이 좋다.

위장염

SELF MASSAGE

이명·이롱

사용 반사구
① 내이(內耳) ② 외이(外耳) ③ 신장 ④ 침(枕)
⑤ 관자놀이 ⑥ 간장 ⑦ 담낭 ⑧ 내분비
⑨ 피질하 ⑩ 이첨 ⑪ 부신 ⑫ 비장 ⑬ 위장
⑭ 내생식기 ⑮ 이배간(耳背肝) ⑯ 삼초

보조 혈자리
신문혈(神門穴)

안마 방법

01 전이차마법(全耳搓摩法)
검지와 중지로 귓바퀴 앞뒤를 열이 나서 붉어질 때까지 비비면서 문지른다. 10~15회, 차마법

02 전이배안마법(全耳背按摩法)
엄지손가락으로 귓바퀴를 열이 나서 붉어질 때까지 누르면서 문지른다.
5~10회, 안마법

03 수마이륜법(手摩耳輪法)
엄지손가락과 검지로 귓바퀴를 열이 나서 붉어질 때까지 밀면서 문지른다.
10회, 추마법

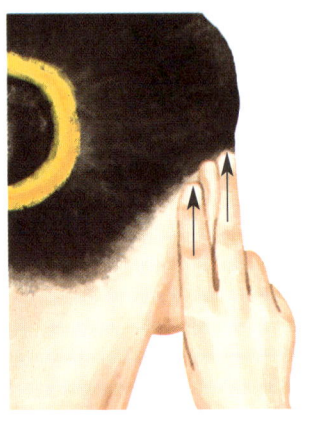
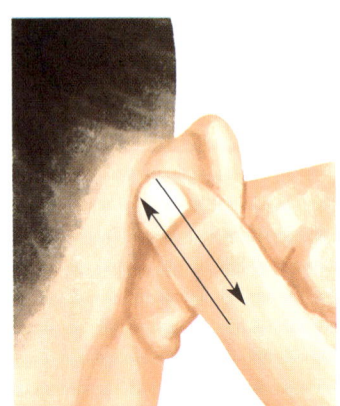
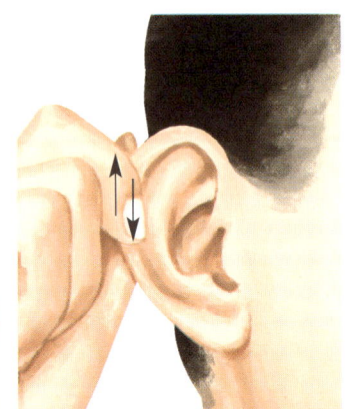

04 이혈안마법(耳穴按摩法)

① 내이(內耳)를 쥐고 주무른다.
30초~1분, 날유법

② 외이(外耳)를 민다. 30초~1분, 추법

③ 신장 반사구를 찍어 누른다.
30초~1분, 점안법

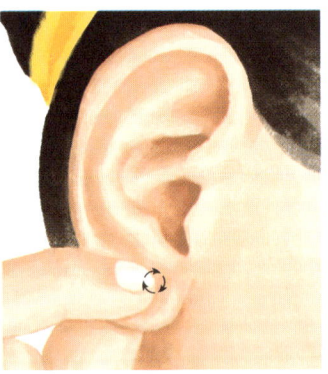
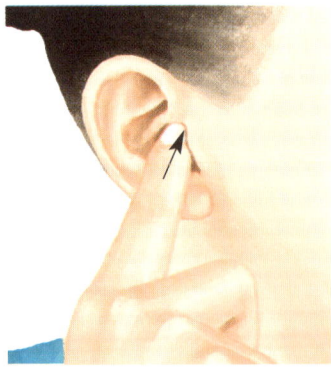
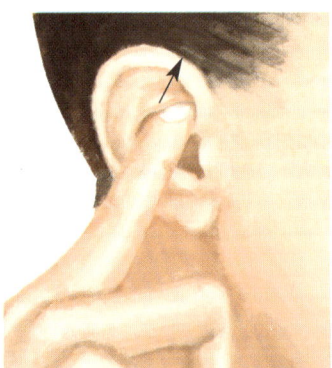

170 4. 귀 반사구 자가 안마

④ 삼초 반사구를 찍어 누른다.
30초 ~ 1분, 점안법

⑤ 침 반사구를 꼬집으면서 누른다.
30초 ~ 1분, 겹안법

⑥ 관자놀이 반사구를 찍고 꼬집는다.
30초 ~ 1분, 점겹법

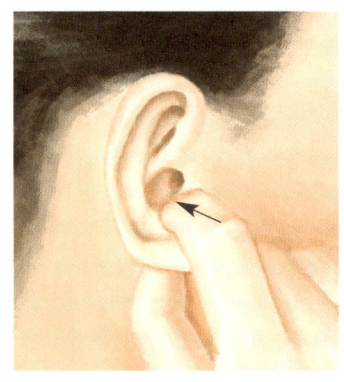 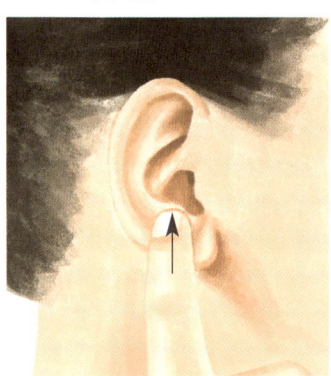 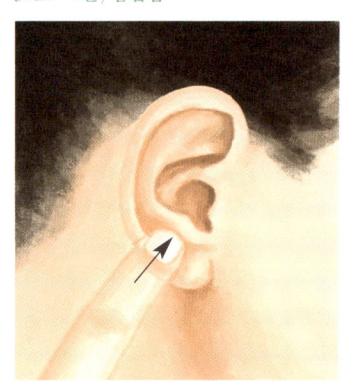

⑦ 간장 반사구를 찍어 누른다.
30초 ~ 1분, 점안법

⑧ 이담(胰膽) 반사구를 찍어 누른다.
30초 ~ 1분, 점안법

⑨ 피질하 반사구를 민다. 9 ~ 12회, 추법

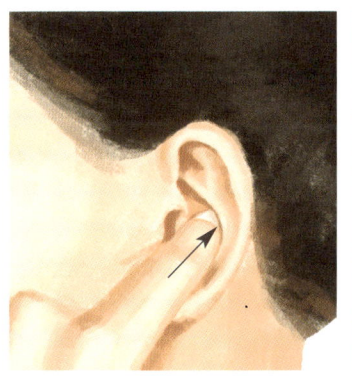 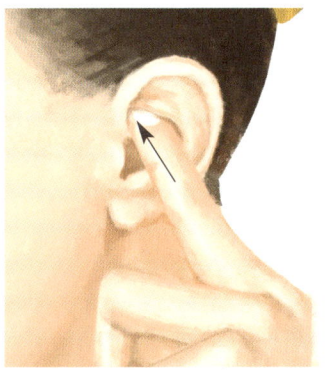 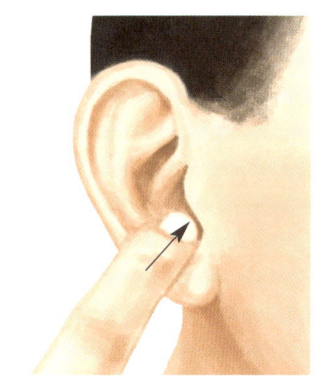

풍열(風熱) 침습

01 신문혈을 찍어 누른다.
30초 ~ 1분, 점안법

02 이첨을 꼬집으면서 누른다.
30초 ~ 1분, 겹안법

03 부신 반사구를 누른다.
30초 ~ 1분, 안압법

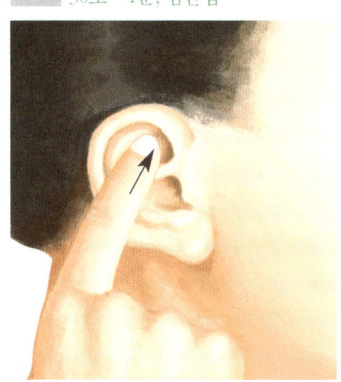 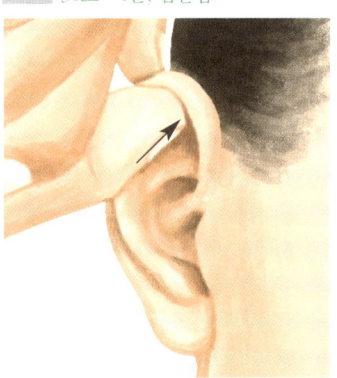 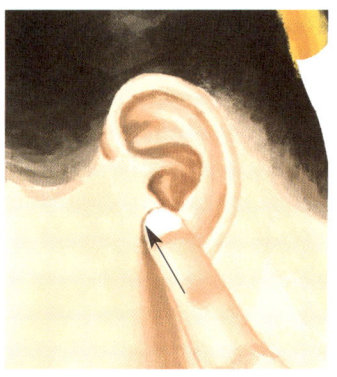

가래가 끓어 막힌 귀

비장 반사구를 꼬집으면서 누른다.
30초 ~ 1분, 겹안법

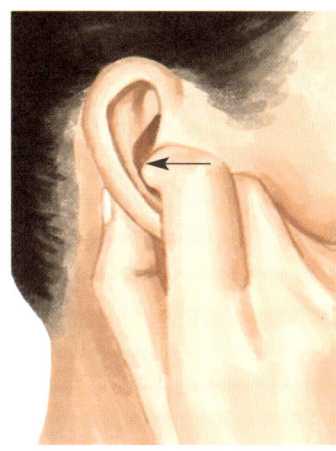

간 열화로 인한 이명

이배간(耳背肝)을 비비면서 문지른다.
30초 ~ 1분, 차마법

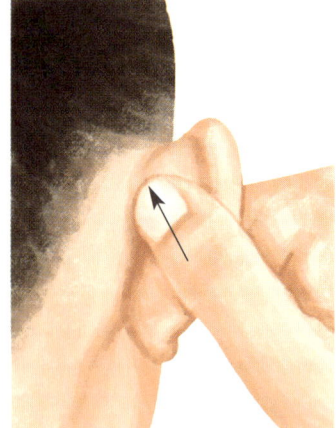

신장의 정기 부족으로 오는 공허

01 내생식기 반사구를 찍고 꼬집는다.
30초 ~ 1분, 점겹법

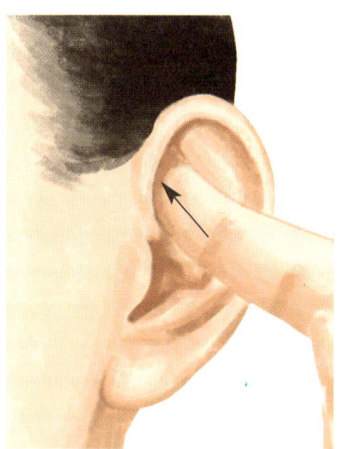

비장, 위장의 정기가 허약하여 생긴 이명·이롱

02 내분비 반사구를 찍고 꼬집는다.
30초 ~ 1분, 점겹법

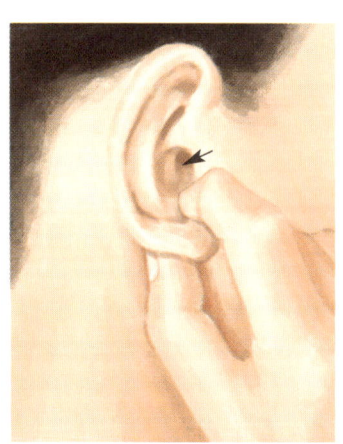

01 비장 반사구를 꼬집으면서 누른다. 30초 ~ 1분, 겹안법

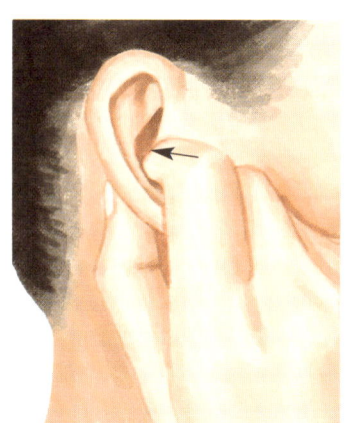

02 위장 반사구를 누르면서 주무른다.
30초 ~ 1분, 안유법

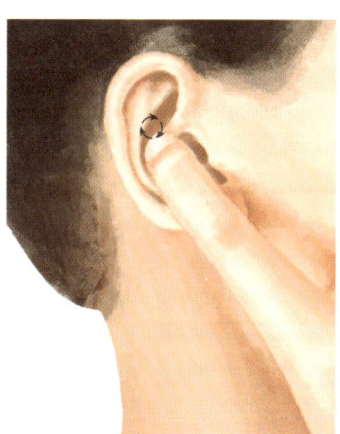

> **TIPS 이명에 좋은 탕**
>
> 대백채근 3 ~ 4개, 노근 10g, 박하 3g. 이 3가지 약재를 물과 함께 15 ~ 30분 끓인 후 뜨거울 때 2회 마신다. 차가운 기운이 따뜻해지므로 화농성 중이염으로 생긴 귓속 통증, 이명, 두통 등 치료에 효과적이다.
>
> * 대백채근(大白菜根_ 배추뿌리), 노근(蘆根_ 갈대뿌리)

SELF MASSAGE

불면증

사용 반사구
① 교감 ② 심장 ③ 간장 ④ 위장 ⑤ 신장
⑥ 피질하 ⑦ 침(枕) ⑧ 이첨 ⑨ 비장
⑩ 이배심(耳背心)

보조 혈자리
신문혈(神門穴)

안마 방법

01 신문혈을 누른다.
30~50회, 안압법

02 교감 반사구를 누른다.
30~50회, 안압법

03 침 반사구를 주무르면서 누른다.
50회, 유안법

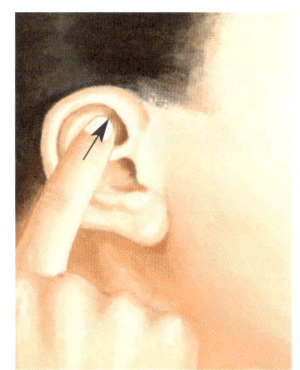
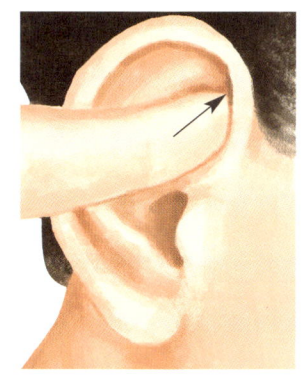
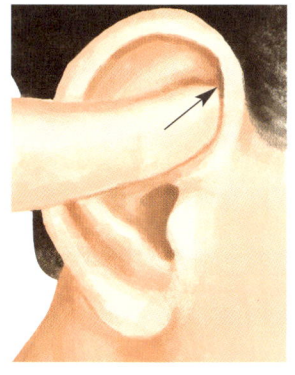

04 심장 반사구를 주무르면서 누른다. 50회, 유안법

05 피질하 반사구를 누른다.
6~8회, 안법

06 신장 반사구를 누르면서 민다.
20회, 추안법

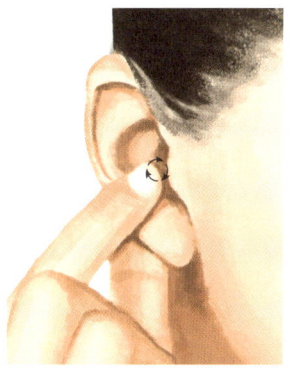
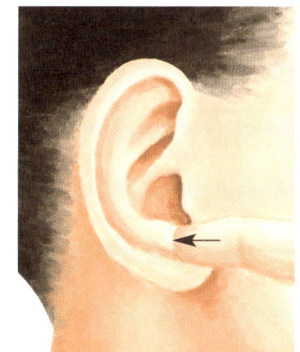
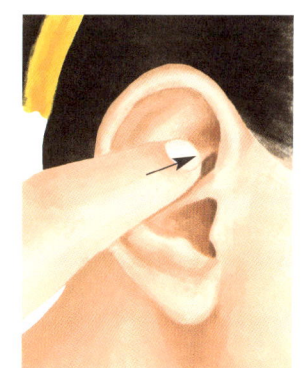

> **TIPS** 신경과민에 의한 불면증 치료
> 영지 25g, 고량주 500㎖. 깨끗이 씻은 영지를 고량주에 담가 뚜껑을 단단히 밀봉한다. 1주일이 지나 술이 붉은 색으로 변하면 마신다. 매일 저녁 반주로, 또는 잠자기 전에 적당량 마신다. 절대 20㎖를 초과해서 마시면 안 된다.

07 위장 반사구를 주무르면서 누른다. 30초, 유압법

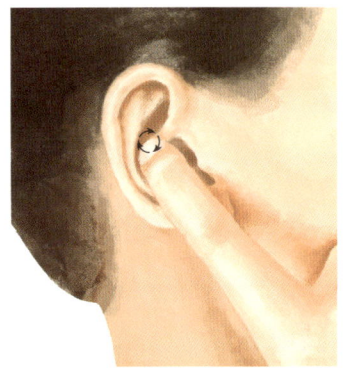

08 간장 반사구를 주무르면서 누른다. 30초, 유압법

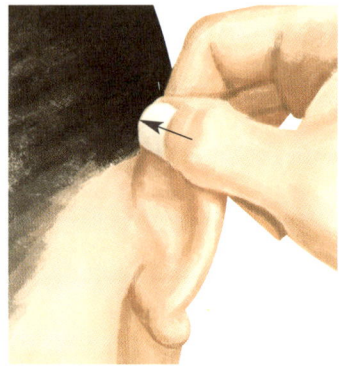

09 이배심 반사구를 누른다. 15회, 안압법

10 비장 반사구를 주무른다. 1분, 유법

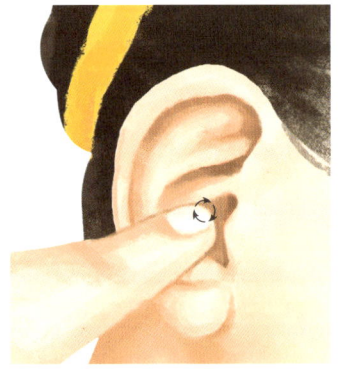

11 검지로 귀 뒤를 민다. 10~15회, 추법

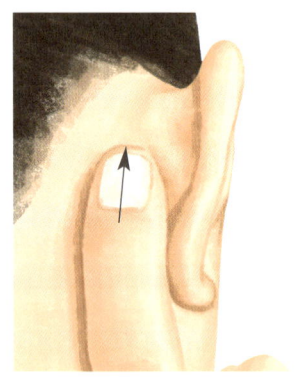

12 귀 가장자리를 쥔다. 2분, 날법

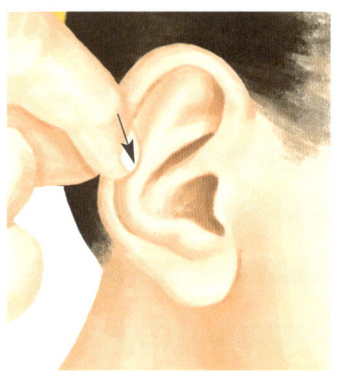

13 이첨을 꼬집는다. 6~8회, 겹법

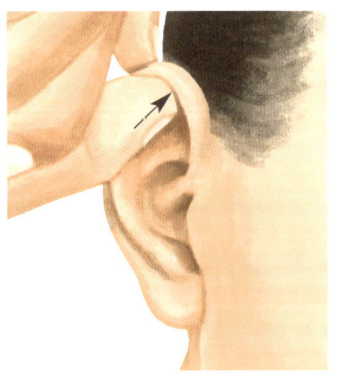

14 귓밥을 주무른다. 1분, 유법

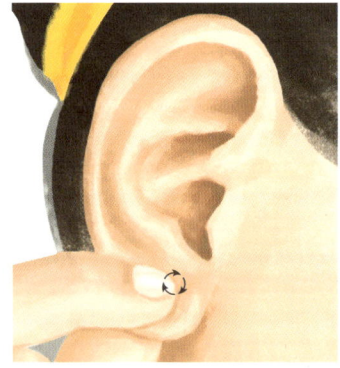

15 귓바퀴를 비비면서 문지른다. 5~8분, 차마법

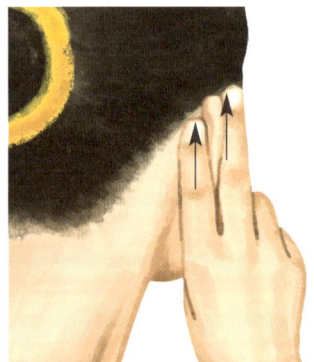

SELF MASSAGE

근시

사용 반사구
① 눈1 ② 눈2 ③ 눈(眼) ④ 피질하 ⑤ 침(枕)
⑥ 교감 ⑦ 간장 ⑧ 심장 ⑨ 폐

보조 혈자리
신문혈(神門穴)

안마 방법

01 엄지손가락 손톱으로 눈1 반사구를 민다. 30초, 지갑추법

02 엄지손가락 손톱으로 눈2 반사구를 민다. 30초, 지갑추법

03 검지 손톱으로 피질하 반사구를 민다. 30초, 지갑추법

04 엄지손가락과 검지로 눈(眼) 반사구를 쥐고 주무른다. 30초, 날유법

05 엄지손가락과 검지로 간장 반사구를 쥐고 주무른다. 30초, 날유법

06 엄지손가락과 검지로 교감 반사구를 쥐고 주무른다. 30초, 날유법

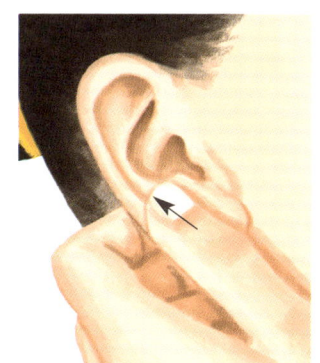
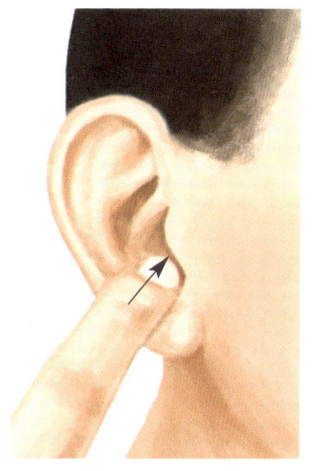
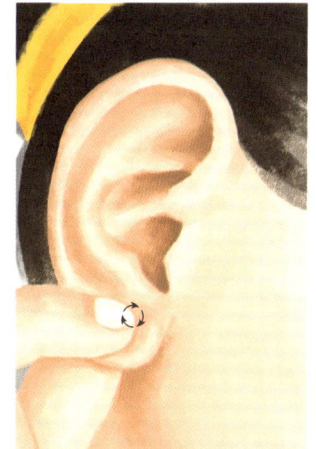
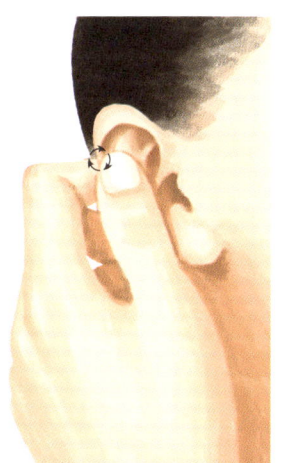
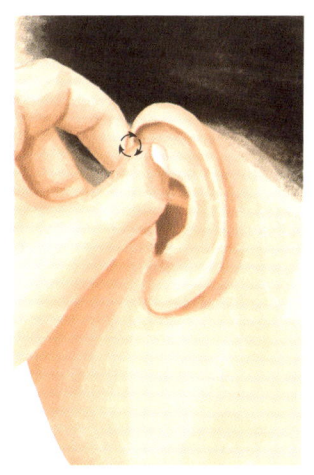

| 07 | 엄지손가락과 검지로 침 반사구를 쥐고 주무른다. 30초, 날유법

| 08 | 검지 손톱으로 심장 반사구를 찍고 꼬집는다. 30초, 지갑점검법

| 09 | 검지 손톱으로 폐 반사구를 찍고 꼬집는다. 30초, 지갑점검법

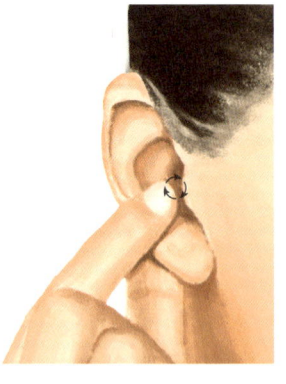 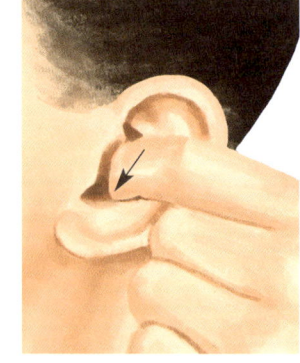 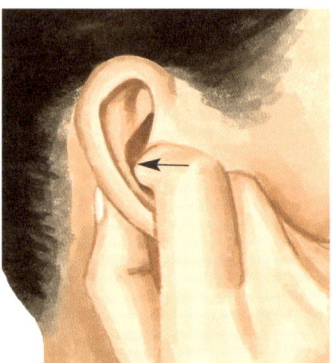

| 10 | 검지 손톱으로 신문혈을 찍고 꼬집는다. 30초, 지갑점검법

| 11 | 시력 회복을 위해 이혈(耳穴)을 누른다. 이 동작은 부드럽게 힘이 들어가야 한다. 30초, 안압법

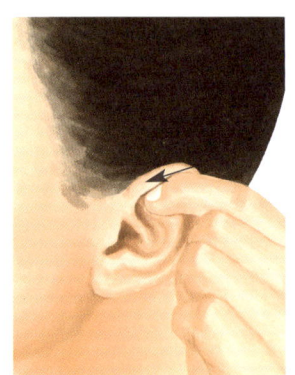 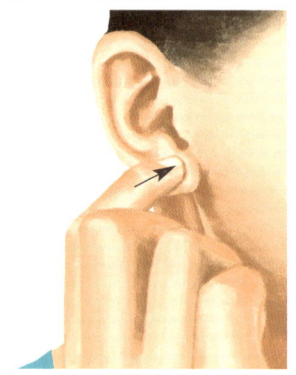

TIPS 근시 치료에 좋은 죽

멥쌀 100g, 토사자(가루), 구기자(따뜻한 물에 불린 것) 각 20g. 토사자를 물에 넣어 달인다. 완전히 끓으면 찌꺼기는 버리고 그 물에 구기자와 멥쌀을 넣어 센 불로 끓인 후 약한 불로 바꾸어 죽을 끓인다. 죽이 되면 설탕으로 맛을 내고 조금 더 끓인다. 이 처방은 온기를 돋우고 간장을 튼튼하게 하므로 근시 치료에 좋다.

* 토사자(兎絲子_실새삼 씨)

눈에 좋은 음식

비타민, 미네랄, 칼륨, 칼슘 등의 영양소가 많이 들어 있는 음식이 눈에 좋은 음식이다. 비타민A가 많이 들어 있는 간, 당근, 고구마, 해바라기, 토마토, 해산물, 효모, 시금치, 파슬리 등은 야맹증을 예방하고 각막을 튼튼하게 한다. 당근은 기름에 볶아서 조리하는 것이 시력 회복에 좋다. 비타민C는 눈의 피로를 덜어준다. 딸기, 감귤, 양배추, 피망, 양파 등 과일류에 비타민C가 많다.

눈의 부드러운 조직을 보호하는 칼륨은 사과, 사과식초, 꿀, 바나나 등에 많이 들어 있다. 달걀, 생선, 자연치즈, 전유 등에 함유된 칼슘은 눈을 과다하게 깜박이는 증세, 눈의 염증, 결막염 등을 치료하는 데 효과가 있는 것으로 알려져 있다.

SELF MASSAGE

유정

사용 반사구
1. 정궁(精宮) 2. 내분비혈
3. 간장혈[肝穴] 4. 위장혈[胃穴] 5. 십이지장
6. 신장혈[腎穴] 7. 소장

보조 혈자리
신문혈(神門穴)

안마 방법

01 검지로 정궁 반사구를 꼬집는다. 좌우 2분, 겹법

02 검지로 내분비혈, 신문혈, 간장혈, 위장혈, 신장혈, 십이지장, 소장 반사구를 꼬집는다. 좌우 각 2분, 겹법

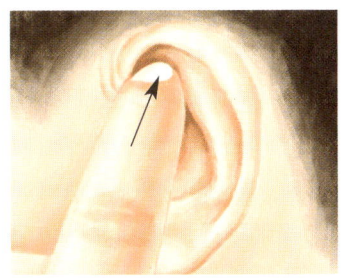 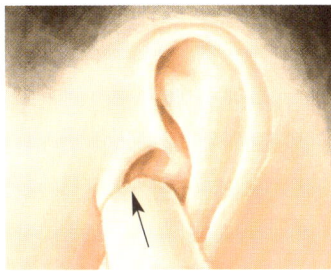

> **TIPS 유정 치료에 좋은 호두**
> 호두 알갱이 15g을 물 1대접과 함께 약한 불에 물이 반으로 줄어들 때까지 끓인 후 자기 전에 마신다.
> 호두 알갱이는 강정 보혈을 촉진하므로 유정 치료에 매우 좋다.

SELF MASSAGE

임포텐츠

사용 반사구
1. 정궁(精宮) 2. 외생식기 3. 교감 4. 고환

안마 방법

01 검지로 정궁 반사구를 찍거나 꼬집는다. 좌우 2분, 점법 또는 겹법

02 검지로 외생식기, 고환, 교감 반사구를 꼬집는다. 좌우 각 2분, 겹법

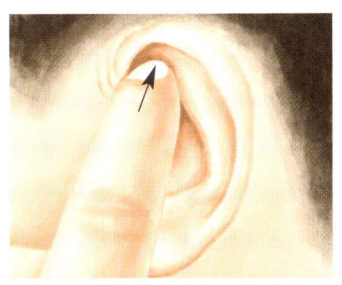 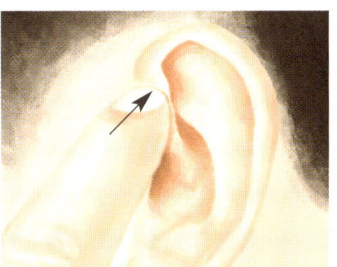

> **TIPS 흑두구육탕(黑豆狗肉湯)**
> 검정콩 50g, 개고기 500g.
> 개고기를 적당한 크기로 썬다. 검정콩은 먼저 물에 불린 다음 함께 솥에 넣어 물컹해지도록 푹 삶아 탕과 고기를 매일 2회씩 10일 먹는 과정을 1차 치료로 한다.
> 이 처방은 신장을 따뜻하게 하고, 양기를 돋우고, 보양보정하므로 임포텐츠 치료에 아주 좋다.

SELF MASSAGE

전립선 질환

사용 반사구
① 요도 ② 이첨 ③ 내생식기 ④ 부신
⑤ 피질하 ⑥ 내분비 ⑦ 신장 ⑧ 방광
⑨ 전립선 ⑩ 삼초 ⑪ 비장 ⑫ 위장
⑬ 교감 ⑭ 침(枕)

보조 혈자리
신문혈(神門穴)

안마 방법

01 검지로 요도 반사구를 누른다.
1~2분, 안압법

02 이첨을 쥐고 주무른다.
1~2분, 날유법

03 신문혈을 찍고 꼬집는다.
1~2분, 점겹법

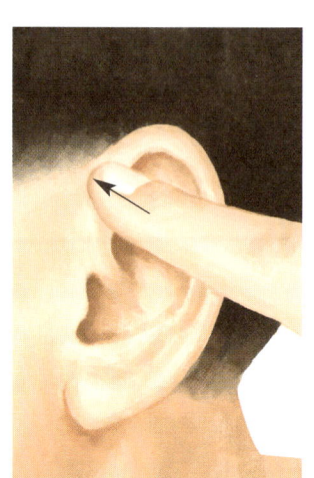 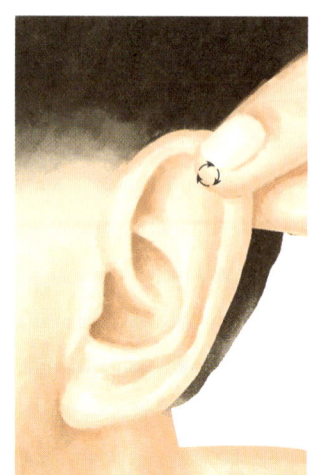 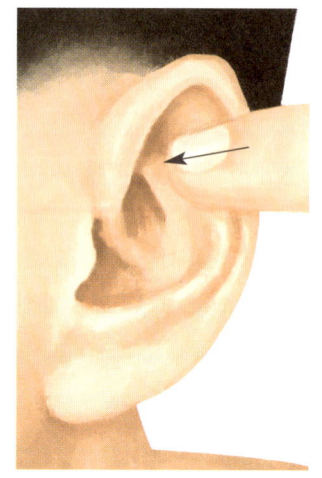

04 생식기 반사구를 찍고 꼬집는다.
1~2분, 점겹법

05 부신 반사구를 쥐고 주무른다.
1~2분, 날유법

06 피질하 반사구를 쥐고 주무른다.
1~2분, 날유법

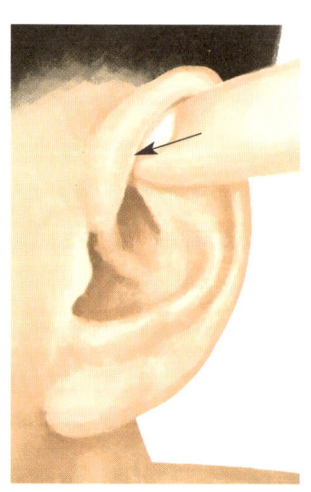 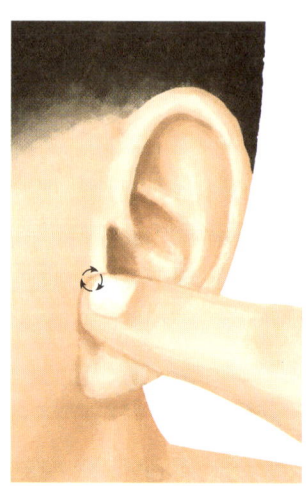 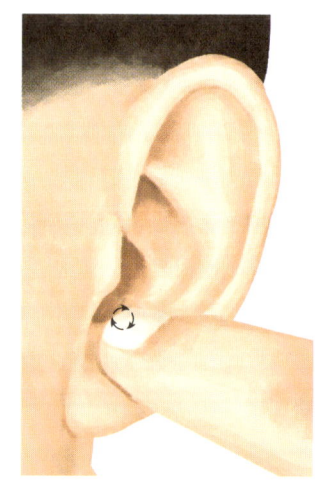

07 내분비 반사구를 찍고 꼬집는다. 1~2분, 점겹법	08 삼초 반사구를 찍고 꼬집는다. 1~2분, 점겹법	09 신장 반사구를 찍고 주무른다. 1~2분, 점유법
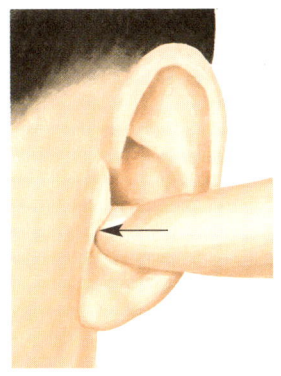	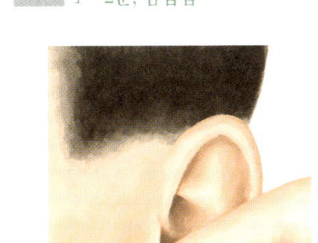	

10 방광 반사구를 찍고 주무른다. 1~2분, 점유법	11 전립선 반사구를 누르면서 주무른다. 1~2분, 안유법	12 귓바퀴를 비비면서 문지른다. 3분, 차마법
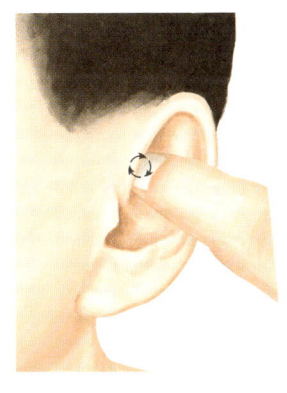	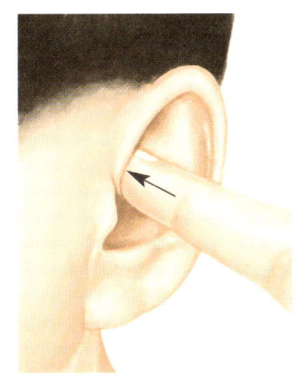	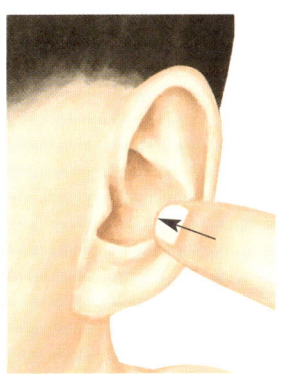

13 급성전립선염에 비장 반사구를 누르면서 주무른다. 1분, 안유법	14 침 반사구를 누르면서 주무른다. 1분, 안유법	15 만성전립선염에 위장 반사구를 누른다. 10회, 안법
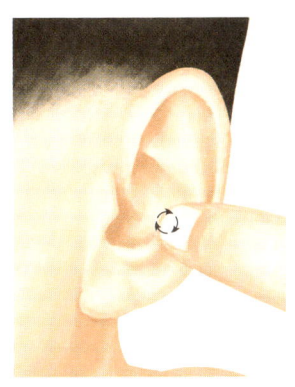	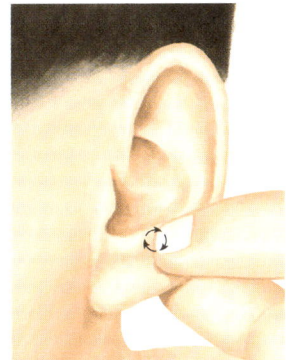	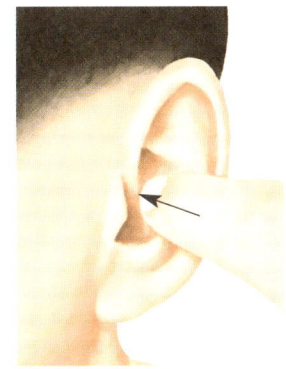

전립선 질환

16 피질하 반사구를 누른다.
10회, 안법

17 전립선 발병에 삼초 반사구를 누르면서 주무른다. 1분, 안유법

18 교감 반사구를 누르면서 주무른다. 1분, 안유법

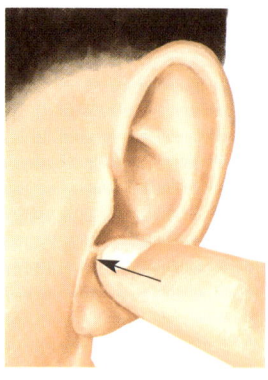
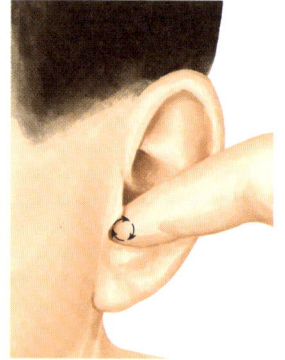
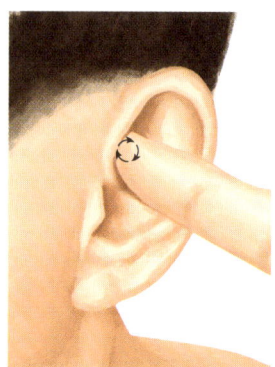

19 내분비 반사구를 누른다.
6~8회, 안법

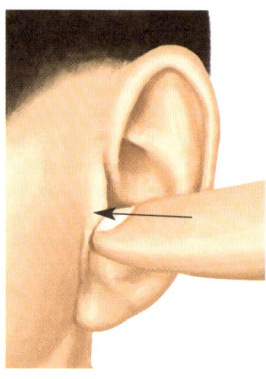

> **TIPs 소맥통초죽(小麥通草粥)**
> 통초 10g을 깨끗한 삼베주머니에 단단히 싼다. 얼음사탕 15g을 잘게 부순다. 소맥 100g을 깨끗이 씻는다. 찬물에 소맥과 통초를 넣고 우선 센 불에 달이다가 끓으면 다시 약한 불로 죽을 끓인다. 통초를 건져내고 얼음사탕을 넣는다. 이 처방은 몸을 따뜻하게 하고, 이뇨작용과 심장과 신장을 강화시킨다. 전립선비대증 노인환자의 배뇨 곤란, 소변 동통, 발열, 아랫배 팽만감 등에 좋다.
> * 소맥(小麥_밀), 통초(通草_으름덩굴)

> **TIPs 전립선 질환에 좋은 마사지**
> 한의학에서는 수기와 습기를 담당하는 기관인 폐, 신장, 비장에 습이나 열 또는 담이 쌓여 장기의 기능이 약해질 때 전립선염이 생긴다고 본다. 따라서 전립선염을 치료할 때는 막히고 쌓인 것을 풀어내거나 장기의 기능을 보해주는 것을 우선으로 하는데, 약물치료와 함께 아침, 저녁마다 따뜻한 물로 항문과 성기 사이를 마사지해주면 좋다. 실제 통증이 있는 회음부나 하복부를 반복해서 지압하면서 괄약근 운동을 병행하면 더욱 효과적이다.
> 배뇨곤란 개선을 위해서는 발목 안쪽 복숭아 뼈 4cm 위에 있는 정강이뼈와 근육의 경계 부위의 혈자리인 삼음교(三陰交)를 자주 눌러주는 것도 노움이 된다. 체온과 비슷한 섭씨 35~40도 안팎의 따뜻한 물에 몸을 배꼽까지 담그고 하루 10~20분 정도 좌욕을 하면 통증완화와 회음부의 긴장된 근육 이완에 도움이 된다. 고추, 마늘, 후추 등 맵고 자극적인 음식과 기름진 음식은 피하고, 치료 도중에 술을 마시면 재발하기 쉽다.
>
> **골반 체조**
> 매일 규칙적으로 골반 체조를 하면 전립선염을 예방하는 데 효과적이다. 정면을 보고 똑바로 누운 상태에서 무릎을 굽힌 채 천천히 엉덩이를 들었다 내렸다 하는 운동을 하루 10회 정도 반복하면 골반근육 발달에 도움이 된다. 정면을 보고 누워서 목 밑에 타월을 깔고 무릎 아래에는 베개를 받쳐서 등이 바닥에 완전히 붙게 한 다음 힘을 주면서 골반을 위쪽으로 끌어당기는 운동도 효과가 좋다.

SELF MASSAGE

생리통

사용 반사구
① 복부 ② 내생식기 ③ 신장 ④ 부신 ⑤ 비장
⑥ 간장 ⑦ 내분비 ⑧ 이담(胰膽) ⑨ 피질하
⑩ 이미근(耳迷根) ⑪ 이배신(耳背腎)
⑫ 이배간(耳背肝) ⑬ 이배비(耳背脾)

보조 혈자리
신문혈(神門穴)

안마 방법

01 귓바퀴를 비비면서 문지른다.
5~10회, 차마법

02 내생식기 반사구를 쥐고 주무른다. 5~10회, 날유법

03 신문혈을 쥐고 주무른다.
5~10회, 날유법

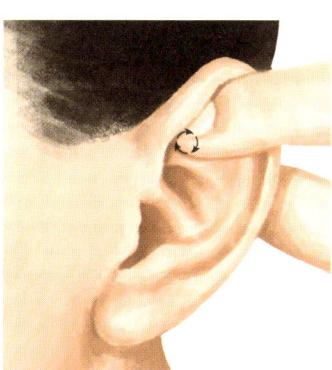
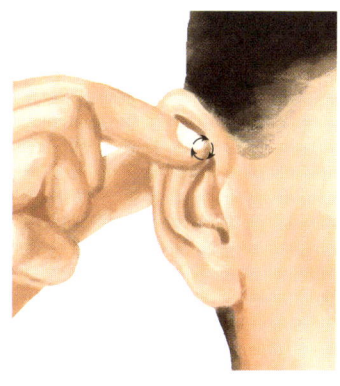

04 검지로 신장 반사구를 누른다.
5~10회, 안압법

05 손톱으로 복부 반사구를 민다.
5~10회, 지갑추법

06 손톱으로 이담 반사구를 민다.
5~10회, 지갑추법

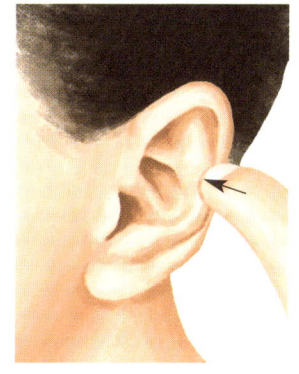
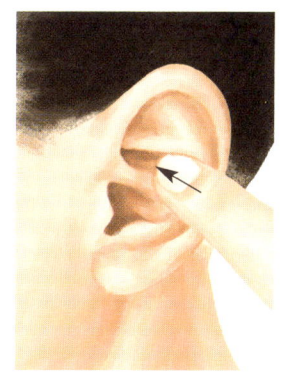

> **TIPs 생리통을 줄이는 아로마테라피**
> 1. 라벤더 : 예민한 신경을 부드럽게 하여 통증을 줄이는 데 도움이 된다.
> 2. 모로칸 캐모마일 : 초조해진 신경을 부드럽게 하고, 통증을 줄이는데 도움이 된다. 두통이 동반할 경우 통증을 완화하는데 도움이 된다.
> 3. 미조람 : 곤두선 신경을 부드럽게 하고, 혈액의 흐름에 도움을 주어 리듬을 찾아주므로 통증과 함께 두통에도 도움이 된다.

07 검지로 간장 반사구를 누르면서 주무른다. 5~10회, 안유법

08 검지로 피질하 반사구를 찍어 누른다. 5~10회, 점압법

09 검지로 부신 반사구를 찍어 누른다. 5~10회, 점압법

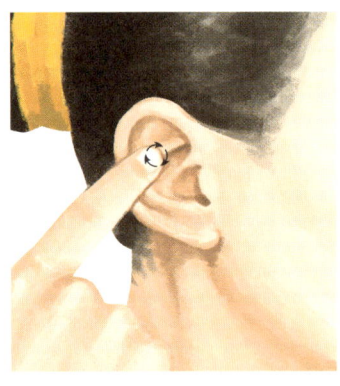
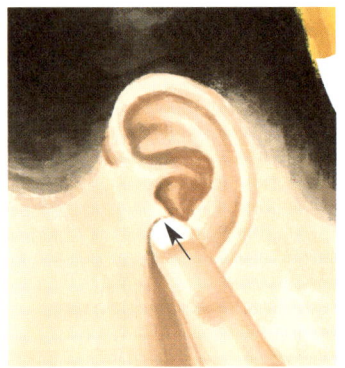

10 엄지손가락과 검지로 내분비 반사구를 누르면서 주무른다. 5~10회, 안유법

11 이미근 반사구를 찍어 누른다. 5~10회, 점안압법

12 엄지손가락으로 이배신 반사구를 곧장 민다. 5~10회, 추법

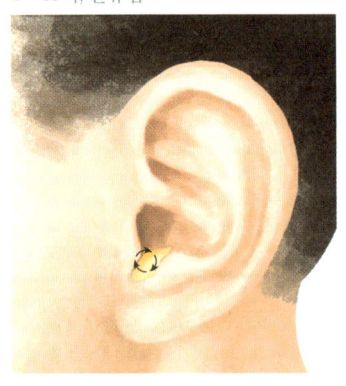
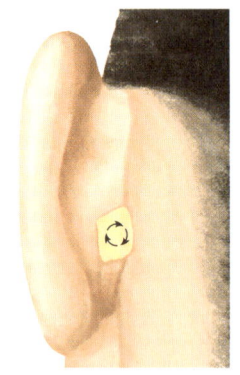
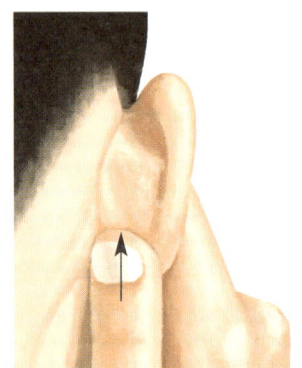

13 엄지손가락으로 이배비 반사구를 곧장 민다. 5~10회, 추법

14 엄지손가락으로 이배간 반사구를 곧장 민다. 5~10회, 추법

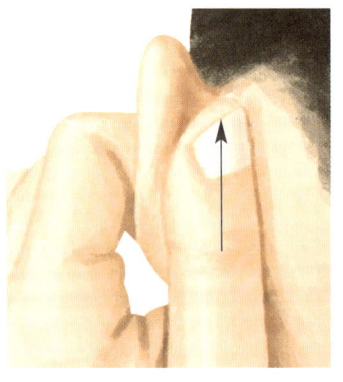
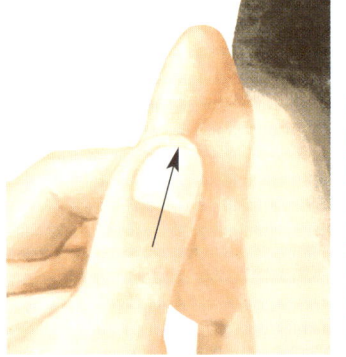

> **TIPS 생리통일 때 붙이는 약떡**
>
> 유향, 몰약 각 15g을 섞어 가루로 갈아, 그 중 5g 정도를 고량주에 개어 동전보다 약간 큰 약떡을 만들어 배꼽에 붙인다. 하루에 1회 3~5일 갈아 붙이면 효과가 좋다.

SELF MASSAGE
예쁜 외모 날씬한 몸매

사용 반사구
① 교감 ② 눈(眼) ③ 신장 ④ 피질하
⑤ 비장 ⑥ 면협(面頰_뺨) ⑦ 위장
⑧ 내분비 ⑨ 부신 ⑩ 복부 ⑪ 삼초

보조 혈자리
신문혈(神門穴)

안마 방법

01 신문혈을 누른다.
30~50회, 안압법

02 부신 반사구를 찍어 누른다.
30초, 점겹법

03 피질하 반사구를 누른다.
6~8회, 안법

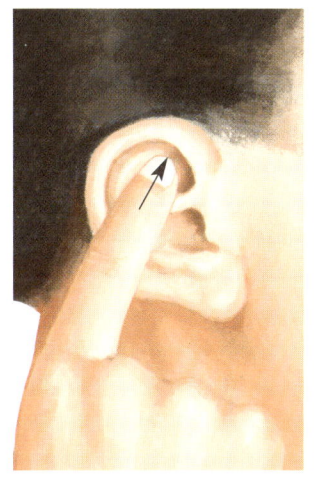 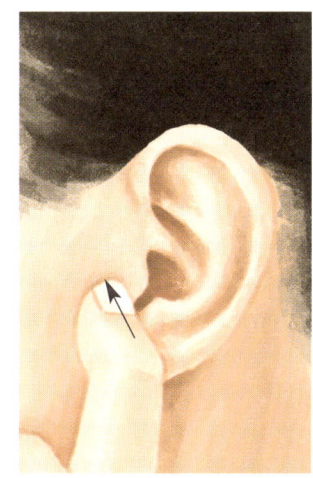 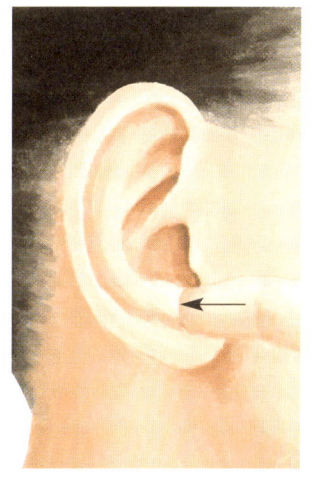

04 내분비 반사구를 밀면서 누른다.
20~30회, 추안법

05 신장 반사구를 밀면서 누른다.
20회, 추안법

06 삼초 반사구를 찍어 누른다.
6~8회, 점안법

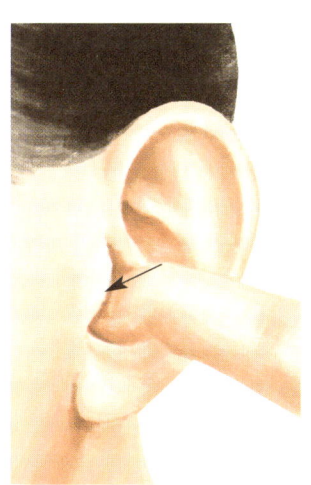 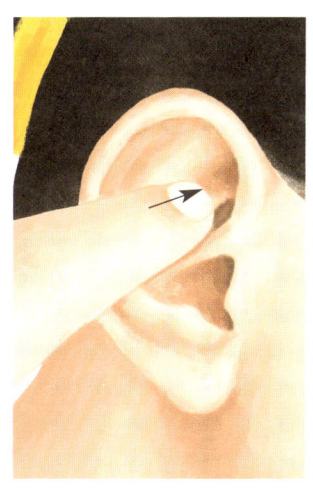 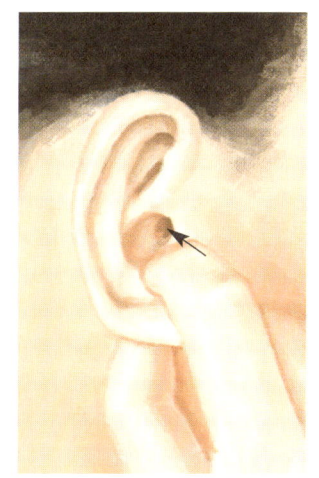

| 07 | 비장 반사구를 주무른다.
1분, 유법 | 08 | 눈(眼) 반사구를 주무르면서 누른다. 50회, 유안법 | 09 | 교감 반사구를 누른다.
30~50회, 안압법 |

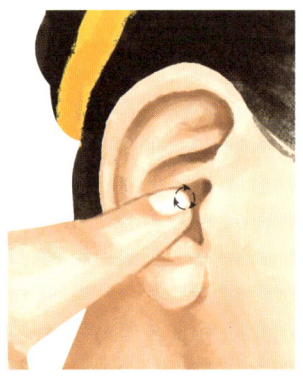
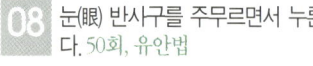
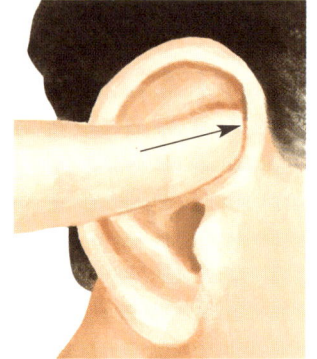

| 10 | 위장 반사구를 주무르면서 누른다. 30회, 유압법 | 11 | 복부 반사구를 누른다.
30회, 안압법 | 12 | 면협 반사구를 주무르면서 누른다.
30초, 유압법 |

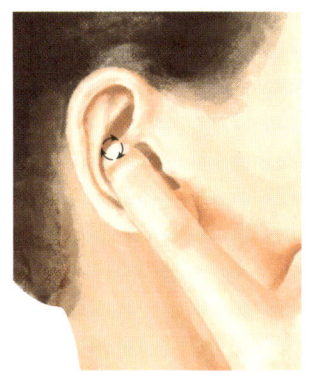
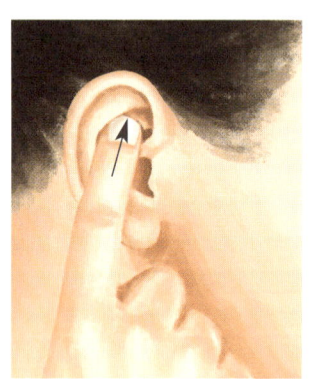
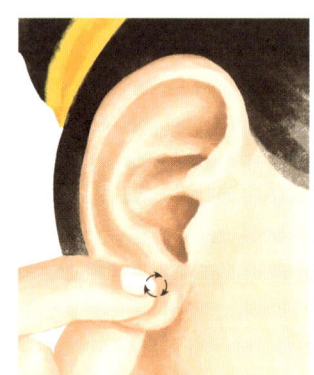

| 13 | 귓바퀴에 열이 나서 붉어질 때까지 비비면서 문지른다. 차마법 |

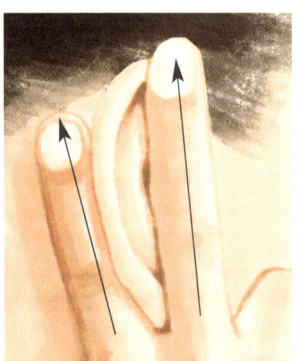

TIPS 콩으로 예뻐지기

1. **두유 미용** : 매일 밤 자기 전에 얼굴을 깨끗이 씻는다. 신선한 두유로 먼저 손과 얼굴을 5분간(시간은 길수록 좋다) 씻고 자연 건조시킨다. 마른 후 맑은 물로 씻어낸다. 이 방법은 피부가 윤택해지고 탄력이 생긴다.
2. **두부 미용** : 매일 아침 두부 1모를 손바닥에 올려놓고 얼굴을 문지른다. 1달만 계속해도 피부의 미백효과가 뛰어나고 윤택해진다.

천연벌꿀 보습 화장수 만들기

벌꿀 1작은술, 글리세린 10㎖, 물 100㎖를 섞어서 완전히 혼합되도록 흔든다. 매일 아침, 저녁 세안 후 벌꿀 보습 화장수를 화장솜에 묻혀 얼굴을 가볍게 톡톡 두드린다. 보습 효과가 뛰어난 글리세린이 수분과 영양분을 피부에 침투하도록 작용한다. 이 보습 화장수는 중성 또는 중건성 피부에 좋다.

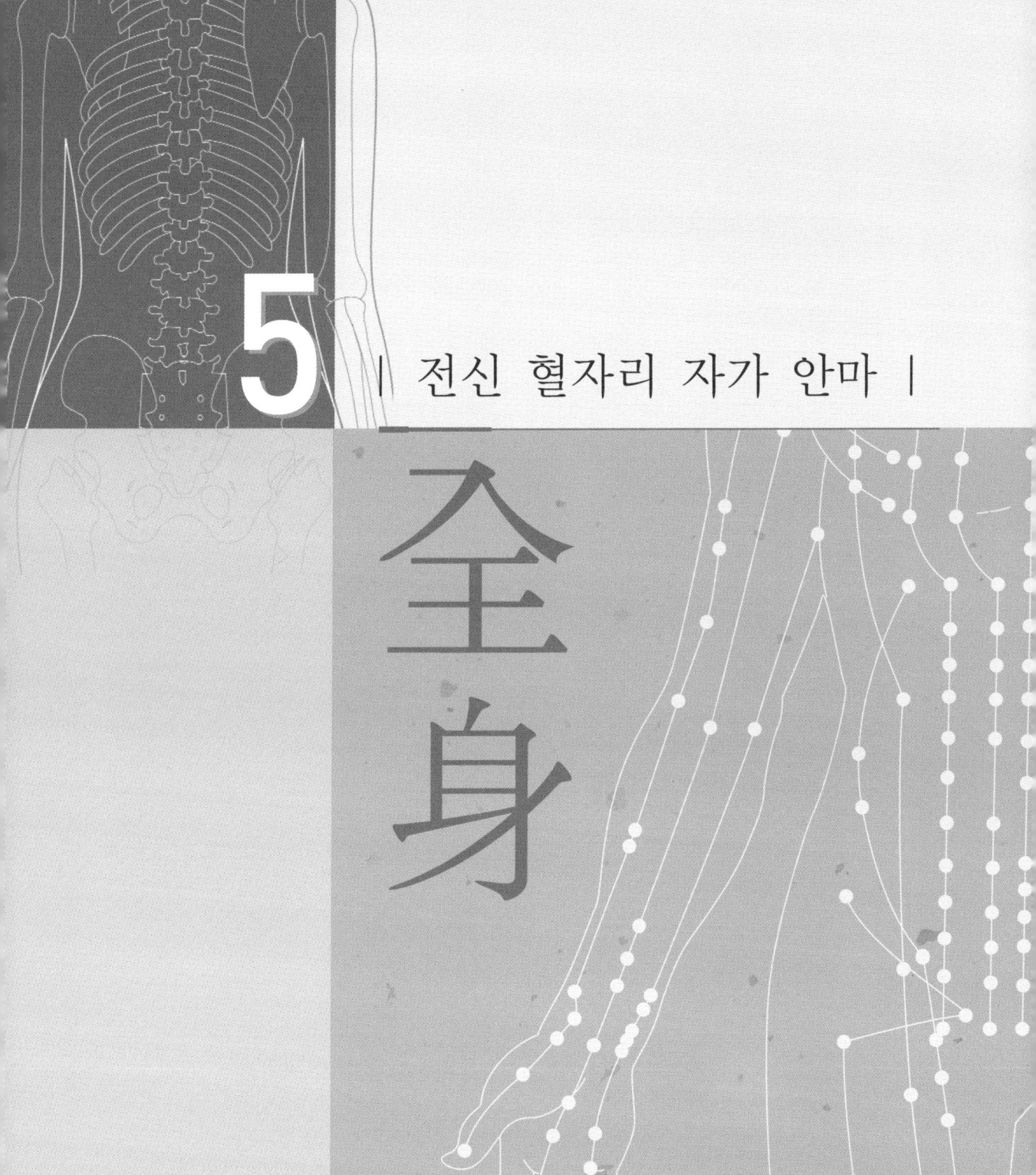

5

| 전신 혈자리 자가 안마 |

全身

혈 자 리

① 두경부(頭頸部_ 머리 / 목)

01. 백회혈(百會穴)	02. 상성혈(上星穴)	03. 찬죽혈(攢竹穴)	04. 사죽공혈(絲竹空穴)	05. 동자료혈(瞳子髎穴)	06. 청회혈(聽會穴)	07. 천용혈(天容穴)
08. 풍지혈(風池穴)	09. 승읍혈(承泣穴)	10. 사백혈(四白穴)	11. 지창혈(地倉穴)	12. 협차혈(頰車穴)	13. 하관혈(下關穴)	14. 두유혈(頭維穴)
15. 청궁혈(聽宮穴)	16. 정명혈(睛明穴)	17. 천주혈(天柱穴)	18. 예풍혈(翳風穴)	19. 각손혈(角孫穴)	20. 이문혈(耳門穴)	21. 아문혈(啞門穴)
22. 풍부혈(風府穴)	23. 신정혈(神庭穴)	24. 수구혈(水溝穴)	25. 부돌혈(扶突穴)	26. 영향혈(迎香穴)	27. 인당혈(印堂穴)	28. 태양혈(太陽穴)
29. 상관혈(上關穴)	30. 소료혈(素髎穴)	31. 승장혈(承漿穴)	32. 인영혈(人迎穴)	33. 인중혈(人中穴)	34. 수돌혈(水突穴)	35. 편도체혈(扁桃體穴)
36. 경협척혈(頸夾脊穴)	37. 교궁혈(橋弓穴)	38. 곡차혈(曲差穴)	39. 산근혈(山根穴)	40. 사신총혈(四神聰穴)	41. 총회혈(恖會穴)	42. 어요혈(魚腰穴)
43. 화료혈(禾髎穴)	44. 후정혈(後頂穴)	45. 안면혈(安眠穴)	46. 승광혈(承光穴)			

② 흉복부(胸腹部_ 가슴 / 배)

01. 천돌혈(天突穴)	02. 단중혈(膻中穴)	03. 결분혈(缺盆穴)	04. 유근혈(乳根穴)	05. 운문혈(雲門穴)	06. 중부혈(中府穴)	07. 상완혈(上脘穴)
08. 중완혈(中脘穴)	09. 건리혈(建里穴)	10. 수분혈(水分穴)	11. 기문혈(期門穴)	12. 장문혈(章門穴)	13. 신궐혈(神闕穴)	14. 기해혈(氣海穴)
15. 관원혈(關元穴)	16. 귀래혈(歸來穴)	17. 중극혈(中極穴)	18. 자호혈(子戶穴)	19. 유부혈(俞府穴)	20. 일월혈(日月穴)	21. 천추혈(天樞穴)
22. 대맥혈(帶脈穴)	23. 자궁혈(子宮穴)	24. 선기혈(璇璣穴)	25. 기충혈(氣冲穴)	26. 연액혈(淵液穴)	27. 대포혈(大包穴)	28. 대거혈(大巨穴)
29. 복애혈(腹哀穴)	30. 황유혈(肓俞穴)	31. 수도혈(水道穴)	32. 유도혈(維道穴)	33. 오추혈(五樞穴)		

③ 배요부(背腰部_ 등 / 허리)

01. 지실혈(志室穴)	02. 요양관혈(腰陽關穴)	03. 요안혈(腰眼穴)	04. 심유혈(心俞穴)	05. 신유혈(腎俞穴)	06. 기해유혈(氣海俞穴)	07. 비유혈(脾俞穴)
08. 명문혈(命門穴)	09. 경문혈(京門穴)	10. 협척혈(夾脊穴)	11. 관원유혈(關元俞穴)	12. 격유혈(膈俞穴)	13. 간유혈(肝俞穴)	14. 폐유혈(肺俞穴)
15. 요유혈(腰俞穴)	16. 담유혈(膽俞穴)	17. 대추혈(大椎穴)	18. 대장유혈(大腸俞穴)	19. 대저혈(大杼穴)	20. 장강혈(長强穴)	21. 방광유혈(膀胱俞穴)
22. 풍문혈(風門穴)	23. 고황혈(膏肓穴)	24. 궐음유혈(厥陰俞穴)	25. 삼초유혈(三焦俞穴)	26. 위유혈(胃俞穴)	27. 신당혈(神堂穴)	28. 도도혈(陶道穴)
29. 천종혈(天宗穴)	30. 이유혈(胰俞穴)	31. 지양혈(至陽穴)				

④ 상지부(上肢部_ 팔)

01. 소상혈(少商穴)	02. 곡택혈(曲澤穴)	03. 곡원혈(曲垣穴)	04. 곡지혈(曲池穴)	05. 내관혈(內關穴)	06. 지구혈(支溝穴)	07. 열결혈(列缺穴)
08. 노궁혈(勞宮穴)	09. 공최혈(孔最穴)	10. 견정혈(肩井穴)	11. 견우혈(肩髃穴)	12. 견교혈(肩髎穴)	13. 후계혈(後谿穴)	14. 합곡혈(合谷穴)
15. 대릉혈(大陵穴)	16. 척택혈(尺澤穴)	17. 병풍혈(秉風穴)	18. 비노혈(臂臑穴)	19. 음극혈(陰郄穴)	20. 하복혈(下服穴)	21. 양지혈(陽池穴)
22. 통리혈(通里穴)	23. 요통혈(腰痛穴)	24. 어제혈(魚際穴)	25. 중저혈(中渚穴)	26. 극천혈(極泉穴)	27. 견정혈(肩貞穴)	28. 신문혈(神門穴)
29. 수삼리혈(手三里穴)	30. 태연혈(太淵穴)	31. 외관혈(外關穴)	32. 양로혈(養老穴)			

⑤ 하지부(下肢部_ 다리)

01. 용천혈(涌泉穴)	02. 행간혈(行間穴)	03. 태계혈(太溪穴)	04. 수천혈(水泉穴)	05. 태충혈(太冲穴)	06. 신맥혈(申脈穴)	07. 삼음교혈(三陰交穴)
08. 족삼리혈(足三里穴)	09. 연곡혈(然谷穴)	10. 구허혈(丘墟穴)	11. 혈해혈(血海穴)	12. 여구혈(蠡溝穴)	13. 곤륜혈(崑崙穴)	14. 절골혈(絶骨穴)
15. 해계혈(解谿穴)	16. 환도혈(環跳穴)	17. 광명혈(光明穴)	18. 복류혈(復溜穴)	19. 복토혈(伏兎穴)	20. 풍시혈(風市穴)	21. 풍륭혈(豊隆穴)
22. 하거허혈(下巨虛穴)	23. 대돈혈(大敦穴)	24. 승부혈(承扶穴)	25. 비관혈(髀關穴)	26. 위중혈(委中穴)	27. 조해혈(照海穴)	28. 은백혈(隱白穴)
29. 은문혈(殷門穴)	30. 음릉천혈(陰陵泉穴)	31. 양릉천혈(陽陵泉穴)	32. 현종혈(懸鍾穴)	33. 팔료혈(八髎穴)	34. 승산혈(承山穴)	35. 담낭혈(膽囊穴)
36. 비양혈(飛揚穴)	37. 공손혈(公孫穴)	38. 합양혈(合陽穴)	39. 기문혈(箕門穴)	40. 거료혈(居髎穴)	41. 양구혈(梁丘穴)	42. 질변혈(秩邊穴)

SELF MASSAGE

당뇨병

사용 혈자리
① 흉복부 : 단중혈, 신궐혈, 중완혈, 기해혈, 관원혈
② 상지부 : 내관혈, 수삼리혈
③ 하지부 : 족삼리혈, 삼음교혈, 태계혈
④ 배요부 : 폐유혈, 이유혈, 간유혈, 비유혈, 위유혈, 신유혈, 명문혈, 요안혈

안마 방법

01 장근(掌根_ 손목 근처의 손바닥)으로 후요부(后腰部_ 허리뒤)를 민다. 5~10회, 추법

02 양손을 주먹 쥐고 손등에 볼록 튀어나온 관절로 요추부 척추 양쪽을 잡아 빼면서 주무른다. 시리고 아픈 부위는 많이 주무른다. 발유법

03 손바닥으로 상복부를 주무르면서 문지른다. 20~30회, 유마법

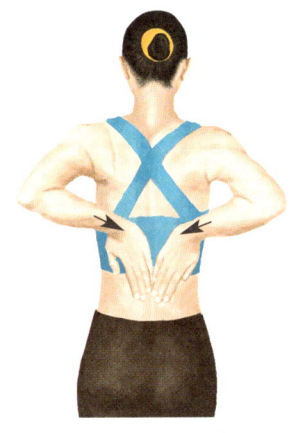
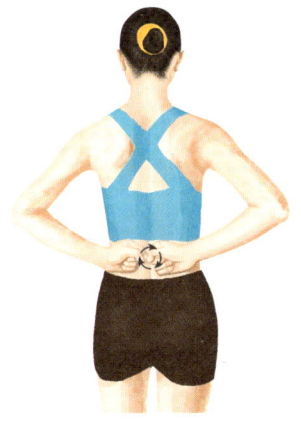
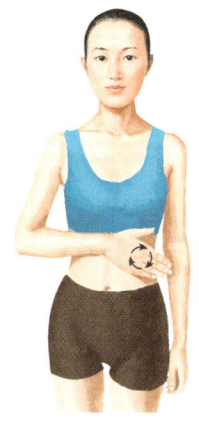

04 중지로 단중혈을 누르면서 주무른다. 50~100회, 안유법

05 검지와 중지로 중완혈을 누르면서 주무른다. 50~100회, 안유법

06 검지와 중지로 기해혈을 누르면서 주무른다. 50~100회, 안유법

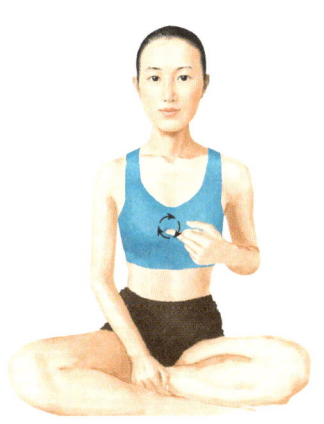
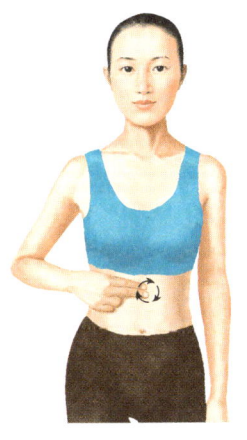
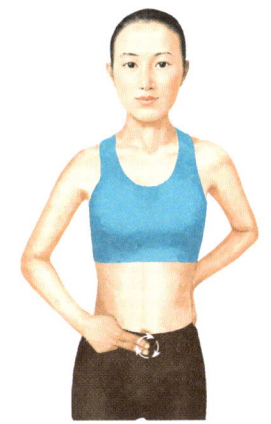

| 07 | 검지와 중지로 관원혈을 누르면서 주무른다. 50~100회, 안유법 | 08 | 손바닥으로 중완혈을 시계방향과 반대방향으로 돌리면서 문지른다. 각 30회, 장마법 | 09 | 손바닥으로 신궐혈을 시계방향과 반대방향으로 돌리면서 문지른다. 각 30회, 장마법 |

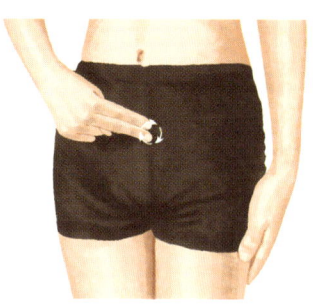 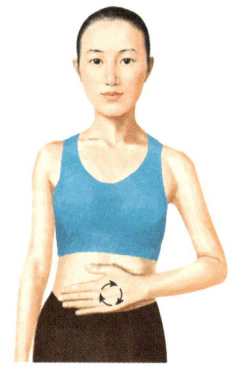

| 10 | 검지와 중지로 폐유혈을 누르면서 주무른다. 2~3분, 안유법 | 11 | 양손 엄지로 이유혈을 누르면서 주무른다. 2~3분, 안유법 | 12 | 양손으로 간유혈을 누르면서 주무른다. 2~3분, 안유법 |

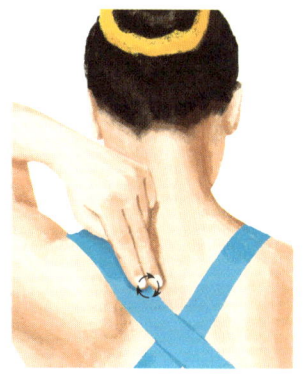 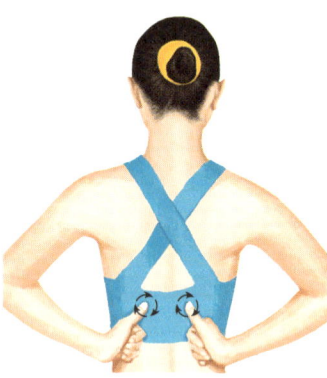 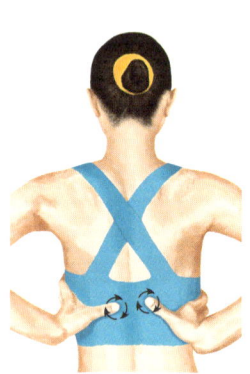

| 13 | 양손으로 비유혈을 누르면서 주무른다. 2~3분, 안유법 | 14 | 양손으로 위유혈을 누르면서 주무른다. 2~3분, 안유법 | 15 | 양손으로 신유혈을 누르면서 주무른다. 2~3분, 안유법 |

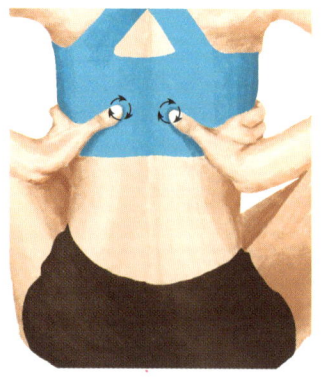 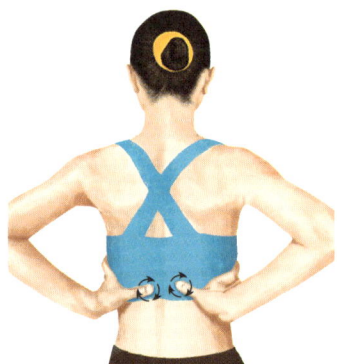 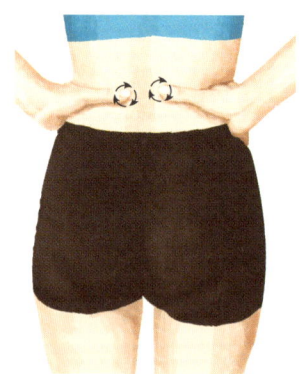

16 엄지로 명문혈을 누르면서 주무른다. 2~3분, 안유법

17 신장 부위를 가볍게 두드린다. 30회, 추격법

18 장근으로 요안혈을 문지르면서 마찰한다. 30회, 마찰법

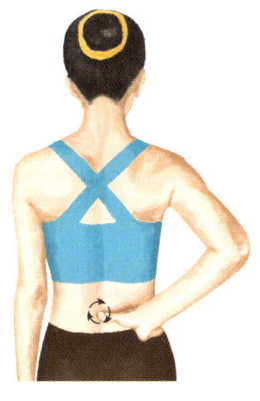
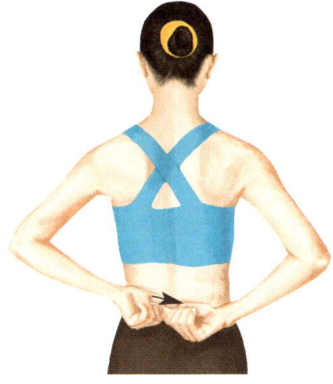
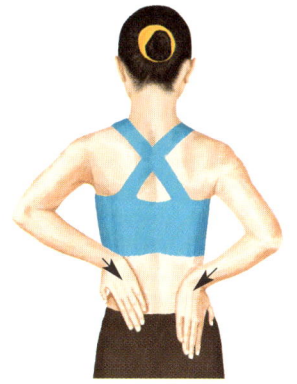

19 엄지로 수삼리혈을 누르면서 주무른다. 2~3분, 안유법

20 엄지로 내관혈을 누르면서 주무른다. 2~3분, 안유법

21 엄지로 족삼리혈을 누르면서 주무른다. 2~3분, 안유법

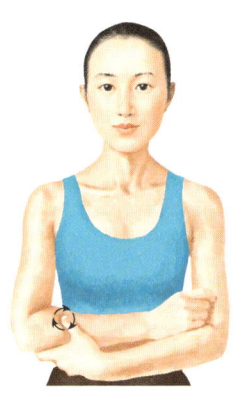
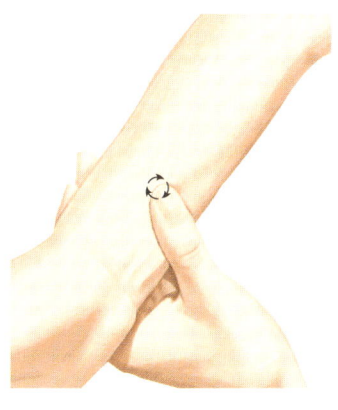
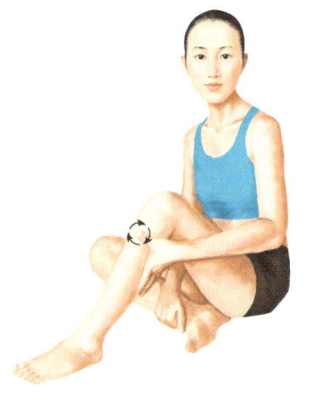

22 엄지로 삼음교혈을 누르면서 주무른다. 2~3분, 안유법

23 엄지로 태계혈을 누르면서 주무른다. 2~3분, 안유법

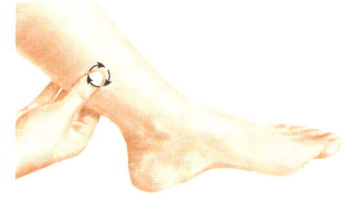
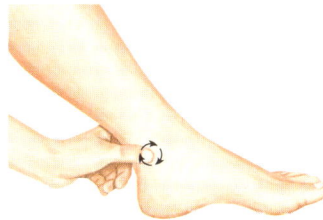

> **TIPS** 신선한 고과 60g. 고과 씨를 없애고 깨끗이 씻어 채 썬다. 기름과 소금으로 볶아서 반찬으로 먹는다. 매일 2회 또는 자주 먹는다. 이것은 원기를 돋우고, 갈증과 빈뇨 등을 다스린다. * 고과(苦瓜_여주)

SELF MASSAGE

고혈압

사용 혈자리
① 두면부 : 신정혈, 사죽공혈, 태양혈, 아문혈, 풍지혈
② 경견부 : 교궁혈, 견정혈
③ 흉복부 : 단중혈, 중완혈
④ 상지부 : 내관혈, 신문혈, 곡지혈, 외관혈, 합곡혈
⑤ 하지부 : 족삼리혈, 삼음교혈, 용천혈

안마 방법

01 양손 검지 끝을 마주대고 신정혈에서 아문혈까지 밀면서 문지른다.
15~20회, 추마법

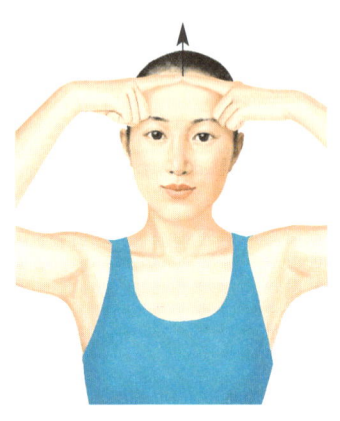
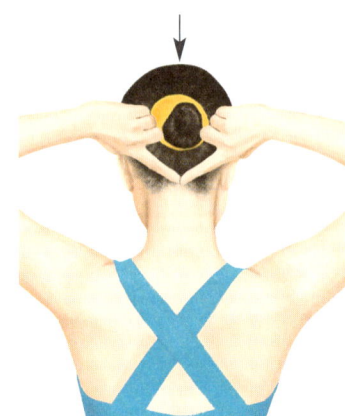

02 양손 엄지로 앞 이마를 문지른다.
10~15회, 분말법

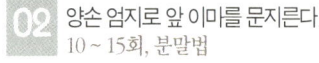
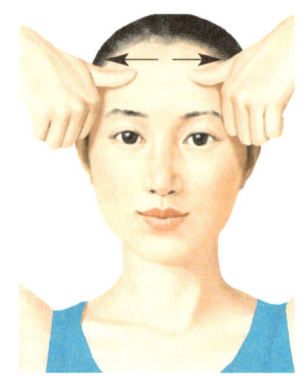

03 양손 검지로 눈썹 안쪽에서 바깥쪽으로 문지른다. 6~9회, 분말법

04 태양혈을 누르면서 주무른다.
1분, 안유법

05 풍지혈을 누르면서 주무른다.
1분, 안유법

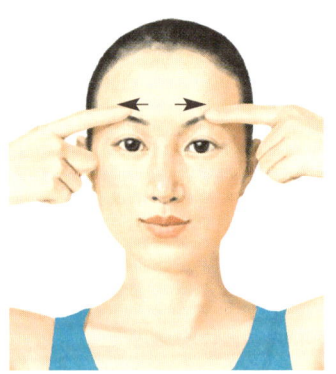
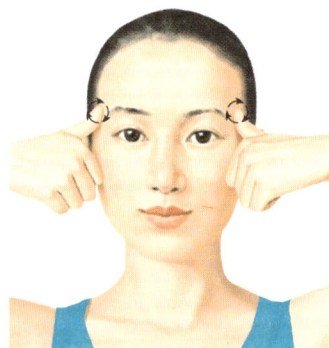
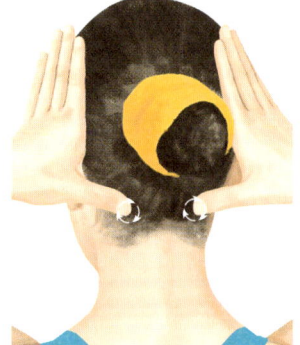

06 양손 다섯손가락을 벌려 흉부 양측을 교대로 민다. 각 10~15회, 추법

07 주먹 쥔 양손을 요저부에 놓고 손등으로 요추 양쪽 위를 밀면서 문지르고 두드린다. 1~2분, 추마법, 고격법

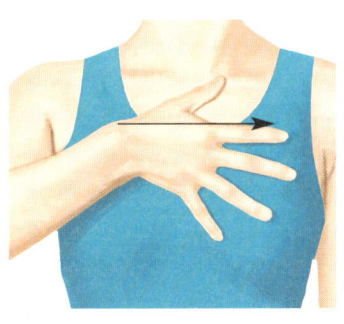
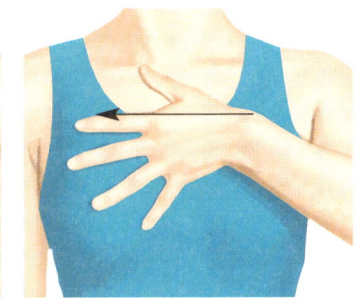
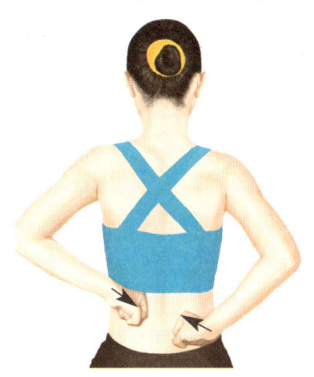

08 주먹 쥔 양손을 요저부에 놓고 손등으로 요추 양쪽 아래를 밀면서 문지르고 두드린다. 1~2분, 추마법, 고격법

09 양손 엄지를 왼손, 오른손 바꾸면서 교궁혈을 민다. 10~15회, 추법

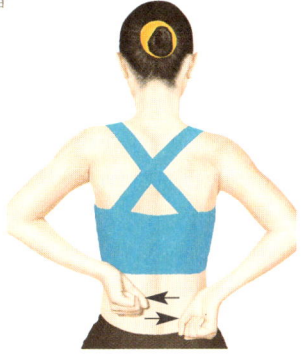
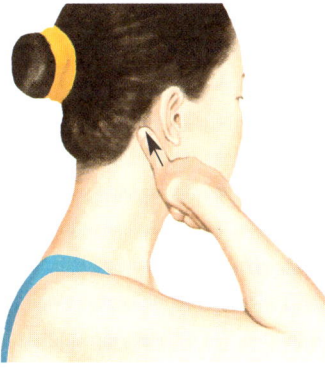
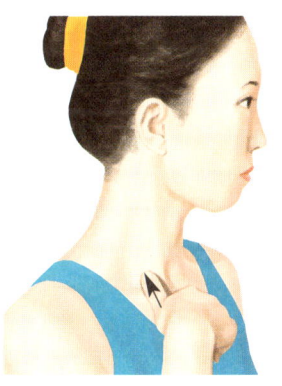

10 엄지손가락으로 견정혈을 찍고 주무른다. 1~2분, 점유법

11 엄지손가락으로 곡지혈을 찍고 주무른다. 1~2분, 점유법

12 엄지손가락으로 내관혈을 찍고 주무른다. 3~5분, 점유법

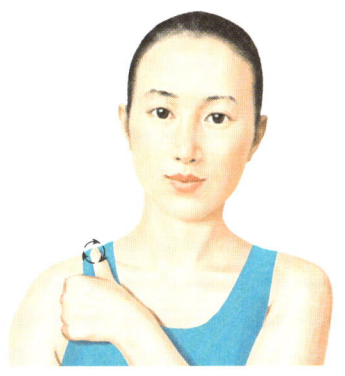
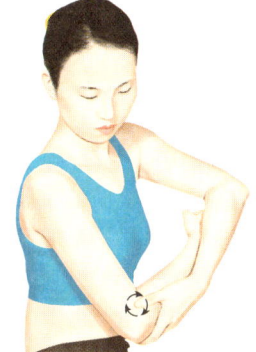
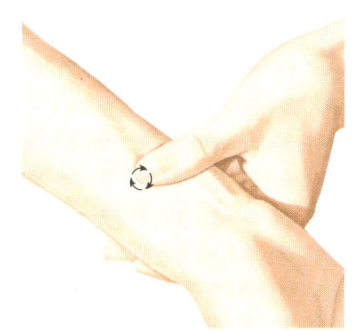

고혈압 **191**

| 13 | 엄지손가락으로 합곡혈을 찍고 주무른다. 3~5분, 점유법 | 14 | 엄지손가락으로 족삼리혈을 누른다. 2~3분, 안법 | 15 | 엄지손가락으로 삼음교혈을 누른다. 2~3분, 안법 |

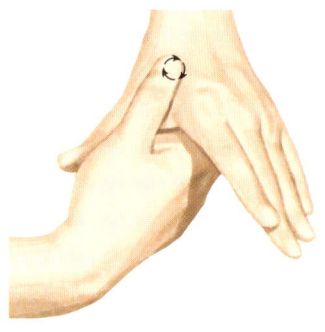 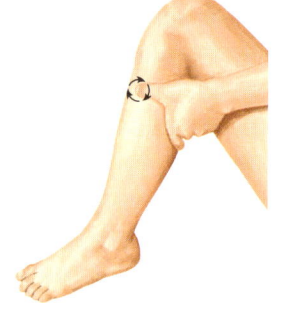 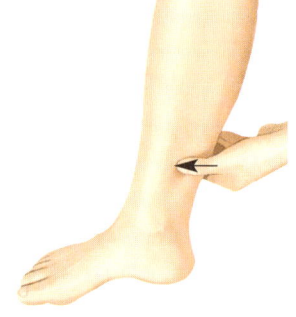

| 16 | 엄지손가락으로 용천혈을 누른다. 3~5분, 안법 | 17 | 양손바닥을 마주대고 비빈다. 20~30회, 차법 | 18 | 얼굴을 세수하듯이 문지른다. 1분 |

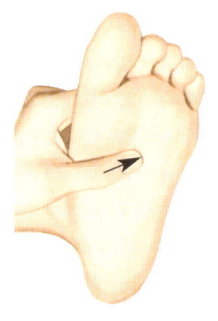 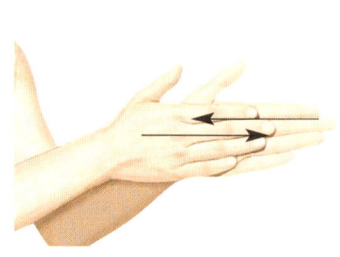 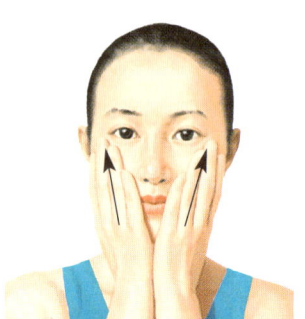

만성고혈압은 증세에 따라 안마 시간을 조절한다. 불면증이거나 꿈을 많이 꿀 때는 신문혈, 내관혈, 외관혈 및 두부를 안마한다. 가슴이 답답하고 심계 증상이 있으면 전중혈 등을 안마한다.

> **TIPS 혈압을 내리는 5가지 방법**
>
> 1. 향초피수에 발 담그기 : 초기 고혈압 환자가 혈압이 오르면 바나나 껍질 3개를 물과 함께 끓여 20~30분 발을 담근다. 물이 식으면 다시 데운다. 이렇게 반복해서 3일만 발을 담그면 혈압이 정상으로 내려간다. ✳ 향초피(香蕉皮_바나나 껍질)
> 2. 개말수에 발 담그기 : 겨잣가루 250g을 반으로 나누어 솥에 물을 절반가량 붓고 겨자 125g을 넣어 불에 뜨겁게 데워 발을 담근다. 화상을 입지 않을 징도로 데운다. 아침, 저녁 2회 3일만 계속하면 효과가 나타난다. 더불어 혈압약을 함께 복용하면 효과가 더욱 좋아진다.
> ✳ 개말(芥末_겨잣가루)
> 3. 소다수에 발 담그기 : 물을 끓여 소다 2~3큰술을 넣는다. 물 온도가 알맞게 뜨거워지면 20~30분 발을 담근다. 장기적으로 발을 담그면 효과가 아주 좋아진다.
> 4. 생강물에 발 담그기 : 혈압이 오르면 뜨거운 생강물에 15분 발을 담근다. 이 방법을 반복하면 혈관이 확장되어 혈압이 내려간다.
> 5. 황고자수(黃蒿子水)에 발 씻기 : 가을 무렵 야생 황고자를 한줌 뜯어 끓는 물에 불린 다음, 식으면 10분간 발을 담근다. 이렇게 매일 저녁 1번 계속 씻으면 혈압이 정상으로 내려간다

SELF MASSAGE

고지혈증

사용 혈자리
1. 두면부 : 태양혈, 백회혈, 풍지혈, 각손혈, 인당혈, 신정혈, 찬죽혈
2. 경견부 : 교궁혈, 견정혈
3. 흉복부 : 상완혈, 중완혈, 건리혈, 단중혈, 관원혈, 천추혈, 기해혈
4. 요배부 : 폐유혈, 심유혈, 격유혈, 담유혈, 비유혈, 기해유혈
5. 상지부 : 내관혈, 신문혈, 외관혈
6. 하지부 : 혈해혈, 족삼리혈, 삼음교혈, 용천혈

안마 방법

01 배 마찰하기. 손바닥으로 배 전체를 시계방향과 반대방향으로 돌리면서 문지른다. 각 36회, 마법

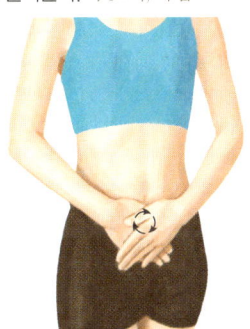

02 상완혈을 누르면서 주무른다.
1분 30초 ~ 2분, 안유법

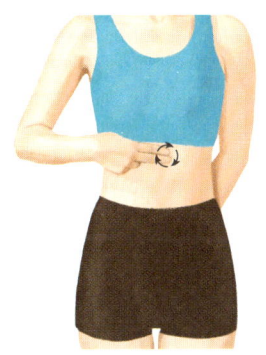

03 중완혈을 누르면서 주무른다.
1분 30초 ~ 2분, 안유법

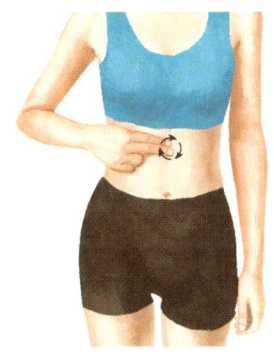

04 건리혈을 누르면서 주무른다.
1분 30초 ~ 2분, 안유법

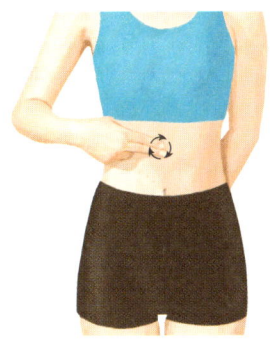

05 단중혈을 누르면서 주무른다.
2 ~ 5분, 안유법

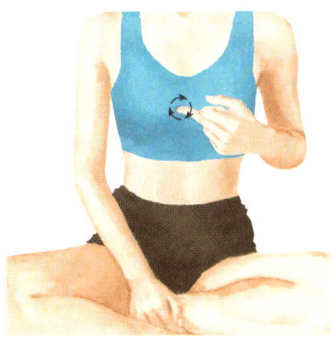

06 관원혈을 누르면서 주무른다.
1분 30초 ~ 2분, 안유법

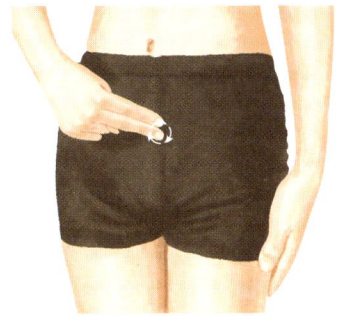

> **TIPS 고지혈증을 위한 음식**
> 흑임자 60g, 오디 40g, 멥쌀 30g을 깨끗이 씻어 분쇄기에 간다. 냄비에 물 1ℓ를 붓고 끓으면 설탕 10g을 넣는다. 다시 끓으면 흑임자, 오디, 쌀가루를 넣고 타지 않게 계속 저으면서 죽을 끓여 먹는다.

| 07 | 천추혈을 누르면서 주무른다.
1분 30초 ~ 2분, 안유법 | 08 | 엄지손가락으로 기해혈을 누르면서 주무른다. 2 ~ 5분, 안유법 | 09 | 엄지손가락으로 혈해혈을 누르면서 주무른다. 2 ~ 5분, 안유법 |

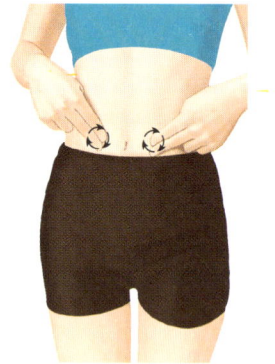 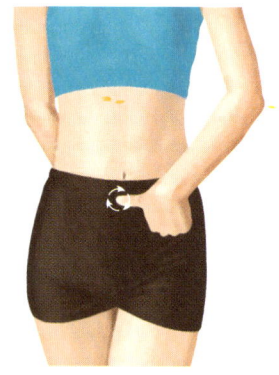 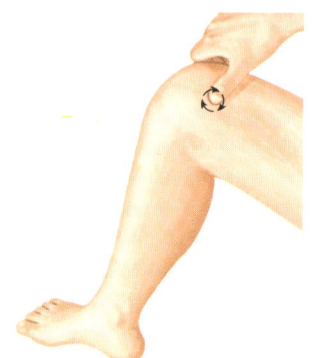

| 10 | 엄지손가락으로 족삼리혈을 찍고 주무른다. 1분 30초 ~ 2분, 점안법 | 11 | 엄지손가락으로 삼음교혈을 누르면서 주무른다.
1분 30초 ~ 3분, 안유법 | 12 | 엄지손가락으로 내관혈을 찍고 주무른다. 3 ~ 5분, 점유법 |

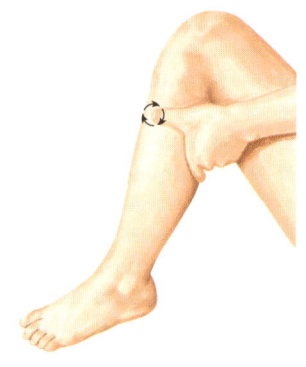 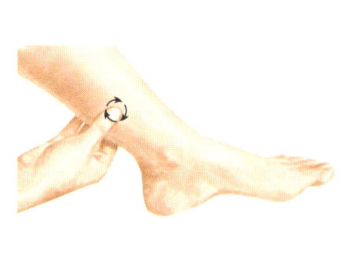 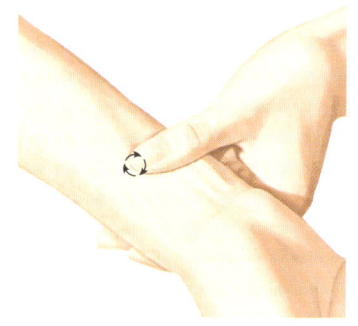

| 13 | 엄지손가락으로 외관혈을 찍고 주무른다. 3 ~ 5분, 점유법 | 14 | 중지로 폐유혈을 찍어 누른다.
1분 30초 ~ 2분, 점안법 | 15 | 엄지손가락으로 심유혈을 찍어 누른다. 2 ~ 3분, 점안법 |

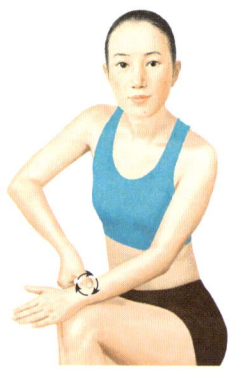 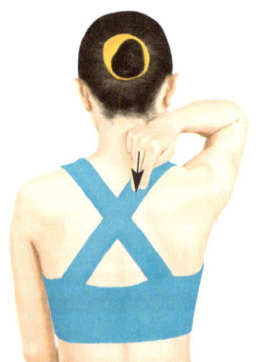 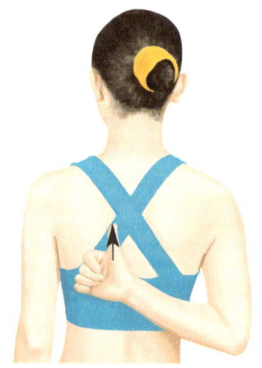

| 16 | 엄지손가락으로 격유혈을 찍고 주무른다. 1분 30초~2분, 점유법 | 17 | 엄지손가락으로 담유혈을 찍어 누른다. 1분 30초~3분, 점안법 | 18 | 엄지손가락으로 비유혈을 찍어 누른다. 1~2분, 점안법 |

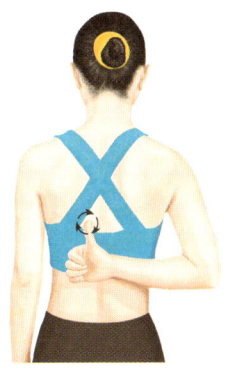 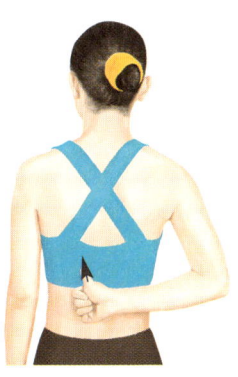 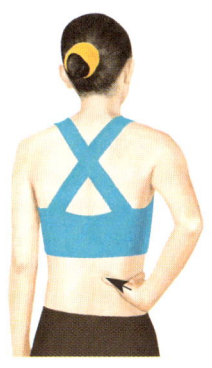

| 19 | 양손 엄지로 기해유혈을 찍어 누른다. 2~3분, 점안법 | 20 | 양손바닥으로 족태양방광경(足太陽膀胱經)을 힘주어 민다. 추법 |

고혈압 증상이 함께 있는 경우

| 01 | 양손 중지로 태양혈을 누르면서 주무른다. 1분, 안유법 |

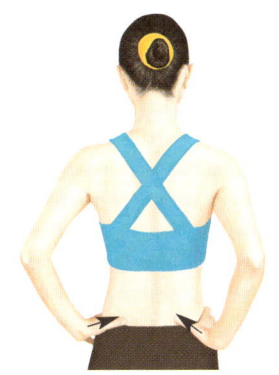 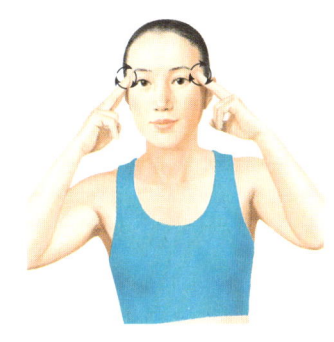 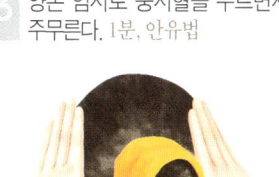

| 02 | 검지와 중지로 백회혈을 누르면서 주무른다. 1분, 안유법 | 03 | 양손 엄지로 풍지혈을 누르면서 주무른다. 1분, 안유법 | 04 | 양손 엄지로 좌우 교궁혈을 교대로 민다. 각 10~15회, 추법 |

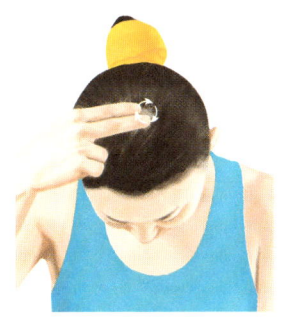 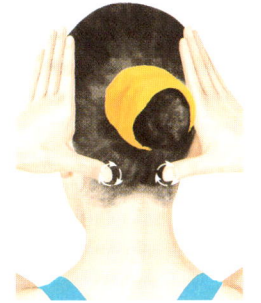 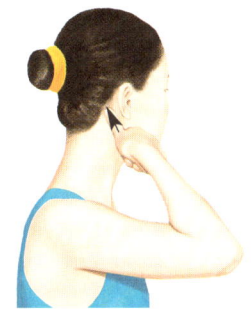

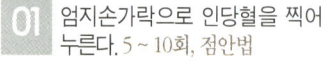
심계(心悸) 증상이 함께 있는 경우

05 엄지손가락으로 용천혈을 찍어 누른다. 3~4분, 점안법

01 엄지손가락으로 인당혈을 찍어 누른다. 5~10회, 점안법

02 앞이마의 미궁(眉弓_눈썹)을 민다. 5~10회, 추법

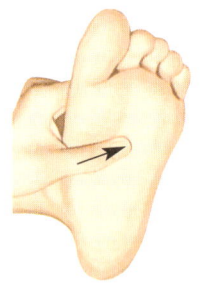
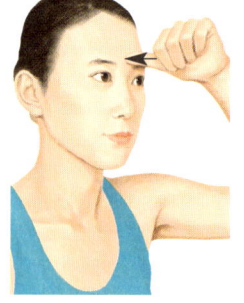
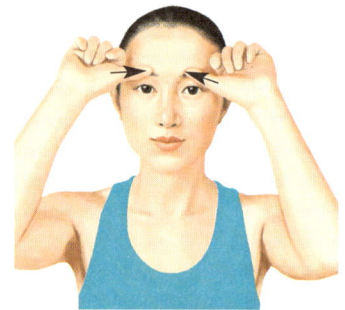

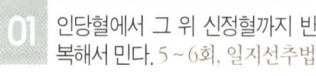
불면증이 함께 있는 경우

03 신문혈을 찍어 누른다. 2~4분, 점안법

01 인당혈에서 그 위 신정혈까지 반복해서 민다. 5~6회, 일지선추법

02 인당 양쪽의 미궁혈에서 태양혈까지 민다. 5~6회, 추법

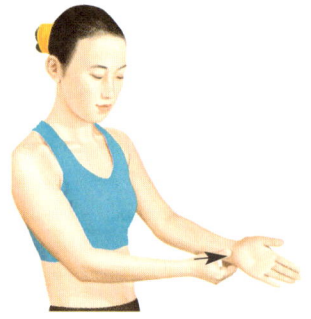
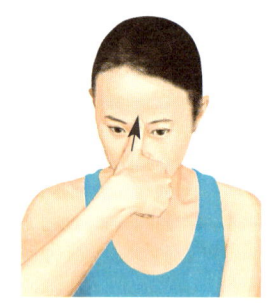
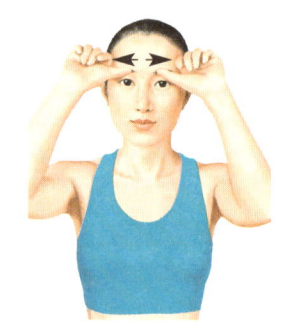

03 찬죽혈을 누르면서 주무른다. 1~2분, 안유법

04 신정혈을 누르면서 주무른다. 1~2분, 안유법

05 각손혈을 누르면서 주무른다. 1~2분, 안유법

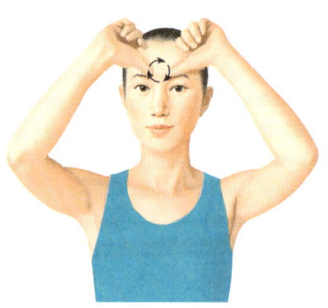
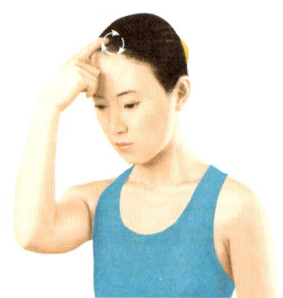
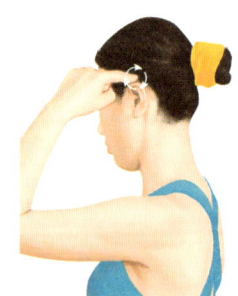

SELF MASSAGE

관심병

사용 혈자리

❶ 두 부 : 백회혈, 사신총혈, 풍지혈, 인중혈
❷ 흉복부 : 단중혈, 기해혈, 관원혈
❸ 상지부 : 내관혈, 신문혈, 음극혈, 통리혈, 노궁혈, 수삼리혈
❹ 하지부 : 족삼리혈, 삼음교혈, 태계혈, 공손혈, 양릉천혈, 용천혈
❺ 배요부 : 폐유혈, 궐음유혈, 심유혈, 비유혈, 위유혈, 신유혈, 지양혈, 신당혈

안마 방법

01 양손 검지와 중지로 이마에서 두부 양쪽까지 문지른다.
10~15회, 분말법

02 중지로 백회혈을 누른다.
1~2분, 안압법

03 검지로 인중혈을 누른다.
1~2분, 안압법

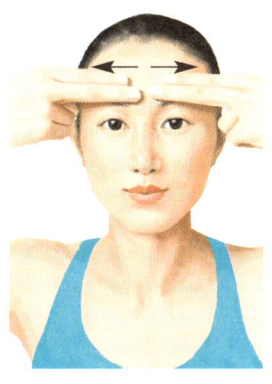
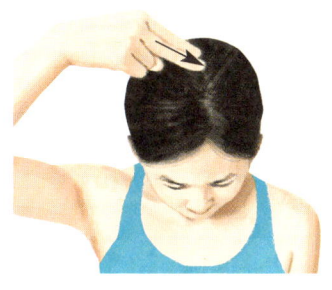
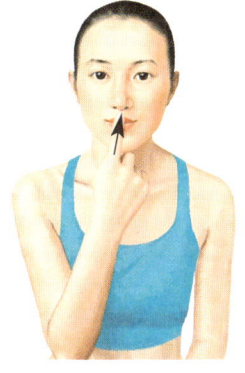

04 엄지, 검지, 중지, 약지 등 4손가락 손톱으로 사신총혈을 꼬집는다.
4~6회, 지갑겹법

05 풍지혈을 집고 주무른다.
1~2분, 나유법

06 귀 가장자리를 문지르면서 검지로 외이 입구 조금 뒤쪽의 이갑강부(耳甲腔部)를 마찰한다. 50회, 마찰법

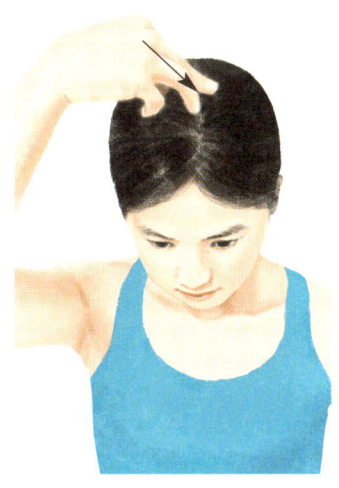
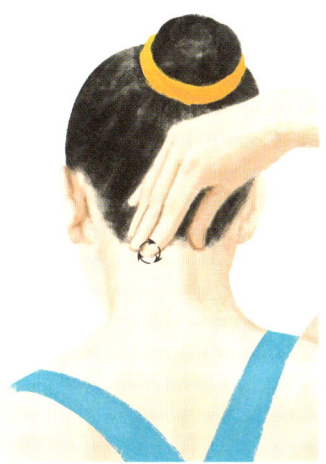
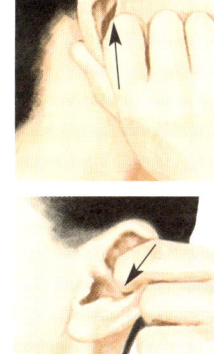

07	양손을 교대로 내관혈을 꼬집는다. 각 30 ~ 50회, 겹법

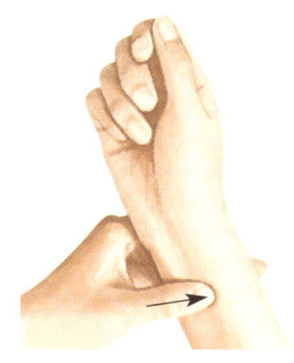

08	노궁혈을 누른다. 30 ~ 50회, 안압법

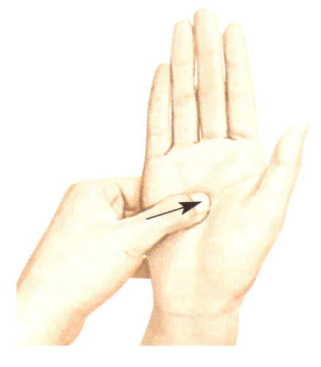

09	양손을 교대로 신문혈을 꼬집는다. 각 30 ~ 50회, 겹법

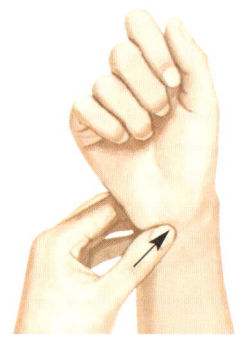

10	검지와 중지로 통리혈을 찍어 누른다. 1 ~ 2분, 점압법

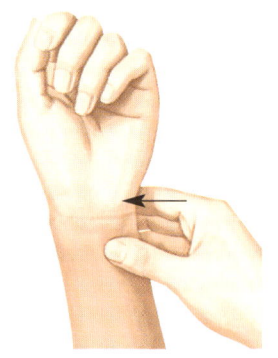

11	엄지손가락으로 음극혈을 찍어 누른다. 1 ~ 2분, 점압법

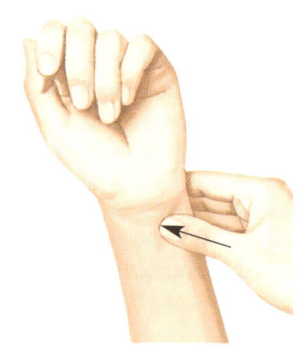

12	양손을 교대로 수삼리혈을 꼬집는다. 각 30 ~ 50회, 겹법

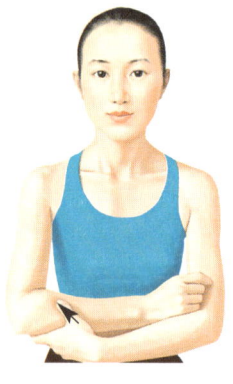

13	검지와 중지로 단중혈을 찍어 누른다. 30 ~ 50회, 점압법

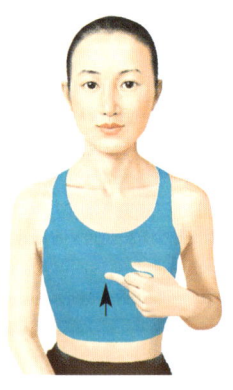

14	검지와 중지로 기해혈을 찍어 누른다. 30 ~ 50회, 점압법

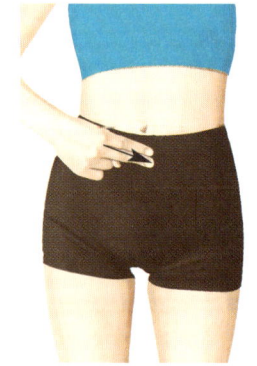

15	검지와 중지로 관원혈을 찍어 누른다. 30 ~ 50회, 점압법

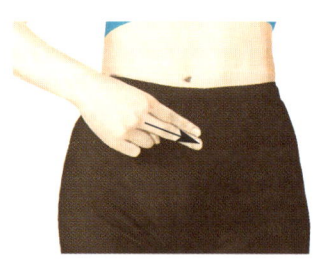

16 엄지손가락으로 족삼리혈을 누르면서 주무른다.
80~100회, 안유법

17 엄지손가락으로 양릉천혈을 누르면서 주무른다.
80~100회, 안유법

18 엄지손가락으로 삼음교혈을 누르면서 주무른다.
80~100회, 안유법

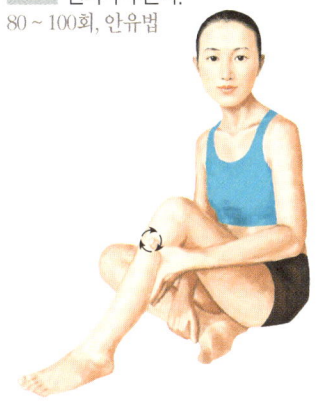
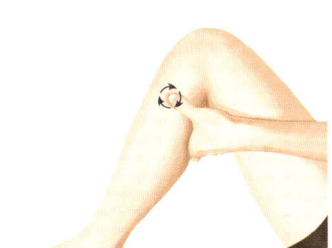
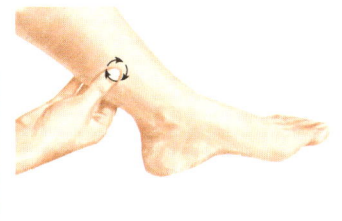

19 엄지손가락으로 태계혈을 찍어 누른다. 1~2분, 점압법

20 엄지손가락으로 공손혈을 찍어 누른다. 1~2분, 점압법

21 엄지손가락으로 용천혈을 누르면서 주무른다. 80~100회, 안유법

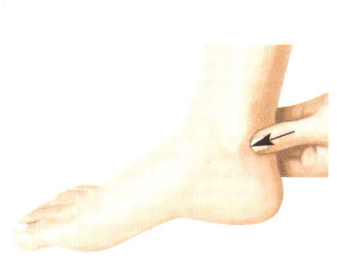
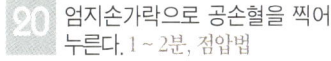
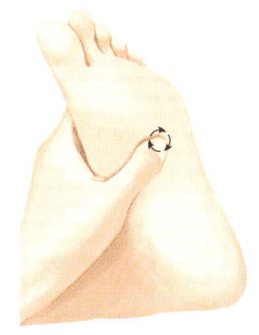

22 양손 검지를 교대로 등 양쪽의 폐유혈을 찍어 누른다. 1분, 점압법

23 양손 검지와 중지를 교대로 궐음유혈을 찍어 누른다. 1분, 점압법

24 손가락을 구부려 신당혈을 찍어 누른다. 1분, 점압법

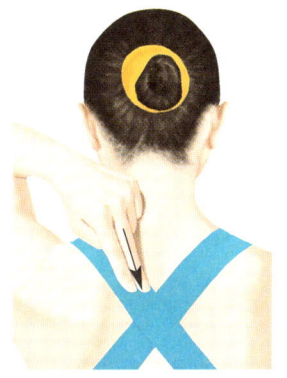
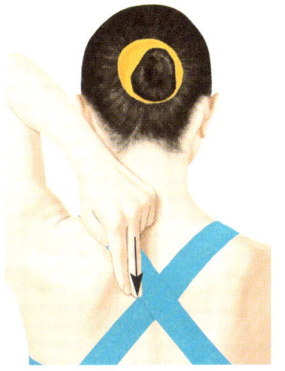
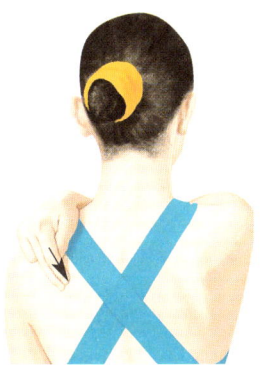

25 양손 검지와 중지를 교대로 심유혈을 찍어 누른다. 1분, 점압법

26 엄지손가락을 구부려 지양혈을 찍어 누른다. 1분, 점안법

27 양손 엄지로 등 양쪽의 비유혈을 찍어 누른다. 1분, 점안법

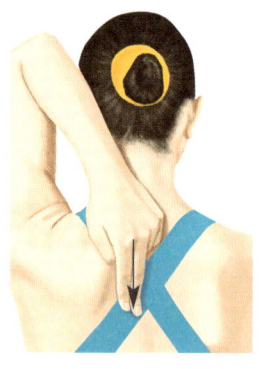 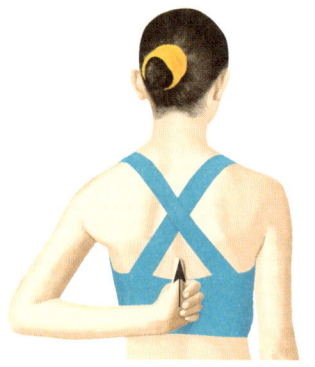 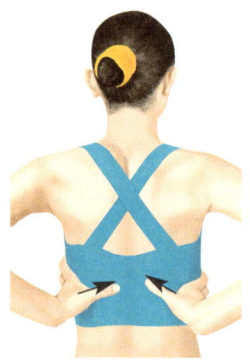

28 양손 엄지로 등 양쪽의 위유혈을 찍어 누른다. 1분, 점안법

29 양손 엄지를 구부려 등 양쪽의 신유혈을 찍어 누른다. 1분, 점안법

30 똑바로 서서 양팔의 힘을 빼고 좌우로 돌리면서 등과 가슴을 두드린다. 50~100회, 추법(搥法), 박법

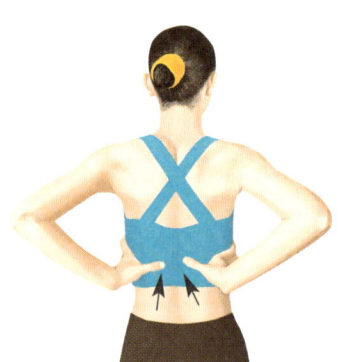 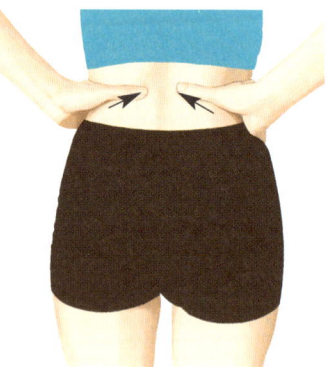

TIPS 심장에 좋은 등푸른생선

관심병을 포함하여 대부분의 성인병은 지방이 많은 육류 섭취를 제한한다. 하지만 등푸른생선은 양질의 단백질뿐만 아니라 몸에 좋은 불포화지방산을 함유하여 건강식품으로 인기가 높다. 그 중에서도 오메가3 지방산, 즉 DHA로 알려진 도코사헥사에노산(docosahexaenoic acid), EPA로 알려진 에이코사펜타에노산(Eicosapentaenoic acid) 농도가 높아 고혈압이나 동맥경화의 원인이 되는 혈중 콜레스테롤치를 떨어뜨리고 중성지방을 감소시키는 효과가 있다. 또한, 혈소판이 혈관벽에 붙는 것을 막아주고, 혈액 응고를 막아주며, 혈관 확장과 손상된 혈관을 회복시키는 기능이 있다. 이밖에 대장암과 유방암, 심장병, 동맥경화증, 치매 등을 예방하여 인체에 유용한 효과를 나타낸다.

대표적인 등푸른생선으로는 고등어, 꽁치, 정어리, 청어, 삼치, 가다랑이, 참치, 장어, 연어, 방어, 멸치, 뱅어 등이 있다. 값싸고 영양이 풍부한 방면 기름기가 많고 비린내가 심하다는 점 때문에 꺼리는 사람도 있지만, 양념을 많이 해서 조리하면 간단히 해결할 수 있다. 예를 들어 등푸른생선을 요리할 때는 마늘, 생강, 파, 겨자 등 향이 강한 양념이나 레몬, 식초, 청주 등을 적절히 사용하는 것이 한 방법이다.

SELF MASSAGE

경추증

사용 혈자리
① 두경부 : 풍지혈, 풍부혈, 태양혈, 백회혈
② 견배부 : 대추혈, 대저혈, 견정혈, 견정유혈
③ 흉복부 : 단중혈, 두 유방의 중간점
④ 상지부 : 곡지혈, 수삼리혈, 합곡혈, 내관혈
⑤ 하지부 : 족삼리혈

안마 방법

01 앉은 자세로 검지, 중지, 약지를 모아 목 부위를 풍지혈에서 대추혈까지 누르면서 주무른다. 이 동작을 반복하고 손을 바꾸어 반대쪽을 문지른다.
각 5번, 안유법

02 목 뒤 정중앙선의 풍지혈에서 대추혈까지 누르면서 주무른다. 손을 바꿔 반대쪽을 반복한다. 각 5번, 안유법

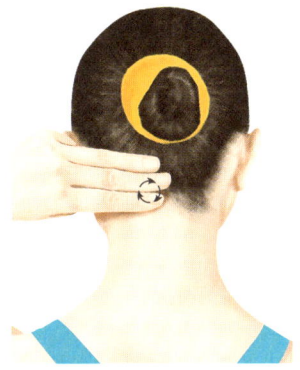 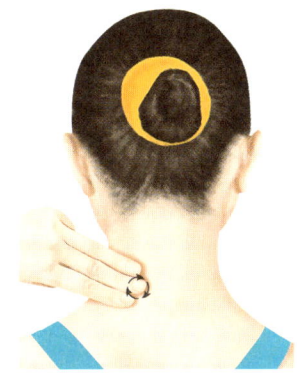 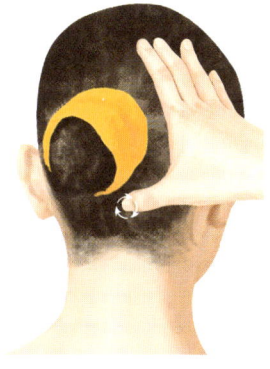

03 앉은 자세로 한다. 한손 손바닥으로 한쪽 풍지혈에서 반대쪽 풍지혈까지 문지른다. 이 동작을 여러 차례 반복한 다음 위치를 점점 아래로 이동한다. 이동하면서 대추혈까지 좌우 반복해서 문지른다. 마법

04 앉은 자세로 한다. 한손의 검지, 중지, 약지를 한데 모아서 엄지와 대칭시켜 좌우 풍지혈을 집고 목 근육을 위에서 아래로 목줄기 끝까지 왕복하면서 집는다. 3~5회, 나법

05 앉은 자세 또는 선 자세로 한다. 한 손 검지, 중지, 약지를 한데 모아서 목 뒤 튀어나온 곳을 중심으로 엄지와 대칭시켜 좌우 부드러운 곳에 올려놓는다. 풍지혈 높이에서 아래 목줄기 끝까지 반복해서 잡아당기면서 오르내린다.
3~5회, 발법

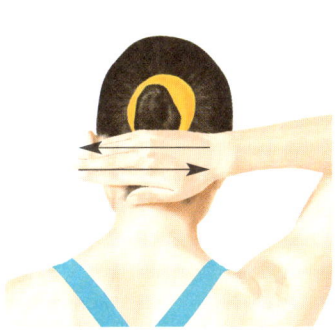 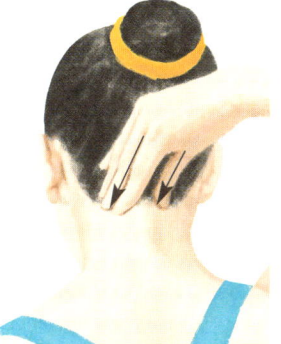 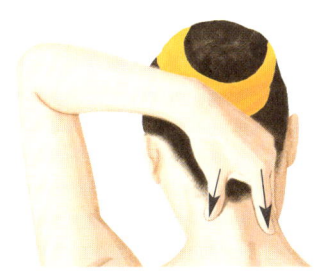

06 앉은 자세로 한다. 한손 엄지로 풍부혈을 가볍게 찍어 누른다.
30초, 점안법

07 풍지혈을 가볍게 찍어 누른다.
30초, 점안법

08 견정혈을 가볍게 찍어 누른다.
30초, 점안법

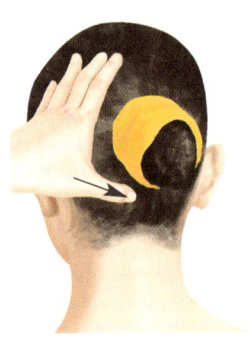
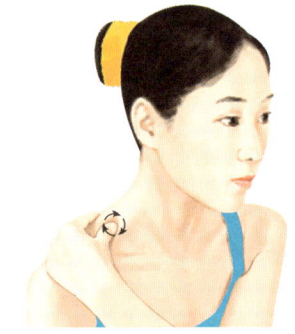

09 견중유혈을 가볍게 찍어 누른다.
30초, 점안법

10 대저혈을 가볍게 찍어 누른다.
30초, 점안법

11 손가락을 살짝 구부려 목 뒤를 가볍게 두드린다. 1분, 고격법

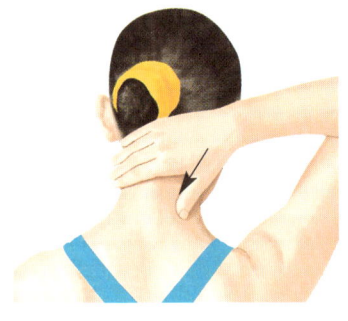
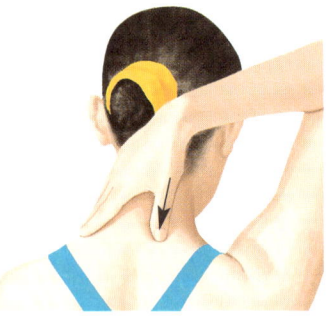
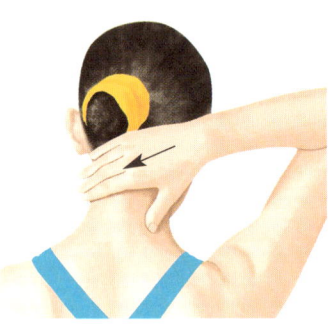

12 양손을 느슨하게 주먹 쥐고 목을 가볍게 두드린다. 1분, 고격법

13 어깨부위를 가볍게 찍어 누른다.
1분, 점안법

14 목을 앞으로 숙이는 운동을 반복한다. 20회

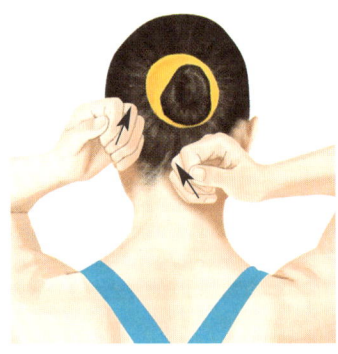
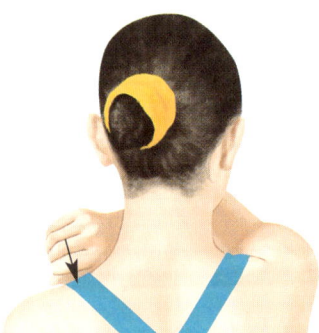
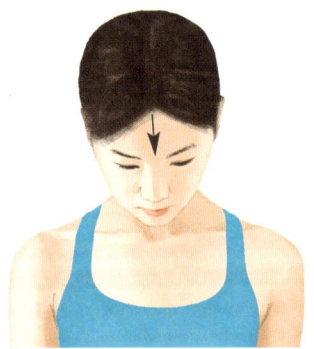

15 목을 뒤로 젖히는 운동을 반복한다. 20회

16 목을 좌우로 꺾는 운동을 반복한다. 20회

17 목을 좌우로 돌리는 운동을 반복한다. 20회

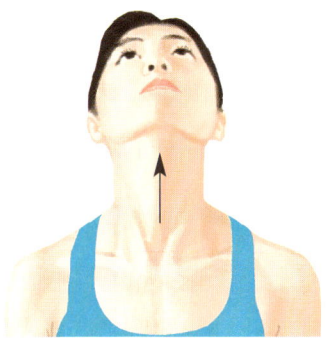
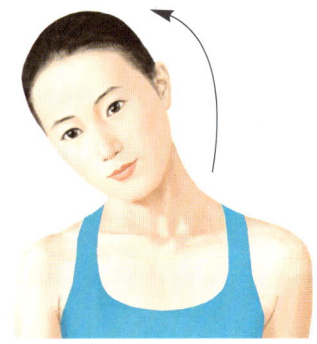
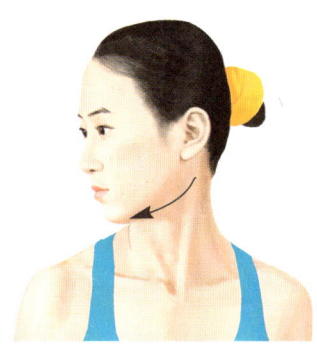

목운동을 할 때는 너무 빨리 움직이지 않고, 움직이는 범위도 횟수를 더하면서 점점 넓힌다.

18 어깨관절을 큰 폭으로 둥글게 앞뒤로 돌리면서 흔든다. 좌우 교대로 돌린다. 각 20회, 요법

19 어깨쪽 팔이 마비되고 아플 때는 나법(拿法)을 이용하여 아픈 부위의 근육을 힘껏 쥐면서 집는다. 어깨에서 손목 부위까지 반복하여 집는다. 3~5회, 날나법

20 곡지혈을 누르면서 주무른다. 30초, 안유법

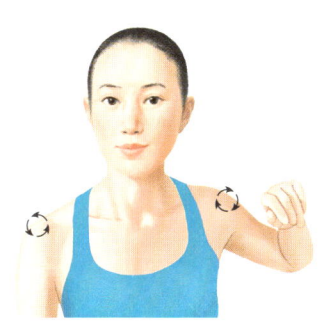
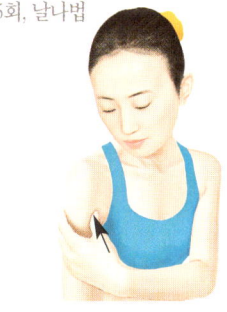
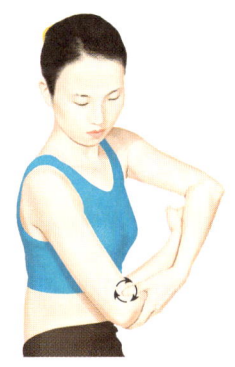

21 수삼리혈을 누르면서 주무른다. 30초, 안유법

22 합곡혈을 누르면서 주무른다. 30초, 안유법

23 내관혈을 누르면서 주무른다. 30초, 안유법

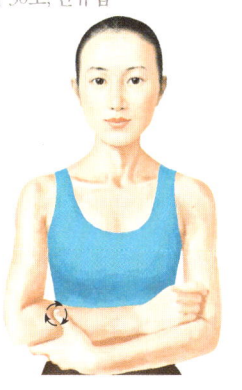
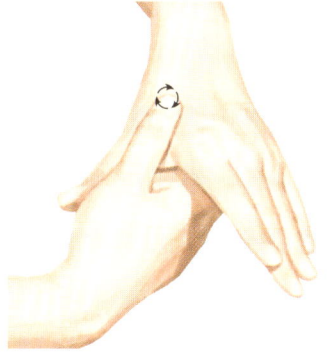
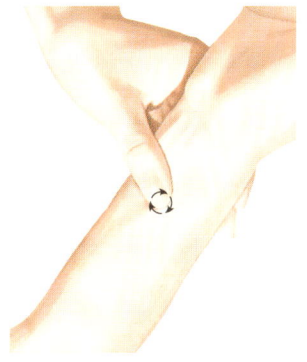

24 현기증, 두부팽창 환자는 풍지혈을 누르면서 주무른다.
30초, 안유법

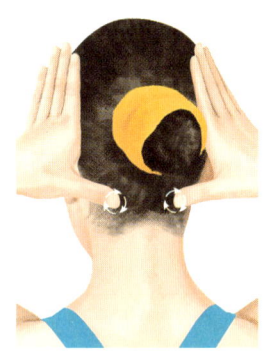

25 백회혈을 누르면서 주무른다.
30초, 안유법

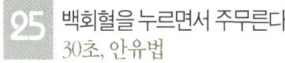

26 태양혈을 누르면서 주무른다.
30초, 안유법

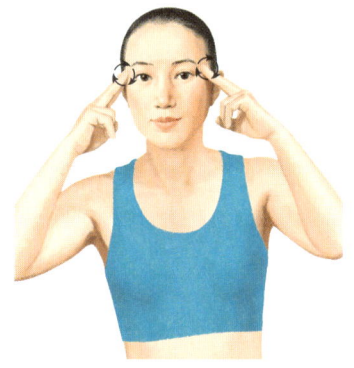

27 오심, 구토 환자는 내관혈을 누르면서 주무른다. 30초, 안유법

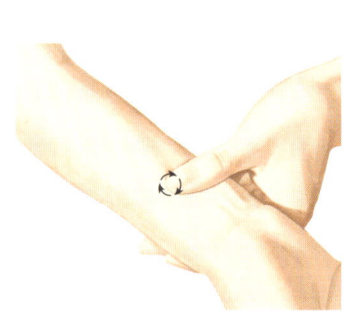

28 족삼리혈을 누르면서 주무른다.
30초, 안유법

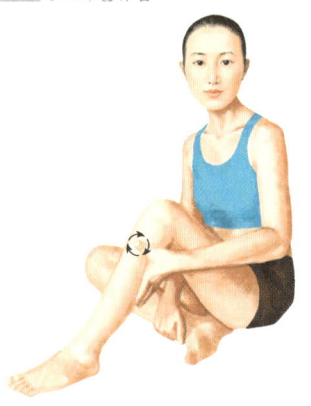

29 가슴이 답답한 사람은 내관혈을 누르면서 주무른다. 30초, 안유법

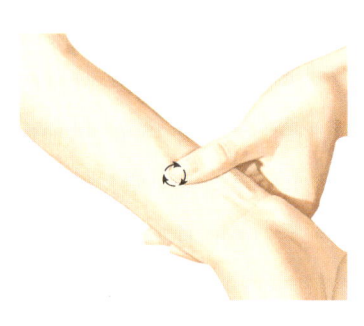

30 단중혈을 누르면서 주무른다.
30초, 안유법

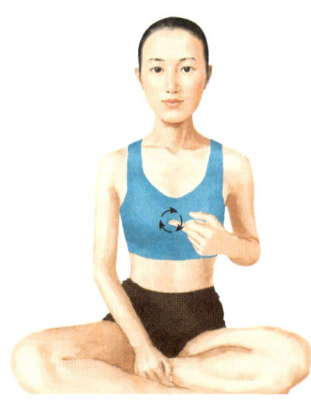

> **TIPS** 회사원을 위한 목 디스크 예방 운동 3가지
>
> 1. **정확한 앉은 자세** : 올바른 자세로 최대한 자연스럽게 앉는 것이 중요하다. 머리는 앞으로 조금 숙이고 머리, 목, 가슴의 라인을 정상 신체라인으로 유지한다. 자신의 신체조건과 맞는 책상과 의자 높이는 고개를 지나치게 숙이거나 뒤로 젖히는 자세를 교정한다. 책상과 10～30° 각을 이루는 작업대가 있으면 올바른 자세를 잡는데 큰 도움이 된다.
> 2. **목 운동** : 오랜 시간 목과 허리를 숙여서 일하는 사람은 1～2시간마다 목을 앞뒤좌우로 돌리는 운동을 한다. 이 동작은 가볍고, 부드럽게, 천천히 하는 것이 좋다. 어깨운동도 좋다. 양 어깨를 3～5초 위로 올렸다가 3～5초 아래로 내리는 동작을 6～8회 반복한다. 책상 2개 사이에 서서 양손으로 책상을 짚고 발을 허공에 띄우면서 고개를 뒤로 젖힌 채 5초 동안 버틴다. 이 동작을 3～5차례 반복한다.
> 3. **적당한 휴식** : 고개를 숙인 상태에서 장시간 근거리의 사물을 보면 시신경의 피로가 가중되어 경추까지 영향을 끼친다. 이런 사람은 일정한 시간마다 고개를 들어 30초가량 먼 곳을 보는 습관을 기르면 피로도 줄어들고 목 디스크도 예방할 수 있다.

SELF MASSAGE

추간판 탈출증

사용 혈자리

1. 두면부 : 백회혈, 인중혈
2. 상지부 : 후계혈, 곡지혈
3. 하지부 : 태충혈, 족삼리혈, 위중혈, 합양혈, 승산혈, 비양혈, 현종혈, 곤륜혈, 환도혈, 거료혈, 승부혈, 양릉천혈, 신맥혈, 풍시혈, 태계혈
4. 요배부 : 대추혈, 대저혈, 풍문혈, 신유혈, 대장유혈, 명문혈, 요양관혈, 질변혈, 지실혈, 팔료혈, 요안혈, 요유열, 협척혈

안마 방법

01 앉은 자세에서 검지와 중지로 백회혈을 누르면서 주무른다.
30초, 안유법

02 검지로 인중혈을 찍는다.
30초, 점법

03 앉은 자세에서 엄지손가락으로 후계혈을 누른다. 30초, 안압법

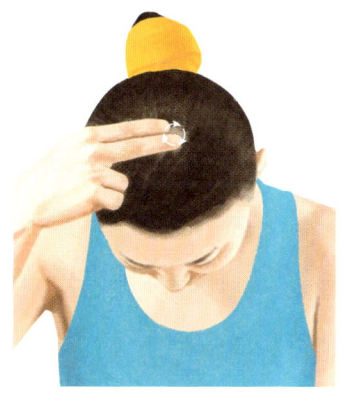
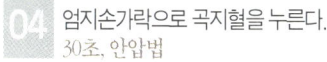
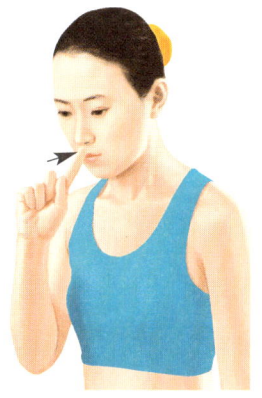
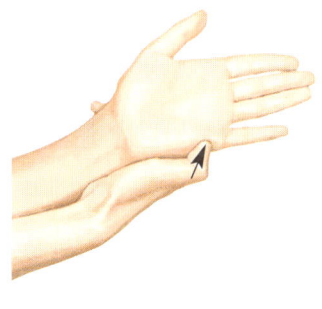

04 엄지손가락으로 곡지혈을 누른다.
30초, 안압법

05 엄지손가락으로 대추혈을 누른다. 1분, 안법

06 중지로 대저혈을 누르면서 주무른다. 1분, 안유법

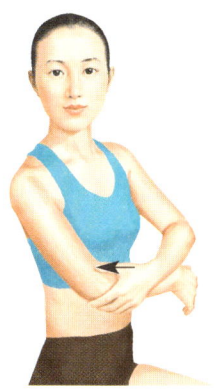
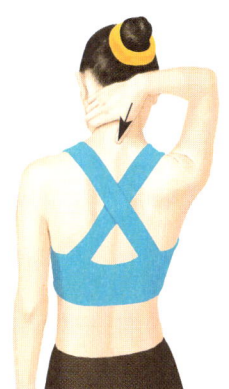
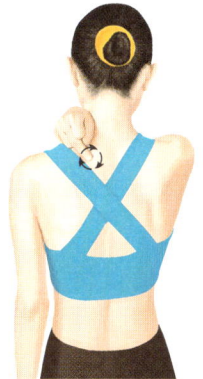

07 중지로 풍문혈을 누르면서 주무른다. 1분, 안유법

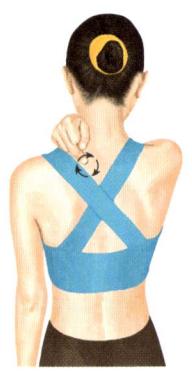

08 엄지손가락으로 위중혈을 찍어 누른다. 30초, 점안법

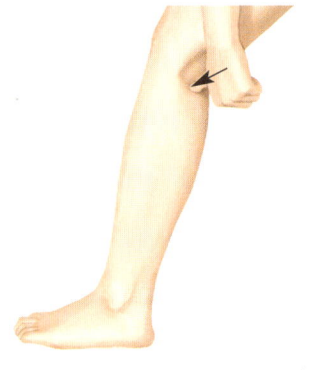

09 엄지손가락으로 합양혈을 찍어 누른다. 30초, 점안법

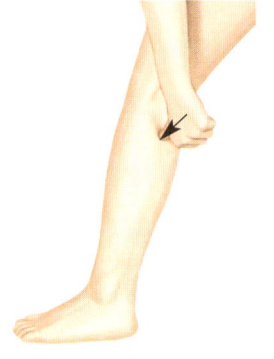

10 엄지손가락으로 비양혈을 찍어 누른다. 30초, 점안법

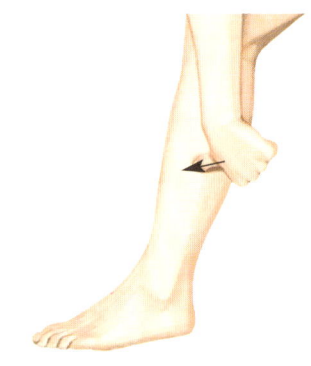

11 양릉천혈을 잡아 당긴다. 8~10회, 발법

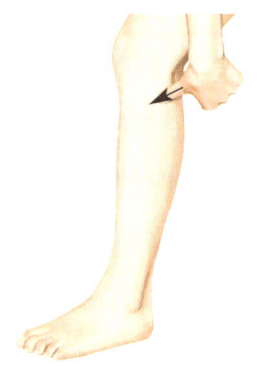

12 승산혈을 주무른다. 8~10회, 유법

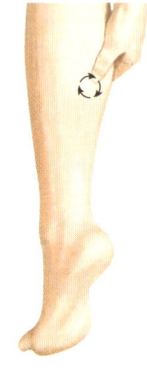

13 족삼리혈을 누르면서 주무른다. 1분, 안유법

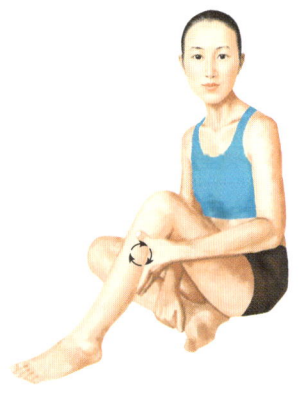

14 현종혈을 찍어 누른다. 30초, 점안법

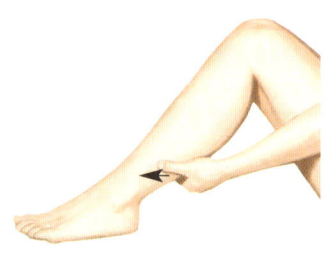

15 곤륜혈을 찍어 누른다. 30초, 점안법

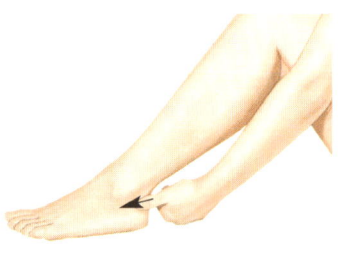

| 16 | 태충혈을 주무른다. 30초, 유법 | 17 | 신맥혈을 찍는다. 30초, 점법 | 18 | 옆으로 누워서 풍시혈을 주무른다. 1분, 유법 |

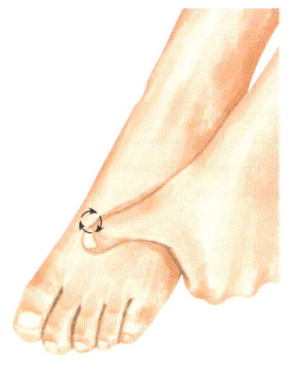 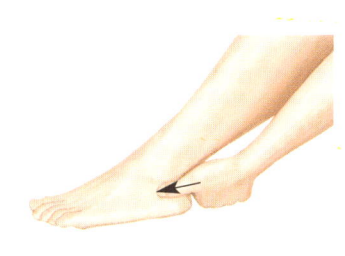 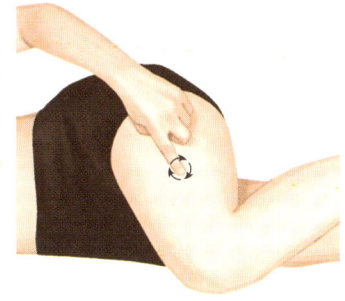

| 19 | 손바닥으로 환도혈을 주무른다. 30초, 유법 | 20 | 검지로 승부혈을 누른다. 30초, 안법 | 21 | 엄지손가락으로 거료혈을 찍는다. 30초, 점법 |

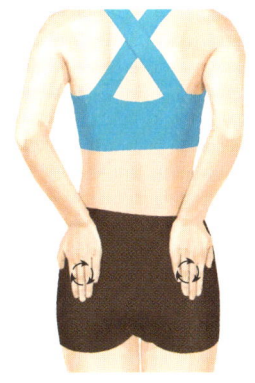 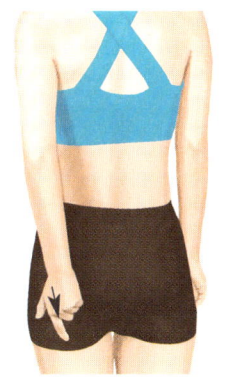 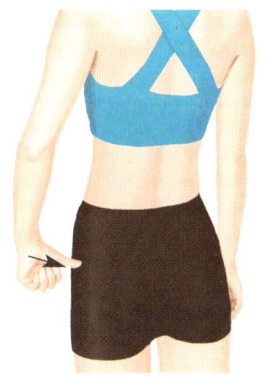

| 22 | 허벅지를 집었다 놓았다 한다. 2분, 나법 | 23 | 허벅지를 비비면서 주무른다. 2분, 차유법 | 24 | 양손 엄지로 신유혈을 누르면서 주무른다. 30초, 안유법 |

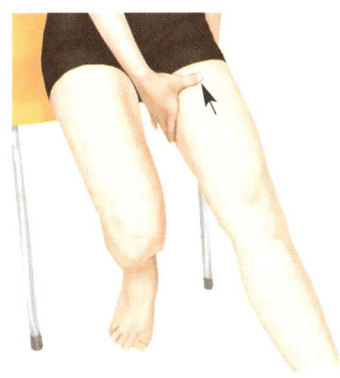 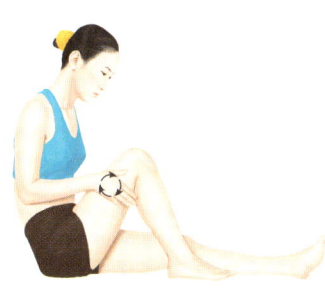 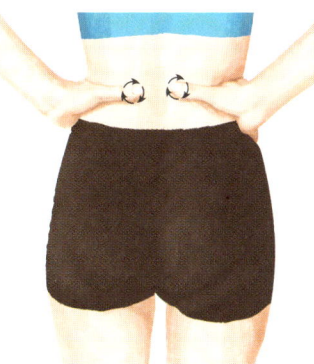

추간판탈출증 207

25	양손 엄지로 대장유혈을 누르면서 주무른다. 30초, 안유법

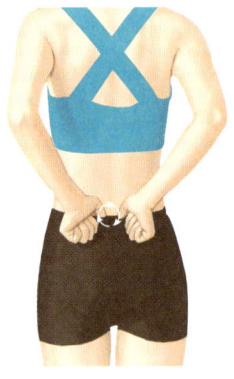

26	손바닥으로 명문혈을 마찰한다. 30초, 찰법

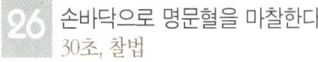

27	엄지손가락으로 요양관혈을 누르면서 주무른다. 30초, 안유법

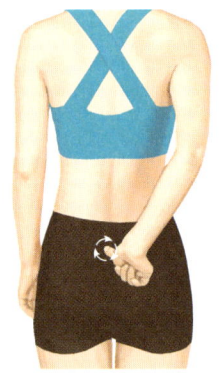

28	양손바닥으로 질변혈을 누르면서 주무른다. 30초, 안유법

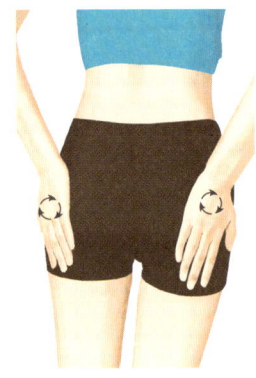

29	양손 엄지로 지실혈을 누르면서 주무른다. 30초, 안유법

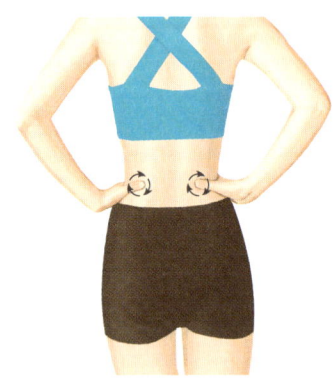

30	양손바닥으로 요안혈을 마찰한다. 30초, 찰법

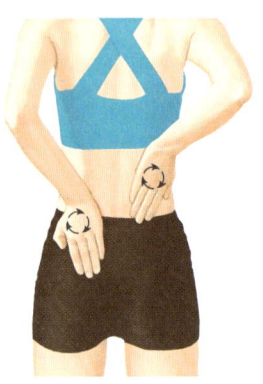

31	엄지손가락으로 요유혈을 누르면서 주무른다. 30초, 안유법

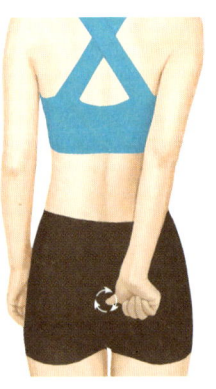

32	양손 주먹으로 팔료혈을 두드린다. 1분, 고격법

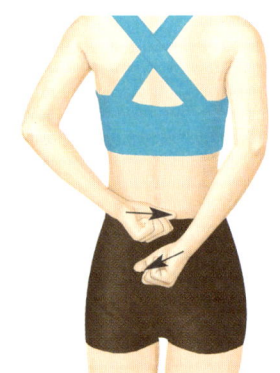

33	허리 부위의 협척혈을 위에서 아래로 민다. 15~20회, 추법

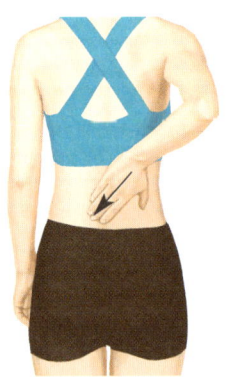

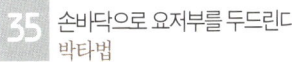 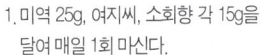

34 요저부(꼬리뼈 부위)를 열이 날 때까지 가로로 마찰한다. 찰법

35 손바닥으로 요저부를 두드린다. 박타법

> **TIPS** 추간판탈출증을 위한 음식 3가지
>
> 1. 미역 25g, 여지씨, 소회향 각 15g을 달여 매일 1회 마신다.
> 2. 부추(뿌리 포함) 500g을 찧어 즙을 내어 따뜻하게 마신다. 매번 500㎖를 하루 2회 마신다.
> 3. 섭조개 300g을 말린 후 갈아서 검정깨 150g과 함께 볶아 아침, 저녁으로 1스푼씩 복용한다.
>
> *여지(荔枝_리찌), 소회향(小茴香_회향풀)

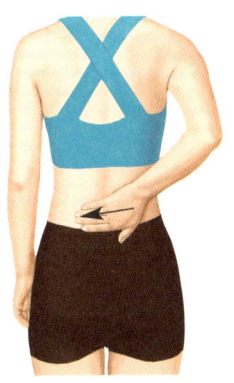 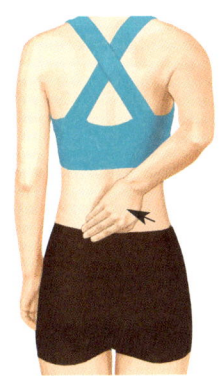

골질증생(骨質增生)

1. 좌우 위중혈, 신우혈, 요양관혈 등을 누르면서 주무르고, 통증 부위를 손바닥으로 밀면서 마찰한다. 좌우 각 10~20회, 안유법, 추찰법
2. 양손바닥을 포개어 허리를 누른다. 3~5분, 안법
3. 장근 또는 어제로 골질증생 부위를 주무른다. 3~5분, 유법
4. 엄지, 검지, 중지로 골질증생 부위를 주무른다. 유법

갑자기 허리를 삐끗했을 때

1. 양손바닥으로 허리를 주무른다. 유법
2. 엄지 또는 검지 끝으로 요점혈(要點穴_허리뼈에서 옆으로 1.5치에 위치)을 누른다. 왼쪽이 삐끗했으면 오른쪽을 먼저, 오른쪽일 때는 왼쪽을 누른다. 점안법

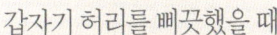

만성 허리근육통

1. 양손을 마주대고 비벼서 따뜻해지면 손바닥을 통증 부위에 대고 위아래로 열이 날 때까지 비비면서 마찰한다. 차찰법
2. 장근으로 아픈 부위를 주무른다. 2분, 유법
3. 엄지손가락으로 태계혈, 곤륜혈, 현종혈 등을 누르면서 주무른다. 2분, 안유법

> **TIPS**
> 1. 급성인 경우에는 손으로 허리를 부드럽고 넓게 안마하는데, 아픈 곳 주위부터 먼저 안마한 다음 아픈 곳을 한다. 증상이 약간 좋아지면 힘을 조금 더 가해서 빠르게 하고, 회복기에는 관절을 적당히 움직이는 안마를 한다.
> 2. 자가 안마로 추간판탈출증을 치료할 때는 혈자리를 비교적 많이 선택한다. 일반적으로 상부 혈자리를 먼저 안마하고 하부 혈자리는 나중에 한다.
> 3. 추간판탈출증 환자가 평소에 무거운 물건을 옮길 때에는 자세를 특히 조심해야 한다.

SELF MASSAGE

오십견

사용 혈자리
1. 목과 상지부 : 풍지혈, 견정혈(肩井穴), 풍문혈, 천종혈, 견정혈(肩貞穴), 극천혈, 곡지혈, 합곡혈, 내관혈, 열결혈
2. 요저부 : 비유혈, 신유혈, 명문혈
3. 하지부 : 족삼리혈, 양릉천혈, 태충혈, 태계혈, 음릉천혈, 혈해혈
4. 흉복부 : 결분혈, 운문혈, 단중혈, 관원혈

안마 방법

01 팔뚝을 주무르면서 문지른다. 2~3분, 유마법

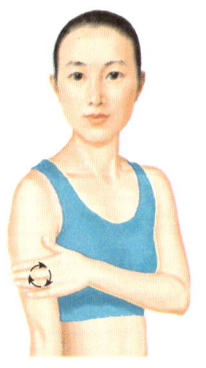

02 손바닥으로 목과 어깨를 마찰한다. 2~3분, 찰법

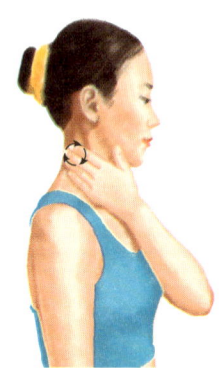

03 주먹을 느슨하게 쥐고 어깨를 두드린다. 1~2분, 고타법

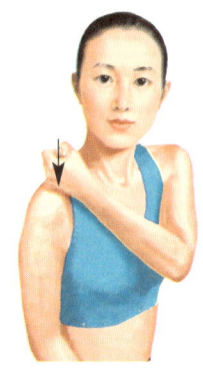

04 엄지손가락으로 내관혈을 찍어 누른다. 1~2회, 점안법

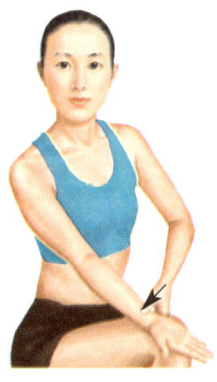

05 엄지손가락으로 합곡혈을 누르면서 주무른다. 1~2분, 안유법

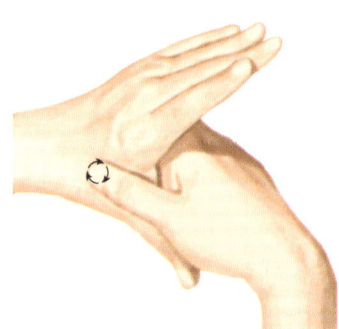

06 엄지손가락으로 곡지혈을 찍어 누른다. 1~2분, 점안법

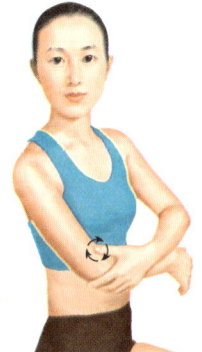

07 엄지손가락으로 극천혈을 찍어 누른다. 1~2분, 점안법

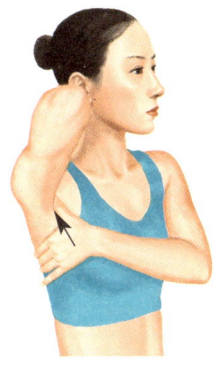

08 견정혈(肩井穴)을 누른다. 1~2분, 안법

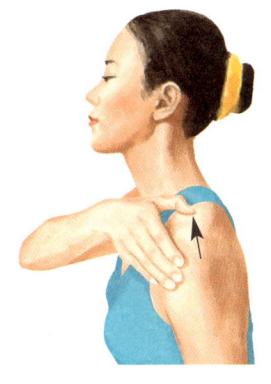

09 검지로 견정혈(肩貞穴)을 찍어 누른다. 1~2분, 점안법

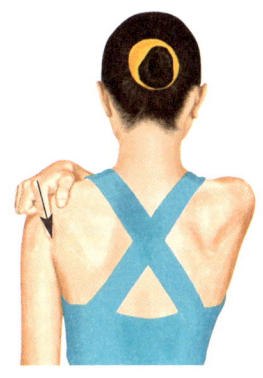

10 검지와 중지로 천종혈을 누르면서 주무른다. 1~2분, 안유법

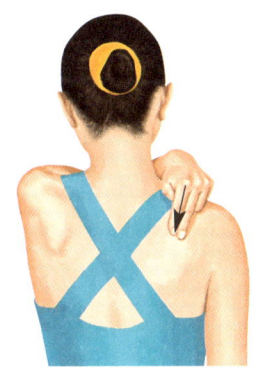

11 엄지손가락으로 운문혈을 잡아당기면서 주무른다. 1~2분, 발유법

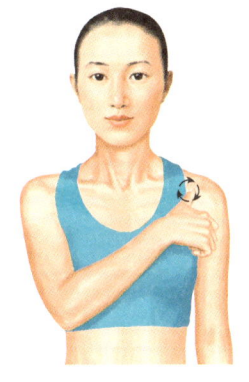

12 검지로 결분혈을 찍어 누른다. 1~2분, 점안법

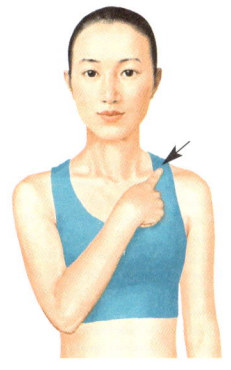

13 엄지손가락으로 풍지혈을 찍고 주무른다. 1~2분, 점유법

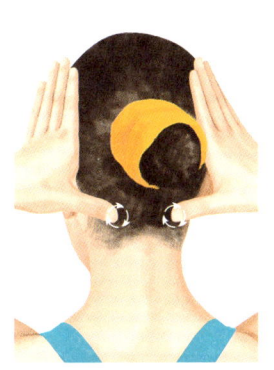

14 장근으로 명문혈을 마찰한다. 20~30회, 찰법

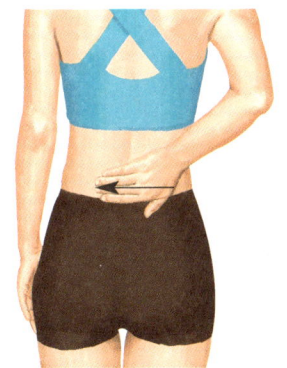

15 손바닥으로 신유혈을 마찰한다. 20~30회, 찰법

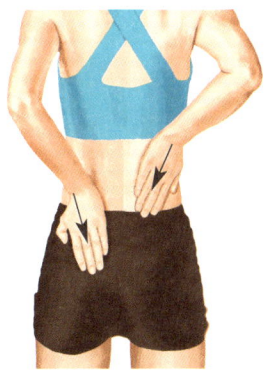

| 16 | 엄지손가락으로 양릉천혈을 누르면서 주무른다. 1~2분, 안유법 | 17 | 엄지손가락으로 태계혈을 누르면서 주무른다. 1~2분, 안유법 | 18 | 엄지손가락으로 태충혈을 누르면서 주무른다. 1~2분, 안유법 |

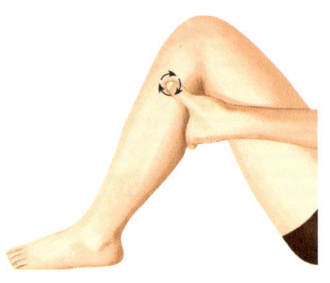 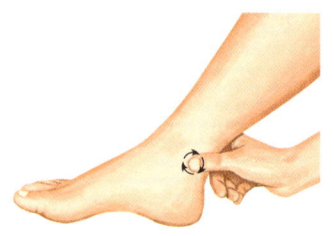 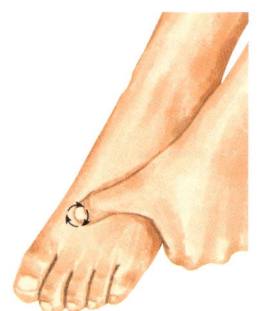

| 19 | 주먹을 느슨하게 쥐고 어깨를 두드린다. 1~2분, 박타법 | 20 | 손가락 바닥면으로 팔뚝을 마찰한다. 2~3분, 찰법 |

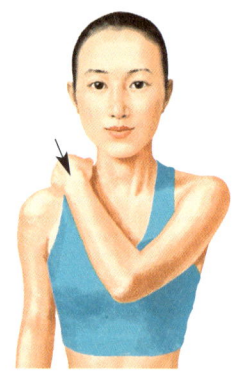 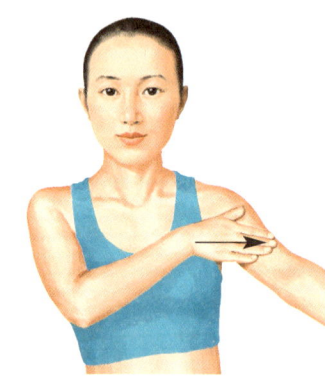

어혈형(瘀血形_ 피가 뭉치는 증상)

| 01 | 혈해혈을 누르면서 주무른다. 1분, 안유법 | 02 | 전중혈을 누르면서 문지른다. 1분, 안마법 |

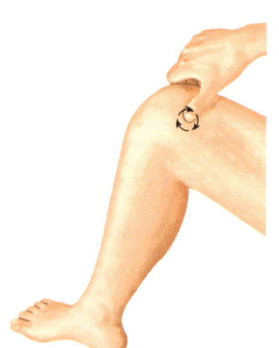 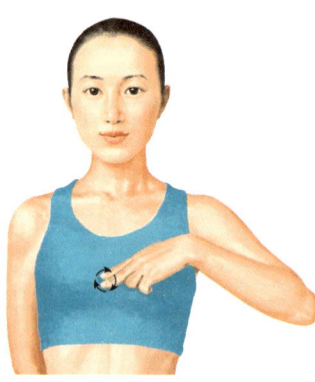

> **TIPS** 하수오죽이 오십견에 좋다
>
> 하수오 5g을 곱게 간다. 먼저 멥쌀 50g을 끓여 거의 죽이 될 때 하수오 가루를 넣고 약한 불에 천천히 끓인다. 모두 익으면 생강즙을 적당량 넣고 골고루 저은 다음 조금 더 끓이면 된다. 한습(寒濕)을 쫓고, 관절이 부드러워지며, 진통 효과도 있어 오십견, 류머티즘 등에 아주 효과적이다.
>
> ＊하수오(何首何_ 새박뿌리)
>
> **자가 안마시 주의사항**
> 1. 갑자기 어깨에 극심한 통증이 올 경우에는 가볍게 주물러야 어깨관절의 손상을 피할 수 있다.
> 2. 골절소송증을 앓으면서 동시에 당뇨병이나 류머티즘성 관절염을 앓고 있는 환자는 안마할 때 조심해야 골절이나 탈골을 피할 수 있다.

풍한형(風寒形_찬바람이 스미는 증상)

01 1. 열결혈을 주무른다. 1분, 유법

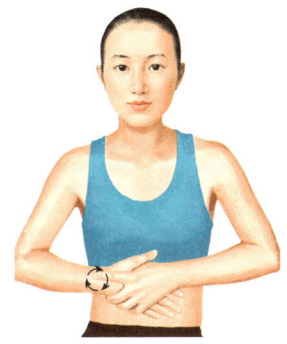

02 풍문혈을 찍는다. 1분, 점법

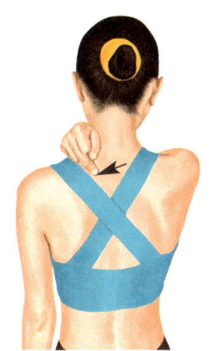

습열형(濕熱形_습한 온기가 엄습하는 증상)

01 비유혈을 누르면서 주무른다. 1분, 안유법

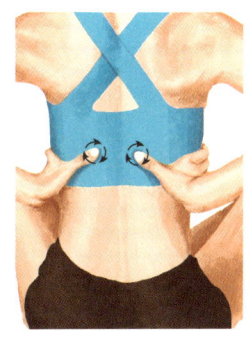

02 음릉천혈을 밀면서 주무른다. 1분, 추유법

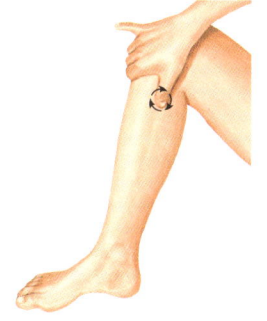

근맥실양형(筋脈失養形_근맥에 영양결핍 증상)

01 관원혈을 누르면서 주무른다. 1분, 안유법

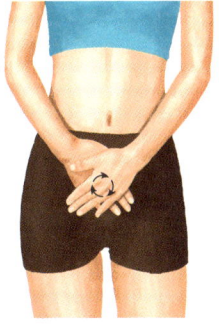

02 족삼리혈을 찍어 누른다. 1분, 점안법

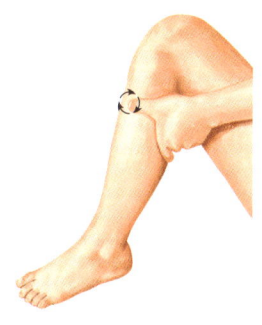

SELF MASSAGE

류머티즘

사용 혈자리

1. 흉복부 : 중완혈, 기해혈, 관원혈
2. 요배부 : 요양관혈, 협척혈, 신유혈, 명문혈
3. 사지부 : 견우혈, 견교혈, 곡지혈, 내관혈, 수삼리혈, 합곡혈, 대릉혈, 양지혈, 외관혈, 거료혈, 환도혈, 족삼리혈, 곤륜혈, 위중혈, 음릉천혈, 양릉천혈, 승산혈

안마 방법

01 엄지손가락으로 중완혈, 기해혈, 관원혈을 곧장 민다.
각 2~3분, 일지선추법

02 손바닥으로 복부를 시계방향으로 누르면서 문지른다.
약 5분, 안마법

03 손바닥으로 어깨에서 팔꿈치를 지나 손목까지 위아래로 반복하면서 잡거나 쥔다. 3~5회, 날나법

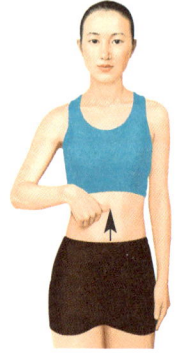
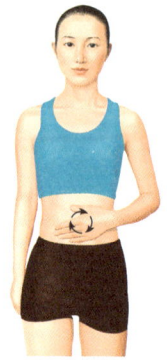
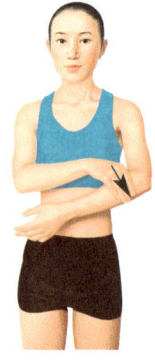

04 손등 관절로 어깨에서 팔꿈치를 지나 손목, 손바닥, 손가락 관절까지 상하로 반복하면서 굴린다. 관절 위를 굴릴 때 힘을 약간 준다. 3~5회, 곤법

05 팔 전체의 각 관절을 활발히 움직인다. 어깨, 팔꿈치, 손목, 손가락, 손바닥 관절이 모두 포함된다. 이 관절들을 돌리고 굽히고 피면서 열심히 움직인다.

06 팔의 증상이 아주 안 좋을 경우에는 한손 엄지로 팔 관절 부위의 혈자리를 누르면서 주무른다. 견우혈, 견교혈, 곡지혈, 수삼리혈, 외관혈, 양지혈, 대릉혈, 내관혈, 합곡혈 등을 혈마다 안마한다. 각 1분, 안유법

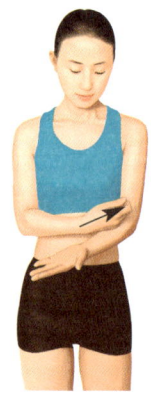
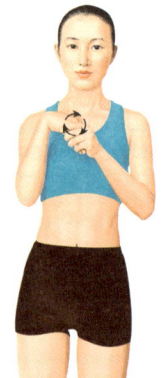
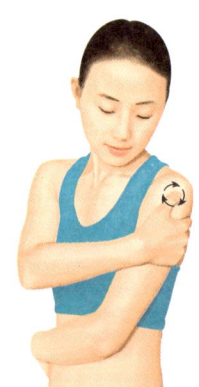

07 한손 엄지로 다른 팔의 각 관절 부위의 근육과 인대를 퉁기거나 누르면서 주무른다. 탄발법 또는 안유법

08 한손 엄지와 검지로 다른 손의 손바닥, 손가락 관절을 비틀고, 이어서 검지와 중지를 구부려 각 관절을 뽑아 늘리고 흔든다. 염법, 발신법, 요법

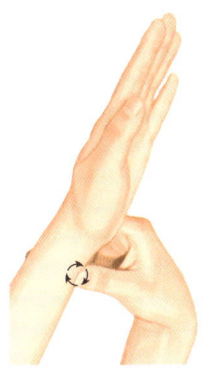

09 한손을 느슨하게 주먹 쥐고, 다른 팔의 근육을 두드린다. 고격법

10 한손으로 다른 팔의 각 관절을 열이 날 때까지 마찰하거나, 안 좋은 관절에 손바닥을 대고 열이 나도록 마찰한다. 찰법

11 한손을 주먹 쥐고 손등 관절로 아픈 다리를 서혜부에서 허벅지 앞쪽, 안쪽, 바깥쪽, 종아리 바깥쪽까지 굴리면서 문지른다. 3~5회, 곤법

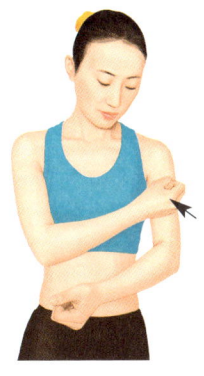
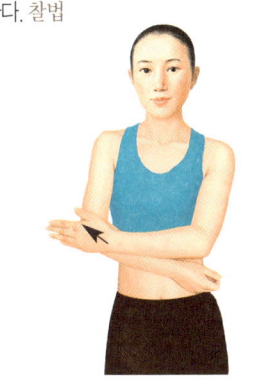
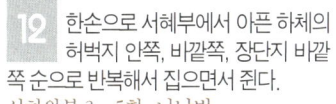

12 한손으로 서혜부에서 아픈 하체의 허벅지 안쪽, 바깥쪽, 장단지 바깥쪽 순으로 반복해서 집으면서 쥔다.
상하왕복 3~5회, 나날법

13 하체 증상이 뚜렷한 환자는 엄지 끝으로 하체 부근의 혈자리, 즉 족삼리혈, 양릉천혈, 음릉천혈, 위중혈, 승산혈, 곤륜혈 등을 각 누르면서 주무른다.
각 1분, 안유법

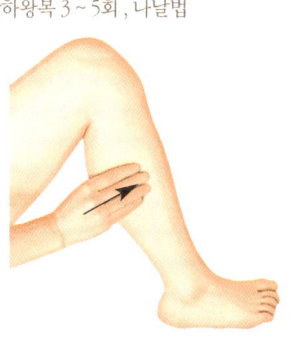
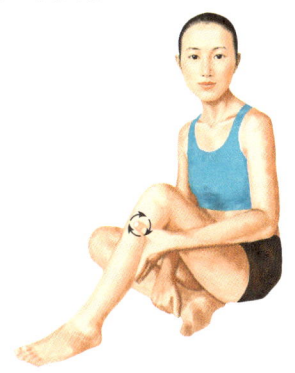
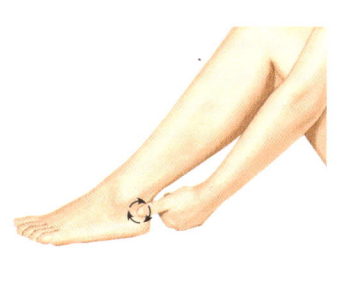

14 아픈 하체의 각 관절, 즉 관관절, 슬관절, 과관절 등을 안팎으로 돌리고 굽혔다 폈다 반복운동을 한다.

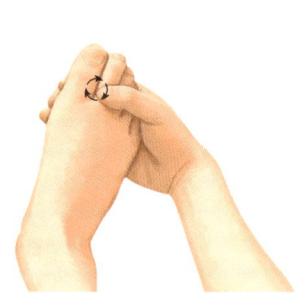

15 한손 엄지로 아픈 하체의 각 관절 부위의 근육과 인대를 퉁기거나 누르면서 주무른다. 탄발법 또는 안유법

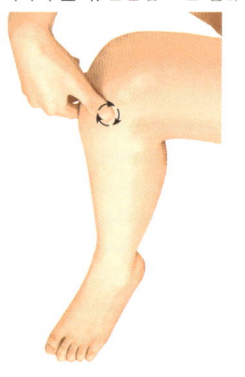

16 양손 주먹을 느슨하게 쥐고 아픈 하체의 근육을 두드린다. 고격법

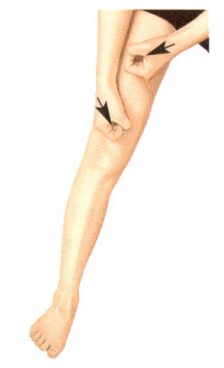

17 엄지와 검지로 아픈 다리의 발가락 관절을 하나씩 비틀고 동시에 검지와 중지를 구부려 각 발가락 끝을 뽑아 늘리고 흔든다. 염법, 발신법, 요법

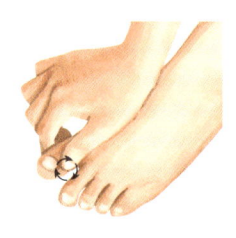
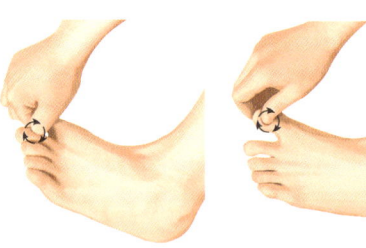

18 안 좋은 하체의 각 관절 부위를 따뜻해질 때까지 마찰하거나 찜질한다. 찰법

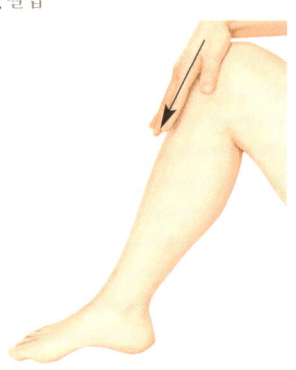

19 엎드리거나 앉은 자세에서 엄지 끝으로 허리 부위 근육을 퉁긴다.
탄발법

20 엎드린 자세에서 엄지손가락 끝으로 요저부 혈자리, 즉 신유혈, 명문혈, 요양관혈, 거료혈, 환도혈, 협척혈 등을 찍어 누른다. 각 1분, 점안법

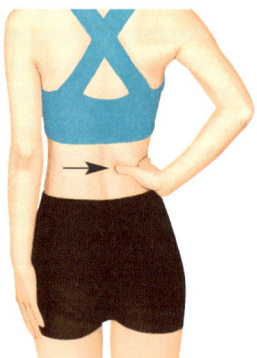
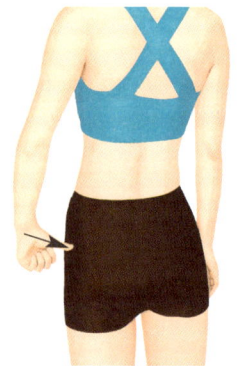
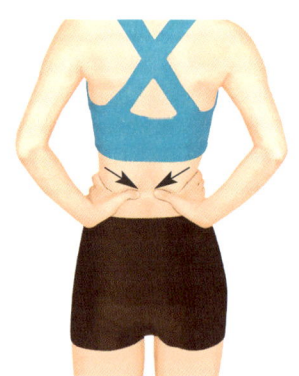

21 앉은 자세 또는 엎드린 자세에서 한손바닥으로 요저부를 가로로 마찰한다. 찰법

22 허리를 돌리고, 앞뒤로 젖히는 운동을 한다. 각 5 ~ 10회

23 양팔을 교대로 등 뒤로 젖혀 가슴 확장 운동을 한다. 이 운동은 척추의 각 관절 단련에 큰 도움이 된다.
각 10 ~ 20회

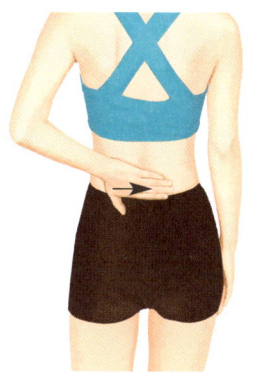
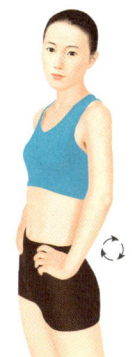
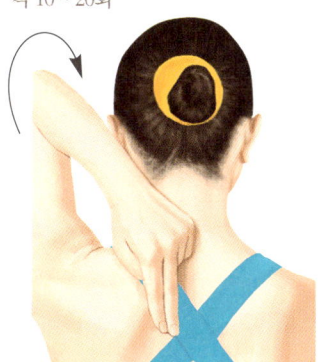

TIPS 술에 삶은 잉어가 류머티즘에 좋다

두충나무 15g, 당귀, 귀판 각 12g, 황기 10g, 구기자, 오가피 각 6g을 쌀막걸리 1병을 부어 7일간 술독에 담가둔다. 산 잉어 1마리를 맑은 물에 넣어 1시간 간격으로 6 ~ 7회 물을 갈아서 뱃속 오물을 해감시킨다. 산 잉어(비늘과 내장 그대로)를 약재와 숙성시킨 술을 걸러서 함께 완전히 물컹물컹해질 때까지 끓인다. 끓인 잉어의 비늘을 벗겨내고 국물과 함께 먹는다. 이 잉어탕은 류머티즘에만 좋은 게 아니라 평소 정력이 약한 사람, 허리가 시리고 아픈 사람에게도 효과가 아주 좋다. ※ 귀판(龜板_거북 배딱지)

류머티즘 통증 완화에 좋은 찜질

류머티즘은 갱년기 여성에게 흔히 나타나는 만성질환으로 손가락, 팔꿈치, 무릎 등의 관절이 붓고 열이 나며 통증이 생긴다. 온찜질과 냉찜질을 하면 이러한 통증을 완화시키는 데 도움이 된다. 냉찜질은 부기가 심할 때, 온찜질은 관절이 뻣뻣할 때 효과적이지만 절대적 기준은 아니므로 환자가 편한 것을 선택하면 된다.
소염진통 효과가 있는 파스나 연고, 고춧가루의 주성분인 캡사이신 제제 등을 바르고 마사지해도 좋다. 통증이 심할 때는 마늘이나 생강을 끓여서 식힌 농축액에 환부를 담그고 환부를 마사지하는 것도 통증을 줄인다.

류머티즘에 좋은 운동

류머티즘이 있을 때는 관절에 무리가 가지 않는 운동을 꾸준히 하는 것이 좋다.
1. 손목과 발목, 팔꿈치와 무릎을 흔든다.
2. 이어서 한발로 선 채로 팔을 돌려서 어깨를 풀고, 마무리로 목을 돌린다. 이때 전신의 힘을 빼는 것이 중요하다.
3. 다음은 왼손으로 벽이나 테이블을 잡고 선다.
4. 오른발로 앞을 가볍게 찬다. 이때 무릎은 구부리지 않는다.
5. 원위치로 돌아가서 오른쪽으로 찬다.
6. 다시 뒤쪽으로 찬다.
7. 익숙해짐에 따라 강하고 높게 차면 좋지만 처음에는 발을 흔드는 정도로 한다.
8. 끝나면 같은 요령으로 반대쪽을 한다. 선 자세가 흐트러지면 안 된다.

SELF MASSAGE

갱년기 장애

사용 혈자리
① 두면부 : 백회혈, 사신총혈, 태양혈, 인당혈, 안면혈, 풍지혈
② 흉복부 : 단중혈, 중완혈, 신궐혈, 기해혈, 관원혈, 천추혈
③ 요배부 : 대추혈, 견중유혈, 신유혈
④ 상지부 : 곡지혈, 수삼리혈, 합곡혈, 신문혈, 노궁혈
⑤ 하지부 : 혈해혈, 삼음교혈, 태계혈, 복류혈, 용천혈, 족삼리혈, 태충혈, 행간혈, 절골혈

안마 방법

01 엄지손가락으로 백회혈을 누른다. 1분, 안법

02 네 손가락으로 사신총혈을 꼬집는다. 1분, 겹법

03 양손 검지로 좌우 태양혈을 누르면서 주무른다. 1분, 안유법

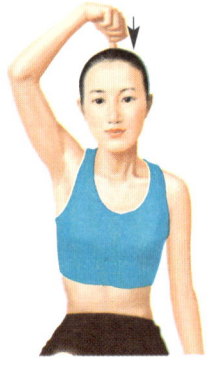 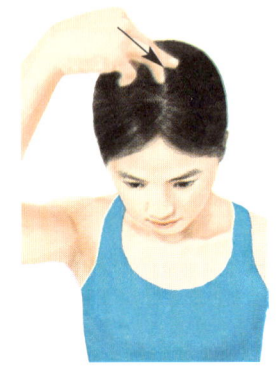 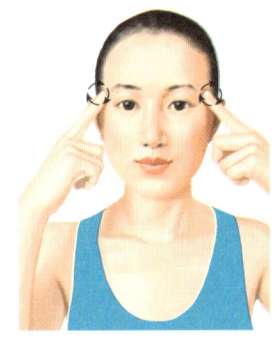

04 양손 엄지로 풍지혈을 누르면서 주무른다. 1분, 안유법

05 검지와 중지로 단중혈을 문지른다. 2분, 마법

06 손바닥으로 신궐혈을 문지른다. 2분, 마법

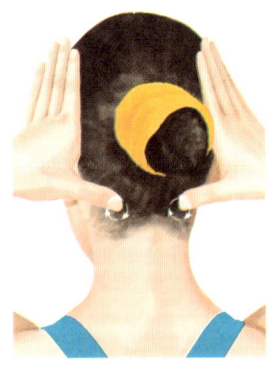 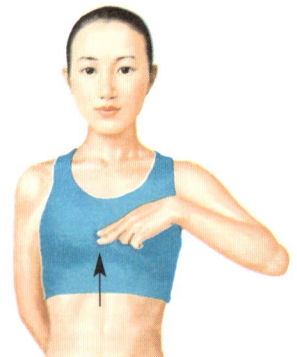 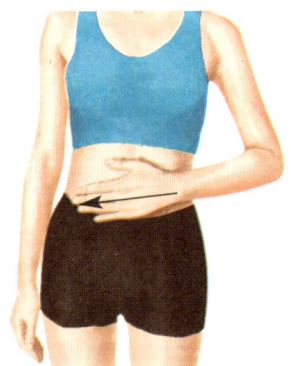

07 대어제로 기해혈을 주무른다.
1분, 유법

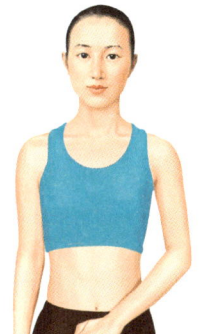

08 대어제로 중완혈을 주무른다.
1분, 유법

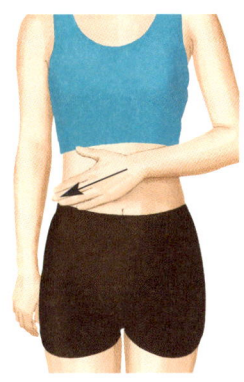

09 엄지손가락으로 대추혈을 누른다.
1분, 안법

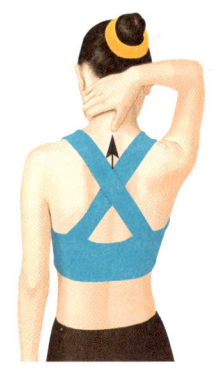

10 검지와 중지로 견중유혈을 누른다. 1분, 안법

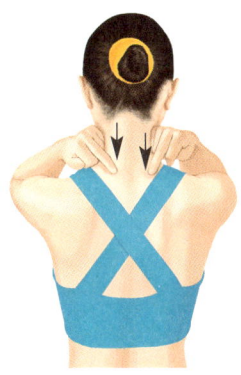

11 양손바닥으로 신유혈을 열이 날 때까지 마찰한다. 찰법

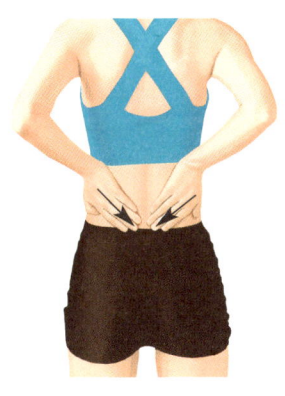

12 엄지손가락으로 곡지혈을 찍어 누른다. 15~20회, 점안법

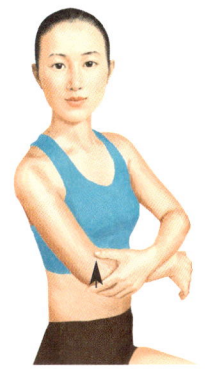

13 엄지손가락으로 수삼리혈을 찍어 누른다. 15~20회, 점안법

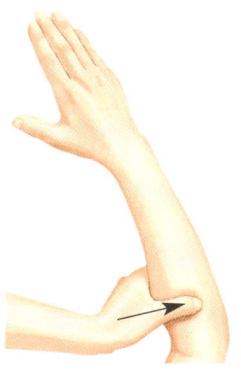

14 엄지손가락으로 합곡혈을 찍어 누른다. 15~20회, 점안법

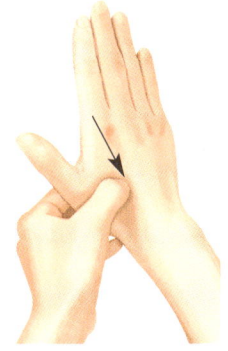

15 엄지손가락으로 노궁혈을 누르면서 주무른다. 1분, 안유법

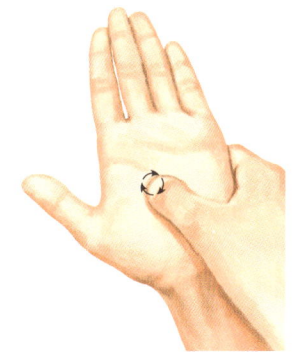

갱년기 장애 **219**

16 엄지손가락 끝으로 신문혈을 누르면서 주무른다. 1분, 안유법

17 엄지손가락으로 족삼리혈을 누른다. 1분, 안압법

18 엄지손가락으로 삼음교혈을 누른다. 1분, 안압법

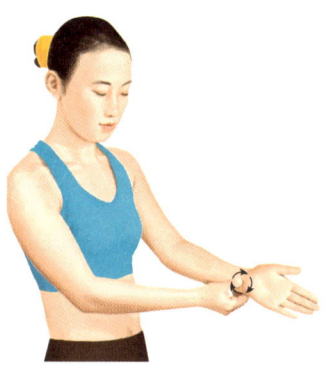
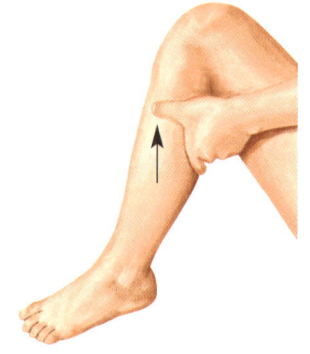
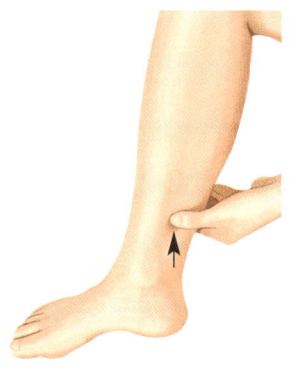

19 소어제로 용천혈을 열이 날 때까지 마찰한다. 찰법

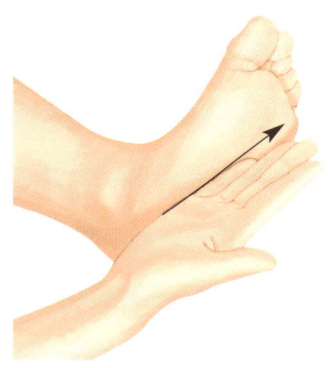

> **TIPS** 갱년기에 피해야 할 식품은 차, 술과 커피 등이다.
>
> 술을 자주 마시거나 폭음하면 신경계, 순환계, 소화계, 호흡계 모두에 나쁜 영향을 끼쳐 갱년기 장애를 가속화한다. 차와 커피에 함유된 카페인은 뇌신경을 자극하여 쉽게 흥분시켜 수면을 방해한다. 그러므로 차와 커피를 진하게 많이 마시는 것은 절대 금물이다. 이외에도 갱년기 장애를 피하려면 짜고 매운 자극성 음식도 피하는 것이 좋다.

불면증

01 양손 엄지로 안면혈을 주무른다. 1분, 유법

02 엄지손가락으로 태계혈을 민다. 15~20회, 추법

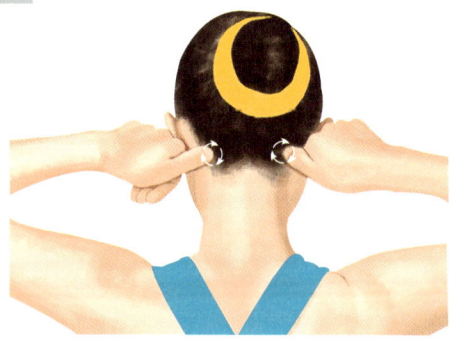
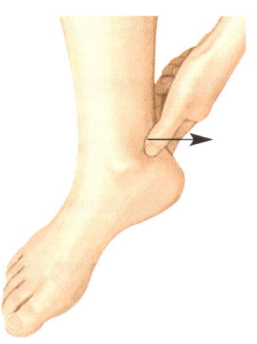

골질소송증(골격이 느슨해지는 병)

01 중지로 대저혈을 찍어 누른다. 15~20회, 점안법

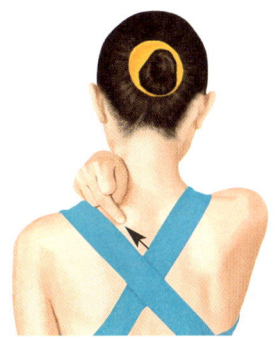

02 엄지손가락으로 절골혈을 찍어 누른다. 15~20회, 점안법

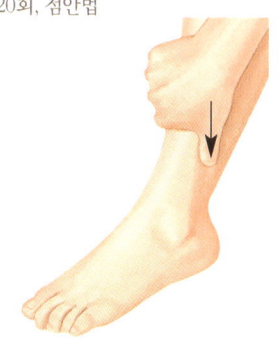

신경질

01 엄지손가락으로 행간혈을 주무른다. 1분, 유법

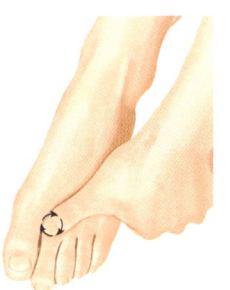

02 엄지손가락으로 태충혈을 주무른다. 1분, 유법

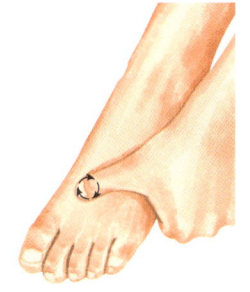

03 양손 엄지로 간유혈을 찍어 누른다. 15~20회, 점안법

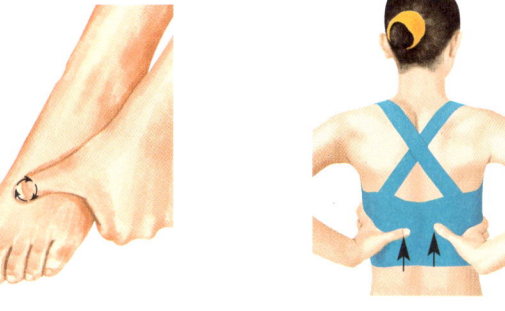

열이 나고 땀이 많이 난다

엄지손가락으로 복류혈을 민다.
15~20회, 추법

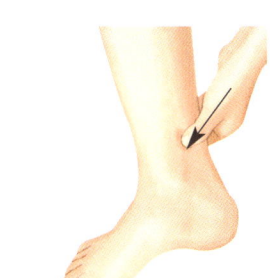

현기증

엄지손가락으로 혈해혈을 주무른다.
1분, 유법

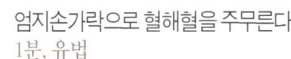

위장과 비장이 안 좋다

엄지손가락으로 족삼리혈을 주무른다.
1분, 유법

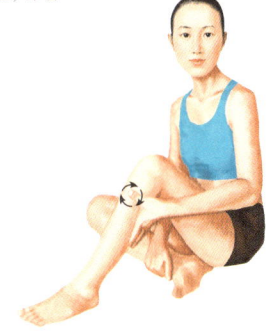

두통, 두중(頭重)

엄지손가락으로 인당혈을 누른다.
1분, 안법

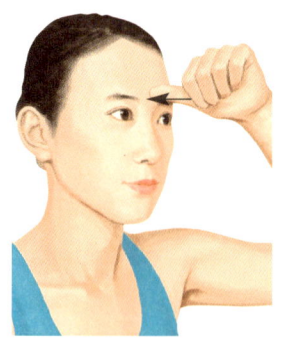

식욕부진

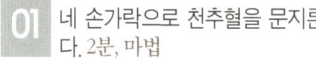

01 네 손가락으로 천추혈을 문지른다. 2분, 마법

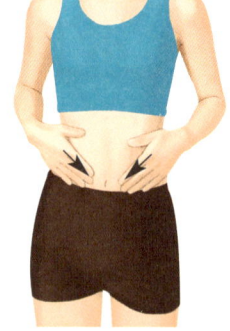

02 대어제로 관원혈을 주무른다. 2분, 유법

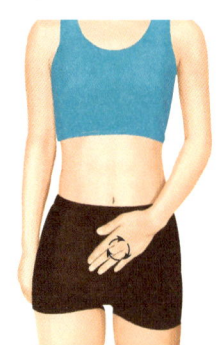

TIPS 갱년기 장애를 극복하는 식이요법

1. 우유 및 유제품이나 두유 등을 꾸준히 복용해 골다공증의 진행과 악화를 막는다.
2. 과일, 채소 등을 적당량 섭취하여 혈액을 맑게 한다. 단, 채소는 날것보다는 살짝 익혀먹는 것이 좋다. 속이 냉한 경우에는 냉장과일이나 날 채소를 많이 먹는 것은 좋지 않다.
3. 기름기가 적은 살코기를 섭취하여 단백질을 공급한다. 단, 과다한 지방질을 섭취하면 혈액이 탁해지므로 주의한다.
4. 미역, 김, 다시마 같은 해산물을 섭취하면 혈액이 맑아진다.
5. 콩이나 된장, 두부 등은 피를 맑게 하고 혈액순환을 돕는다.
6. 술, 담배, 카페인 등은 뼈를 약화시키므로 섭취를 제한한다.

갱년기 장애를 극복하는 식이요법

1. 감맥대조탕(甘麥大棗湯) : 밀 30g, 말린대추 10g, 감초 10g을 물에 넣고 끓여서 차 대신 마신다. 고민, 신경질, 놀람증, 심계 등의 치료에 좋다.
2. 상심고 : 오디 500g을 물에 완전히 풀어질 때까지 삶은 후 얼음사탕 200g을 넣고 크림처럼 걸쭉해질 때까지 끓인다. 매일 2회 끓인 물에 타 먹는다. 현기증, 불면증, 이명, 흰머리, 건망증 등에 좋다.   *상심(桑葚_오디)
3. 구기자자라찜 : 자라의 내장을 빼고 구기자 40g을 자라 뱃속에 넣는다. 이것을 파, 생강, 설탕, 소주 등을 함께 넣고 쪄 먹는다. 이것은 무릎이 시리고 아플 때, 무기력증일 때 아주 좋다.
4. 뽕잎국화차 : 뽕잎 3장, 국화 5송이를 끓는 물에 우려서 차 대신 마신다. 두통, 현기증, 짜증, 불면증, 시력 감퇴에 효험이 있다.

여성에게 좋은 석류차 만들기

씨앗을 싸고 있는 막에는 여성호르몬 에스트로겐이 함유되어 있으며, 수용성 비타민(B1·B2·니아신)도 소량 함유한다. 껍질과 씨에 들어 있는 타닌과 펙틴질(수용성 다당)은 혈액을 맑게 해 동맥경화를 예방하며, 몸속에 쌓인 독성을 배출하는 효과가 있다. 석류는 그냥 먹어도 좋지만, 과즙 빛깔이 고와 차로 마시거나 과일주를 담가 먹기도 한다.

1. 석류 2개(600g)를 껍질째 깨끗이 씻어서 물기를 빼고 반으로 가른다.
2. 껍질 안쪽의 과육은 손으로 알알이 뜯고, 껍질은 큼직하게 뜯는다.
3. 석류 껍질과 과육을 설탕 500g에 재워서 실온에 잠시 둔다.
4. 석류차를 담을 유리병은 끓는 물에 소독하여 물기를 뺀다.
5. 설탕에 재어둔 석류를 유리병에 담고 밀봉하여 냉장 보관한다.
6. 주전자에 사람 수대로 물을 1컵씩 붓고 과육을 1큰술씩 넣어 주홍빛이 돌 때까지 은근하게 끓인다.

SELF MASSAGE

비만증

사용 혈자리

① 두면부 : 동자료혈, 영향혈, 승장혈, 지창혈, 찬죽혈, 사백혈, 백회혈, 협차혈, 하관혈, 율곡혈, 태양혈, 예풍혈, 승읍혈
② 경견부 : 풍부혈, 견정혈, 대추혈, 풍지혈
③ 흉복부 : 중완혈, 기해혈, 관원혈, 천추혈, 신궐혈, 상완혈, 중극혈, 오추혈, 유도혈
④ 요배부 : 천종혈, 병풍혈, 곡원혈, 간유혈, 위유혈, 삼초유혈, 신유혈, 기해유혈, 대장유혈
⑤ 둔부(臀部) : 환도혈, 질변혈
⑥ 상지부 : 견우혈, 비노혈, 곡지혈, 외관혈, 합곡혈
⑦ 하지부 : 풍륭혈, 족삼리혈, 혈해혈, 승부혈, 은문혈, 위중혈, 곤륜혈, 음릉천혈, 삼음교혈, 태계혈, 승산혈

안마 방법

얼굴

01 엄지손가락으로 찬죽혈을 찍어 누른다. 30초, 점안법

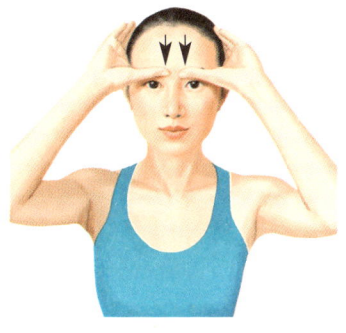

02 검지로 동자료혈을 찍어 누른다. 30초, 점안법

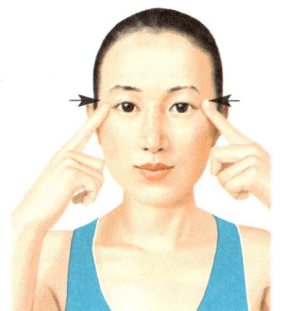

03 검지로 승읍혈을 찍어 누른다. 30초, 점안법

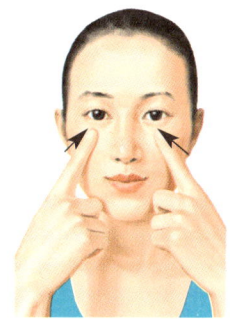

04 검지로 사백혈을 찍어 누른다. 30초, 점안법

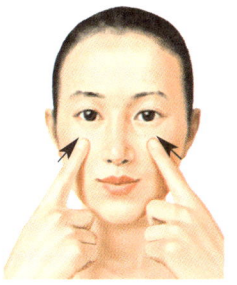

05 검지로 영향혈을 찍고 주무른다. 30초, 점유법

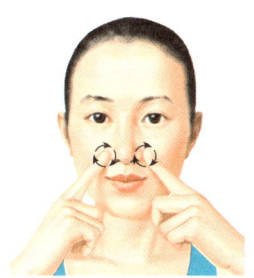

06 검지와 중지로 양쪽 협차혈을 누르면서 주무른다. 30초, 안유법

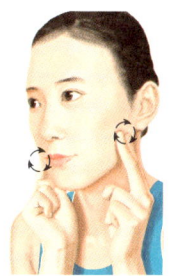

| 07 | 검지로 지창혈을 찍어 누른다. 30초, 점안법 | 08 | 검지와 중지로 하관혈을 누르면서 주무른다. 30초, 안유법 | 09 | 검지로 승장혈을 찍어 누른다. 30초, 점안법 |

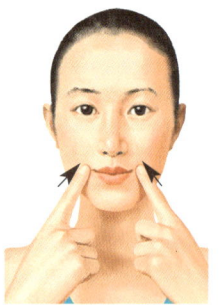 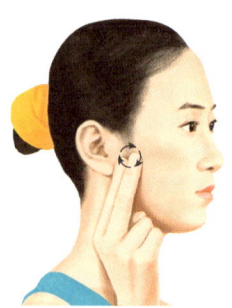 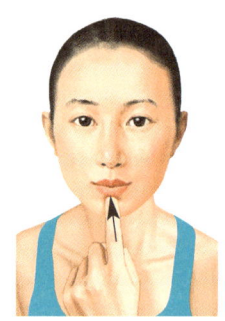

| 10 | 양손 네 손가락으로 앞이마 중앙을 누르고, 양쪽 태양혈까지 밀면서 문지른다. 10 ~ 15회, 안압법, 추말법 | 11 | 양손 네 손가락으로 코끝 양쪽에서 위로 태양혈까지 밀면서 문지른다. 10 ~ 15회, 추말법 | 12 | 세 손가락을 모아 영향혈에서 귀 앞까지 밀면서 문지른다. 추말법 |

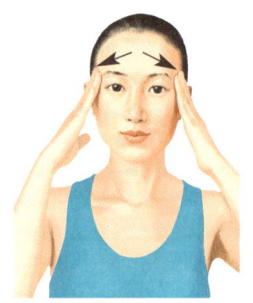 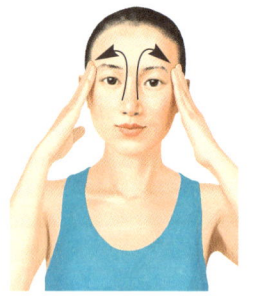 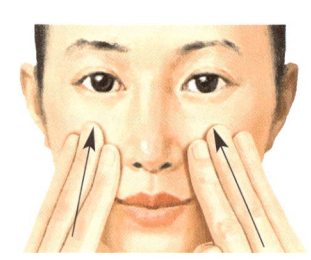

| 13 | 양손 세 손가락으로 승장혈에서 지창혈, 협차혈을 거쳐 하관혈까지 밀면서 문지른다. 10 ~ 15회, 추말법 |

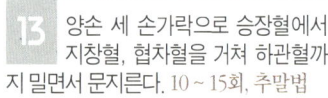

경견부(頸肩部_목과 어깨)

| 01 | 먼저 엄지와 검지, 중지, 약지를 모아 같은 쪽 풍지혈에 올려놓고 목 근육을 집는데, 목 근육을 따라 위에서 아래로 견정혈까지 이동하여 집는다. 반대쪽도 똑같이 한다. 양손을 교대로 반복한다. 10 ~ 15회, 나법 |

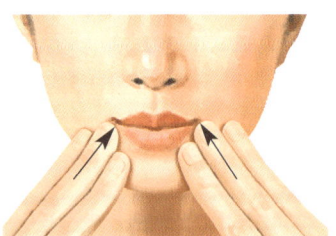 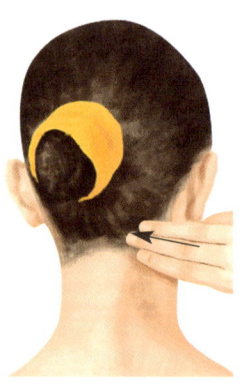

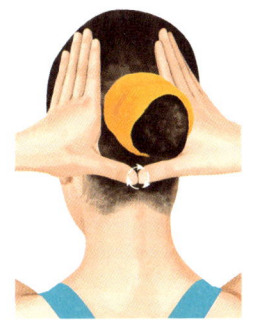

02 양손 엄지로 풍부혈을 누른다. 이어서 엄지손가락으로 안쪽에서 바깥쪽을 향해 풍지혈에서 귀 뒤 예풍혈까지 곧장 밀거나 주무르기를 반복한다. 10~15회, 안법, 추유법

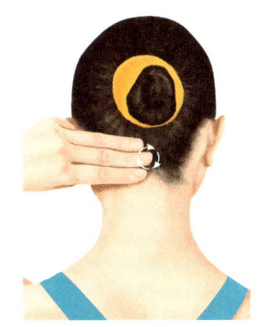

03 검지, 중지, 약지를 모아 같은 쪽 풍지혈, 예풍혈과 반대쪽 견정혈을 누르면서 주무른다. 손을 바꾸어 대칭한 같은 혈자리에 똑같이 반복한다. 2~3분, 안유법

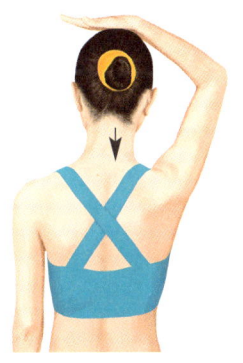

04 손바닥을 백회혈에 올리고 위에서 아래로 뒷목 중앙을 향해 이동하는데, 풍부혈에서 대추까지 민다. 10~15회, 추법

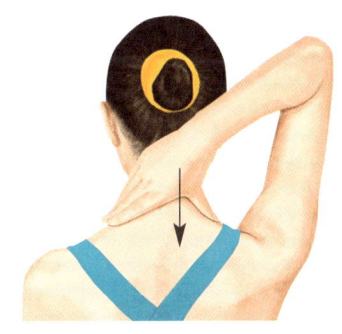

05 손아귀로 목 뿌리 부위를 가볍게 누르고, 네 손가락과 엄지손가락은 양쪽 쇄골(鎖骨)에 붙여 열이 날 때까지 반복해서 상하로 밀면서 문지른다. 손을 교대하여 반복한다. 추말법

흉복부

01 검지와 중지로 상완혈을 찍어 누른다. 30초, 점안법

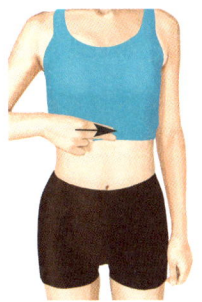

02 검지와 중지로 중완혈을 누르면서 주무른다. 30초, 안유법

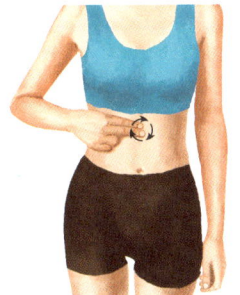

03 검지와 중지로 신궐혈을 누르면서 주무른다. 30초, 안유법

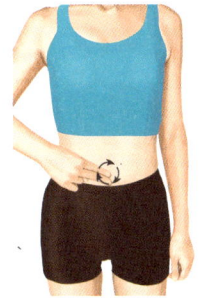

04	검지와 중지로 천추혈을 누르면서 주무른다. 30초, 안유법

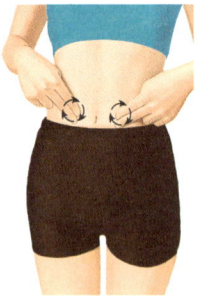

05	검지와 중지로 기해혈을 찍고 주무른다. 30초, 점유법

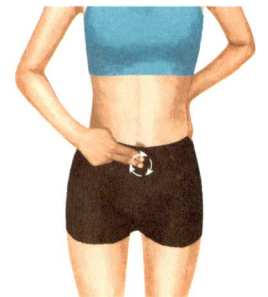

06	검지와 중지로 관원혈을 찍고 주무른다. 30초, 점유법

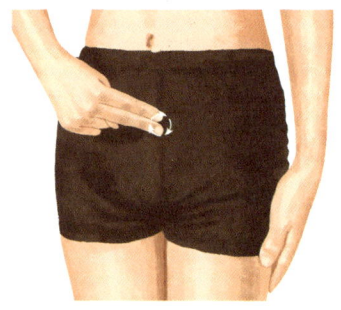

07	검지와 중지로 오추혈을 누르면서 주무른다. 30초, 안유법

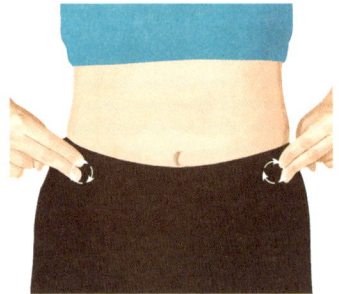

08	검지와 중지로 유도혈을 누르면서 주무른다. 30초, 안유법

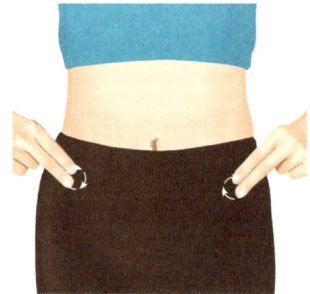

09	기중혈, 천추혈, 기해혈의 피하지방을 집는다. 비틀어 누를 때는 힘을 주고 면적도 되도록 넓게 잡는다. 털어서 놓을 때는 가볍게 천천히 놓는다. 이 동작을 반복한다. 10~15회, 나법, 염안법

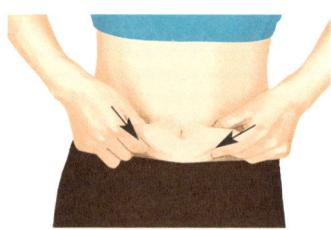

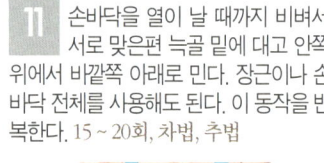

10	양손바닥 또는 장근을 배꼽 위에 올려놓고 시계방향으로 문지르고 누르면서 주무른다. 3~4분, 마법, 안유법

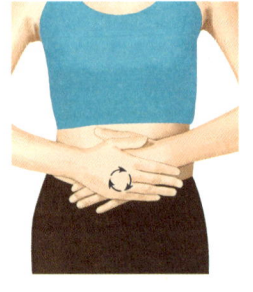

11	손바닥을 열이 날 때까지 비벼서 서로 맞은편 늑골 밑에 대고 안쪽 위에서 바깥쪽 아래로 민다. 장근이나 손바닥 전체를 사용해도 된다. 이 동작을 반복한다. 15~20회, 차법, 추법

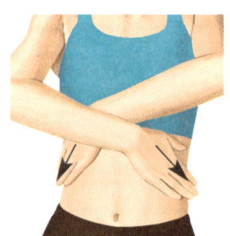

12	양손 다섯손가락을 양 옆구리의 늑골 부위에 대고 쥐었다 놓았다 한다. 쥘 때 힘을 조금 가해 꼬집듯 비틀면서 아래로 천천히 내려가면서 주무른다. 15~20회, 나법, 염유법

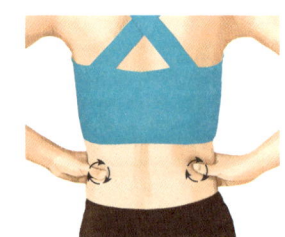

요배부(腰背部_허리와 등)

01 세 손가락을 모아 천종혈을 찍는다. 힘을 점점 세게 준다. 1분, 첨법

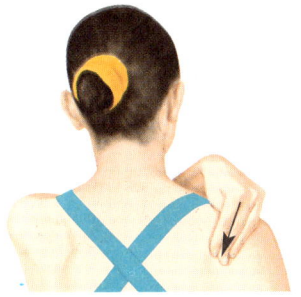

02 세 손가락을 모아 병풍혈을 찍는다. 힘을 점점 세게 준다. 1분, 첨법

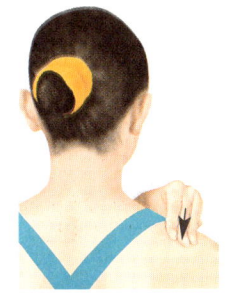

03 손바닥, 손가락 관절이나 엄지손가락으로 간유혈을 찍어 누른다. 힘을 점점 세게 준다. 1분, 첨안법

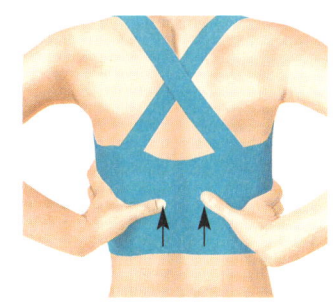

04 손바닥, 손가락 관절이나 엄지손가락으로 위유혈을 찍어 누른다. 힘을 점점 세게 준다. 1분, 첨안법

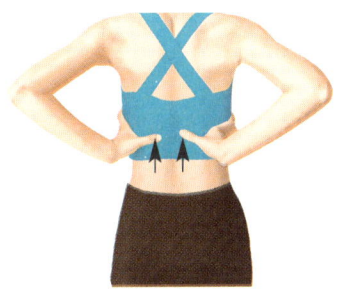

05 손바닥, 손가락 관절이나 엄지손가락으로 신유혈을 찍어 누른다. 힘을 점차 세게 증가시킨다. 1분, 첨안법

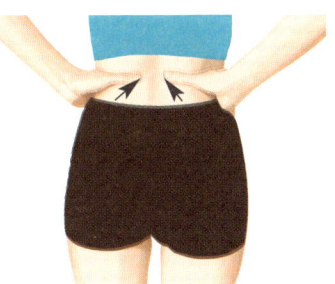

06 엄지손가락으로 대장유혈을 찍어 누른다. 힘을 점차 세게 증가시킨다. 1분, 첨안법

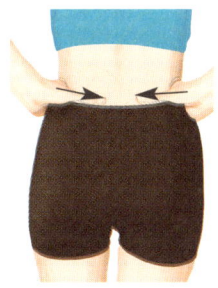

07 한쪽 손을 반대편 어깨 위에 올려놓고 견정혈에서 가슴 앞까지 마찰한다. 이 동작을 반복한다. 손을 바꾸어 똑같이 반복한다. 각 20~30회, 찰법

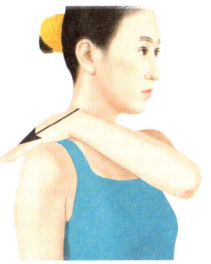

08 양손 장근으로 척추 양쪽, 즉 간유혈에서 수평인 부위를 누르고 위에서 아래 꼬리뼈까지 민다. 20~30회, 안법, 추법

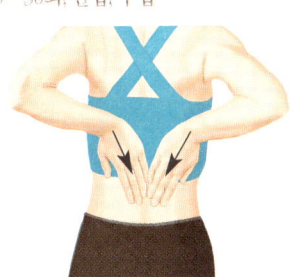

09 느슨하게 쥔 양손 주먹을 허리 위에 올려놓고 교대로 두드린다. 20~30회, 고법

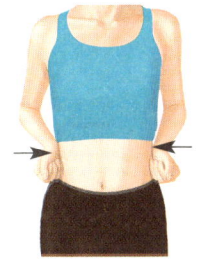

둔부

10 양손을 비벼 열이 나면 허리 위에 올려놓고 바깥 위에서 안쪽 아래로 허리 근육을 마찰하면서 문지른다. 20 ~ 30회, 찰마법

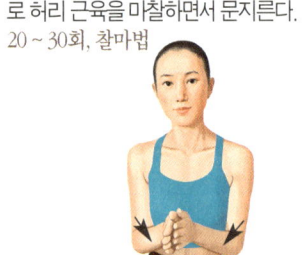

01 손바닥 또는 장근으로 엉덩이 양쪽의 질변혈과 환도혈을 차례로 시계방향 또는 반대방향으로 누르면서 주무른다. 20 ~ 30회, 장유법 또는 장근유법

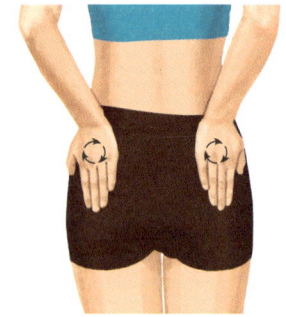
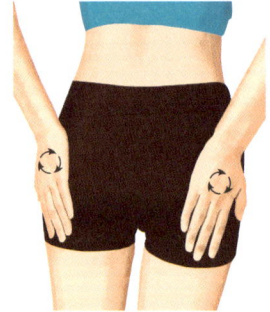

02 다섯손가락으로 양쪽 둔부 근육을 힘을 조금 주어 집는다. 움켜쥔 손을 뗄 때는 천천히 푼다. 이 동작을 반복한다. 20 ~ 30회, 오지나법

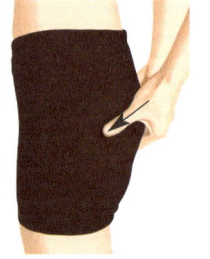

03 손바닥을 요저부에 올리고 둔부의 살을 열이 날 때까지 밀면서 마찰한다. 추찰법

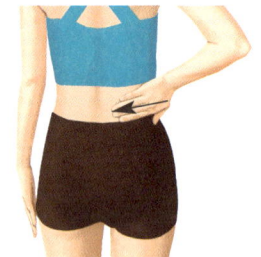

04 장근을 골반뼈에 올리고 위에서 아래로 둔부를 따라 허벅지 바깥쪽을 밀면서 마찰한다. 이 동작을 반복한다. 10 ~ 15회, 추찰법

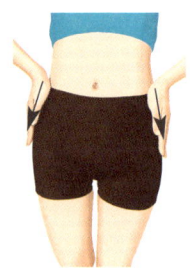

상지부

05 손바닥을 요저부에 올리고, 좌우로 열이 날 때까지 마찰한다. 찰법

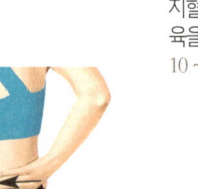

01 네 손가락 또는 다섯손가락을 사용하여 삼각근을 쥐고 아래로 곡지혈까지 천천히 이동한다. 이동할 때 근육을 쥐었다 놓았다를 반복한다. 10 ~ 15회, 나법

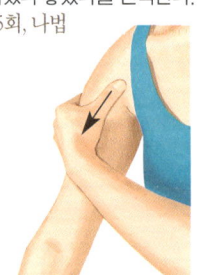

02 엄지손가락으로 견우혈을 누르면서 주무른다. 안유법

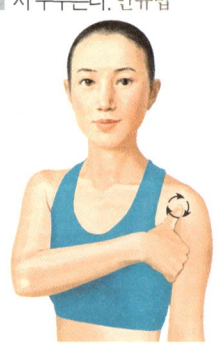

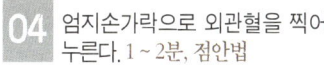

03 검지와 중지로 비노혈을 누르면서 주무른다. 1~2분, 안유법

04 엄지손가락으로 외관혈을 찍어 누른다. 1~2분, 점안법

05 손바닥을 어깨 앞쪽 팔에 놓고 엄지손가락 또는 손바닥으로 위에서 아래 손목까지 밀면서 마찰한다. 이 동작을 반복한다. 10~15회, 추법 또는 찰법

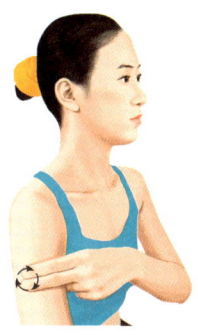
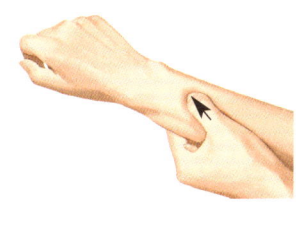
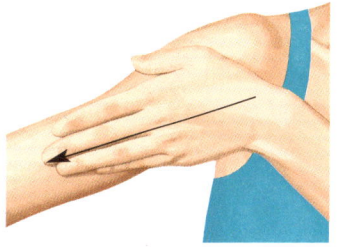

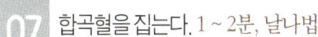

하지부

06 네 손가락으로는 반대쪽 팔뚝을 누르고 엄지손가락을 펴서 올려놓고 힘을 약간 주면서 팔꿈치까지 내려가면서 퉁기기를 반복한다. 10회, 탄발법

07 합곡혈을 집는다. 1~2분, 날나법

01 승산혈을 누르면서 주무른다. 30초, 안유법

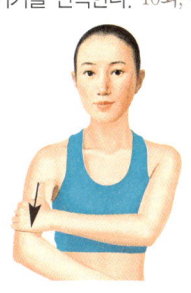
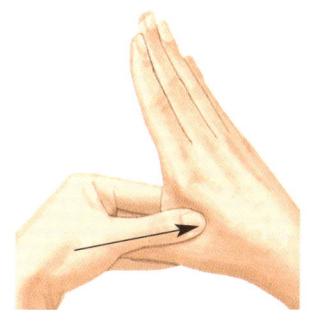
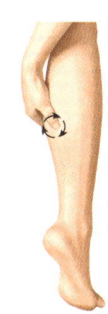

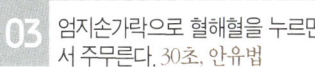
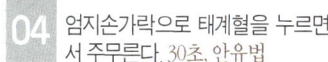

02 엄지손가락으로 풍륭혈을 누르면서 주무른다. 30초, 안유법

03 엄지손가락으로 혈해혈을 누르면서 주무른다. 30초, 안유법

04 엄지손가락으로 태계혈을 누르면서 주무른다. 30초, 안유법

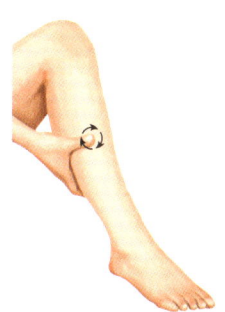
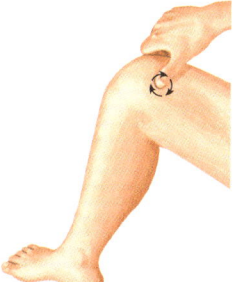
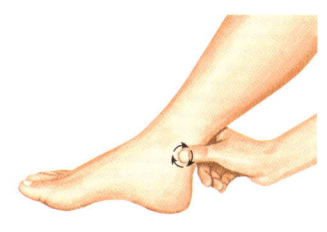

05 다섯손가락으로 허벅지 안쪽 근육을 위에서 아래로 무릎까지 집고 내려가기를 반복한다. 10~15회, 나법

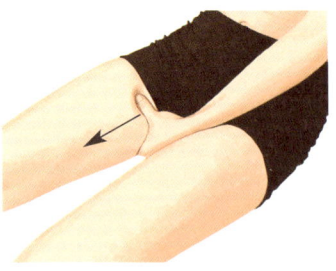

06 손바닥 전체로 둔부에서 아래로 방광을 거쳐 위중혈까지 밀면서 마찰한다. 이 동작을 반복한다. 10~15회, 추법 또는 찰법

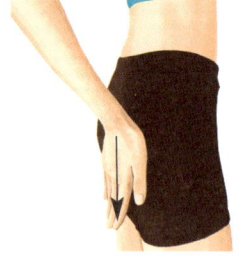

07 손바닥 또는 장근으로 위중혈에서 승산혈을 거쳐 발뒤꿈치 근육, 즉 아킬레스건까지 미는 동작을 반복한다. 10~15회, 추법

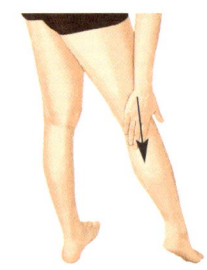

08 양손 장근 또는 주먹으로 허벅지 안쪽과 바깥쪽 근육을 힘주어 두드린다. 10~15회, 격타법

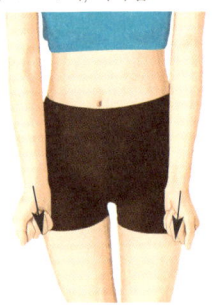

전신 다이어트

01 비장과 위장이 허할 때는 기해혈, 관원혈, 족삼리혈을 주무른다. 이 그림은 족삼리혈을 주무르는 그림이다. 각 3분, 유법

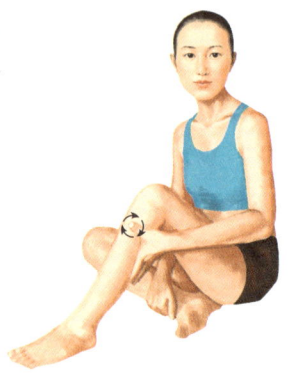

02 음릉천혈, 백회혈을 누르면서 주무른다. 이 그림은 음릉천혈을 누르면서 주무르는 그림이다. 각 2분, 안유법

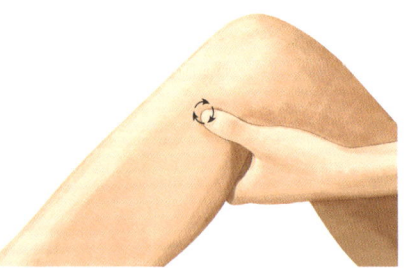

03 원기가 부족한 사람은 삼음교혈, 태계혈을 누르면서 주무른다. 이 그림은 삼음교혈을 누르면서 주무르는 그림이다. 각 2분, 안유법

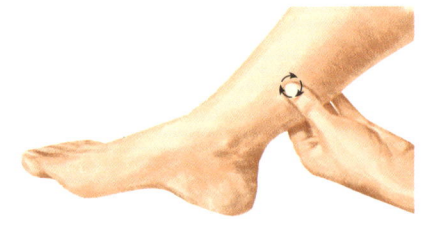

04 관원혈과 중극혈을 누르면서 주무른다. 이 그림은 중극혈을 누르면서 주무르는 그림이다. 각 2분, 안유법

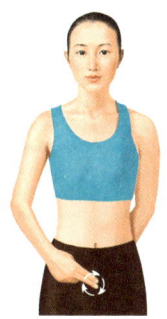

05 똑바로 누운 자세에서 빠르게 복식호흡을 한다. 숨을 내쉴 때 모은 다리를 상체와 40~90°가 되게 천천히 들어 올리고, 숨을 들이마실 때 다리를 천천히 내린다. 이 동작을 반복한다. 10회

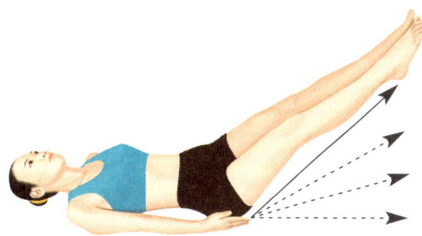

마지막으로 음릉천혈을 누르면서 주무른다. 2분, 안유법

TIPS 비만 유형에 따른 치료방법

비만 유형에 따라 비만치료나 생활습관도 달라져야 한다.

1. <u>전신비만</u> : 다른 체질에 비해 소화기의 흡수율이 높기 때문에 식사량 조절이 필수이고, 가만히 쉬면 피로가 풀리는 것이 아니라 몸이 더 무거워지므로 많이 움직이는 것이 좋다. 사우나, 찜질방에서 땀을 많이 빼는 것이 좋고 평소 냉온탕이나 조깅, 등산 등 유산소 운동을 한다. 칡차, 율무차 등이 도움이 된다.
2. <u>상체비만</u> : 평소 매운 음식은 피하고, 국물이 있는 탕 종류나 해물 등 성질이 찬 음식이 좋다. 특히 잠을 충분히 자는 것이 필수이다. 단, 낮잠은 의미가 없고 밤잠을 충분히 자야 한다. 사우나, 찜질방은 금물이며, 평소 명상이나 단전호흡을 통해 기를 아래로 끌어내리고 하체 단련을 위해 천천히 걷거나 자전거타기 등이 도움이 된다. 보리차, 구기자차, 두충차 등이 좋다.
3. <u>복부 및 하체비만</u> : 매운 음식은 몸에 열을 내고 찬 기운을 외부로 발산시켜 지방분해에 도움이 되지만, 위염이나 위궤양이 있는 경우는 주의해야 한다. 이 체질은 과도한 운동을 하면 오히려 기력이 떨어져 대사력을 떨어뜨리기 때문에 득보다 실이 많다. 따라서 조금 빠르게 걷거나 요가나 스트레칭 등 가벼운 운동이 좋다. 이 유형의 비만에는 인삼차, 생강차, 계피차 등이 좋다.

한방치료

한방으로 비만증을 치료할 때는 침술요법과 약물요법을 쓴다.

1. <u>침술요법</u> : 귀에 침을 놓아 입맛을 떨어뜨리는 이침요법, 복부나 팔다리에 침을 놓는 체침요법, 그리고 비만이 심한 부위의 지방을 분해하는 부항요법이 있다.
2. <u>약물요법</u> : 이침과 마찬가지로 입맛을 떨어뜨리면서 인체에 쌓여 있는 어혈이나 담음 등의 노폐물을 제거하여 자연스럽게 체중을 감소시킨다.

간단하게 살빼는 3가지 비법

1. <u>생무</u> : 수시로 날무를 먹으면 저절로 살이 빠질 뿐 아니라 협심증까지 예방한다. 이 방법은 굶지 않고 살을 뺄 수 있다.
2. <u>산사차</u> : 양질의 산사 열매를 깨끗이 씻어 얇게 저며 그늘에 말린다. 차를 마실 때마다 15~20쪽을 끓는 물에 넣고 우려서 차 대신 마시면 살이 잘 빠진다.
3. <u>소금물 목욕</u> : 따뜻한 물로 몸을 적시고 미용 소금으로 피부에 열이 날 때까지 마사지한다. 보통 마사지는 5~8분이면 충분하고 안마 후 38℃ 물 속에 20분 담근다.

SELF MASSAGE

천식

사용 혈자리
1. 두면부 : 백회혈, 태양혈, 풍지혈, 견정혈
2. 흉복부 : 중정혈, 단중혈, 선기혈, 천돌혈, 중부혈, 운문혈, 장문혈
3. 배요부 : 폐유혈, 신유혈
4. 사지부 : 척택혈, 열결혈, 어제혈, 족삼리혈, 풍륭혈, 태계혈

안마 방법

01 엄지손가락으로 목 옆면에서 아래 유두까지 미는 동작을 반복한다. 다른 쪽도 똑같이 한다. 각 20 ~ 30회, 추법

02 다섯손가락을 모아 앞머리 앞쪽 위에서 뒤쪽 아래로 누르면서 쓰다듬는 동작을 반복한다. 10 ~ 15회, 말법

03 다섯손가락을 펴서 정수리를 집고 뒤통수까지 쓰다듬고, 다시 뒤통수에서 정수리까지 세 손가락으로 잡듯이 쓰다듬어 올린다. 이 동작을 반복한다. 3 ~ 4회, 나법

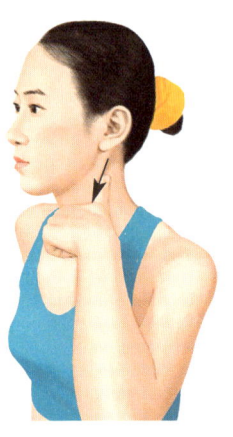
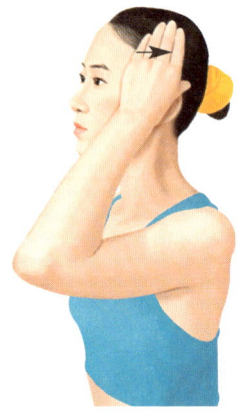
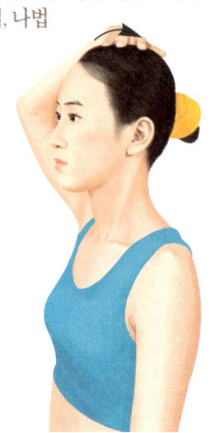

04 엄지손가락과 검지로 풍지혈을 집고, 손가락으로 풍지혈을 찍어 누른다. 1 ~ 3분, 나법, 점안법

05 손가락으로 견정혈을 집은 다음, 견정혈을 찍어 누른다. 1 ~ 3분, 나법, 점안법

06 앉은 자세. 양손 엄지, 검지 또는 엄지, 중지의 바닥면에 힘을 주고 태양혈을 누른 채 상하전후 그리고 360° 돌리면서 주무른다. 1 ~ 3분, 유법

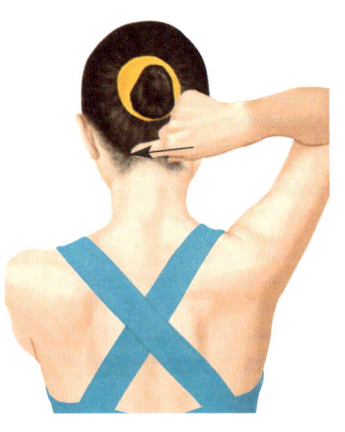
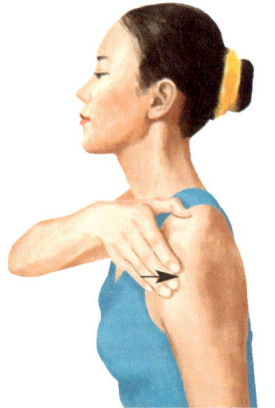
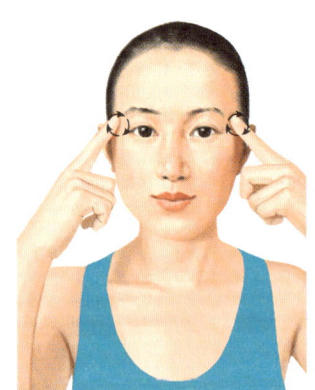

07 앉은 자세. 엄지 바닥면에 힘을 주어 정수리 백회혈을 찍어 누른다.
1~3분, 점안법

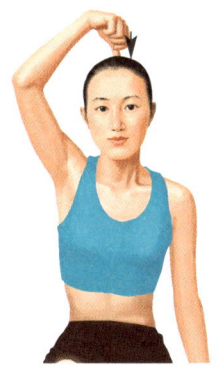

08 엄지, 검지 또는 엄지, 중지 끝으로 중부혈, 운문혈을 누르면서 주무른다. 3분, 안유법

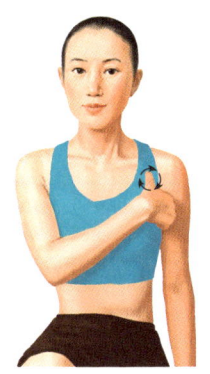

09 앉은 자세. 검지 또는 중지 끝으로 천돌혈을 2~3분 누르면서 주무른 다음, 천돌혈을 1분 동안 찍어 누른다.
안유법, 점법

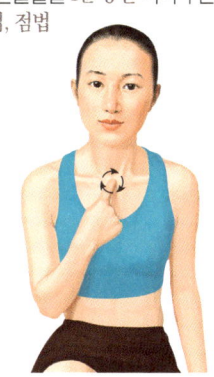

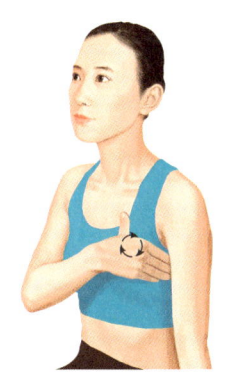

10 앉은 자세 또는 바로 누운 자세. 엄지와 검지, 중지, 약지, 소지로 양쪽 가슴 근육을 쥐고 주무른다.
각 3~5분, 날유법

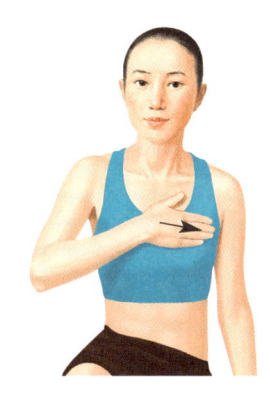

11 앉은 자세 또는 누운 자세. 먼저 손바닥에 힘을 주어 가슴뼈 정중앙에서 겨드랑이 아래까지 누르면서 민다. 이 동작을 반복한 후 다른 손으로 똑같이 한다. 남성 환자에게 많이 적용한다.
각 5~7회, 안법, 추법

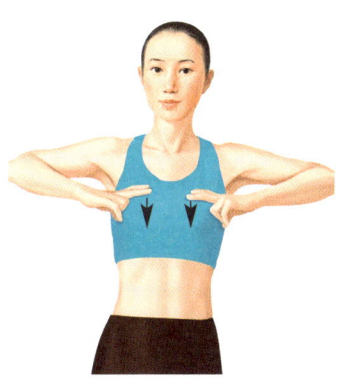

12 앉은 자세 또는 바로 누운 자세. 검지 또는 중지의 바닥면을 가슴뼈 끝쪽의 양옆에 대고, 나머지 손가락은 가슴 양쪽을 감싼 채 옆구리 사이의 틈새를 따라 안에서 바깥쪽으로 겨드랑이까지 민다. 이어서 위에서 아래로 5번째 갈비뼈 틈새까지 밀어내린다. 이 동작을 반복한다. 5~7회, 추법

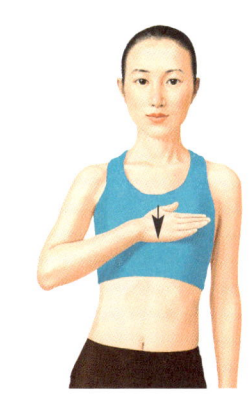

13 앉은 자세 또는 누운 자세. 소어제, 대어제 또는 손바닥 전체로 가슴 부위를 마찰한다. 순서는 위에서 아래로 열이 날 때까지 한다. 찰법

천식 **233**

14 앉은 자세 또는 바로 누운 자세. 검지, 중지, 약지, 소지 끝으로 가슴뼈의 선기혈부터 아래 중정혈까지 천천히 이동하면서 찍어 누른다. 이 동작을 반복한다. 2~3분, 점압법

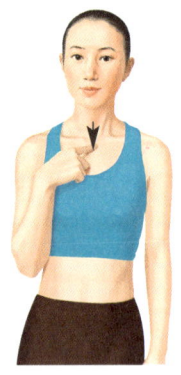 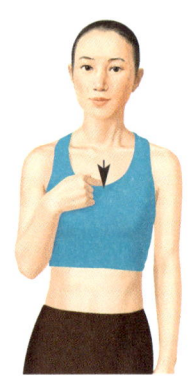

15 앉은 자세. 손바닥을 가슴 선기혈에 대고 위에서 아래로 가슴 중앙을 따라 중정혈까지 이동하면서 문지른다. 이 동작을 반복한다. 3~5분, 마법

16 앉은 자세 또는 선 자세. 손을 반대편 겨드랑이 옆에 대고 집는다. 반대쪽 겨드랑이 근육도 집는다. 좌우 2~5분, 나법

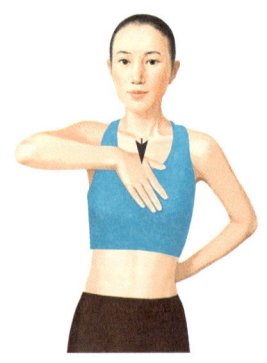 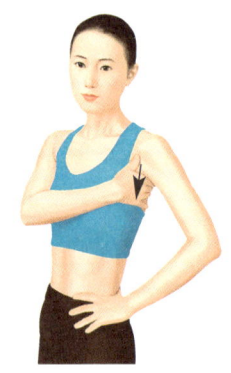

17 바로 누운 자세. 양손 엄지로 양쪽 장문혈을 계속 찍어 누른 후 주무른다. 1~2분, 점압법, 유법

18 바로 누운 자세. 검지, 중지, 약지, 소지의 바닥면을 옆구리쪽 갈비뼈에 대고 안쪽에서 바깥쪽으로 이동하면서 문지른다. 이 동작을 반복한다. 5~7분, 마법

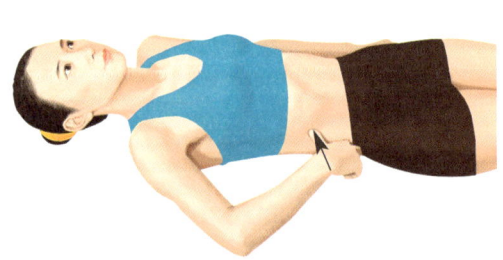

| 19 | 앉은 자세. 양손 주먹을 느슨하게 쥐고 손가락 부위로 어깨 뒤를 두드린다. 3~5분, 고타법

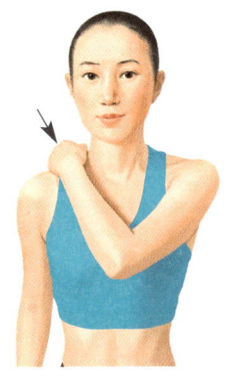

| 20 | 급성 기침. 앉은 자세로 양손 검지와 중지 끝을 등뒤 척추 양옆의 폐유혈에 대고 찍어 누른다.
1~3분, 점안법, 점압법

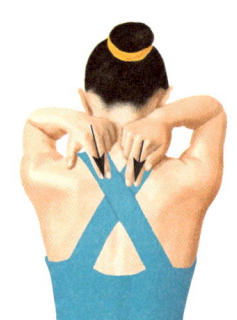

| 21 | 만성 기침. 앉은 자세로 양손 엄지 끝을 허리 척추 양옆의 신유혈에 대고 찍어 누른다. 1~3분, 점안법, 점압법

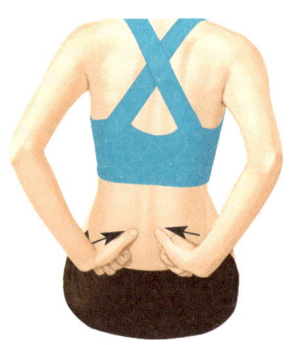

| 22 | 급성 천식. 앉은 자세로 엄지 끝을 상지부의 척택혈, 열결혈, 어제혈을 누르면서 주무르고, 이어서 하지부의 족삼리혈, 풍륭혈, 태계혈 등을 찍어 누른다. 1~3분, 안유법, 점안법

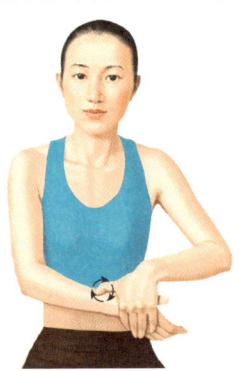

| 23 | 만성 천식. 앉은 자세 또는 엎드린 자세로 상지부의 척택혈과 어제혈을 누르면서 주무른다. 이어서 양손을 비벼서 열이 나면 손바닥을 허리 척추 양옆의 신유혈에 대고 이곳을 중심으로 위에서 아래로 열이 날 때까지 마찰한다.
안유법, 차법, 찰법

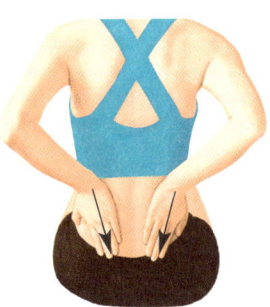

> **TIPS 천식을 앓을 때의 생활요법**
>
> 침실의 이불이나 베개 등은 집먼지 진드기 등이 잘 생길 수 있으므로 수시로 햇빛에 말리는 것이 좋으며, 카펫 등은 되도록 사용하지 않는 것이 좋다. 환기와 세탁을 자주 해서 집먼지 진드기, 애완동물의 털, 담배연기 등을 제거해야 한다.
> 천식이 있으면 많은 양의 운동은 삼간다. 심한 운동 후 기관지 천식 발작이 생기면 앉아서 휴식을 취한다.
> 또한, 따뜻한 물을 자주 마시는 것이 좋다.
> 특이한 식이요법은 없지만 기관지 천식 발작을 유발하는 육류 섭취는 피한다.

천식 **235**

SELF MASSAGE

비염

사용 혈자리

① 두면부 : 신정혈, 상성혈, 백회혈, 승광혈, 곡차혈, 찬죽혈, 정명혈, 승읍혈, 사백혈, 영향혈, 화료혈, 소교혈, 풍지혈, 수구혈, 지창혈, 태양혈, 산근혈, 인당혈
② 경항부 : 대추혈, 대저혈
③ 요배부 : 폐유혈, 비유혈, 신유혈
④ 상지부 : 척택혈, 열결혈, 어제혈, 소상혈, 합곡혈
⑤ 하지부 : 족삼리혈, 음릉천혈

안마 방법

01 손으로 코가 따뜻해질 때까지 비빈다. 차법

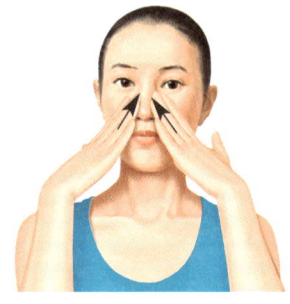

02 양손가락으로 코 양쪽에서 태양혈까지 밀면서 문지른다.
20회, 추말법

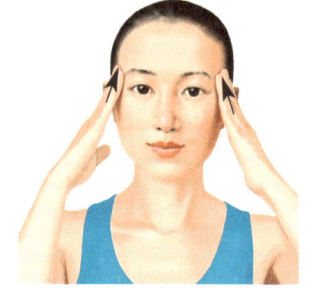

03 검지로 영양혈을 누르면서 주무른다. 1분, 안유법

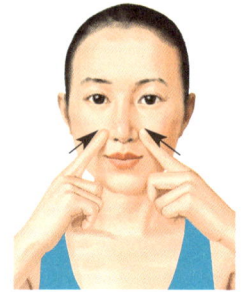

04 검지로 곡차혈을 누르면서 주무른다. 1분, 안유법

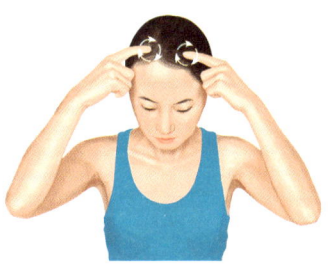

05 엄지와 검지의 바닥면으로 코 위쪽 양옆을 쥐고 아래 영양혈까지 상하로 밀면서 문지른다.
10~15회, 추말법

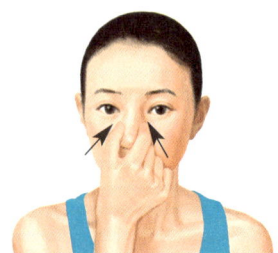

06 엄지손가락으로 풍지혈을 찍어 누른다. 1분, 점안법

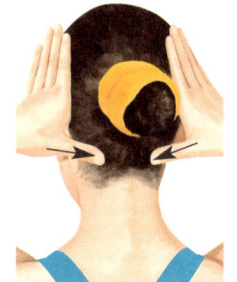

> **TIPS** 비염 치료의 2가지 비법
> 1. 자목련 꽃가루를 코에 분다 : 자목련 꽃가루를 병에 보관했다가 필요할 때 적당량을 꺼내어 콧구멍에 대고 분다. 3일을 기본으로 매일 3~5회 하면 급성비염 치료에 효과적이다.
> 2. 복숭아잎으로 코를 막는다 : 복숭아의 어린잎을 1~2장 따서 둥글게 비벼서 10~20분 콧구멍에 넣어둔다. 콧속 분비물이 참기 어려울 정도로 많이 고이면 복숭아잎을 뺀다. 이렇게 1주일 동안 매일 4회씩 쉬지 않고 하면 위축성 비염 치료에 효과적이다.

| 07 | 엄지손가락으로 대추혈을 찍어 누른다. 1분, 점안법 | 08 | 다섯손가락으로 뒷목을 쥐고 집는다. 1분, 날나법 | 09 | 검지와 중지로 폐유혈을 누르면서 주무른다. 1분, 안유법 |

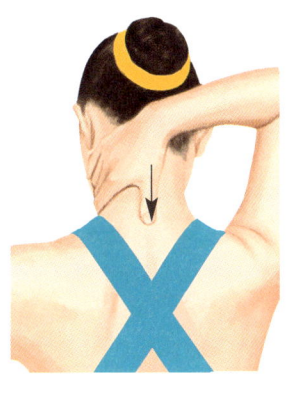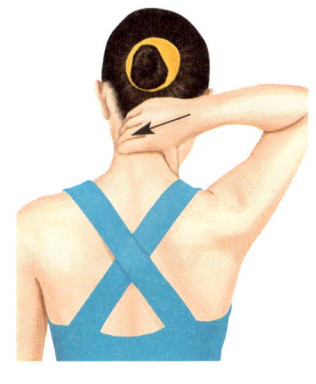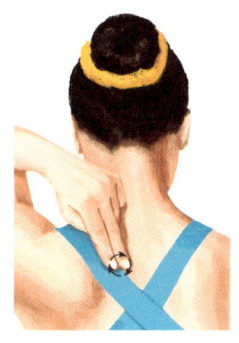

| 10 | 양손을 펴고 등허리가 뜨거워질 때까지 마찰한다. 찰법 | 11 | 엄지손가락으로 합곡혈을 민다. 1분, 일지선추법 | 12 | 엄지손가락으로 열결혈을 민다. 1분, 일지선추법 |

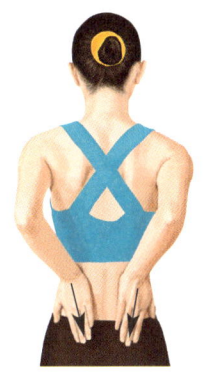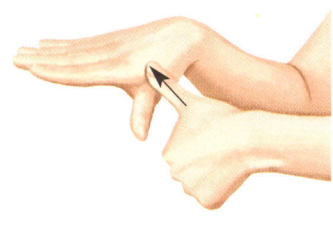

| 13 | 손바닥으로 대어제가 뜨거워질 때까지 마찰한다. 찰법 |

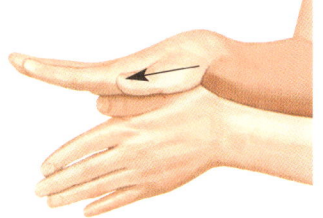

TIPS 비염에 좋은 2가지 음식

1. 생강대추흑설탕차 : 생강, 대추 각 10g, 흑설탕 60g. 생강과 대추를 물에 끓여 흑설탕을 타서 차처럼 마신다. 급성비염, 코막힘, 맑은 콧물 등에 좋다.
2. 개채죽 : 개채 적당량을 깨끗이 씻어 총총 썰어서 멥쌀 50g과 함께 죽을 끓여 아침 대신 먹는다. 이것은 비장과 위장이 튼튼해지고, 막힌 코를 뚫어주므로 급만성비염에 아주 좋다. *개채(芥菜_갓)

코 풀기와 코 세척하기

힘주어 코를 풀다가 코와 귀를 상할 수 있다. 코를 풀 때는 손으로 한쪽 코를 막고 다른 한쪽을 풀어야 한다. 양쪽을 동시에 세게 풀면 기압차 때문에 귀와 코가 연결되는 관을 통해 고막이 상할 수 있다. 민간요법으로 물이나 소금물로 코를 씻어내는 방법이 있다. 소금물의 살균작용과 물리적으로 염증물질을 제거하는 원리로 비강 내의 염증질환을 치료하는 데 매우 효과적이다. 소금물 농도는 스스로 느끼기에 가장 개운한 정도가 가장 좋다.

비염 237

급성 비염

01 검지로 상성혈을 누르면서 주무른다. 1분, 안유법

02 검지로 인당혈을 누르면서 주무른다. 1분, 안유법

03 중지로 대저혈을 찍어 누른다. 1~2, 점안법

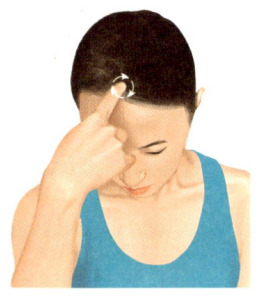 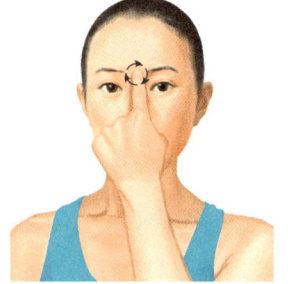 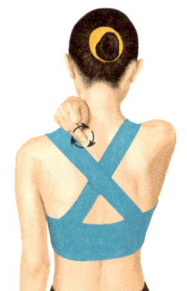

04 대어제로 앞가슴 상부를 열이 날 때까지 가로로 마찰한다. 찰법

만성 단순성 비염, 만성 비후성 비염

01 엄지손가락으로 인당혈에서 신정혈까지 곧장 민다. 힘을 항상 일정하게 준다. 좌우 50회, 추법

02 검지와 중지로 백회혈을 누른다. 1~2분, 안압법

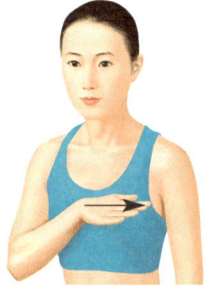 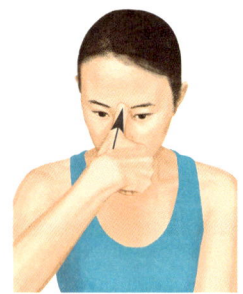 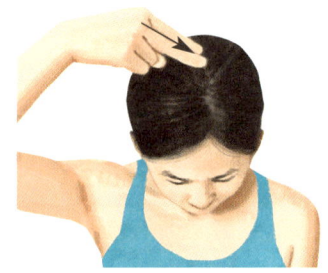

03 검지와 중지로 승광혈을 누른다. 1~2분, 안압법

04 양손 엄지의 바닥면을 양쪽 찬죽혈에 대고 태양혈까지 문지른다. 5~7회, 말법

05 엄지손가락으로 소상혈을 주무른다. 1분, 유법

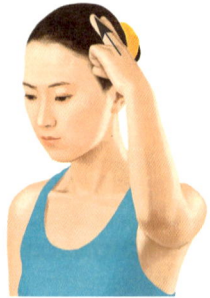 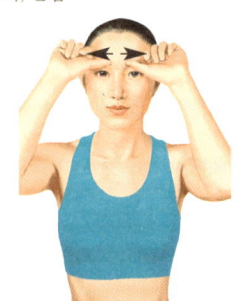 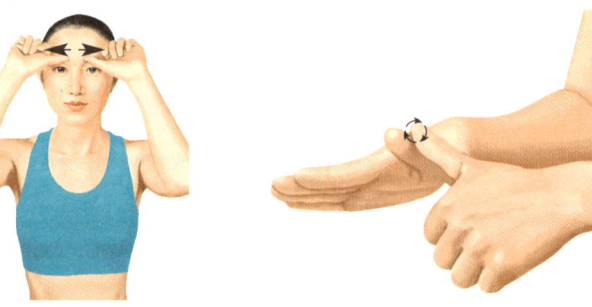

| 06 | 척택혈을 누르면서 주무른다. 1분, 안유법 | 07 | 엄지손가락으로 비유혈을 찍어 누른다. 1분, 점안법 | 08 | 엄지손가락으로 신유혈을 찍어 누른다. 1분, 점법 |

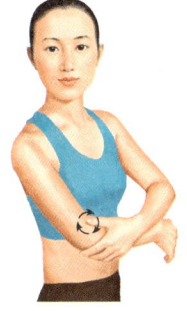 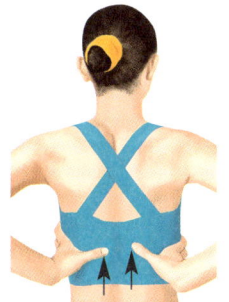 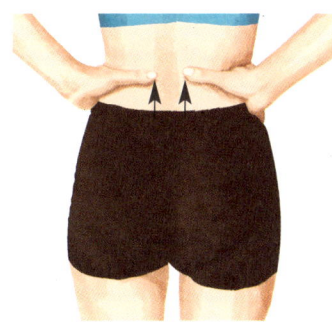

| 09 | 검지와 중지를 겹쳐서 족삼리혈을 누른다. 1분, 안법 | 10 | 검지와 중지를 겹쳐서 음릉천혈을 누른다. 1분, 안법 |

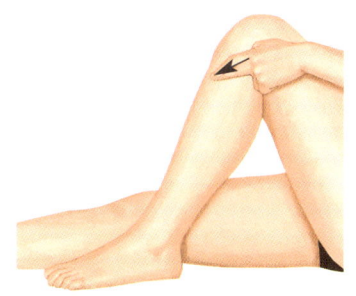 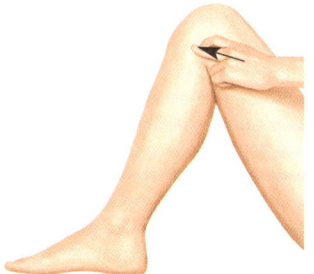

위축성 비염

| 01 | 엄지손가락을 구부려 화료혈을 시리고 아플 때까지 누르면서 주무른다. 안유법 | 02 | 엄지손가락을 구부려 수구혈을 시리고 아플 때까지 누르면서 주무른다. 안유법 | 03 | 검지로 콧잔등 양쪽 뼈를 위 정명혈에서 아래 영향혈까지 열이 나서 붉어질 때까지 밀면서 미찰한다. 추찰법 |

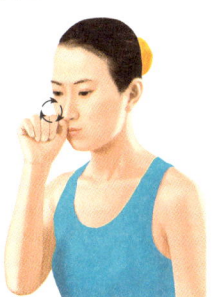 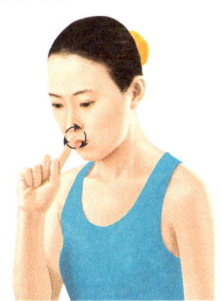 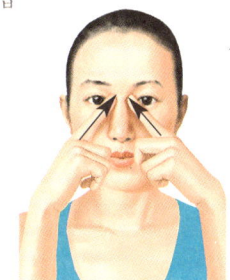

| 04 | 검지로 콧잔등 양쪽 뼈를 위로 승읍혈에서 아래 지창혈까지 열이 나서 붉어질 때까지 밀면서 마찰한다. 추찰법 | 05 | 검지 끝으로 소교혈을 찍고 엄지와 중지로 비익(鼻翼)을 콧물이 나올 때까지 쥐고 집는다. 30회, 나날법 | 06 | 검지와 중지로 콧잔등이 약간 붉어질 때까지 퉁긴다. 탄법 |

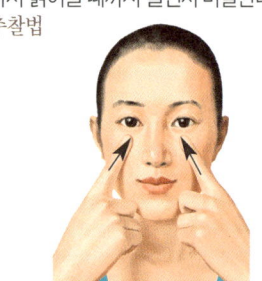 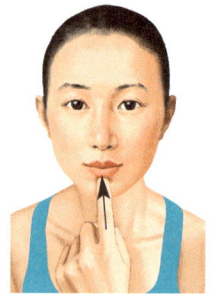 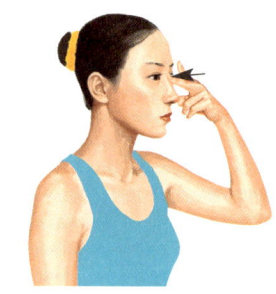

과민성 비염

| 01 | 찬죽혈을 주무른다. 1분, 유법 | 02 | 양손 검지로 태양혈을 주무른다. 1분, 유법 | 03 | 양손 검지로 앞이마를 좌우로 민다. 50회, 추법 |

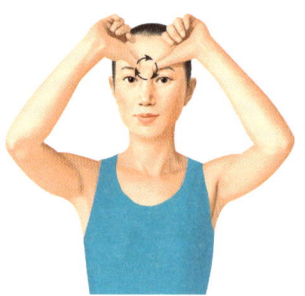 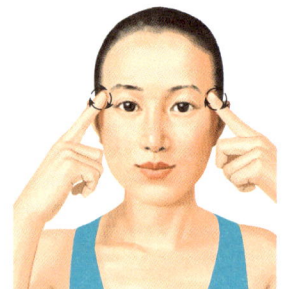 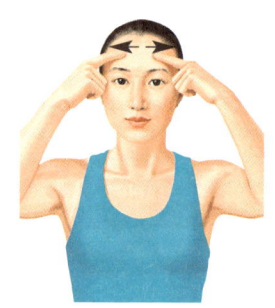

| 04 | 양손바닥으로 양볼을 위로 민다. 추법 | 05 | 어제혈을 누르면서 주무른다. 1분, 안유법 | 06 | 손바닥으로 태음폐경(太陰肺經_팔꿈치에서 손목 사이)을 열이 날 때까지 마찰한다. 찰법 |

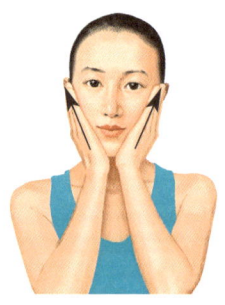 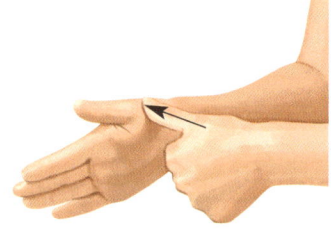 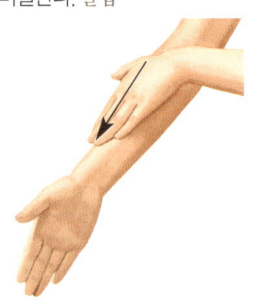

SELF MASSAGE

인후염

사용 혈자리
1. 두면부 : 태양혈, 풍지혈, 인당혈, 신정혈, 아문혈, 풍부혈, 견정혈
2. 경　부 : 편도체혈, 인영혈, 수돌혈, 예풍혈
3. 흉복부 : 천돌혈, 관원혈, 장문혈, 단중혈, 중완혈
4. 배요부 : 대추혈, 폐유혈, 경협척혈, 지실혈
5. 사지부 : 곡지혈, 수삼리혈, 합곡혈, 외관혈, 내관혈, 척택혈, 태연혈, 삼음교혈, 태계혈, 족삼리혈, 조해혈, 곤륜혈, 태충혈, 용천혈

안마 방법

01 위아래 치아를 가볍게 부딪친다. 점점 세게 하면서 가벼운 소리가 나도록 한다. 36회, 고치법(叩齒法_ 치아 부딪히기)

02 혀를 입안에서 위아래로 치아의 안팎을 10회 휘젓는다. 이때 고인 침은 삼키지 말고 입을 다문 채 입속에서 36회 정도 양치질한 다음 3번에 나누어 조금씩 삼킨다. 교해법(攪海法_ 휘젓기)

03 앉은 자세. 양손 엄지 또는 검지, 중지의 바닥면으로 좌우 태양혈을 누르면서 주무른다. 2분, 안유법

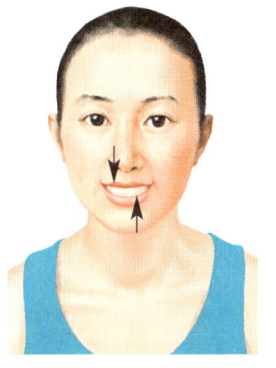 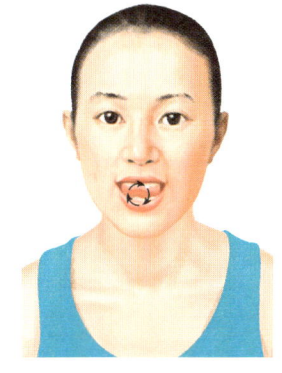 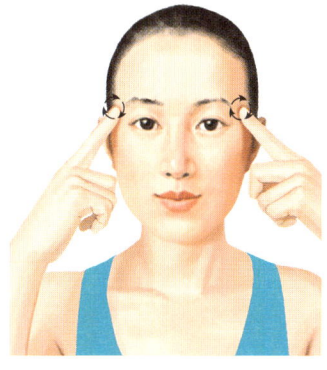

04 앉은 자세. 엄지손가락 바닥면을 인당혈에 대고 신정혈까지 밀면서 문지른다. 이 동작을 반복한다. 2분, 추말법

05 앉은 자세. 양손 엄지의 바닥면을 대고 좌우 풍지혈을 집는다. 2분, 나법

06 앉은 자세. 엄지손가락 바닥면으로 풍부혈을 누르면서 주무른다. 2분, 안유법

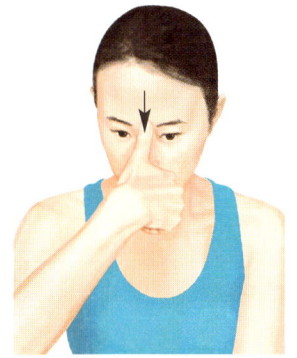 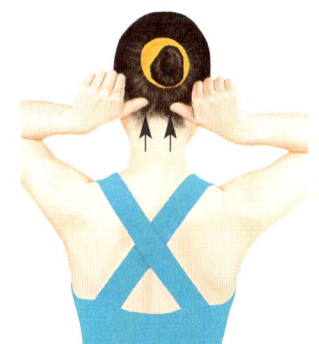 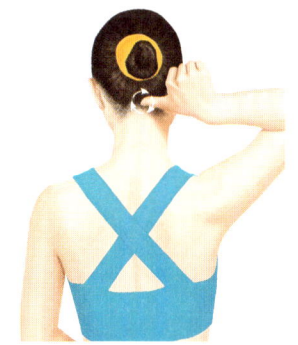

| 07 | 앉은 자세. 양손 엄지로 귀 뒤의 예풍혈을 누르면서 주무른다. 2분, 안유법 | 08 | 앉은 자세. 엄지손가락 바닥면으로 편도체혈을 가볍게 누르면서 주무른다. 2분, 안유법 | 09 | 앉은 자세. 엄지손가락 바닥면으로 아문혈을 찍어 누른다. 2분, 점법 |

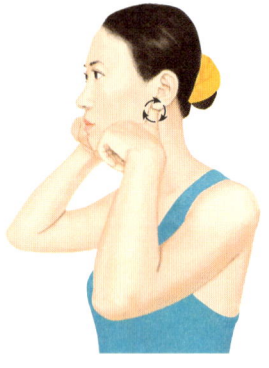 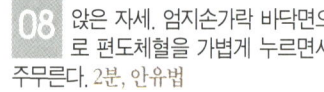 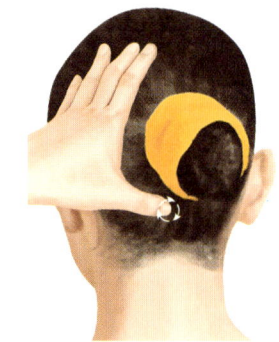

| 10 | 앉은 자세. 검지의 바닥면으로 천돌혈을 찍어 누른다. 1분, 점법 | 11 | 앉은 자세. 엄지손가락과 검지로 후두부 주위를 가볍게 집으면서 주무른다. 2분, 나유법 | 12 | 앉은 자세. 엄지손가락과 검지로 좌우 인영혈을 가볍게 누르면서 주무른다. 1분, 안유법 |

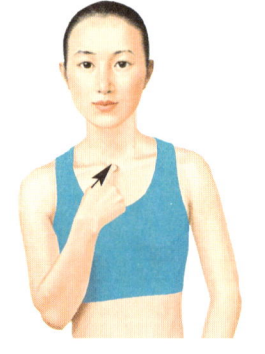 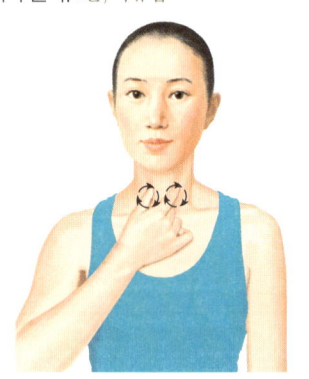 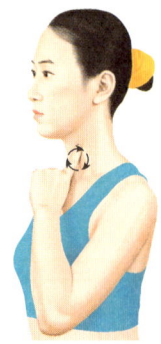

| 13 | 앉은 자세. 엄지손가락과 검지로 좌우 수돌혈을 가볍게 누르면서 주무른다. 1분, 안유법 | 14 | 앉은 자세. 좌우 양쪽 견정혈을 잠깐 쥐고 5~10회 주무르다가 이어서 주먹을 느슨하게 쥐고 좌우 어깨를 두드린다. 날나법, 고격법 | 15 | 앉은 자세. 양손 검지로 뒷목 협척혈을 누르면서 주무른다. 30~40회, 안유법 |

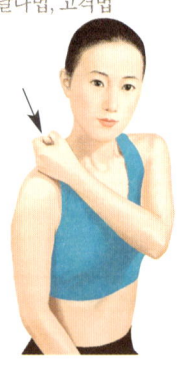 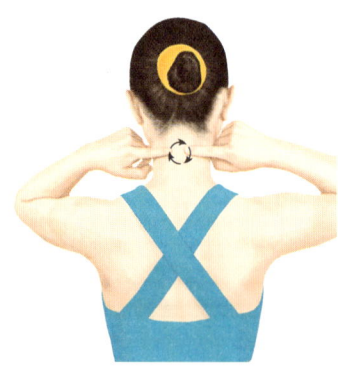

16 앉은 자세. 엄지손가락으로 대추혈을 찍고 마찰한다. 1분, 점찰법

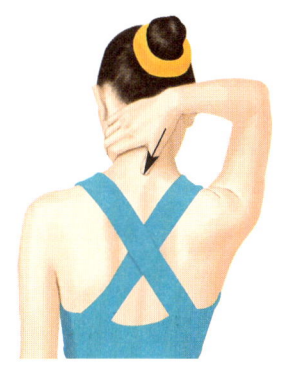

17 엄지손가락과 검지를 모아 등 뒤 폐유혈을 누르면서 주무른다. 1분, 안유법

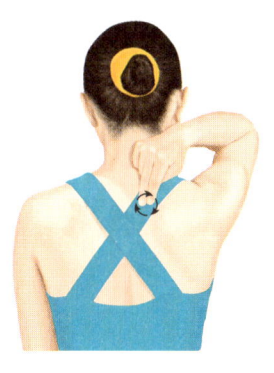

18 엄지손가락 끝으로 곡지혈을 누르면서 주무른다. 1분, 안유법

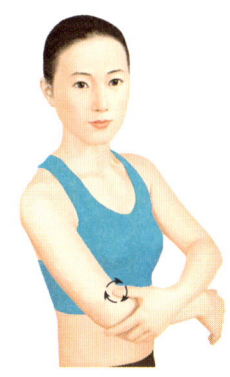

19 엄지손가락 끝으로 합곡혈을 누르면서 주무른다. 1분, 안유법

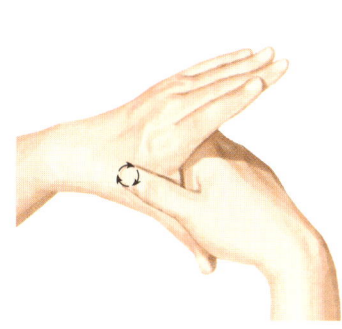

20 엄지손가락 끝으로 수삼리혈을 누르면서 주무른다. 1분, 안유법

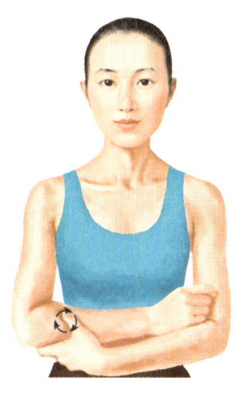

21 엄지손가락을 다른 팔의 폐경로선(肺經路線)을 따라 민다. 2분, 추법

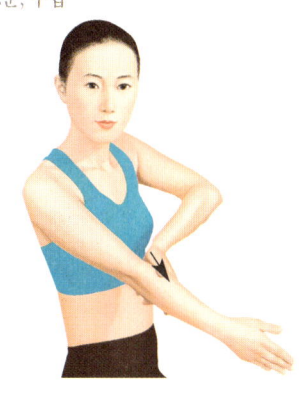

22 엄지손가락 끝으로 삼음교혈을 누르면서 주무른다. 1분, 안유법

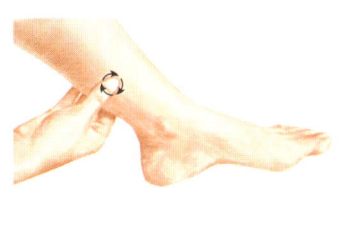

23 엄지손가락 끝으로 조해혈을 누르면서 주무른다. 1분, 안유법

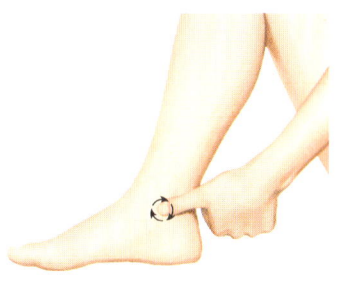

24 만성인후염 환자. 엄지손가락 끝으로 족삼리혈을 누르면서 주무른다. 1분, 안유법

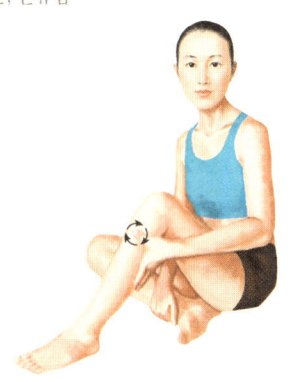

25 만성인후염 환자. 엄지손가락 끝으로 발바닥 용천혈을 누르면서 주무르다가 이어서 손바닥 소어제로 발바닥을 마찰한다. 1분, 안유법, 찰법

26 인후염 급성발작 환자. 엄지손가락과 검지에 참기름이나 물을 조금 바르고 목젖 주위가 붉어질 때까지 반복해서 쥔다. 날법

27 입술 붉어짐, 현기증, 이명, 불면증, 무릎시림, 수족발열 등이 나타나는 인후동통 환자. 지실혈을 주무르면서 마찰한다. 30초, 유찰법

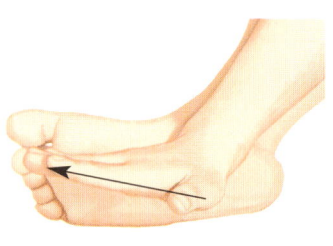
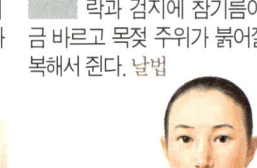
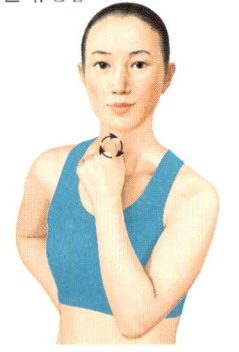

28 관원혈을 주무른다. 30초, 유법

29 내관혈을 집는다. 30초, 나법

30 외관혈을 집는다. 30초, 나법

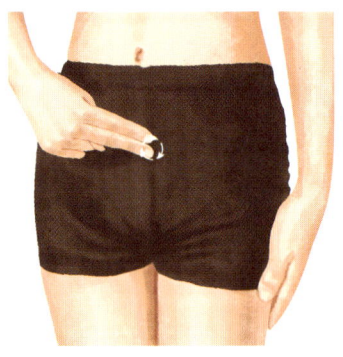
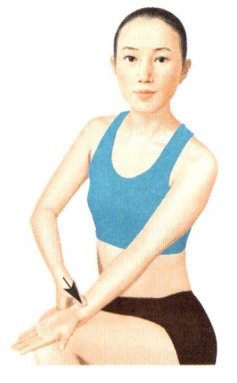
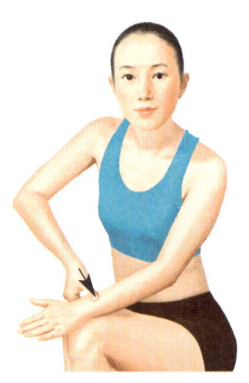

31 태계혈을 집으면서 누른다. 30초, 나안법

32 곤륜혈을 집으면서 누른다. 30초, 나안법

33 태충혈을 꼬집는다. 30초, 겹법

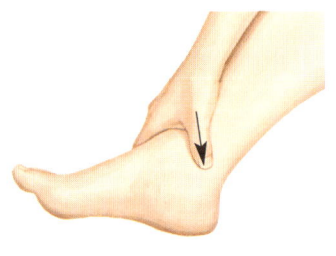
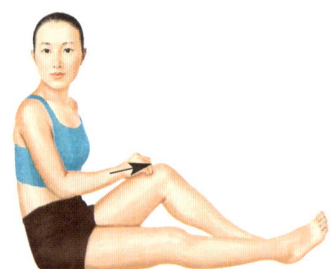
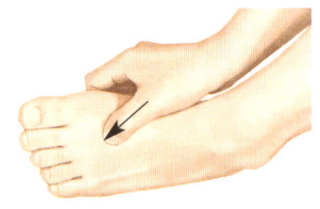

34 흉통, 옆구리 창만통, 쉰 목소리, 성대 통증 등이 나타나는 인후동통 환자

단중혈을 주무른다. 30초, 유법

중완혈을 문지른다. 30초, 마법

장문혈을 마찰한다. 30초, 찰법

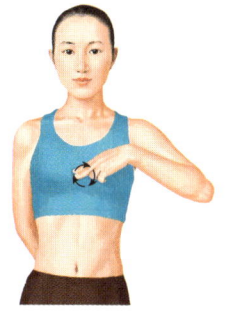

합곡혈을 누른다. 30초, 안법

척택혈을 누르면서 주무른다. 30초, 안유법

내관혈을 집는다. 30초, 나법

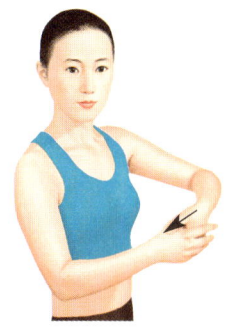 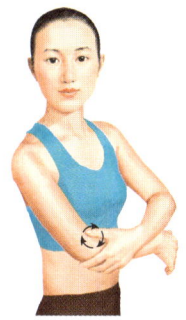 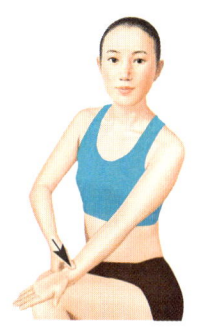

외관혈을 집는다. 30초, 나법

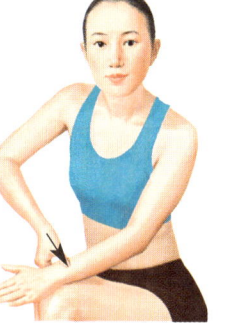

35 입속 마름, 목가려움, 기침, 가래, 정신피로, 말하기 힘든 증상 등이 나타나는 인후동통 환자

척택혈을 누르면서 주무른다. 30초, 안유법

태연혈을 꼬집으면서 주무른다. 30초, 겹유법

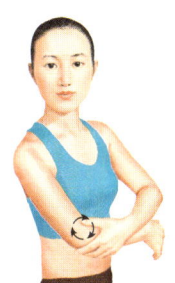 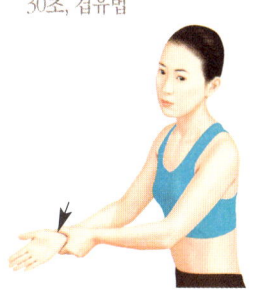

> **TIPS** 연근 절임
>
> 생연근 1마디를 껍질을 벗기고 깨끗이 씻어서 소금에 2주 이상 절인다. 필요할 때 소금에 절인 연근을 끓인 물에 씻어서 먹는다.
> 매일 2회, 1회마다 1마디씩 복용하면 급성인후염 치료에 탁월하다. 보통 1~4회만 먹어도 치료된다.

SELF MASSAGE

위장염

사용 혈자리

1. 두경부 : 찬죽혈, 천돌혈, 예풍혈
2. 흉복부 : 단중혈, 상완혈, 중완혈, 건리혈, 기해혈, 천추혈, 관원혈, 신궐혈, 장문혈
3. 요배부 : 비유혈, 위유혈
4. 상지부 : 내관혈, 합곡혈, 지구혈
5. 하지부 : 양구혈, 복토혈, 족삼리혈, 조해혈

안마 방법

위장염은 임상학적으로 아주 세분되지만, 대부분 위염·장염, 급성·만성으로 구분한다. 모두 소화기 계통 질병이므로 치료할 때는 급성위장염과 만성위장염으로 분류한다. 안마 방법은 이 모든 질병에 통일되어 있지만 다만 증상에 따라 가감할 뿐이다.

만성 위장염의 치료

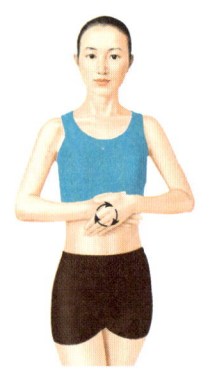

01 심호흡을 3회하여 복근을 풀어준다. 양손바닥을 겹쳐 모아 복부 또는 하복부에 대고 시계방향과 반대방향으로 피부에 열이 날 때까지 문지른다. 이때 일반적으로 창자 움직이는 소리와 가스 소리가 나며 더불어 통증도 많이 완화된다. 약 30회, 마법

02 위의 쓰리고 팽만감이 사라질 때까지 엄지손가락으로 족삼리혈을 찍고 주무른다. 2~3분, 점유법

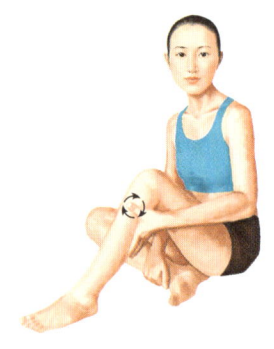

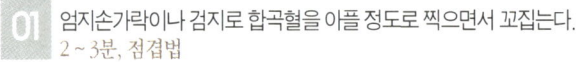

만성위장염 위완통(胃脘痛_ 위통)이 주요 증상

03 검지와 중지로 중완혈을 누르면서 주무른다. 2~3분, 안유법

01 엄지손가락이나 검지로 합곡혈을 아플 정도로 찍으면서 꼬집는다. 2~3분, 점겹법

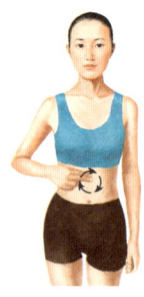

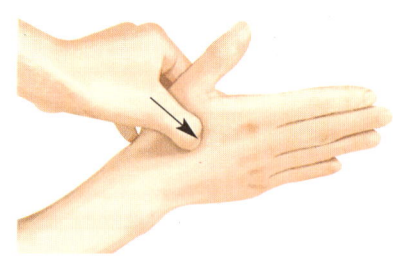

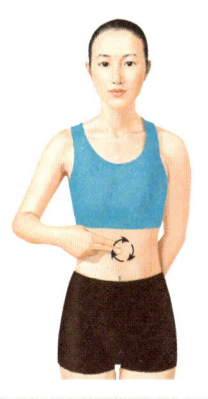

02 검지와 중지로 건리혈을 찍고 주무른다. 1분, 점유법

03 양손 엄지로 비유혈을 찍어 누른다. 10~15회, 점압법

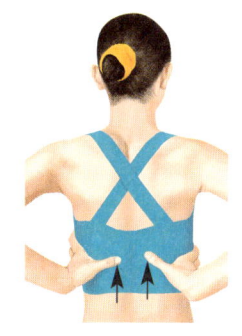

만성위장염 토산(吐酸_신물이 올라옴)이 주요 증상

01 소어제로 복토혈을 열이 날 때까지 마찰한다. 찰법

02 양손 엄지로 위유혈을 찍고 주무른다. 10~15회, 점유법

만성위장염 구토가 주요 증상

엄지손가락으로 내관혈을 찍어 누른다. 2~3분, 점안법

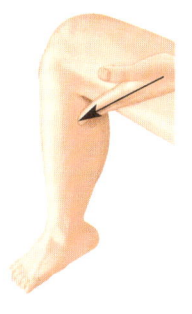
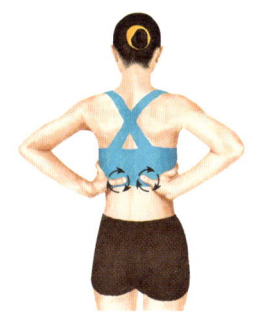
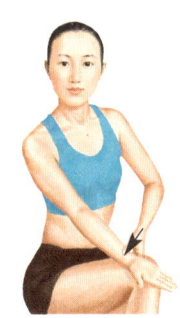

만성위장염 식체가 주요 증상

01 양손바닥을 겹쳐 모아 신궐혈을 누른다. 2~3분, 안법

02 장근으로 좌우 천추혈에서 아래로 복부까지 천천히 민다. 추법

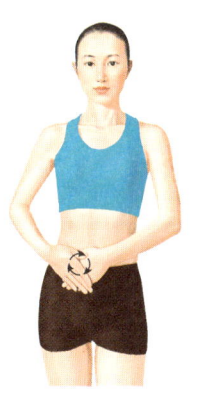
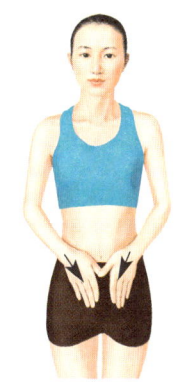

만성위장염 복부창만이 주요 증상

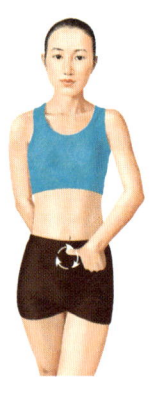

01 엄지손가락으로 기해혈을 주무르면서 누른다. 2~3분, 유압법

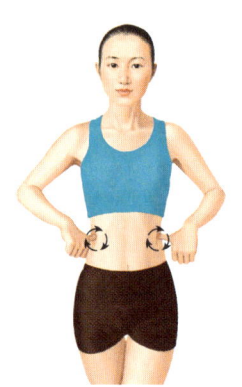

02 양손 엄지로 장문혈을 누르면서 주무른다. 2~3분, 안유법

만성위장염 딸꾹질이 주요 증상

01 검지로 천돌혈을 누른다.
1분, 안압법

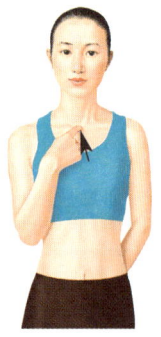

02 검지로 예풍혈을 누른다.
1분, 안압법

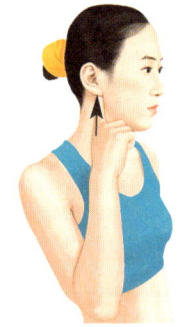

03 가슴뼈 윗부분에서 단중혈까지 열이 날 때까지 문지른다. 마법

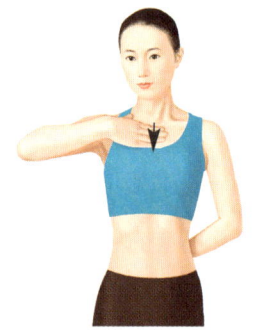

만성위장염 설사가 주요 증상

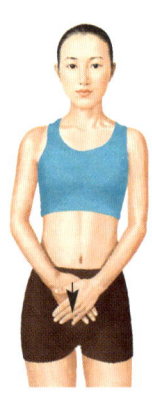

01 손바닥으로 관원혈을 열이 날 때까지 문지른다. 마법

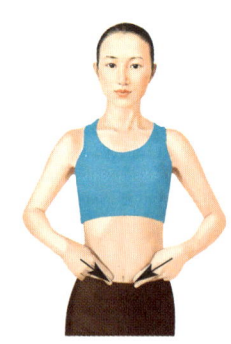

02 검지와 중지로 천추혈을 누른다.
1분, 안압법

만성위장염 변비가 주요 증상

01 엄지손가락으로 지구혈을 찍어 누른다. 1분, 점안법

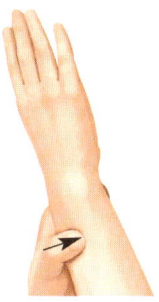

02 엄지손가락으로 조해혈을 찍어 누른다. 1분, 점안법

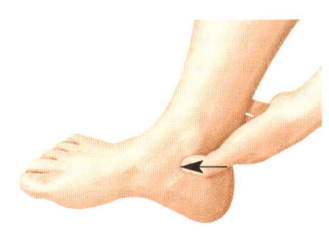

03 양손 엄지로 대횡혈을 누른다. 2~3분, 안압법

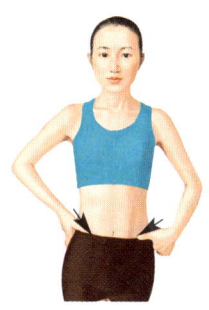

급성위장염

통증에 중점을 두어 통증이 완화되면 만성위장염 방법으로 안마한다.

01 엄지손가락으로 양구혈을 찍고 주무른다. 1분, 점유법

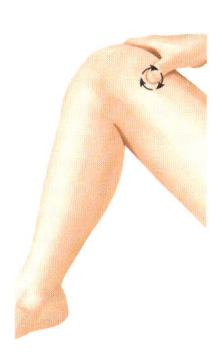

02 종아리 바깥쪽 위경(胃經)을 민다. 2~3분, 추법

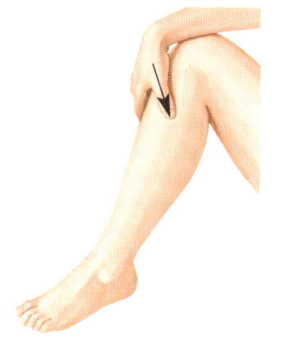

TIPS 연자죽이 만성위장염을 다스린다

연자 50g을 뜨거운 물에 불려 껍질과 속심을 제거하고 물을 넣고 약한 불에 약 30분 삶는다. 삶은 연자를 건져서 깨끗이 씻은 찹쌀 50g과 함께 냄비에 넣고 센 불로 약 10분 끓인 후, 연자를 끓인 물을 넣고 설탕으로 맛을 내서 약한 불에 약 30분 더 끓인다. 연자죽은 비장과 위장을 보하고, 설사가 멎으며, 정신이 맑아진다. *연자(蓮子_ 연꽃 열매)

위를 튼튼하게 해주는 무

무는 비타민 A·B·C, 디아스타제 등의 효소와 섬유질이 풍부해 소화가 잘 되고 위장을 튼튼하게 한다. 무의 섬유질은 장내 노폐물을 배출시켜 대장암 예방에도 좋다. 무는 다양한 반찬 재료가 되기도 하지만, 즙을 내어 마시기도 한다.

1. 무 200g과 무청 100g을 준비한다.
2. 무는 껍질째 깨끗이 씻어 적당한 크기로 썰고, 무청은 다듬어 물에 여러 번 씻은 후 적당한 크기로 썬다.
3. 무와 무청을 믹서에 넣고 간다. 기호에 따라 사과즙을 약간 타서 마셔도 좋다.

SELF MASSAGE

변비

사용 혈자리

중완혈, 천추혈, 비유혈, 신유혈, 대장유혈, 지구혈, 삼리혈, 곡지혈, 팔료혈, 장강혈, 하거허혈, 단중혈, 중부혈, 운문혈, 기문혈, 장문혈, 위유혈, 명문혈, 용천혈, 족삼리혈

안마 방법

기본 방법(증상에 관계없이 실행)

01 중완혈, 천추혈을 문지른다. 각 2분, 지마법(指摩法_손가락 마찰)

02 복부 전체를 시계방향으로 문지른다. 좌우 6분, 장마법(掌摩法_손바닥 마찰)

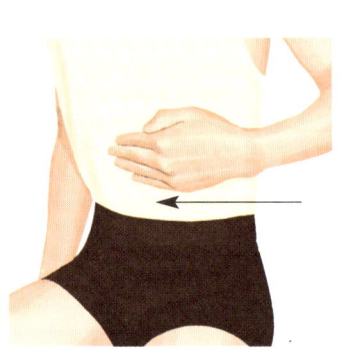
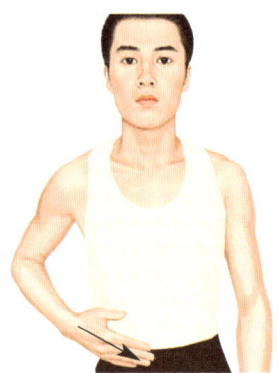
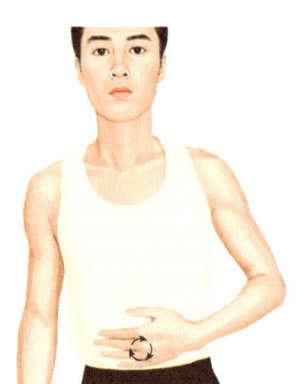

03 세 손가락을 모아 비유혈, 신유혈, 대장유혈 등을 누르면서 주무른다. 좌우 각 1분, 안유법

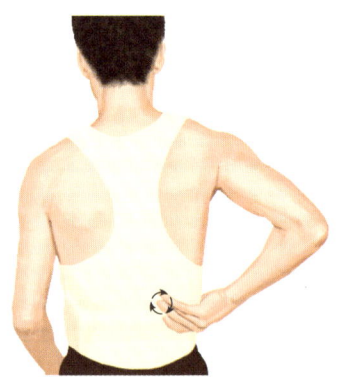
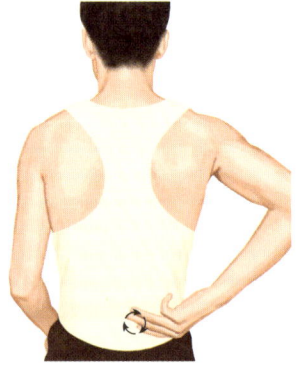
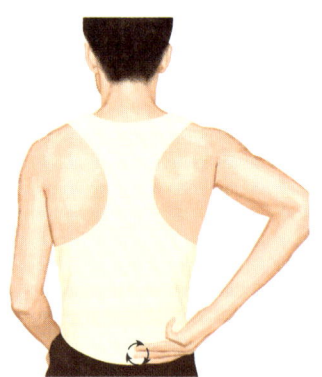

| 04 | 손바닥으로 허리를 가로로 민다.
2분, 추법 | 05 | 손바닥으로 꼬리뼈 부위의 팔료혈을 열이 날 때까지 비빈다. 차법 | 06 | 중지로 장강혈을 누른다.
2분, 안법 |

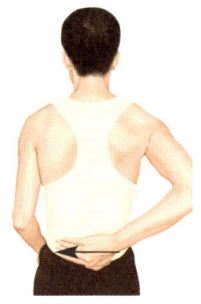 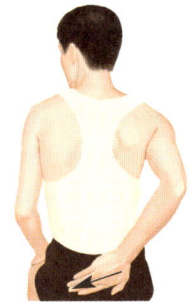 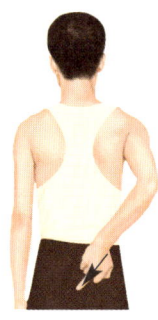

위장조열(胃腸燥熱)

| 01 | 엄지손가락으로 족삼리혈, 지구혈, 곡지혈을 누르면서 주무른다. 좌우 각 1분, 안유법 |

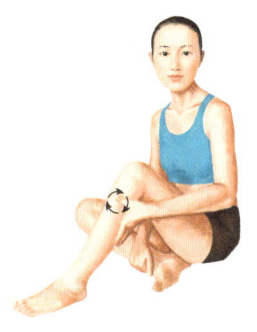 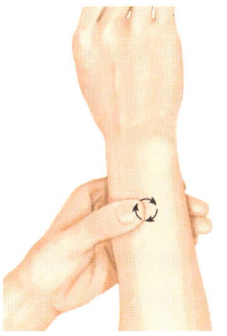 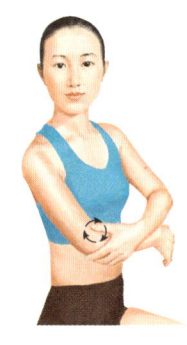

가슴답답

| 02 | 엄지손가락으로 족삼리혈에서 아래 하거허혈까지 곧장 민다. 이 동작을 반복한다. 좌우 2분, 추법 | 01 | 손가락으로 단중혈을 문지른다.
1분, 지마법 |

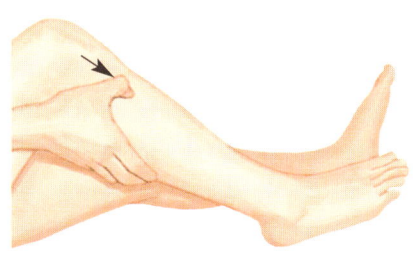 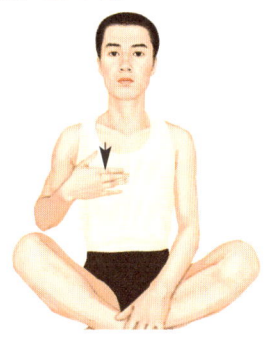

02 세 손가락을 모아 중부혈, 운문혈, 기문혈, 장문혈 등을 누르면서 주무른다. 좌우 각 1분, 안유법

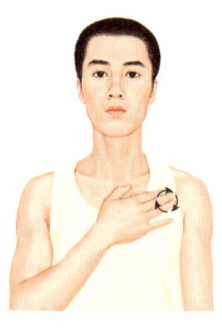 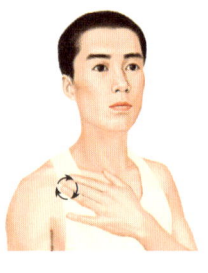 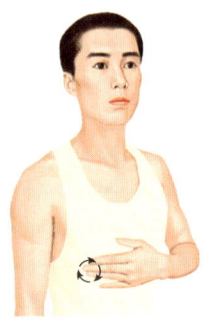 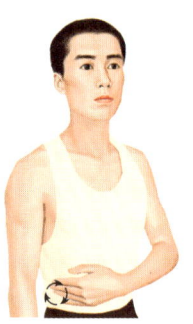

기혈쇠약(氣血衰弱)

01 손바닥으로 비유혈, 위유혈이 열이 날 때까지 가로로 마찰한다. 찰법

02 엄지손가락으로 족삼리혈을 누른다. 좌우 2분, 안법

음한응결(陰寒凝結)

01 손바닥으로 허리의 신유혈, 꼬리뼈의 팔료혈이 열이 날 때까지 마찰한다. 찰법

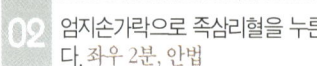
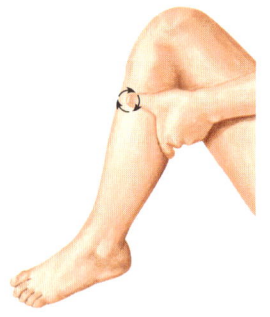
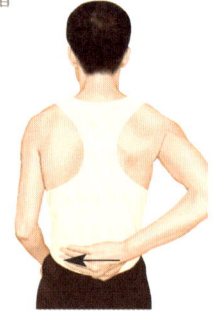

02 손바닥으로 허리 부위의 명문혈, 꼬리뼈의 팔료혈이 열이 날 때까지 마찰한다. 찰법

03 소어제로 발바닥의 용천혈이 열이 날 때까지 마찰한다. 찰법

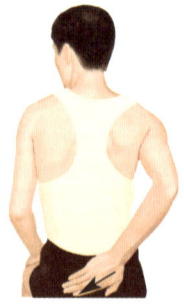 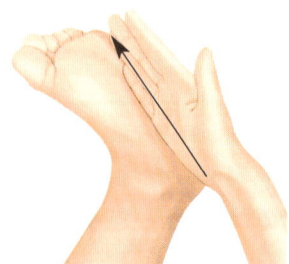

> **TIPS 습관성 변비 치료**
>
> 초결명 100g을 약한 불에 볶는다(절대 태우지 않는다). 매일 5g씩 물에 끓여 설탕을 넣어 마신다. 2~3잔을 더 마셔도 괜찮다. 이렇게 7~10일만 마시면 효과가 즉시 나타난다.
>
> ※ 초결명(草決明_ 결명자, 개맨드리미)
>
> 주의 : 결명자는 혈압을 낮추므로 저혈압 환자는 피하는 것이 좋다.

SELF MASSAGE

설사

사용 혈자리
중완혈, 기해혈, 관원혈, 비유혈, 위유혈, 대장유혈, 장강혈, 족삼리혈,
신유혈, 명문혈, 장문혈, 기문혈, 태충혈, 행간혈

안마 방법

기본 방법(증상에 관계없이 실행)

01 중완혈, 기해혈, 관원혈을 문지른다. 좌우 각 2분, 마법

02 손바닥으로 시계반대방향으로 복부를 문지른다. 좌우 5분, 장마법

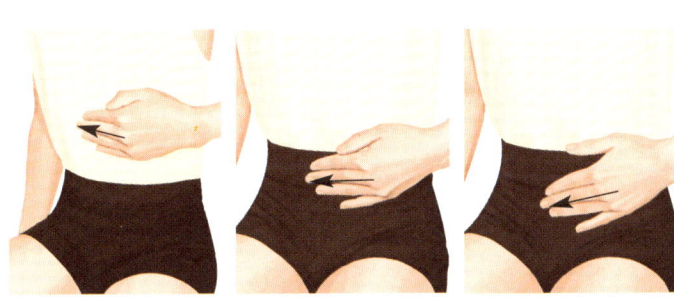
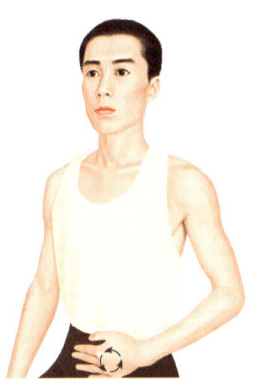

03 세 손가락을 모아 비유혈, 위유혈, 대장유혈을 누르면서 주무른다. 좌우 각 2분, 안유법

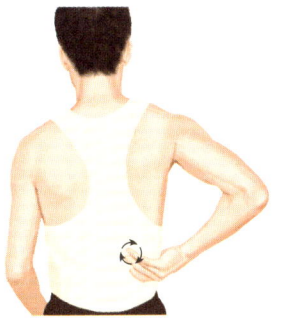
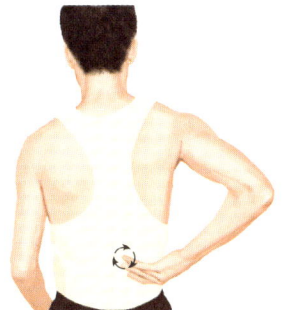
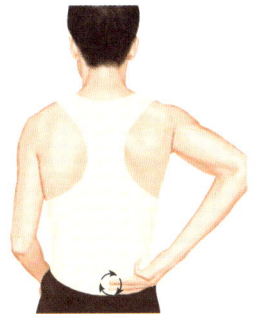

비장, 위장 허약

01 손바닥으로 중완혈, 기해혈을 누르면서 주무른다. 좌우 각 2분, 안유법

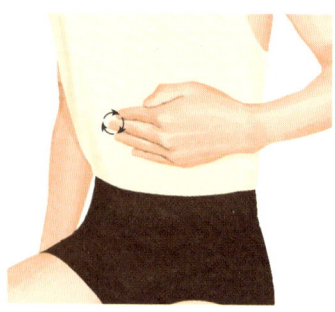
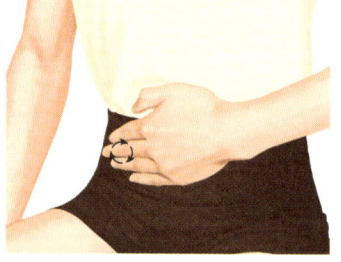

04 중지로 장강혈을 누른다. 좌우 1분, 안법

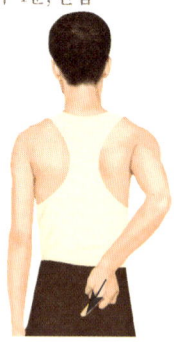

02 엄지손가락으로 족삼리혈을 퉁긴다. 좌우 2분, 탄발법

03 손바닥으로 대퇴부 안쪽근육을 누른다. 좌우 2분, 장안법

비장, 신장 허약

01 손바닥으로 관원혈을 누르면서 주무른다. 좌우 5분, 안유법

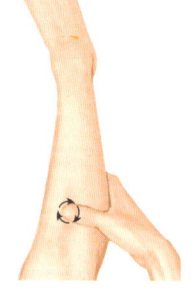
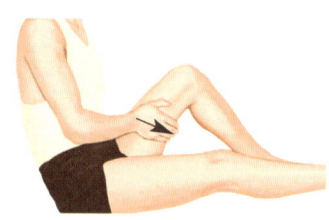
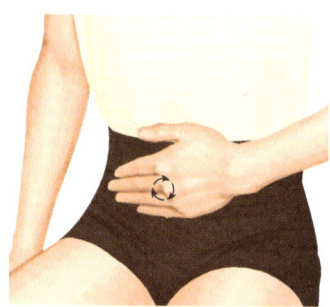

02 손바닥으로 허리의 신유혈, 명문혈을 가로로 마찰한다. 좌우 각 1분, 찰법

간장, 비장 기허(氣虛)

01 엄지손가락 끝으로 장문혈, 기문혈을 찍어 누른다. 좌우 각 1분, 점안법

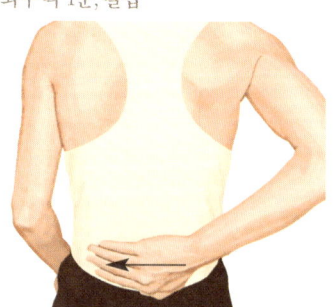
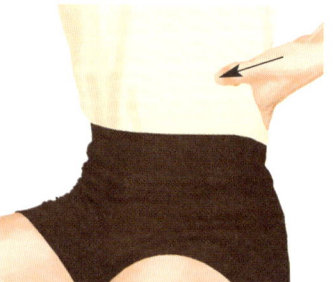
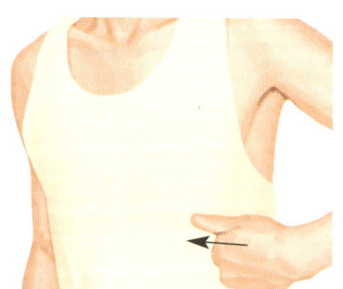

| 02 | 엄지손가락 끝으로 태충혈, 행간혈을 찍어 누른다. 좌우 각 1분, 점안법 | 03 | 손바닥으로 양 옆구리를 열이 날 때까지 비빈다. 차법 |

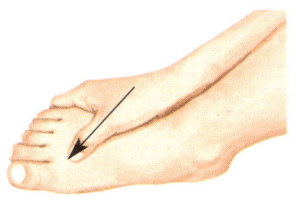 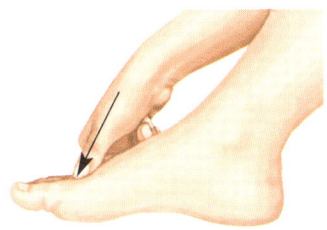 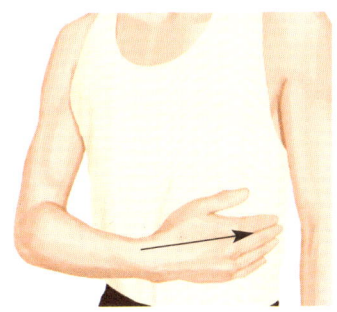

SELF MASSAGE

위통

사용 혈자리

중완혈, 기해혈, 천추혈, 족삼리혈, 장문혈, 비유혈, 위유혈, 삼초유혈, 내관혈, 합곡혈, 대장유혈, 팔료혈, 단중혈, 기문혈, 관원혈, 신유혈, 명문혈, 양구혈

안마 방법

기본 방법(증상에 관계없이 실행)

| 01 | 열이 위장에 충분히 전달될 수 있도록 손바닥으로 위장 부위를 문지른다. 5분, 장마법 | 02 | 세 손가락을 모아 중완혈, 기해혈을 누르면서 주무른다. 좌우 각 2분, 안유법 |

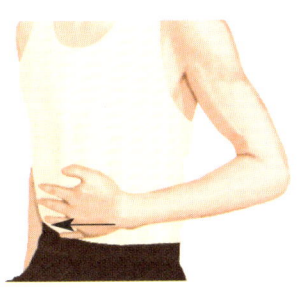 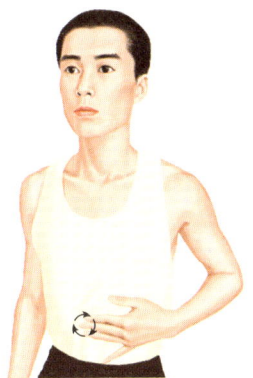 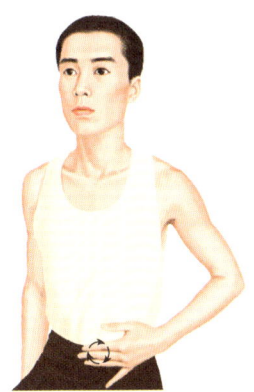

03 세 손가락을 모아 천추혈을 누르면서 주무른다. 좌우 2분, 안유법

04 엄지손가락으로 족삼리혈과 장문혈을 누르면서 주무른다. 좌우 각 2분, 안유법

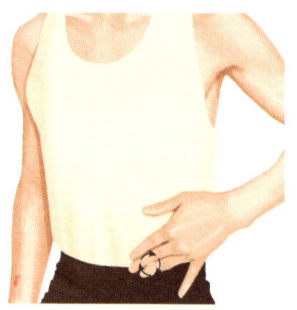 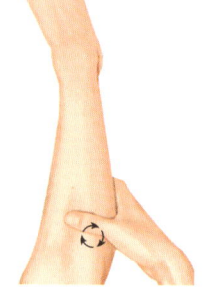 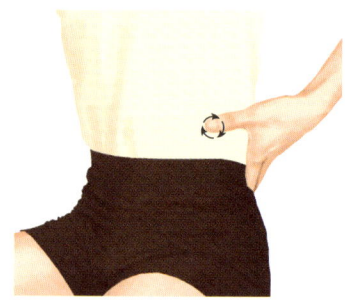

05 세 손가락을 한데 모아 비유혈, 위유혈, 삼초유혈을 누르면서 주무른다. 각 1분, 안유법

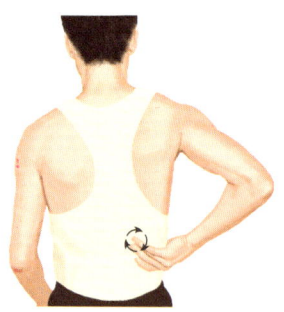 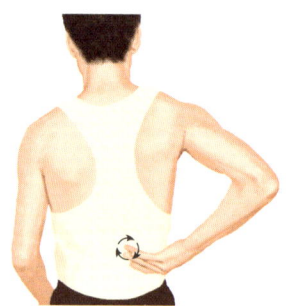 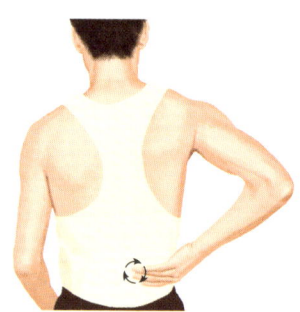

06 엄지손가락으로 내관혈, 합곡혈을 누르면서 주무르거나 꼬집어 강하게 자극한다. 좌우 각 1분, 안유법

07 양 옆구리를 비빈다. 좌우 각 1분, 차법

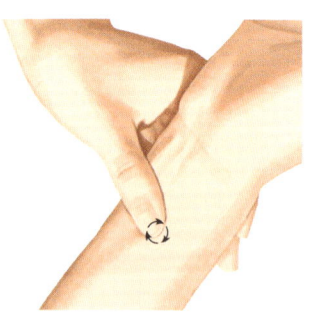 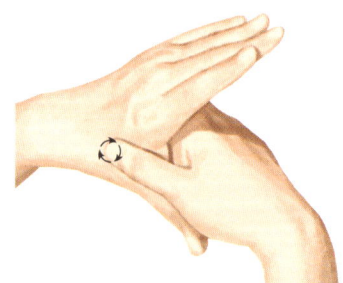

위장에 한기 침범

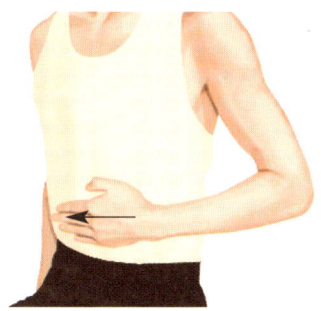

01 엄지손가락 끝에 힘을 주어 비유혈, 위유혈을 찍어 누른다.
각 1분, 점법

02 손바닥으로 상복부를 가로로 문지른다. 좌우 3분, 장마법

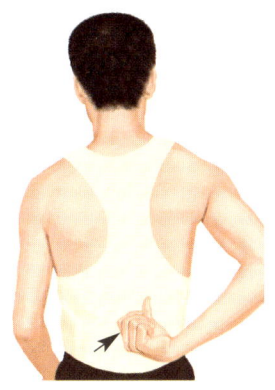

음식으로 생긴 체증

01 세 손가락을 모아 대장유혈을 누르면서 주무른다.
좌우 3분, 안유법

02 세 손가락을 모아 팔료혈을 누르면서 주무른다. 좌우 3분, 안유법

03 손바닥으로 상복부를 가로로 민다. 좌우 3분, 추법

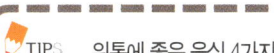
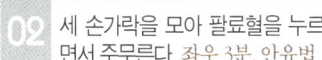
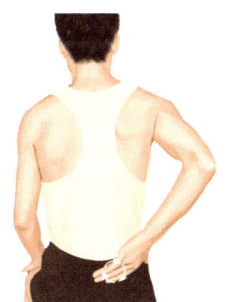
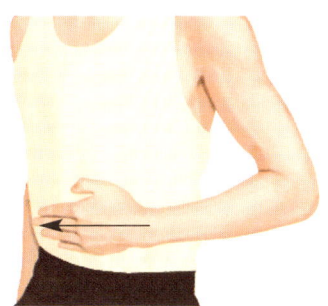

TIPS 위통에 좋은 음식 4가지

1. <u>유자찜닭</u> : 추운 날씨에 복통, 위통이 생기면 유자(나무에 달려 있을 때 종이로 싸두었다가 서리를 맞은 후 딴 것) 1개를 잘라서 내장을 제거한 약닭 1마리와 함께 솥에 넣고 황주, 흑설탕을 첨가하여 물컹해지도록 삶아 1 ~ 2일 안에 모두 먹는다. 유자는 감귤류에 속하므로 진피(陳皮)와 똑같은 효과가 있어 위장의 적체물을 내려가게 한다. 특히 소화불량에 특효가 있다. ✽진피(陳皮_말린 귤껍질)
2. <u>삶은 양 심장</u> : 양의 심장 1개를 깨끗이 씻어 구멍을 뚫어 통후추를 20알 넣고 참기름을 넣고 지진다. 깊지 않은 솥에 약한 불로 해야 타지 않고 이리저리 굴리면서 익는다. 익으면 후추와 고기를 함께 먹는다. 이어서 몇 개만 먹으면 효과가 나타난다.
3. <u>씨암탉 구이</u> : 비장과 위장이 허약하고 설사가 심한 환자에게 좋다. 씨암탉 1마리를 내장을 빼고 소금, 간장, 식초, 회향풀, 풋고추 등으로 양념장을 만들어 씨암탉에 골고루 발라 약한 불에 구워 공복에 먹으면 위통이 가라앉는다.
4. <u>돼지 위</u> : 돼지 위를 깨끗이 씻은 후 늙은 생강을 1~2㎜로 썰어 위 속에 넣고 푹 끓인다. 이것을 국물과 함께 2회 나누어 먹는다.

간기(肝氣)가 위를 침범

01 손가락으로 단중혈을 문지른다.
좌우 3분, 지마법

02 엄지손가락 끝으로 좌우 장문혈, 기문혈을 찍어 누른다. 좌우 각 1분, 점법

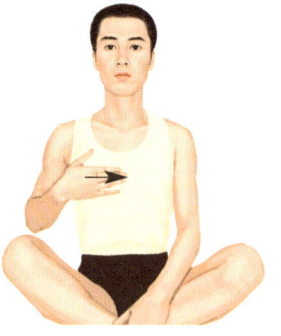
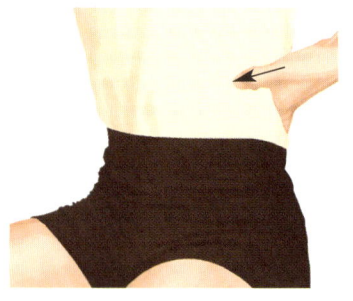
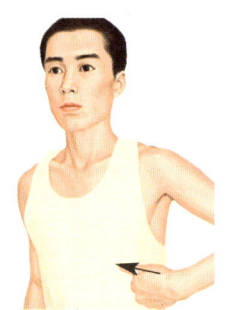

비장과 위장이 허함

01 손바닥으로 중완혈을 누르면서 주무른다. 좌우 2분, 안유법

02 손바닥으로 관원혈을 누르면서 주무른다. 좌우 2분, 안유법

03 손바닥으로 허리의 신유혈, 명문혈을 열이 날 때까지 가로로 미찰한다. 찰법

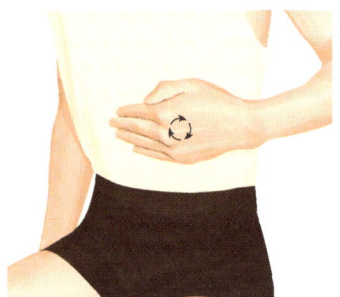
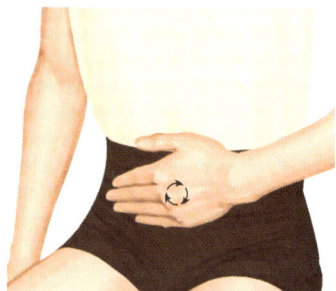
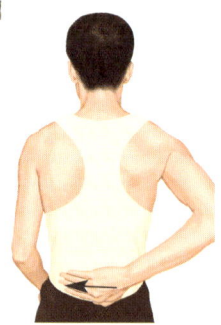

심한 통증

01 먼저 등의 비유혈 부근의 압통점을 엄지손가락 끝으로 찍거나, 세 손가락으로 퉁긴다.
좌우 2분, 점법 또는 탄발법

02 먼저 등 뒤 위유혈 부근의 압통점을 엄지손가락 끝으로 찍거나, 세 손가락으로 퉁긴다. 좌우 2분, 점법 또는 탄발법

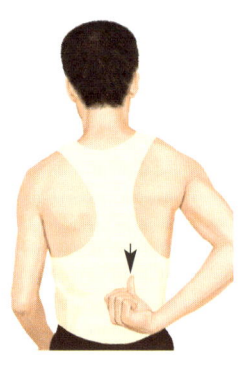
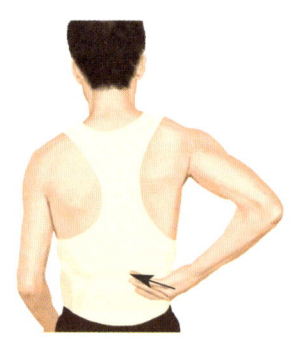

| 03 | 한 손가락이나 다섯손가락을 모아 양구혈, 족삼리혈을 찍거나 찍으면서 두드린다.
좌우 각 1분, 점법 또는 고점법 |

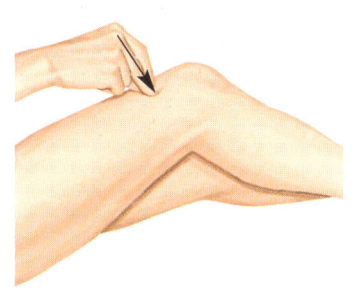 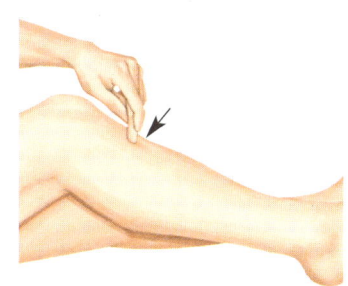

SELF MASSAGE
목덜미 통증
어깨 통증

사용 혈자리
풍지혈, 풍부혈, 대추혈, 견정혈

안마 방법

| 01 | 엄지손가락으로 뒷목 중앙의 돌출뼈 좌우를 3분 누르면서 주무른다. 이어서 뒷목 중앙선을 2분 주무른다.
안유법 |

| 02 | 세 손가락을 모아 뒷목에서 등 윗부분까지 누르면서 주무른다.
좌우 6분, 안유법 |

| 03 | 뒷목 중앙의 돌출뼈 좌우를 위 풍지혈에서 아래 대추혈까지 이동하면서 집는다. 이 동작을 반복한다.
좌우 5분, 나법 |

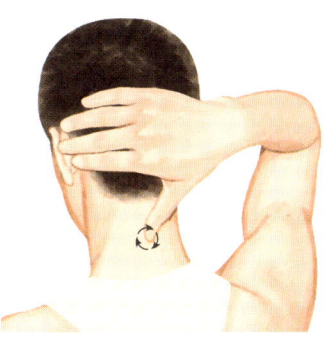 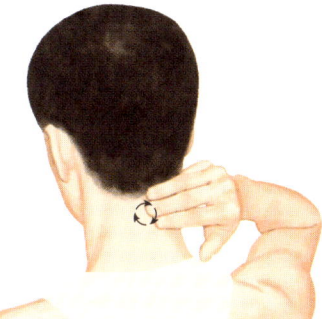 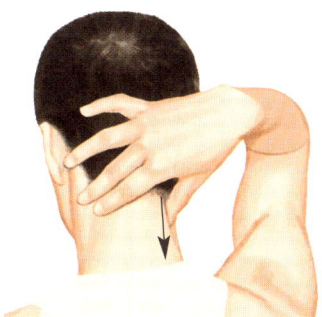

04 세 손가락을 모아 풍지혈, 풍부혈, 견정혈을 누르면서 주무른다. 각 2분, 안유법

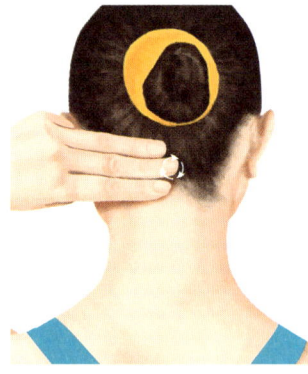
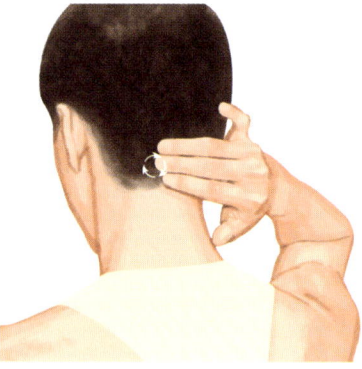
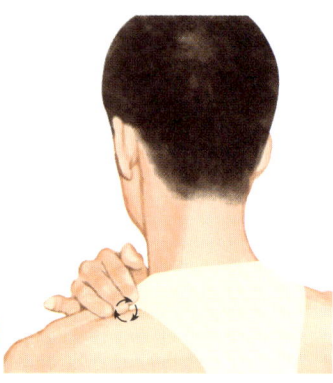

05 세 손가락을 모아 뒷목 중앙의 돌출뼈 좌우를 퉁기면서 위에서 아래로 이동한다. 이 동작을 반복한다. 좌우 5분, 탄발법

06 손바닥으로 뒷목과 등 윗부분을 열이 날 때까지 마찰한다. 찰법

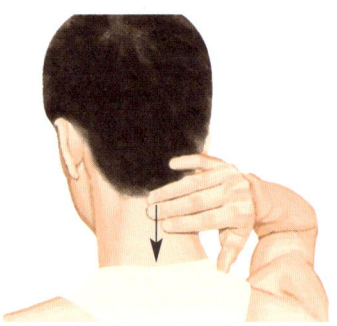
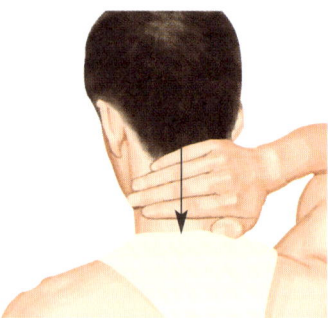

TIPS 목덜미와 어깨 통증에 좋은 간단한 운동

1. 노젓기 : 똑바로 서서 엉치뼈 위의 상체를 앞으로 기울이고 가슴을 내밀어서 고개를 들어 앞을 본다. 양손을 들어 올려 노를 쥐고 있는 모습을 하고, 이어서 양손을 앞에서 뒤로 노를 젓듯이 당긴다. 이 동작을 50회 반복한다.
2. 팔 잡아당기기 : 앉아 있는 의자 등받이에 한쪽 어깨를 걸치고 힘을 뺀다. 다른쪽 손으로 어깨를 걸친 팔의 손목을 잡아당긴다. 10초 당겼다가 놓는 동작을 5~6회 반복한다. 팔을 바꾸어 똑같은 방법을 실행한 후 어깨 돌리기로 마무리한다.
3. 원 그리기 : 의자에 앉아서 통증이 있는 쪽의 어깨를 양 다리 사이의 중간에 놓고 팔을 늘어뜨린다. 그리고 천천히 원을 그리면서 어깨를 양 다리 사이에서 돌리면서 천천히 팔의 힘을 뺀다. 이렇게 하면 팔은 원심력에 의해 지속적으로 자연스럽게 양 다리 사이에서 원을 그리면서 운동하게 되는데 이 동작을 주기적으로 반복하면 어깨통증을 완화하는 데 효과적이다.

SELF MASSAGE

요통

사용 혈자리
삼초유혈, 신유혈, 대장유혈, 기해유혈, 관원유혈, 방광유혈, 지실혈, 요통혈, 위중혈

안마 방법

01 손바닥으로 허리 전체를 가로로 문지른다. 좌우 5분, 장마법

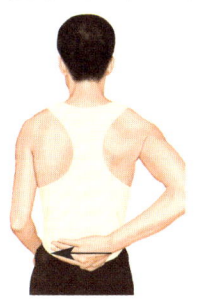

02 세 손가락을 모아 요추 좌우의 삼초유혈, 신유혈, 기해유혈, 대장유혈, 관원유혈, 방광유혈, 지실혈 등을 누르면서 주무른다. 좌우 각 2분, 안유법

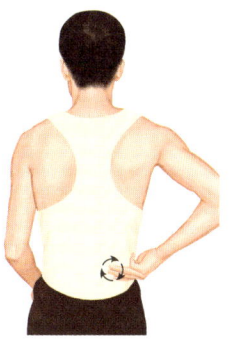

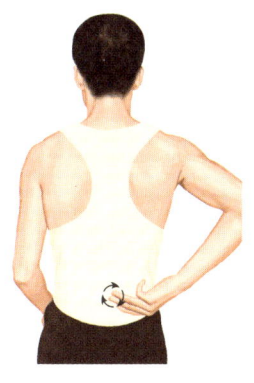
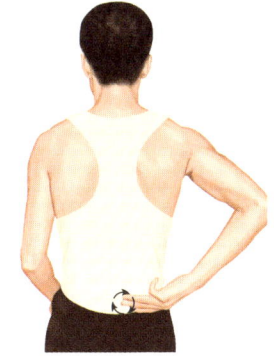
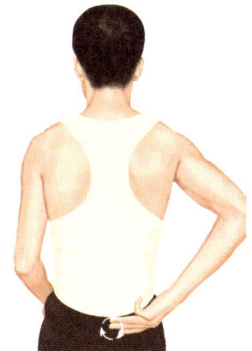
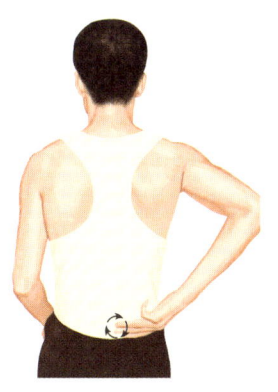
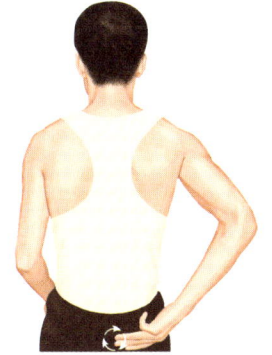
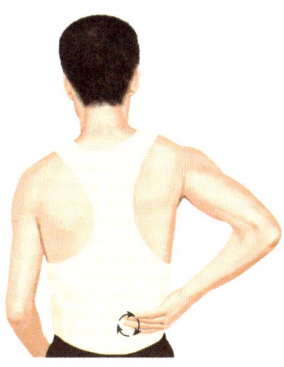

03 손바닥으로 허리의 통증 부위를 누르면서 주무른다.
좌우 5분, 안유법

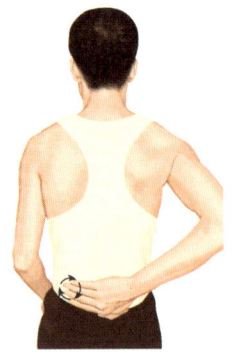

04 손바닥으로 허리를 열이 날 때까지 가로로 마찰한다. 찰법

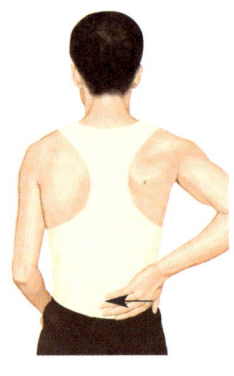

05 엄지손가락으로 요통혈을 누른다.
좌우 2분, 안법

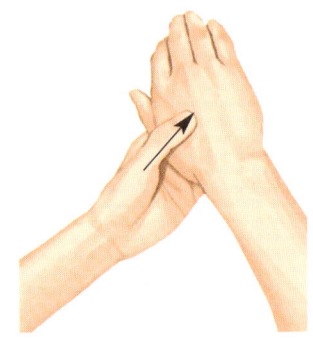

06 세 손가락을 모아 위중혈을 누르면서 주무른다. 좌우 2분, 안유법

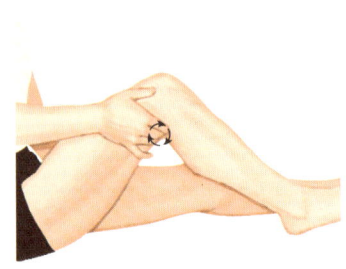

07 손바닥을 살짝 구부려 꼬리뼈의 통증 부위를 가볍게 두드린다.
좌우 30초, 박법

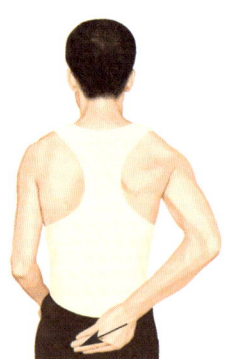

08 양손 주먹을 느슨하게 쥐고 꼬리뼈 좌우를 가볍게 두드린다.
좌우 30초, 추법

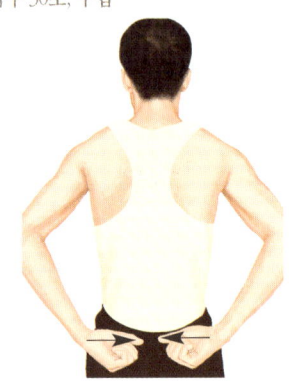

TIPS 요통에 좋은 3가지 비법

1. 뒷걸음질 : 장애물이 없는 장소를 골라 양손을 허리에 올리고 가슴을 편 채 눈을 앞을 응시하고 뒤로 걷는다. 속도는 적당히 빨라야 좋고 익숙해지면 허리운동도 함께 하면서 뒤로 걸으면 효과가 더욱 좋다.
2. 식초로 버무린 밀기울 : 밀기울 150g에 식초 500g을 타서 버무린 후 볶는다. 밀기울이 뜨거울 때 얼른 주머니에 담아 입구를 단단히 묶어 아픈 곳에 댄다. 식으면 다시 데워서 사용한다. 이렇게 3시간마다 1회, 1회에 30분씩 몇 번만 반복하면 효과가 뚜렷하게 나타난다.
3. 뜨거운 생강물 찜질 : 뜨거운 생강물에 소금과 식초를 조금 탄다. 이 물에 수건을 적셔서 꼭 짠 다음 아픈 부위에 올려놓고 찜질한다. 이렇게 여러 번 반복하면 뭉친 근육이 풀리고 혈액순환이 좋아져 통증이 가라앉는다.

SELF MASSAGE

이명·이롱

사용 혈자리

1. 두면부 : 백회혈, 태양혈, 하관혈, 상관혈, 청회혈, 이문혈, 청궁혈, 예풍혈, 풍지혈
2. 배요부 : 대추혈, 견정혈, 명문혈, 신유혈
3. 흉복부 : 기해혈, 중완혈
4. 상지부 : 합곡혈, 중저혈
5. 하지부 : 삼족리혈, 풍륭혈, 태충혈, 구허혈, 삼음교혈, 태계혈

안마 방법

01 귀 주위를 마찰한다. 1~2분, 찰법

02 명천고(鳴天鼓). 양손바닥으로 두 귓구멍을 누르고 양손 네 손가락 끝이 뒤통수에서 마주하게 가로로 놓는다. 중지를 겹치고 한손 중지의 바닥면으로 다른 한손 중지의 손톱을 누른다. 이 동작을 양손 교대로 행한다. 8~10회, 안법, 고격법

03 이막안마술(耳膜按摩術). 양손 검지 끝으로 귓구멍을 막았다 뺐다 하거나, 손바닥으로 귓구멍을 눌렀다 뗐다를 반복한다. 40회, 안마법

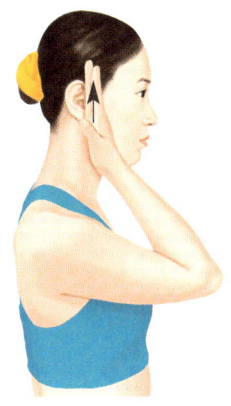 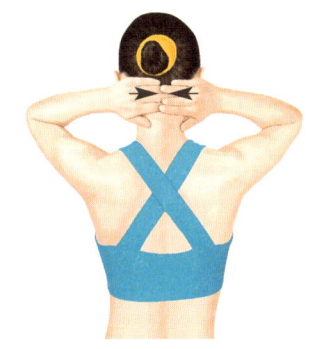 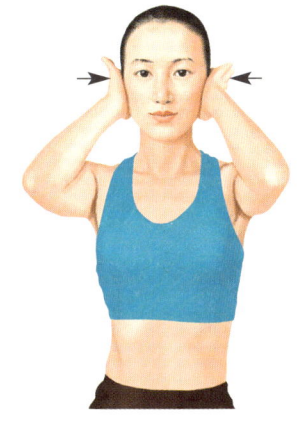

04 안이전삼혈(按耳前三穴). 엄지손가락, 검지, 중지의 바닥면으로 귀 앞의 청회혈, 이문혈, 청궁혈을 누르면서 주무른다. 각 30초~1분, 안유법

05 검지와 중지로 하관혈, 상관혈을 누른다. 각 30초~1분, 안압법

06 백회혈을 누르면서 주무른다. 30초~1분, 안유법

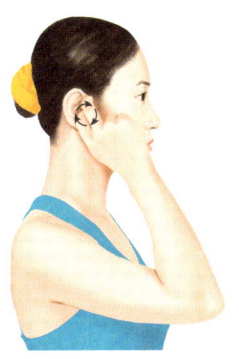 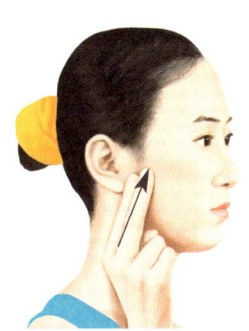 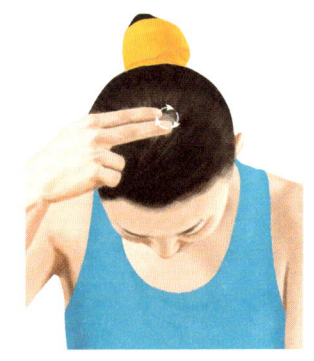

| 07 | 예풍혈을 누른다.
30초 ~ 1분, 안압법 | 08 | 풍지혈을 찍고 주무른다.
30초 ~ 1분, 점유법 | 09 | 뒷목줄기를 집었다 놓았다 한다.
1 ~ 2분, 나법 |

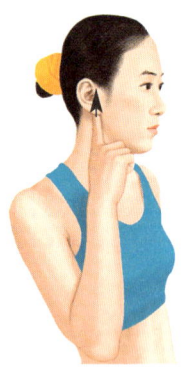 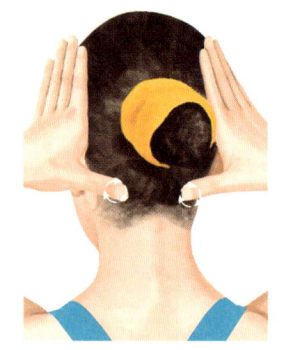 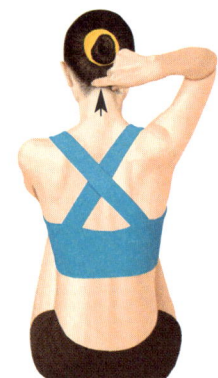

| 10 | 대추혈을 누른다. 1 ~ 2분, 안법 | 11 | 중저혈을 누른다.
30초 ~ 1분, 안압법 | 12 | 손가락 바닥면으로 앞이마에서 옆머리까지 반복해서 문지른다.
10회, 말법 |

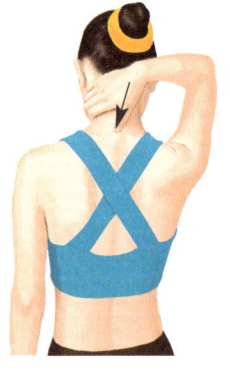 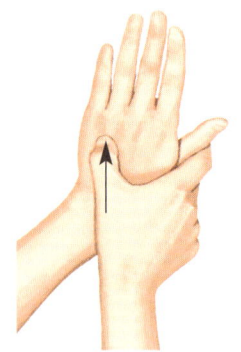 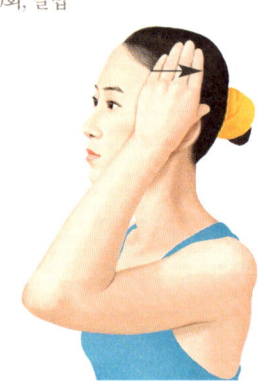

풍열(風熱) 침습

| 01 | 태양혈을 주무른다.
30초 ~ 1분, 유법 | 02 | 견정혈을 누른다.
30초 ~ 1분, 안법 | 03 | 합곡혈을 누르면서 주무른다.
30초 ~ 1분, 안유법 |

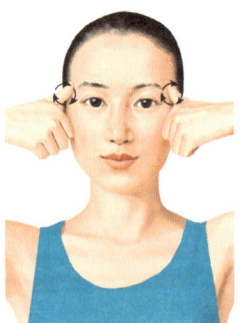 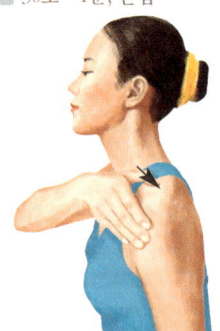 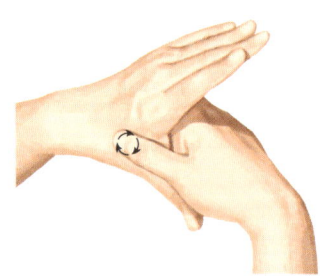

자주 나는 짜증

01 태충혈을 찍는다.
30초 ~ 1분, 점법

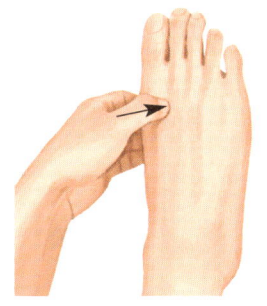

02 구허혈을 누른다.
30초 ~ 1분, 안압법

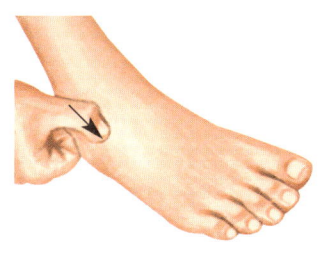

천식 발작

01 족삼리혈을 누르면서 주무른다.
30초 ~ 1분, 안유법

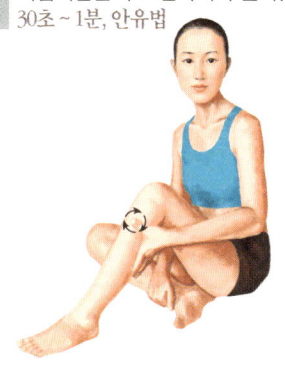

신정휴손형(腎精虧損型)

02 풍륭혈을 누르면서 주무른다.
30초 ~ 1분, 안유법

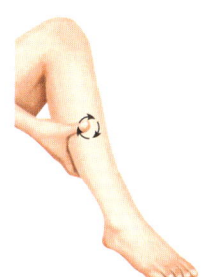

01 명문혈, 신유혈을 마찰한다.
20 ~ 30회, 찰법

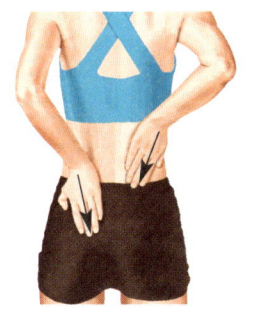

02 기해혈을 누르면서 주무른다.
30초 ~ 1분, 안유법

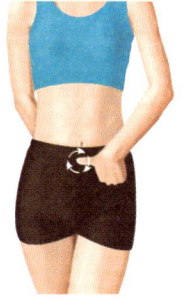

03 삼음교혈을 누르면서 주무른다.
30초 ~ 1분, 안유법

04 태계혈을 누르면서 주무른다.
30초 ~ 1분, 안유법

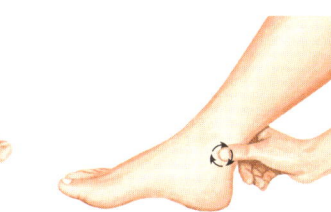

비장, 위장 허약

복부를 주무르면서 문지른다.
2 ~ 3분, 유마법

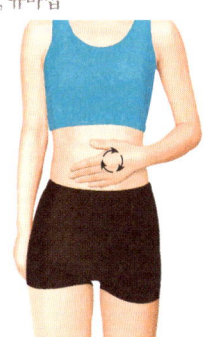

SELF MASSAGE

불면증

사용 혈자리

1. 두 부 : 백회혈, 총회혈, 태양혈, 동자료혈, 풍지혈, 안면혈
2. 흉복부 : 단중혈, 기문혈, 일월혈, 중완혈, 건리혈, 중극혈
3. 요배부 : 비유혈, 위유혈, 신유혈, 대장유혈
4. 상지부 : 내관혈, 신문혈, 노궁혈, 음극혈, 곡택혈, 대릉혈
5. 하지부 : 삼음교혈, 태계혈, 음릉천혈, 족삼리혈, 양릉천혈, 절골혈, 태충혈, 행간혈, 용천혈

안마 방법

01 양손 검지, 중지의 바닥면으로 이마 안쪽에서 바깥쪽으로 문지른다. 30회, 말법

02 눈을 지그시 감고 양손 중지 또는 약지의 바닥면을 눈꺼풀 안쪽에서 바깥쪽으로 문지른다. 20 ~ 30회, 분말법

03 양손 엄지로 좌우 태양혈을 주무른다. 30초, 유법

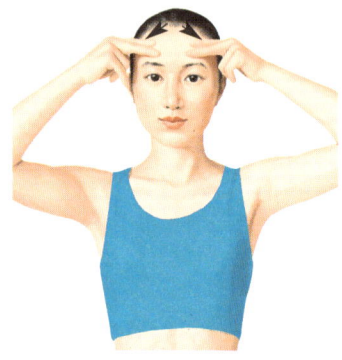
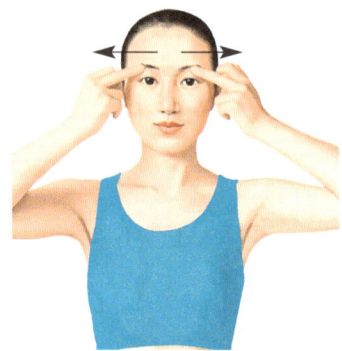
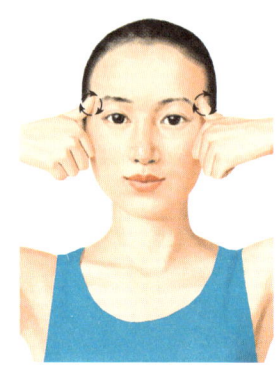

04 양손 네 손가락으로 양볼 앞쪽에서 뒤쪽으로 밀면서 주무른다. 30초, 추유법

05 장근으로 총회혈을 두드린다. 10 ~ 15회, 박타법

06 양손 엄지 끝으로 좌우 풍지혈을 누르면서 주무른다. 30초, 안유법

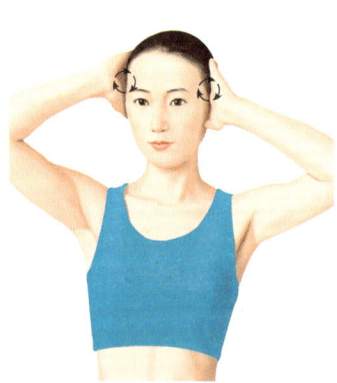
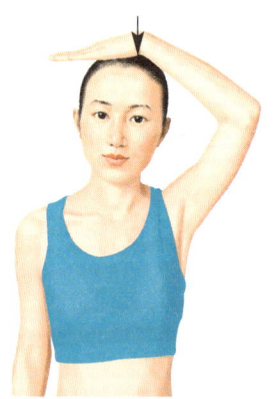
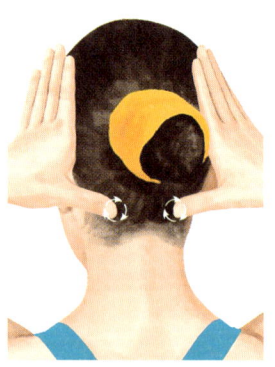

| 07 | 엄지손가락 끝으로 인당혈을 누른다. 20회, 안압법 | 08 | 대어제로 중완혈을 시계방향으로 누르면서 주무른다. 2분, 안유법 | 09 | 엄지손가락 끝으로 신문혈을 누른다. 10회, 안압법 |

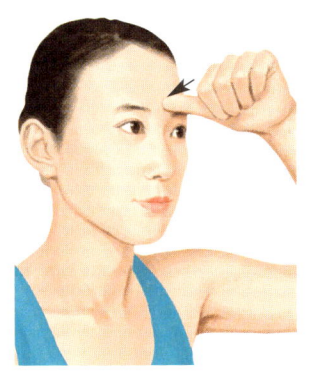 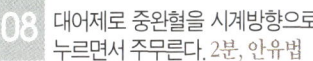 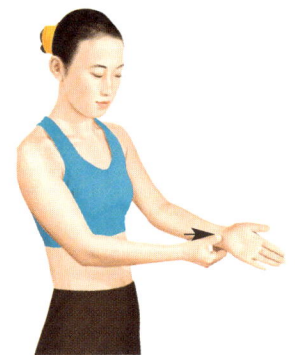

| 10 | 엄지손가락으로 중완혈을 누른다. 20회, 안압법 | 11 | 엄지손가락으로 내관혈을 누른다. 20회, 안압법 | 12 | 엄지손가락으로 족삼리혈을 누르면서 주무른다. 30초, 안유법 |

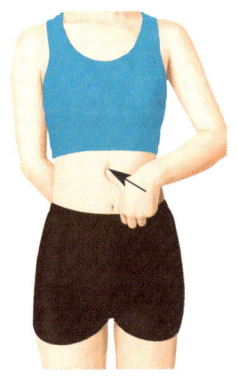 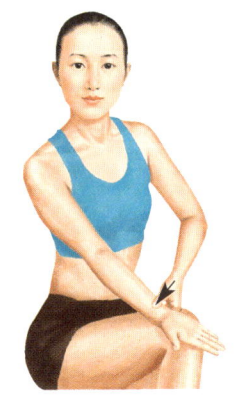 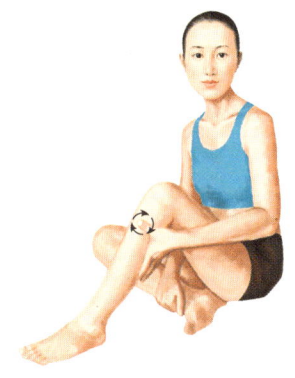

| 13 | 엄지손가락으로 삼음교혈을 누르면서 주무른다. 30초, 안유법 | 14 | 엄지손가락으로 음릉천혈을 아래로 민다. 30회, 추법 | 15 | 삼음교혈까지 민다. 30회, 추법 |

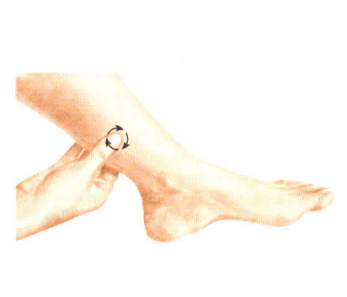 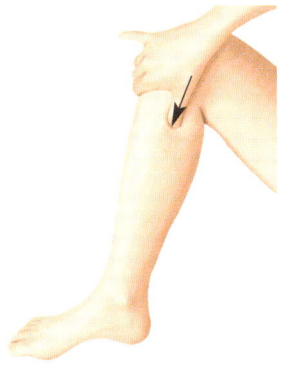 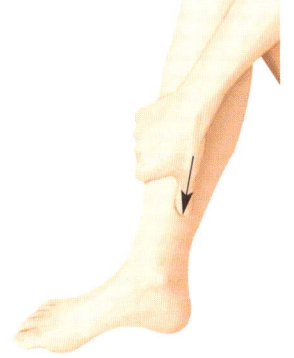

16 엄지손가락으로 양릉천혈을 아래로 민다. 30회, 추법

17 절골혈까지 민다. 30회, 추법

18 양손바닥을 마주대고 열이 날 때까지 비빈다. 차법

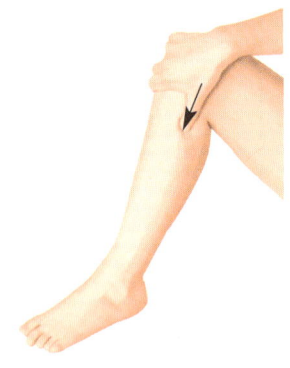
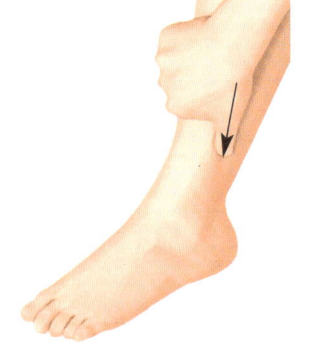
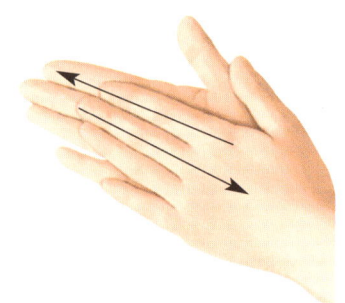

19 양손바닥을 허리 양쪽에 붙이고 민다. 첨법

20 신유혈에서 대장유혈까지 열이 날 때까지 위에서 아래로 양손을 교차하여 밀면서 마찰한다. 추찰법

21 한 손바닥을 복부 건리혈에 대고 시계방향으로 주무른다. 30회, 유법

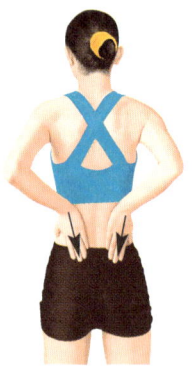
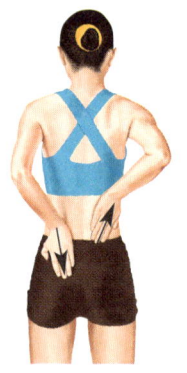
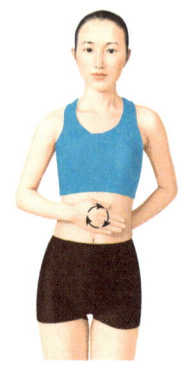

22 손을 바꾸어 손바닥을 복부 중극혈에 대고 시계방향으로 주무른다. 30회, 유법

23 양손바닥을 좌우 옆머리에 대고 누른다. 2분, 안법

24 심신불교(心腎不交_ 심장의 불기운과 신장의 물기운이 잘 만나지 못함)이면, 검지를 구부려 대릉혈을 찍어 누른다. 1분, 점안법

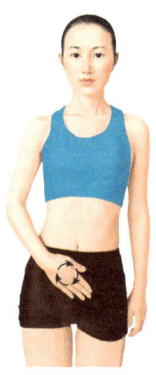
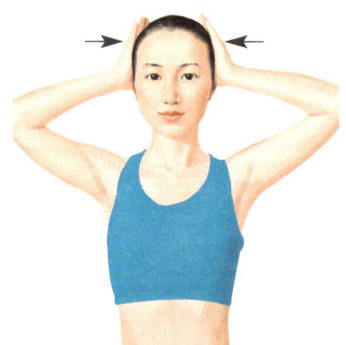
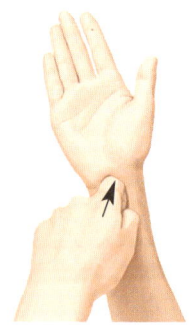

25 양손 엄지로 신유혈을 찍어 누른다. 1분, 점안법

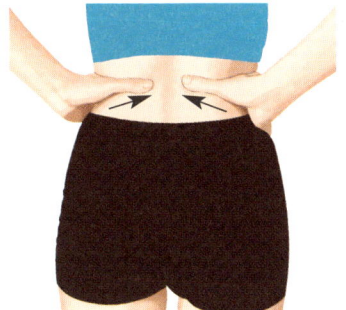

26 엄지손가락으로 태계혈을 찍어 누른다. 1분, 점안법

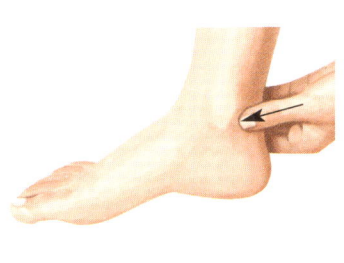

27 심비양허(心脾兩虛)이면 엄지손가락으로 음극혈을 누른다. 20회, 안압법

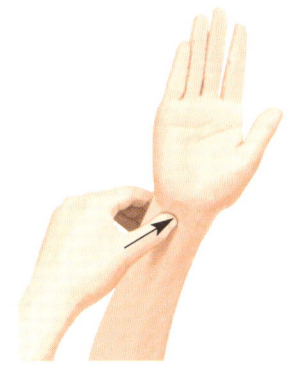

28 엄지손가락으로 삼음교혈을 누른다. 20회, 안압법

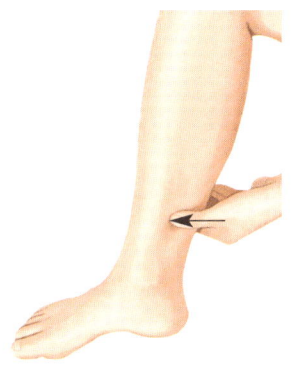

29 양손 엄지로 비유혈을 누른다. 20회, 안압법

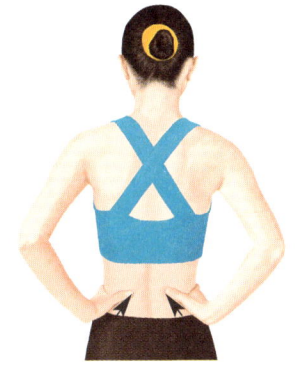

30 양손 엄지로 위유혈을 누른다. 20회, 안압법

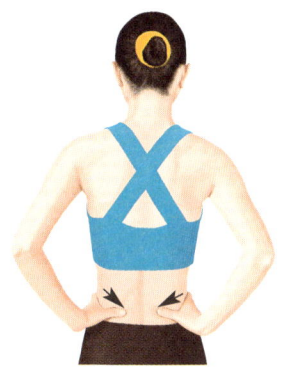

31 간담습열(肝膽濕熱_ 간담에 습열이 몰려서 생긴 병)이면 엄지손가락으로 태양혈을 찍어 누른다. 1분, 점안법

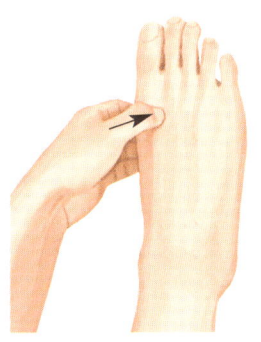

32 엄지손가락으로 발가락 사이를 찍어 누른다. 1분, 점안법

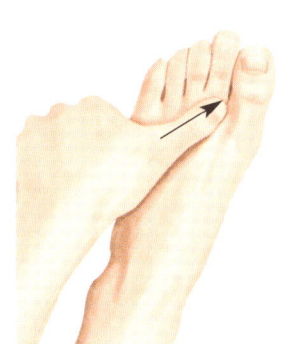

33 손바닥으로 일월혈을 문지른다. 1분, 마법

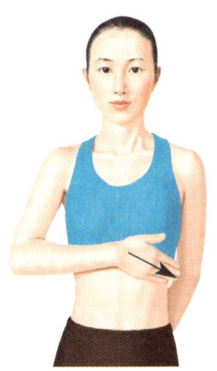

| 34 | 손바닥으로 기문혈을 문지른다. 1분, 마법 | 35 | 심화항성(心火亢盛_ 열기로 인한 극심한 두통)이 올 때는 소어제로 노궁혈에 열이 날 때까지 마찰한다. 찰법 | 36 | 소어제로 용천혈에 열이 날 때까지 마찰한다. 찰법 |

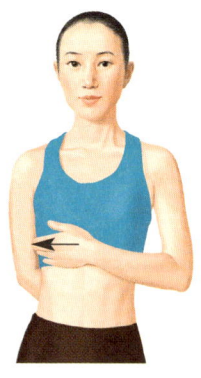 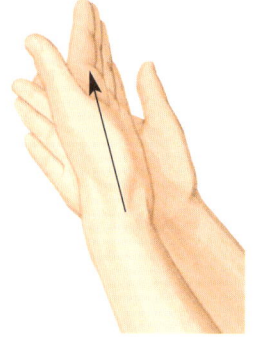 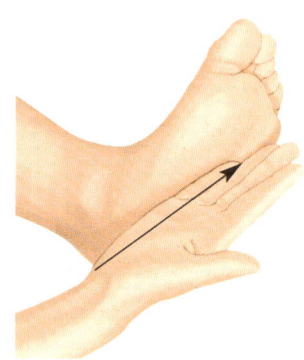

| 37 | 엄지손가락으로 곡택혈을 주무른다. 1분, 유법 |

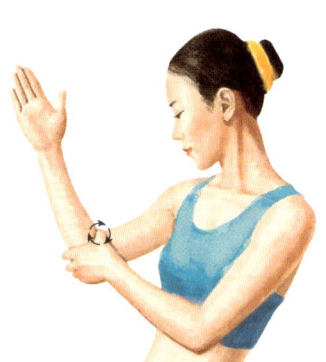

> **TIPS 불면증 치료를 위한 음식**
> 1. 백합벌꿀 버무림 : 백합 6~9g을 벌꿀 1~2스푼으로 버무려 불에 익힌 다음 취침 전에 적당량 먹는다. 백합벌꿀 버무림은 수면불안, 깊은 잠을 못자는 불면증 환자에게 도움이 된다. 다만, 많이 먹으면 절대 안 된다.
> 2. 호두죽 : 호두 50g을 부수어 씻은 멥쌀 적당량과 함께 은근한 불에 올려 호두죽을 끓인다. 호두죽은 불면증 치료에 좋다. 하지만 많이 먹으면 안 된다.
>
> **불면증에 좋은 음료**
> 셀러리 주스 : 셀러리 특유의 향을 내는 알비올 성분이 뇌신경을 진정시켜 마음을 차분히 가라앉혀준다. 신경이 예민하여 잠을 못 이루는 사람은 셀러리에 브랜디 몇 방울을 떨어뜨려 마시면 잠이 잘 온다.
> 셀러리 1줄기를 깨끗이 씻어 물기를 뺀 후 물 ½컵을 붓고 믹서에 간다. 브랜디 2작은술을 넣어 고루 젓고 설탕시럽 1큰술을 넣어 맛을 낸다.

> **TIPS 숙면을 위한 생활수칙**
> 1. 잠자리에 드는 시간과 일어나는 시간을 항상 규칙적으로 지킨다.
> 2. 낮잠을 피하고 아무 때나 눕지 않는다.
> 3. 침실은 잠잘 때만 이용하고 책이나 TV는 다른 장소에서 본다.
> 4. 잠이 오지 않을 때는 억지로 자려고 애쓰지 말고 일어나서 다른 일을 하다가 다시 잠자리에 든다.
> 5. 오후 늦게 또는 초저녁에 가벼운 운동을 한다.
> 6. 배가 고픈 상태나 과식한 채로 잠자리에 들지 않는다. 배가 고프면 따뜻한 우유 한 잔을 마신다.
> 7. 그날의 걱정거리나 내일 할 일에 대해서 어느 정도 정리한 다음 잠자리에 든다.
> 8. 술, 담배, 콜라, 커피 등을 피한다.

SELF MASSAGE

근시

사용 혈자리
1. 두면부 : 정명혈, 찬죽혈, 사백혈, 어요혈, 인당혈, 양백혈, 사죽공혈, 태양혈, 풍지혈
2. 요배부 : 대추혈, 간유혈, 신유혈
3. 하지부 : 광명혈
4. 상지부 : 양로혈

안마 방법

01 오른손 엄지로 우측 태양혈에서 양백혈, 인당혈을 거쳐 좌측 양백혈, 태양혈까지 천천히 이동하면서 민다. 5회, 추법

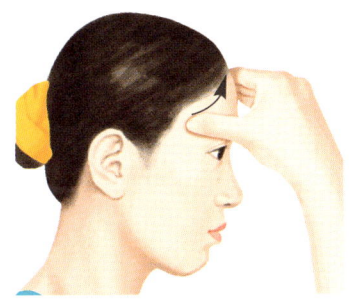 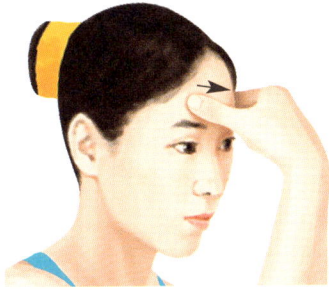 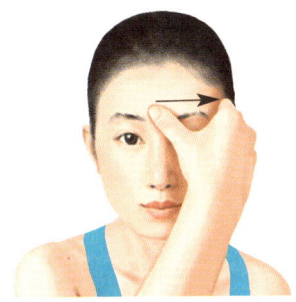

02 왼손 엄지로 좌측 태양혈에서 양백혈, 인당혈을 거쳐 우측 양백혈, 태양혈까지 천천히 이동하면서 민다. 5회, 추법

03 오른손 또는 왼손 엄지와 검지로 양눈 안쪽의 정명혈을 조금 아플 정도로 꼬집는다. 30회, 겹법

04 양손 엄지 끝을 좌우 찬죽혈에 놓고 조금 아플 정도로 찍어 누른다. 30회, 점안법

01과 같은 방법으로 왼손으로 안마한다.

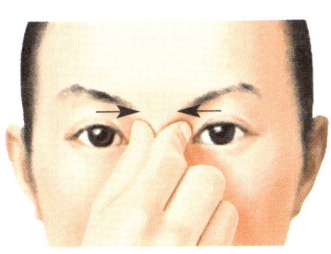 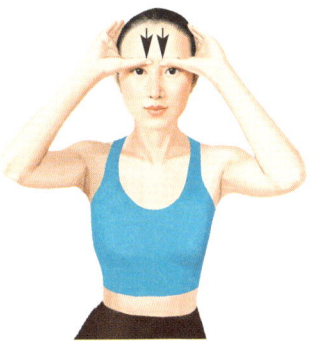

| 05 | 양손 엄지 끝을 좌우 어요혈에 놓고 조금 아플 정도로 찍어 누른다.
30회, 점안법

| 06 | 양손의 검지 또는 중지의 바닥면을 얼굴 양쪽의 사백혈, 사죽공혈에 놓고 조금 아플 정도로 누르면서 주무른다. 30회, 안유법

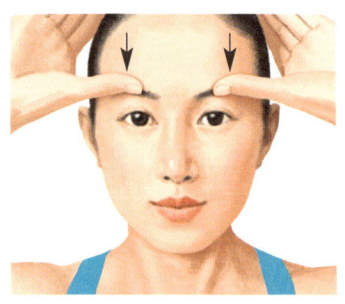 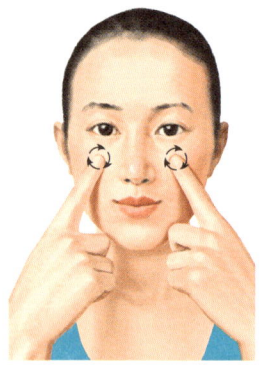 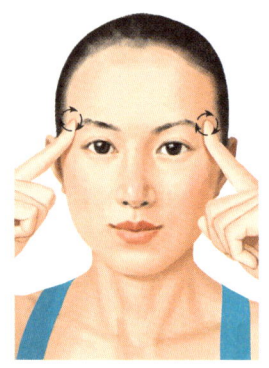

| 07 | 양손 검지와 중지의 바닥면을 좌우 찬죽혈에 놓고 안쪽에서 바깥쪽으로 눈썹을 따라 눈썹 끝까지 반복해서 이동하면서 문지른다. 양손 엄지는 양볼에 붙여 받침대 역할을 한다.
5~10회, 말법

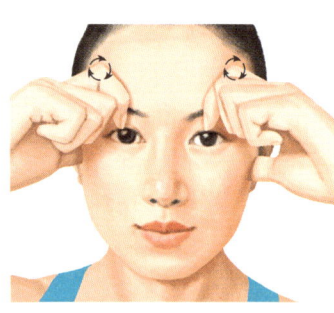

| 08 | 눈을 지그시 감고 양손 검지와 중지의 바닥면을 눈 위에 놓고 안쪽에서 바깥쪽으로 안구 주위를 문지르면서 이동한다. 10회, 마법

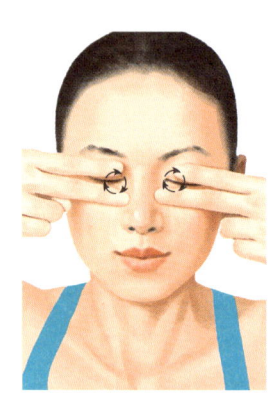

| 09 | 눈을 지그시 감고 비벼서 뜨거워진 양손바닥을 두 눈동자 위에 올려 지그시 누른다. 안구에 압박이 느껴지면 손바닥을 뗀다. 이 동작을 반복한다.
5회, 차법

| 10 | 양손 엄지의 바닥면으로 좌우 풍지혈을 누르면서 주무른다.
30회, 안유법

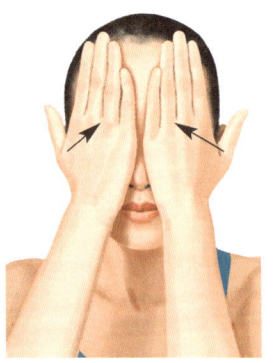 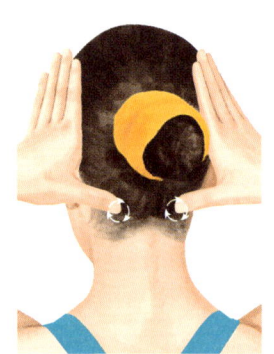

11 중지로 뒷목 양쪽 근육을 위에서 아래 대추혈까지 누르면서 주무른다. 5~10회, 안유법

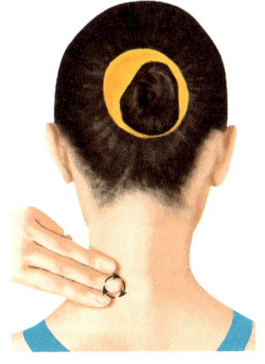

12 엄지손가락 끝으로 손목의 양로혈을 누르면서 주무른다. 30회, 안유법

13 엄지손가락 끝으로 다리의 광명혈을 누르면서 주무른다. 30회, 안유법

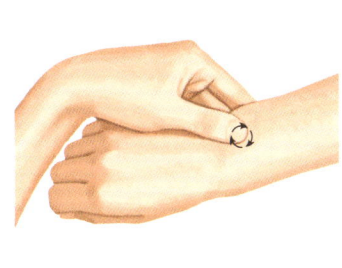

14 엄지손가락 끝으로 등의 간유혈을 누르면서 주무른다. 30회, 안유법

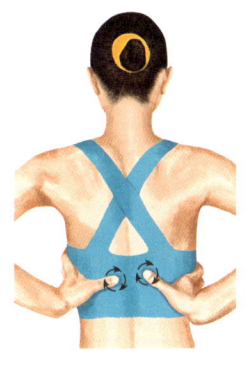

15 엄지손가락 끝으로 허리의 좌우 신유혈을 누르면서 주무른다. 30회, 안유법

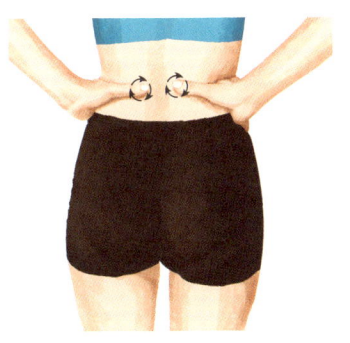

16 주먹을 느슨하게 쥐고 앞머리를 가볍게 두드린다. 10회, 고격법

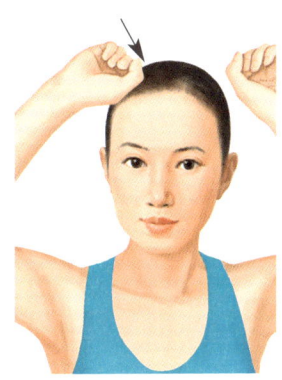

17 양손 주먹을 느슨하게 쥐고 옆머리를 가볍게 두드린다. 10회, 고격법

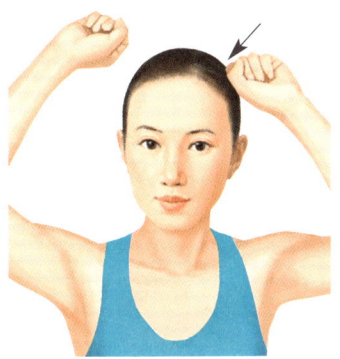

18 양손 검지로 안구 주위를 가볍게 퉁기면서 두드린다. 10회, 탄타법

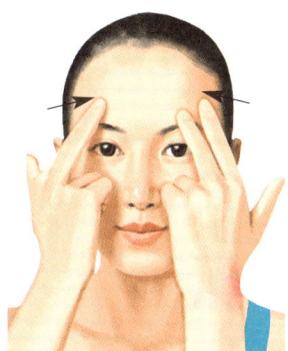

> **TIPS 근시는 오랜 기간 근거리 독서와 관계가 있다**
> 너무 가깝게 책을 보면 시 근육 경련이 일어나 먼 거리의 사물을 봐야 원상으로 회복된다. 연날리기를 하면 연의 오르내림에 따라 눈도 따라다니는데, 이것은 근시를 예방하는 데 도움이 된다.

SELF MASSAGE

유정

사용 혈자리

지실혈, 족삼리혈, 비유혈, 위유혈, 음릉천혈, 삼초유혈, 방광유혈, 용천혈, 내관혈, 신문혈, 곡지혈, 삼음교혈, 태계혈, 합곡혈, 팔료혈, 신유혈, 명문혈, 기해혈, 관원혈, 중극혈, 신궐혈

안마 방법

기본 방법(증상에 관계없이 실행)

01 손바닥으로 신궐혈을 누르면서 주무른다. 좌우 5분, 안유법

02 손바닥으로 아랫배를 문지른다. 좌우 5분, 장마법

03 세 손가락을 모아 기해혈을 누르면서 주무른다. 좌우 2분, 안유법

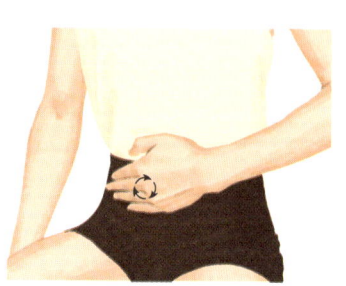
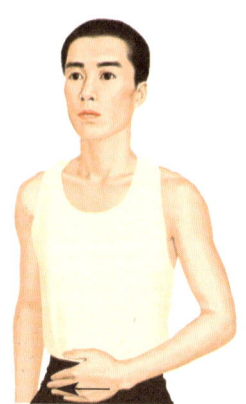
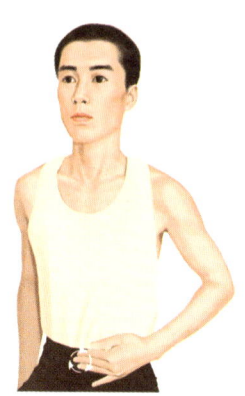

04 세 손가락을 모아 관원혈, 중극혈을 누르면서 주무른다. 좌우 각 2분, 안유법

05 세 손가락을 모아 신유혈을 누르면서 주무른다. 좌우 2분, 안유법

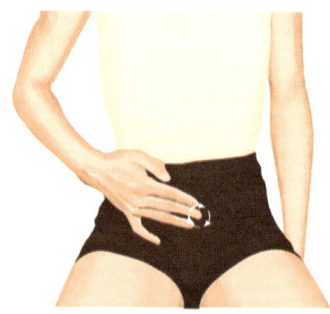
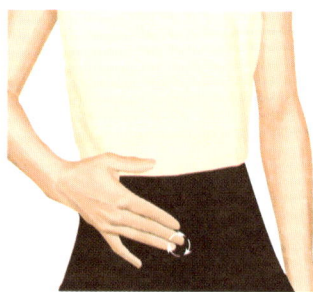
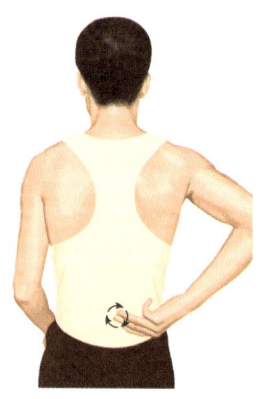

| 06 | 세 손가락을 모아 명문혈을 누르면서 주무른다. 좌우 2분, 안유법 | 07 | 손바닥으로 신유혈, 명문혈, 팔료혈을 열이 날 때까지 미찰한다. 찰법 |

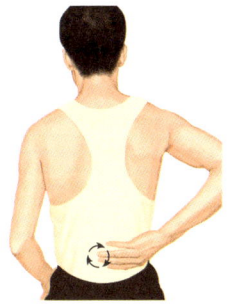
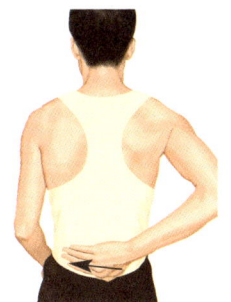
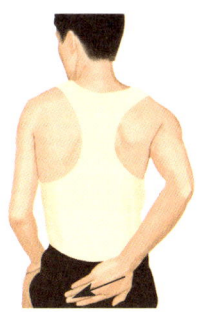

| 08 | 엄지손가락으로 삼음교혈, 태계혈, 합곡혈을 누르면서 주무른다. 좌우 각 2분, 안유법 |

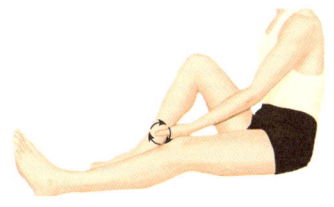
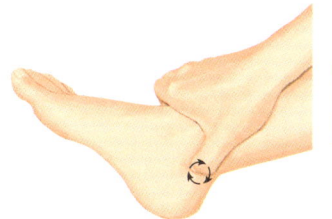
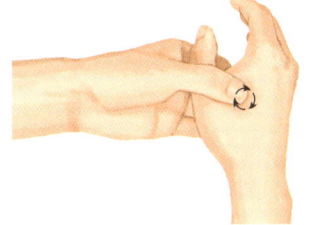

음허화왕(陰虛火旺)

| 09 | 대퇴부 안쪽 근육을 집는다. 좌우 3분, 나법 | 01 | 엄지손가락으로 내관혈, 신문혈, 곡지혈을 누르면서 주무른다. 좌우 각 1분, 안유법 |

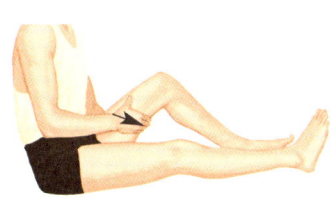
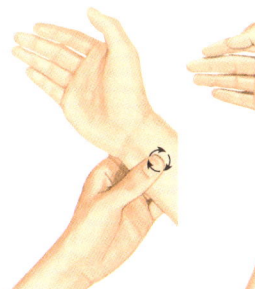
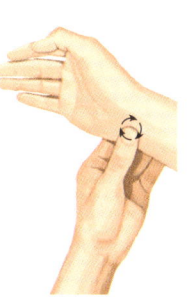
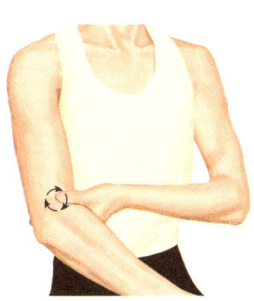

습열하주(濕熱下注_습기와 열기가 하강)

01 세 손가락을 모아 삼초유혈, 방광유혈을 누르면서 주무른다.
좌우 각 2분, 안유법

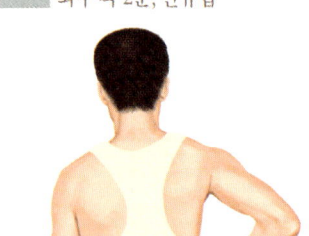
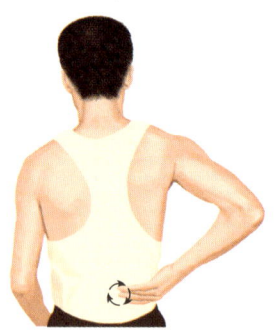
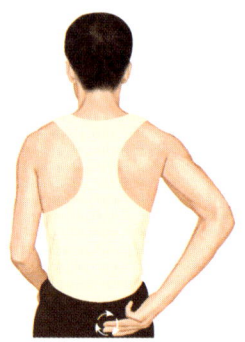

02 엄지손가락으로 용천혈을 열이 날 때까지 마찰한다. 찰법

02 엄지손가락으로 곡지혈, 음릉천혈을 누르면서 주무른다.
좌우 각 1분, 안유법

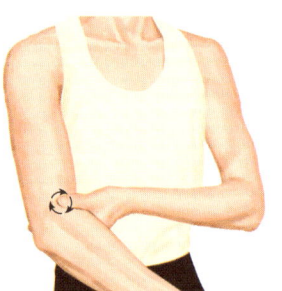
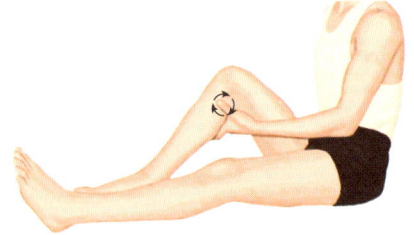

심비양허(心脾兩虛)

01 세 손가락을 모아 비유혈을 누르면서 주무른다. 좌우 2분, 안유법

02 세 손가락을 모아 위유혈을 누르면서 주무른다.
좌우 2분, 안유법

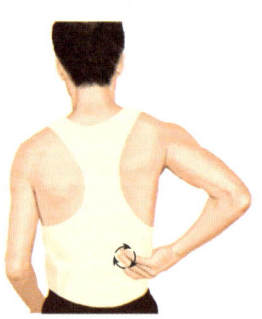
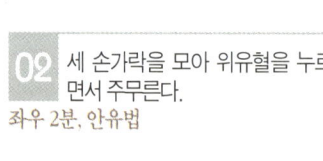
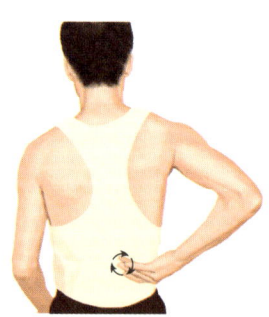

| 03 | 엄지손가락으로 내관혈, 족삼리혈을 누르면서 주무른다.
좌우 각 1분, 안유법

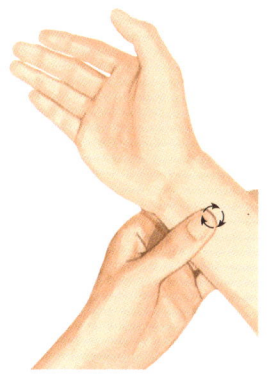 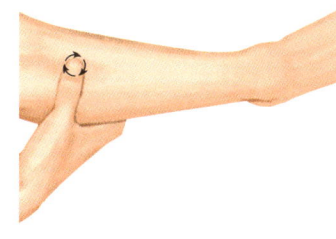

신허불고(身虛不固_ 신장의 저장, 잠금기능이 허약)

| 01 | 세 손가락을 모아 신유혈, 지실혈을 누르면서 주무른다. 좌우 각 2분, 안유법 | 02 | 소어제로 용천혈을 열이 날 때까지 미찰한다. 찰법

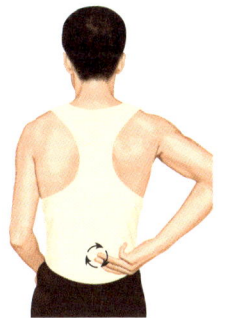 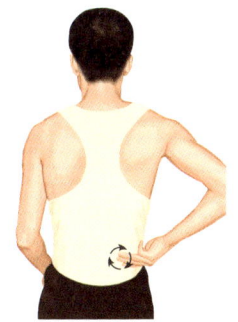 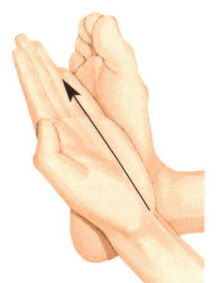

TIPS 전갈 가루가 유정을 다스린다

전갈 2마리를 불에 구워 가루를 내어 황주와 곁들여 복용한다. 이것은 유정치료에 전문적으로 사용한다. 전갈은 귀한 약재로 항암, 해독, 진통, 유정 등에 특별한 효력을 지닌다.

양기를 북돋우는 부추

부추는 달래과에 속하는 여러해살이풀로 아시아가 원산지이다. 우리나라에서는 지역에 따라서 솔, 정구지라고도 부르며, 한의학에서는 간장과 신장을 보해주는 중요한 약재로 쓰인다. 불가에서 정기를 북돋우는 오신채 중의 하나이며, 양기를 북돋우는 풀이라 하여 '양기초'라고도 한다. 특히 봄철의 부추는 인삼, 녹용보다 좋다고 한다.

부추를 이용한 요리법은 매우 다양하여 겉절이나 김치, 잡채, 만두, 전, 찜이나 탕, 각종 요리에 주재료나 향신료로 이용한다. 부추는 잎이 너무 자라면 질기고 맛이 없기 때문에 흙을 뚫고 나온 지 얼마 안 되는 어린 것을 상품으로 친다.

민간요법으로는 남성의 유정 질환에 잎 50g을 생즙을 내어 다스린다.

SELF MASSAGE

임포텐츠

사용 혈자리

신궐혈, 기해혈, 관원혈, 중극혈, 비유혈, 신유혈, 요양관혈, 삼음교혈, 명문혈, 내관혈, 족삼리혈, 혈해혈, 방광유혈, 천추혈, 대장유혈, 풍륭혈, 음릉천혈, 팔료혈, 태양혈, 신문혈, 담낭혈

안마 방법

기본 방법(증상에 관계없이 실행)

01 손바닥으로 신궐혈을 누르면서 주무른다. 좌우 5분, 안유법

02 중지로 기해혈, 관원혈을 누른다. 좌우 각 2분, 안법

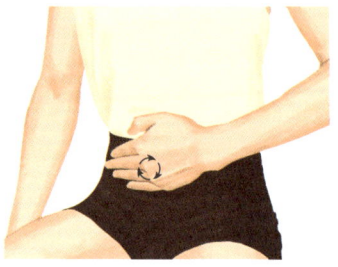
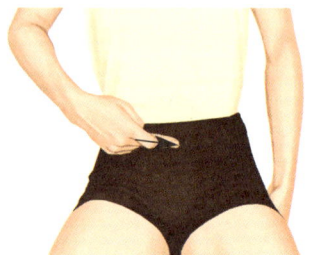
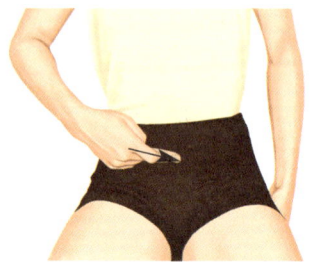

03 중지로 중극혈을 누른다. 좌우 2분, 안법

04 손바닥으로 아랫배를 문지른다. 좌우 5분, 장마법

05 손바닥으로 아랫배를 떤다. 좌우 1분, 진전법(振顫法_ 가늘게 떠는 방법)

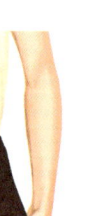
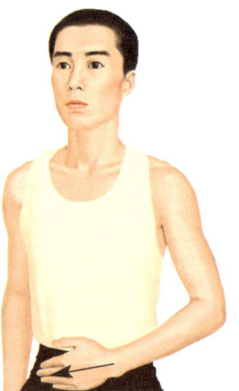
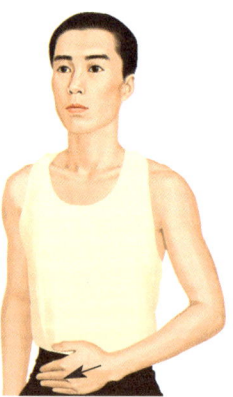

06 세 손가락을 모아 비유혈, 신유혈, 명문혈, 요양혈을 누르면서 주무른다. 좌우 각 2분, 안유법

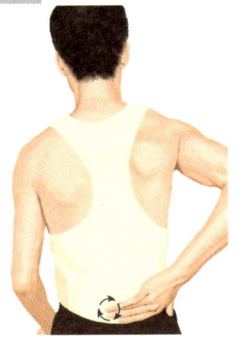 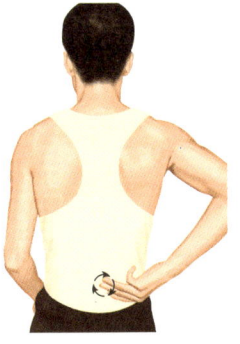 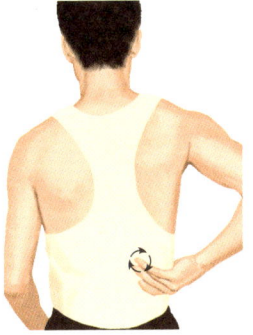 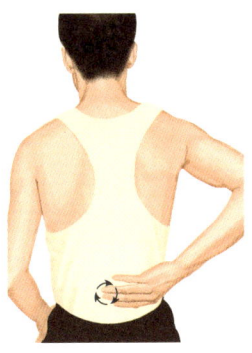

07 엄지손가락으로 삼음교혈을 누른다. 좌우 2분, 안법

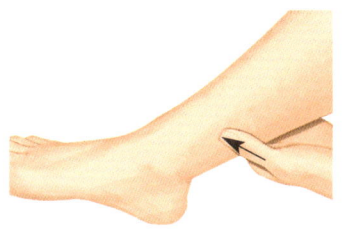

08 대퇴부 안쪽 근육을 집었다 놓았다 한다. 좌우 5분, 나법

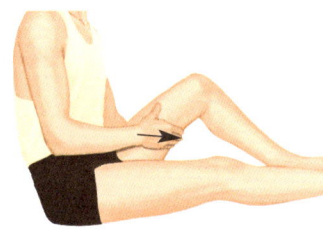

명문화쇠(命門火衰_나이가 들면서 남성호르몬 분비가 감소)

01 손가락으로 신유혈을 문지른다. 좌우 2분, 지마법

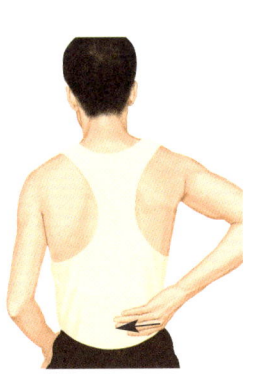

02 손가락으로 명문혈을 문지른다. 좌우 2분, 지마법

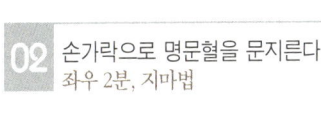
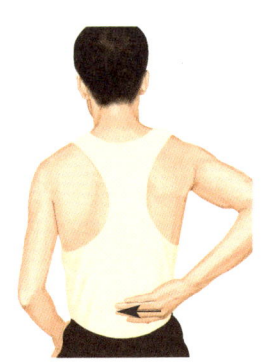

03 손바닥으로 신유혈, 명문혈, 팔료혈을 열이 날 때까지 마찰한다. 찰법

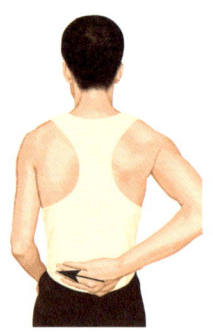
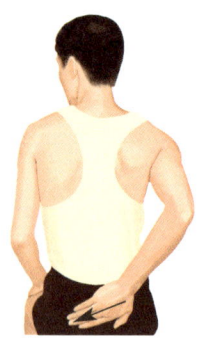

> **TIPS** 임포텐츠에 좋은 **매화밤죽**
>
> 깐밤 10개, 멥쌀 50g을 솥에 넣고 약한 불에 죽을 끓인다. 끓으면 매화 3g을 넣고 2~3회 더 끓어 오르면 설탕으로 적당히 맛을 낸다. 공복에 따뜻한 죽을 먹는다. 매화밤죽은 상한 간장, 허한 심장, 비장 등에 아주 좋다.

심비양허(心脾兩虛)

01 엄지손가락으로 내관혈을 누르거나 꼬집는다.
좌우 1분, 안법 또는 겹법

02 한손가락 또는 다섯손가락으로 혈해혈, 족삼리혈을 찍고 두드린다.
좌우 각 1분, 고점법

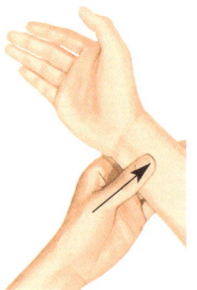
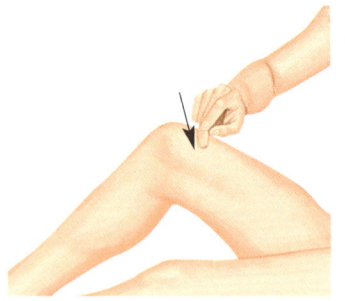
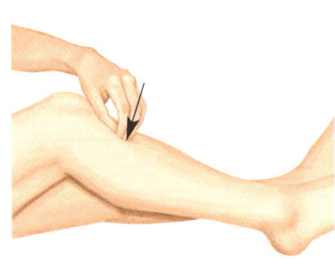

습열하주(濕熱下注_습기와 열기가 하강)

01 세 손가락을 모아 천추혈, 대장유혈, 방광유혈을 누르면서 주무른다. 좌우 각 2분, 안유법

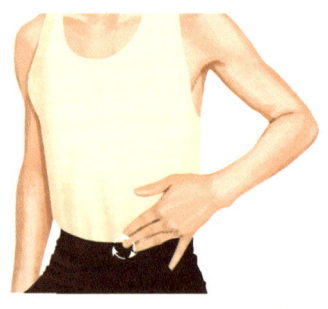
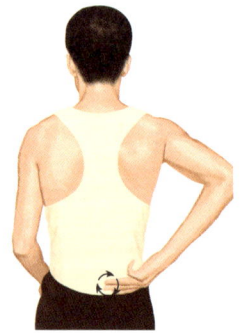
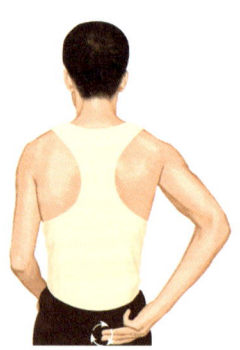

02 한손가락 또는 다섯손가락으로 족삼리혈, 풍륭혈을 찍고 두드린다.
좌우 각 1분, 고점법

03 엄지손가락으로 음릉천혈을 누른다. 좌우 1분, 안법

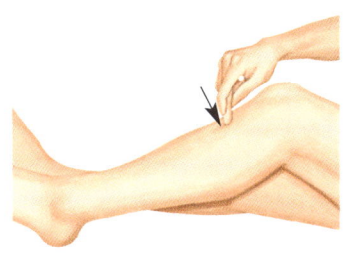 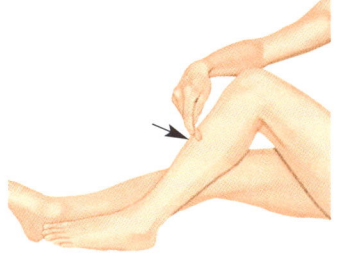 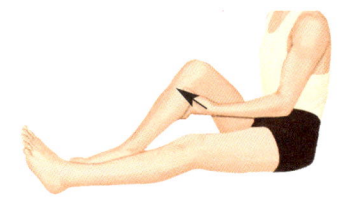

공구상신(恐懼傷腎_두려움으로 신장이 상함)

01 중지 또는 세 손가락으로 이마를 돌리며 문지른다.
좌우 1분, 분말법(分抹法_돌려 문지르기)

02 양손가락으로 이마를 바깥쪽에서 안쪽으로 밀면서 집는다.
좌우 2분, 나두법

03 엄지손가락으로 좌우 태양혈을 누르면서 주무른다.
좌우 1분, 안유법

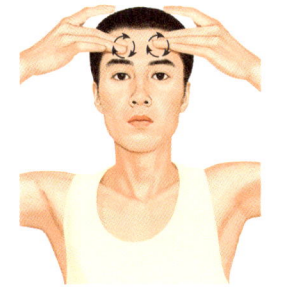 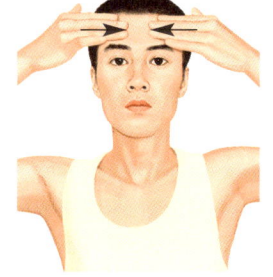 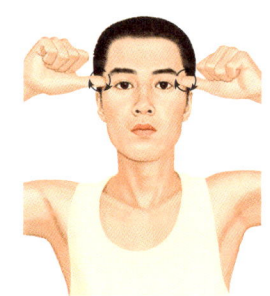

04 엄지손가락으로 신문혈, 담낭혈을 누르면서 주무른다. 좌우 각 1분, 안유법

05 팔 안쪽 근육을 집는다.
좌우 2분, 나법

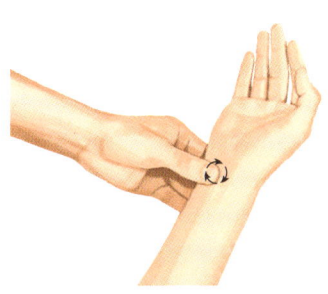 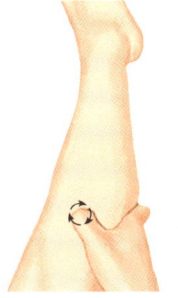 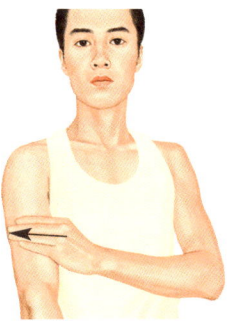

SELF MASSAGE

조루증

사용 혈자리

기해혈, 관원혈, 중극혈, 비유혈, 신유혈, 명문혈, 요양관혈, 팔료혈, 내관혈, 곡지혈, 신문혈, 용천혈, 족삼리혈

안마 방법

기본 방법(증상에 관계없이 실행)

01 손바닥으로 아랫배를 문지른다. 좌우 5분, 장마법

02 세 손가락으로 기해혈과 관원혈을 누르면서 주무른다. 좌우 각 2분, 안유법

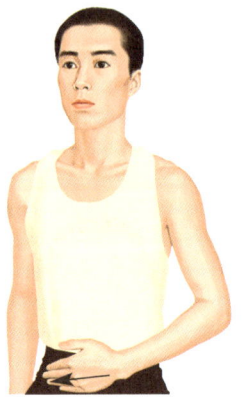
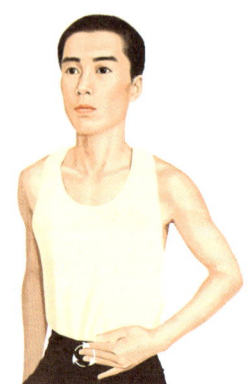
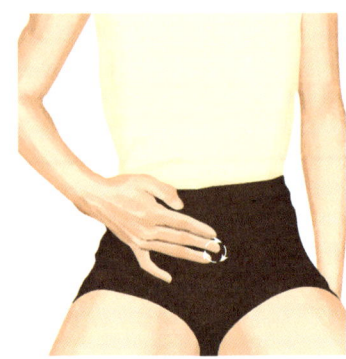

03 세 손가락으로 중극혈을 누르면서 주무른다. 좌우 2분, 안유법

04 손바닥으로 기해혈을 누르면서 주무른다. 좌우 3분, 안유법

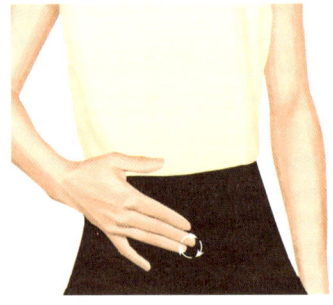
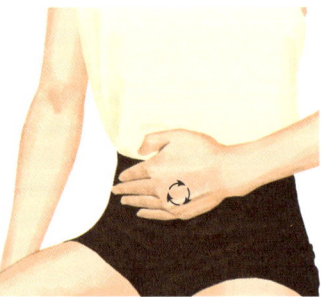

05 세 손가락으로 비유혈, 신유혈, 명문혈, 요양관혈을 누르면서 주무른다. 좌우 각 1분, 안유법

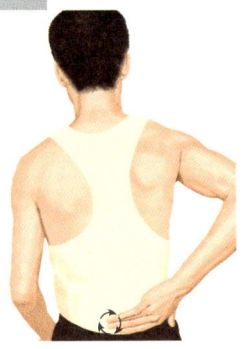 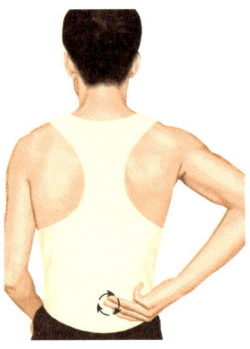 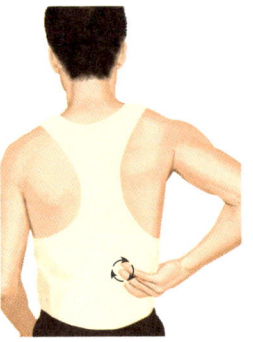 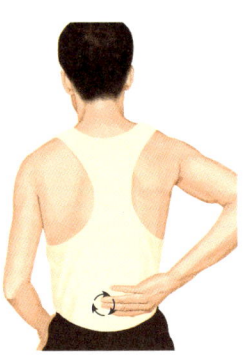

06 손바닥으로 신유혈, 명문혈을 열이 날 때까지 마찰한다. 찰법

07 손바닥을 살짝 구부려 팔료혈을 가볍게 두드린다. 좌우 1분, 박법

08 엄지손가락으로 내관혈을 누르면서 주무른다. 좌우 2분, 안유법

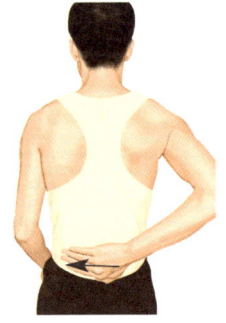 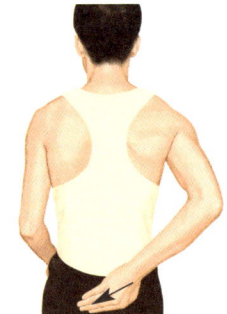 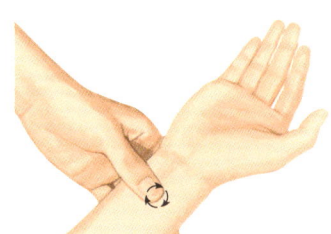

음허화왕(陰虛火旺)

01 엄지손가락으로 곡지혈, 신문혈을 누르면서 주무른다. 좌우 각 2분, 안유법

02 소어제로 용천혈을 열이 날 때까지 마찰한다. 찰법

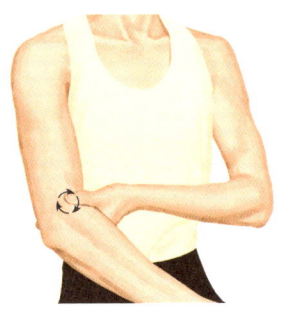 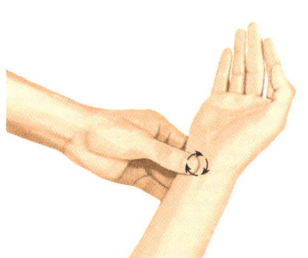 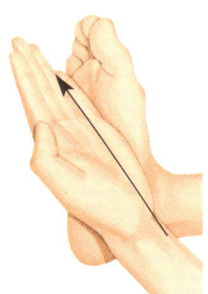

음양양허(陰陽兩虛)

01 엄지손가락으로 족삼리혈을 퉁긴다. 좌우 2분, 탄발법

02 손바닥으로 신유혈을 누르면서 주무른다. 좌우 2분, 안유법

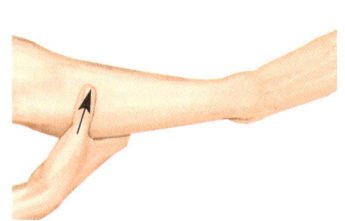
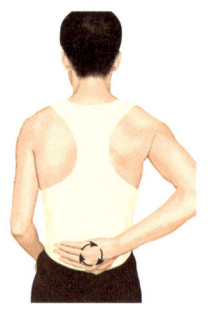

> **TIPS** 소 고환이 조루증을 다스린다
>
> 소 고환 2개, 달걀 2개, 설탕, 소금, 간장, 후춧가루 각 적당량. 소 고환을 다지고 달걀은 깨 넣는다. 이것을 양념과 함께 반죽하여 식용유를 조금 넣고 삶는다. 소 고환은 허한 기운을 돋우므로 조루증 치료에 아주 좋다.

SELF MASSAGE
전립선 질환

사용 혈자리

1. **복　부** : 중완혈, 기해혈, 중극혈, 기충혈, 수도혈, 천추혈, 지실혈
2. **요지부** : 대추혈, 삼초유혈, 신유혈, 비유혈, 대장유혈, 방광유혈, 명문혈, 팔료혈
3. **상지부** : 곡지혈, 합곡혈, 열결혈
4. **하지부** : 음릉천혈, 삼음교혈, 태계혈, 태충혈, 용천혈

안마 방법

01 손바닥으로 아랫배를 주무르면서 문지른다. 3분, 유마법

02 검지와 중지로 기해혈을 누르면서 주무른다. 50~60회, 안유법

03 중지로 천추혈을 누르면서 주무른다. 50~60회, 안유법

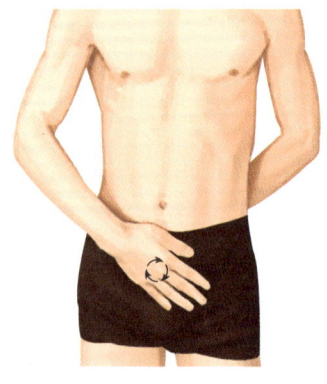
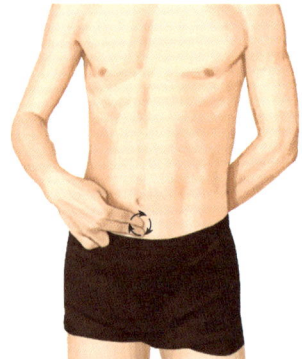
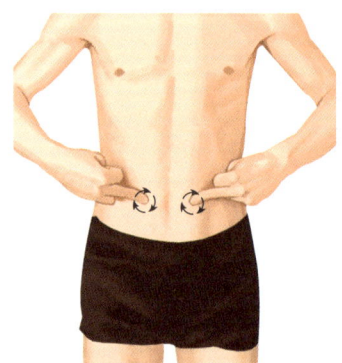

| 04 | 대어제로 중극혈을 누르면서 주무른다. 50 ~ 60회, 안유법 |

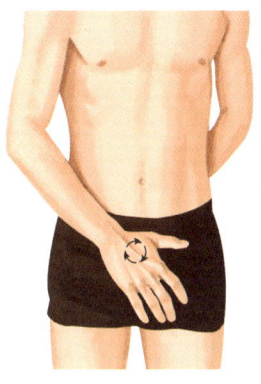

| 05 | 검지와 중지로 기충혈을 누르면서 주무른다. 50 ~ 60회, 안유법 |

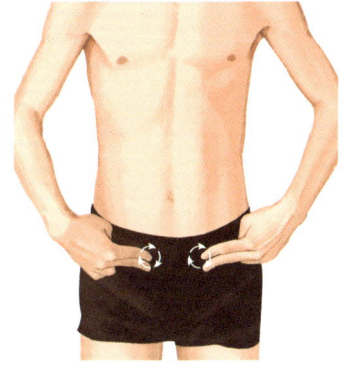

| 06 | 대어제로 중극혈을 누르면서 주무른다. 50 ~ 60회, 안유법 |

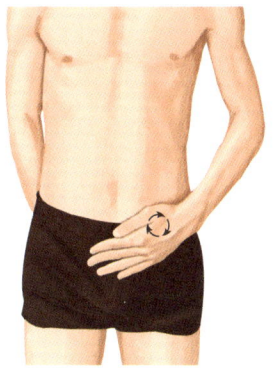

| 07 | 양손을 주먹 쥐고 손등의 돌출 마디뼈로 요추 아래의 척추 양쪽을 잡아 올리면서 주무른다. 아프고 시린 부위는 더 오래 주물러도 괜찮다. 20회, 유발법 |

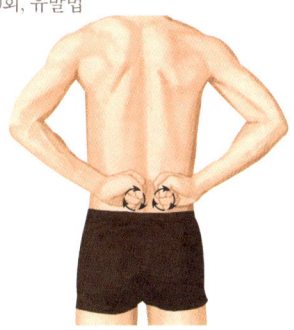

| 08 | 양손 검지, 중지로 삼초유혈을 누르면서 주무른다. 2 ~ 3분, 안유법 |

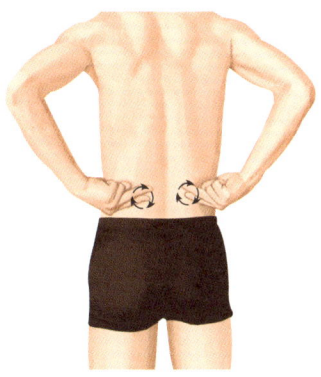

| 09 | 양손 엄지로 신유혈을 누르면서 주무른다. 2 ~ 3분, 안유법 |

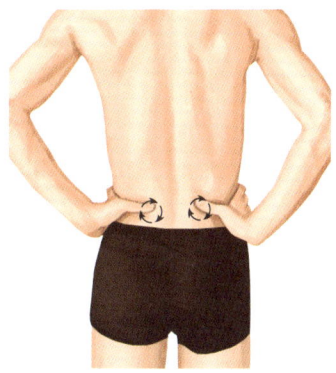

| 10 | 양손바닥으로 방광유혈을 누르면서 주무른다. 2 ~ 3분, 안유법 |

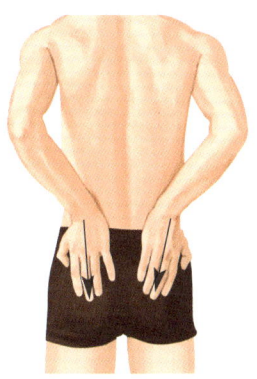

| 11 | 엄지손가락으로 명문혈을 누르면서 주무른다. 2 ~ 3분, 안유법 |

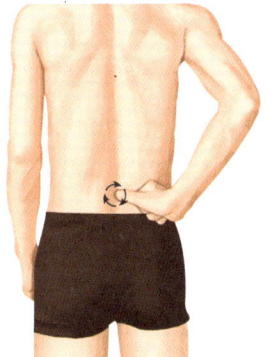

| 12 | 장근으로 팔료혈을 마찰한다. 30회, 찰법 |

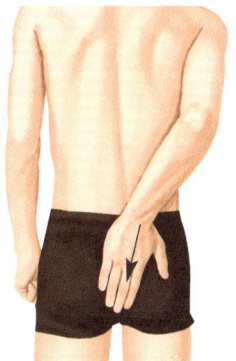

13 엄지손가락으로 음릉천혈을 누르면서 주무른다. 2~3분, 안유법

14 엄지손가락으로 삼음교혈을 누르면서 주무른다. 2~3분, 안유법

15 엄지손가락으로 태계혈을 누르면서 주무른다. 2~3분, 안유법

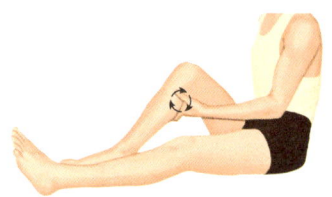
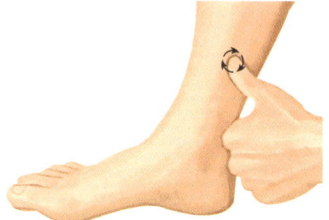
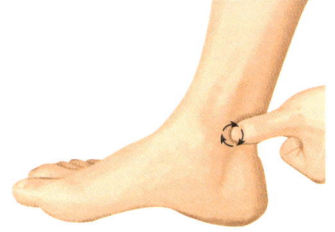

16 엄지손가락으로 태충혈을 누르면서 주무른다. 2~3분, 안유법

17 소어제로 용천혈을 마찰한다. 2~3분, 찰법

18 급성전립선염은 엄지손가락으로 합곡혈을 누른다. 30회, 안법

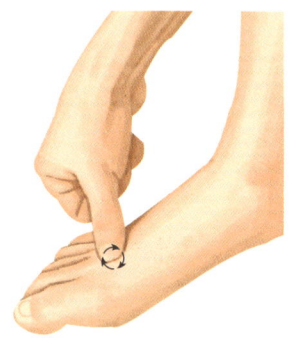
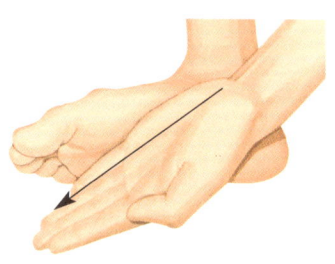
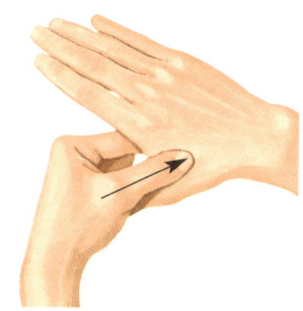

19 엄지손가락으로 곡지혈을 주무른다. 2분, 유법

20 엄지손가락으로 대추혈을 찍어 누른다. 30회, 점안법

21 만성전립선염은 엄지손가락으로 음릉천혈을 누른다. 30회, 안법

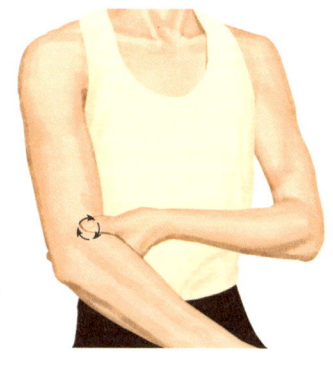
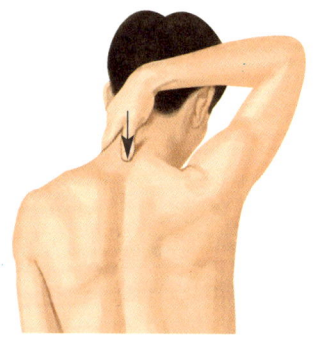
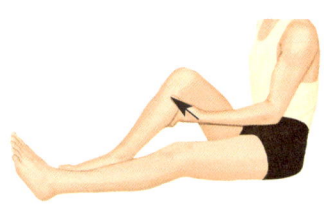

22 대어제로 중완혈을 주무른다.
2분, 유법

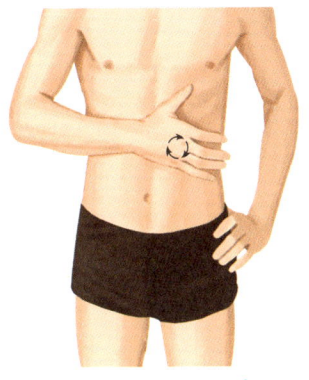

23 엄지손가락으로 중극혈을 찍어 누른다. 20회, 점법

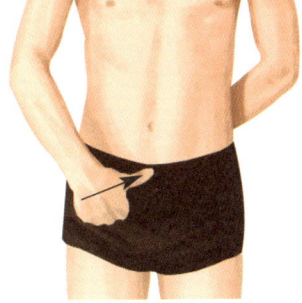

24 양손 엄지로 비유혈을 주무른다.
1분, 유법

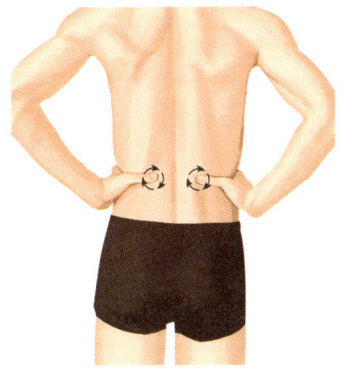

25 양손 엄지로 대장유혈을 주무른다. 1분, 유법

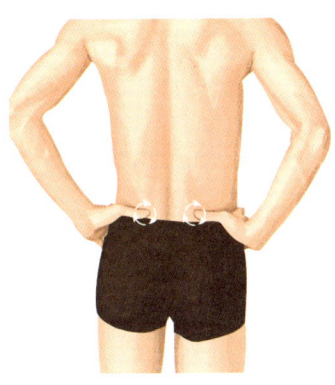

26 양손바닥으로 지실혈을 열이 날 때까지 마찰한다. 찰법

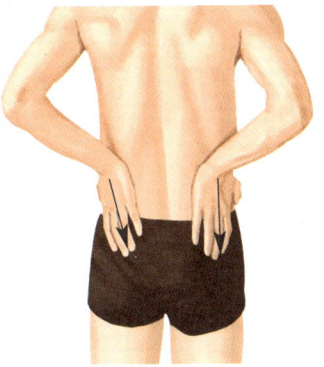

27 전립선이 비대해지면 검지로 열결혈을 민다. 30회, 추법

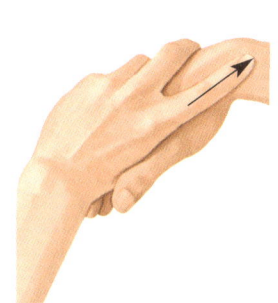

28 양손 검지, 중지로 수도혈을 누르면서 주무른다. 1분, 안유법

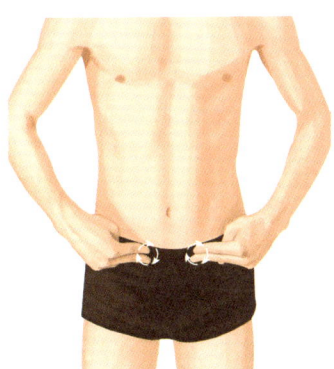

> **TIPS 전립선에 좋은 음식 비법 2가지**
> 1. 백목련제육탕 : 돼지고기 200g을 깨끗이 씻은 후 작게 썰어 신선한 백목련 30g과 함께 푹 끓인다. 소금으로 간을 맞추고 고기와 탕을 매일 1회 먹는다. 이 탕은 신장을 보하고 탁기를 없애주므로 남성 전립선염과 여성 냉대하 치료에 효과적이다.
> 2. 꿀에 잰 무 : 무 500g을 깨끗이 씻어 껍질을 벗기고 얇게 썰어 벌꿀 500g에 10분 잰 다음 말린다. 꿀에 재고 말리는 것을 3회 반복한다. 이것을 3쪽씩 소금물과 함께 매일 4~5회 먹는다. 꿀에 잰 무는 어혈성 만성 전립선염에 아주 좋다.

SELF MASSAGE
생리전 증후군

사용 혈자리

태양혈, 노궁혈, 간유혈, 비유혈, 위유혈, 족삼리혈,
혈해혈, 태충혈, 삼음교혈, 장문혈, 천돌혈, 음릉천혈

안마 방법

환자의 생리전증후군이 어떻게 나타나는지 먼저 파악한 다음 그 유형을 근거로 알맞은 안마 방법을 선택한다.

기본 방법(증상에 관계없이 실행)

01 중지 또는 세 손가락으로 이마와 눈언저리를 문지른다.
좌우 5분, 분말법

02 중지로 태양혈을 누르면서 주무른다. 좌우 1분, 안유법

03 옆머리를 긁는다.
각 30초, 소산법(掃散法_긁기)

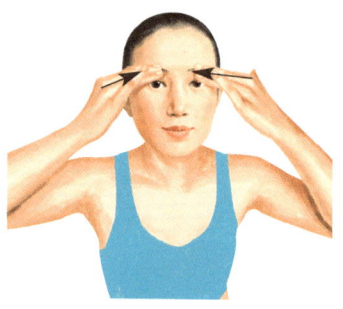
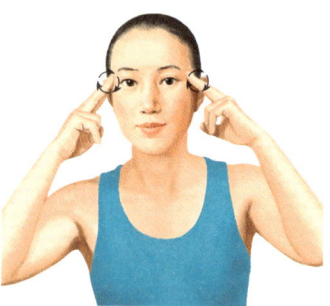
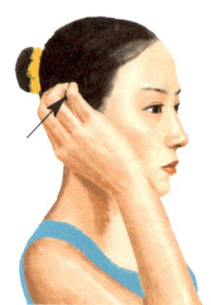

04 머리를 집었다 놓는다.
6~8회, 오지나법(五指拿法)

05 손바닥으로 양 옆구리를 약간 열이 날 때까지 가로로 문지른다.
장마법

06 엄지손가락으로 노궁혈을 누르면서 주무른다. 좌우 2분, 안유법

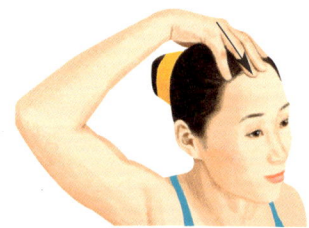
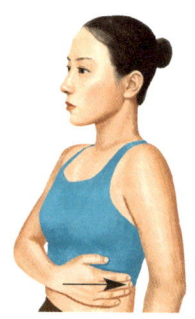
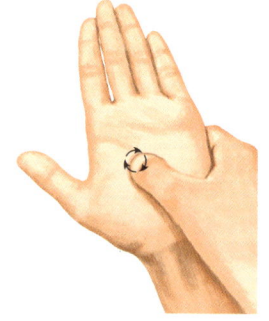

심혈부족(心血不足)

01 엄지손가락으로 간유혈, 비유혈, 위유혈 등을 누르면서 주무른다. 좌우 각 2분, 안유법

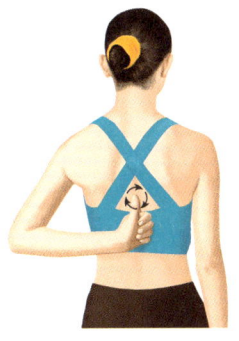
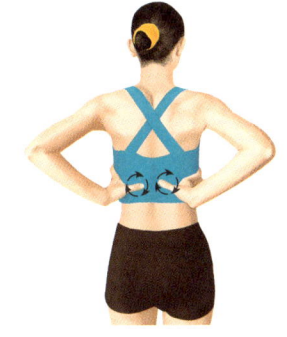
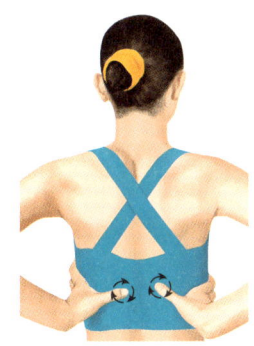

간욱화왕(肝郁火旺 _ 간이 막혀 열기가 상승)

02 엄지손가락으로 족삼리혈을 퉁긴다. 좌우 1분, 탄발법

01 한 손가락 또는 다섯손가락으로 혈해혈을 찍고 두드린다. 좌우 1분, 고점법

02 엄지손가락 끝으로 태충혈을 가벼운 통증이 느껴질 정도로 찍어 누른다. 좌우 1분, 점안법

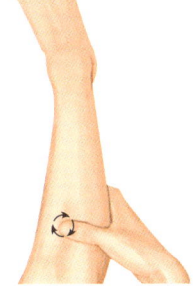
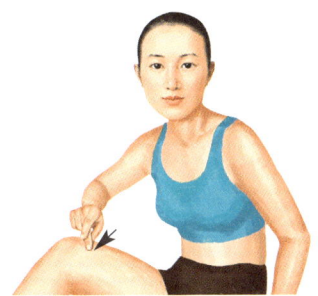
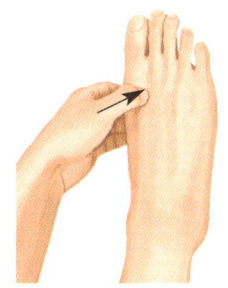

03 엄지손가락으로 삼음교혈을 누르면서 주무른다. 좌우 2분, 안유법

04 손바닥으로 장문혈을 누르면서 주무른다. 좌우 2분, 안유법

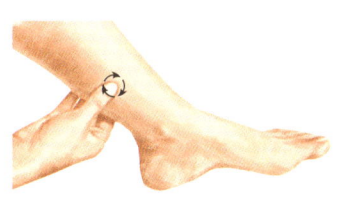
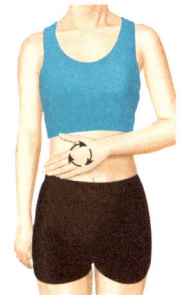

> **TIPS 장미금귤차**
> 장미꽃잎 6g과 얇게 썬 금귤 반쪽을 잔에 넣고 끓는 물을 부어 차 대신 자주 마신다. 보통 5~6회 재탕한다. 스트레스성 정신질환적 생리전증후군에 좋다.

담기울결(痰氣鬱結_담기의 울체로 정신질환적 증세)

01 천돌혈을 긁는다.
좌우 1분, 구점법(勾點法_긁기)

02 엄지손가락으로 음릉천혈, 삼음교혈을 누르면서 주무른다.
좌우 각 2분, 안유법

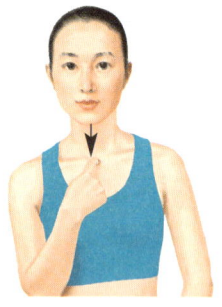 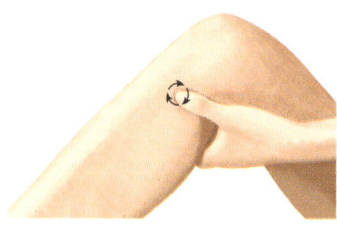 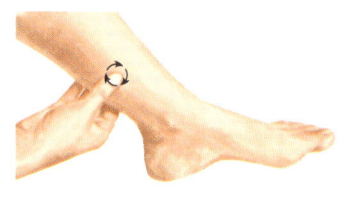

SELF MASSAGE
생리통

사용 혈자리
① 두면부 : 승장혈
② 흉복부 : 기문혈, 단중혈, 중완혈, 맹유혈, 관원혈, 자궁혈, 일월혈, 장문혈, 경문혈
③ 요배부 : 격유혈, 간유혈, 비유혈, 위유혈, 삼초유혈, 신유혈, 명문혈, 기해유혈, 팔료혈
④ 하지부 : 족삼리혈, 삼음교혈, 축빈혈, 연곡혈, 용천혈

안마 방법

01 선 자세. 양손 장근으로 요저부(꼬리뼈) 안쪽을 마찰한다.
2~3분, 찰법

02 엄지손가락을 구부려 삼초유혈을 통증이 조금 느껴질 정도로 누르면서 주무른다. 안유법

03 엄지손가락으로 신유혈을 통증이 조금 느껴질 정도로 누르면서 주무른다. 안유법

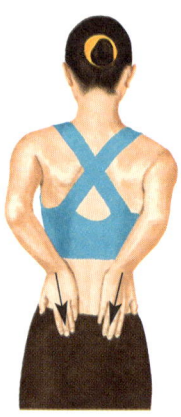 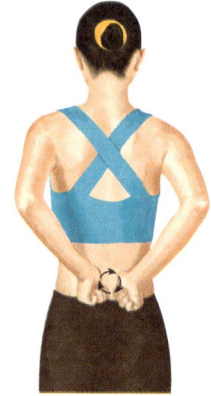 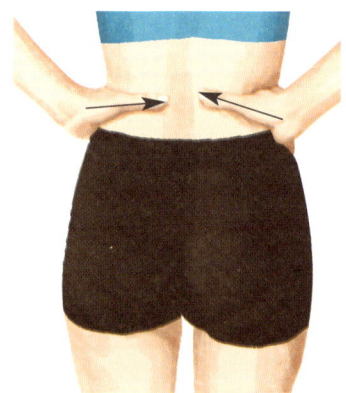

04 엄지손가락을 구부려 기해혈을 통증이 조금 느껴질 정도로 누르면서 주무른다. 안유법

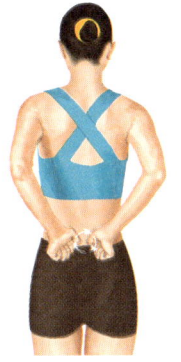

05 장근으로 팔료혈을 통증이 조금 느껴질 정도로 누르면서 주무른다. 안유법

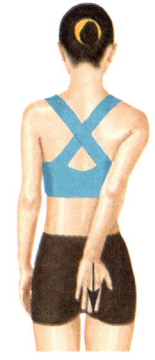

06 양손가락을 모아 요저부(꼬리뼈) 양쪽을 통증이 조금 느껴질 정도로 쥐면서 집는다. 날나법

07 양손바닥을 겹쳐서 아랫배에 놓고 시계방향으로 누르면서 주무른다. 느리게 계속한다. 3~5분, 안유법

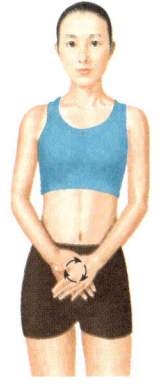

08 양손 엄지를 아랫배 임맥(任脈)에 두고, 기혈순행선을 따라 교대로 누르면서 내려간다. 5~10회, 안압법

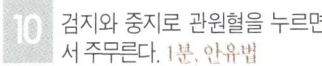

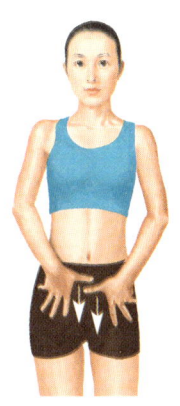

09 검지와 중지로 단중혈을 찍고 누르면서 주무른다. 1분, 점안유법

10 검지와 중지로 관원혈을 누르면서 주무른다. 1분, 안유법

11 검지로 맹유혈을 누르면서 주무른다. 1분, 안유법

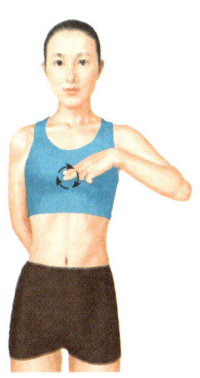

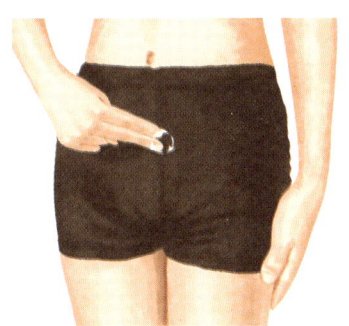

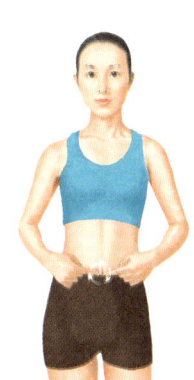

생리통

12	양손 검지로 자궁혈을 찍고 누르면서 주무른다. 1분, 점법, 안유법

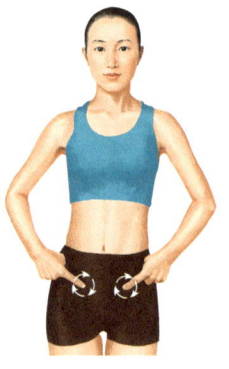

13	여러 손가락으로 아랫배 근육을 위에서 아래로 집어 나간다. 5~7회, 나법

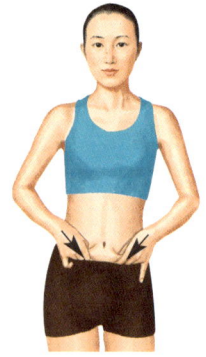

14	한손 장근으로 다리의 족삼리혈을 아래로 민다. 5~7회, 추법

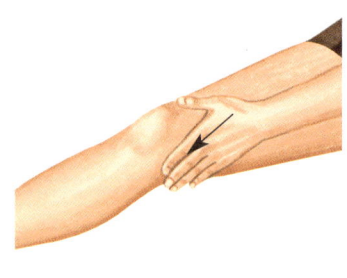

15	앉은 자세. 엄지손가락으로 삼음교혈을 통증이 조금 느껴질 정도로 누른다. 1분, 안압법

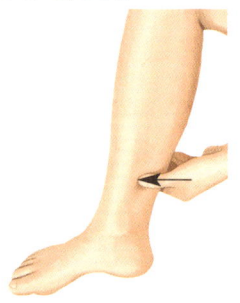

16	앉은 자세. 양손 엄지로 연곡혈을 통증이 조금 느껴질 정도로 누른다. 1분, 안압법

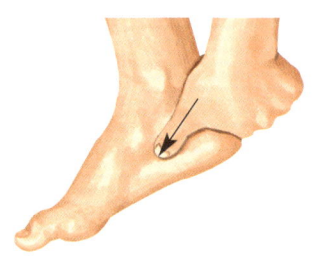

17	소어제로 용천혈을 종아리에 열이 전해질 때까지 마찰한다. 찰법

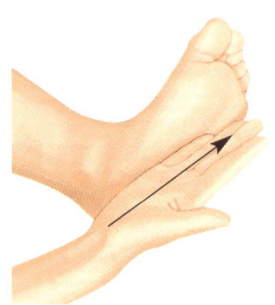

기체혈어(氣滯血瘀_기가 막히고, 혈이 뭉침)

01	양손 엄지 끝을 양 옆구리 기문혈에 대고 지그시 찍으면서 가볍게 누른다. 1분, 점압법

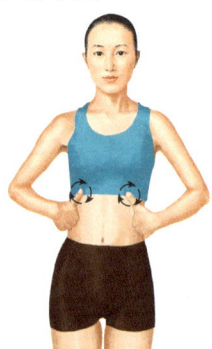

02	양손 엄지 끝을 양 옆구리 일월혈에 대고 지그시 찍으면서 가볍게 누른다. 1분, 점압법

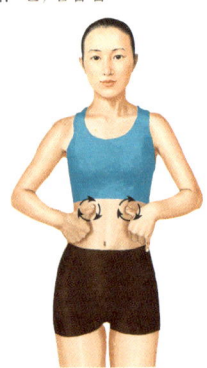

03	엄지손가락으로 족삼리혈을 누르면서 주무른다. 2분, 안유법

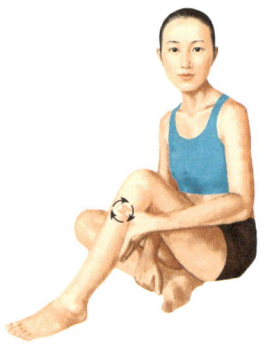

한습응체(寒濕凝滯_찬 기운에 접촉되어 한기가 몸 안에 정체)

01 손바닥으로 명문혈을 열이 날 때까지 마찰한다. 찰법

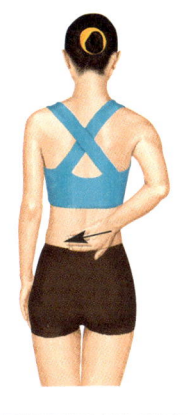

02 양손 주먹을 느슨하게 쥐고 팔료혈을 두드린다. 20회, 고격법

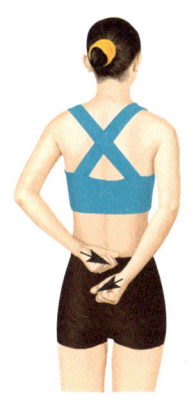

기혈허약(氣血虛弱_기혈의 순환이 안 됨)

01 엄지손가락으로 등의 격유혈을 찍고 주무른다. 1분, 점유법

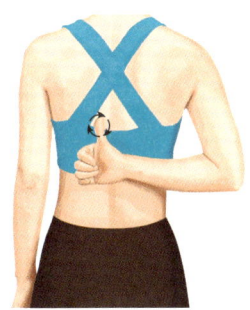

02 엄지손가락으로 등의 비유혈을 찍고 주무른다. 1분, 점유법

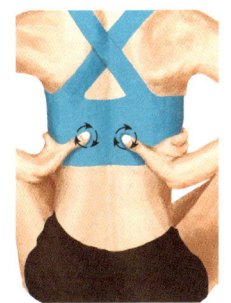

03 양손 엄지로 등의 위유혈을 찍고 주무른다. 1분, 점유법

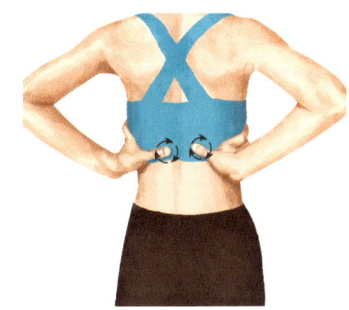

간신부족(肝腎不足_간장과 신장의 기운이 부족)

01 양손 엄지로 간유혈을 찍어 누른다. 1분, 점안법

02 양 옆구리를 마찰하여 따뜻하게 한 다음, 장근으로 기문혈에서 장문혈을 지나 경문혈까지 지그시 민다. 10~20회, 찰법, 추법

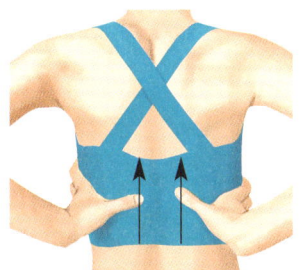
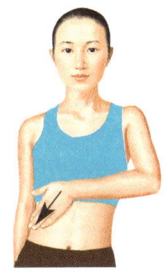

> **TIPS 생리통에 좋은 민간요법**
>
> 신선한 부추 30g, 월계화 3~5송이, 흑설탕 10g, 황주 10㎖.
> 부추와 월계화를 깨끗이 씻어 즙을 내고 흑설탕과 함께 황주에 타서 마신다. 복용 후 약 30분 엎드려 있는다.
> 이 처방은 기혈의 소통을 원활히 하고 진통작용을 하므로 기체혈어가 심한 생리통에 효과적이다.

SELF MASSAGE

생리불순

사용 혈자리

기해혈, 관원혈, 중극혈, 간유혈, 비유혈, 신유혈, 태충혈, 삼음교혈, 태계혈, 대장유혈, 해계혈, 은백혈, 대돈혈, 명문혈, 중완혈, 족삼리혈, 혈해혈, 장문혈, 기문혈, 용천혈

안마 방법

환자에게 생리불순이 어떻게 나타나는지 먼저 파악한 다음 그 유형을 근거로 알맞은 안마 방법을 선택한다.

기본 방법(증상에 관계없이 실행)

01 기해혈, 관원혈, 중극혈을 누르면서 주무른다. 좌우 각 2분, 안유법

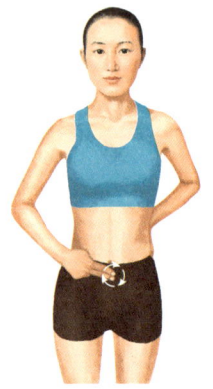
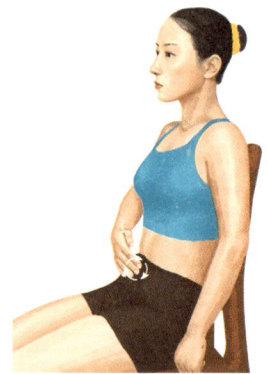
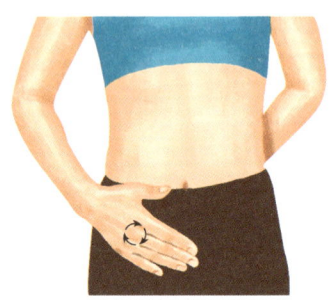

02 손바닥으로 아랫배를 문지른다.
좌우 5분, 마법

03 엄지손가락으로 간유혈, 비유혈, 신유혈을 누르면서 주무른다.
좌우 각 2분, 안유법

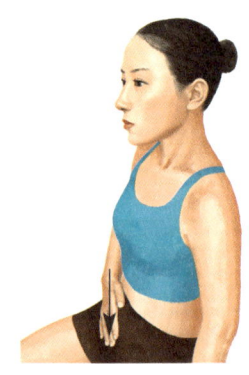
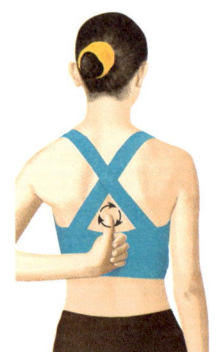
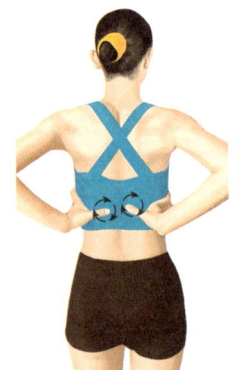
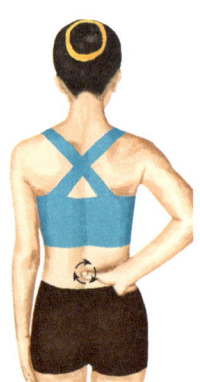

04 한손가락으로 태충혈을 찍고 두드린다. 좌우 1분, 고점법

05 엄지손가락으로 삼음교혈, 태계혈을 통증이 조금 느껴질 정도로 누르면서 주무른다. 각 1분, 안유법

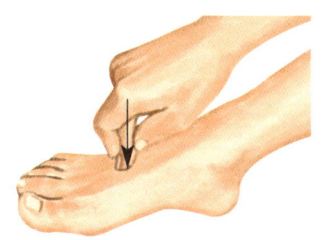
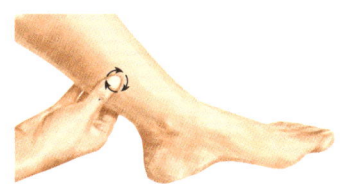
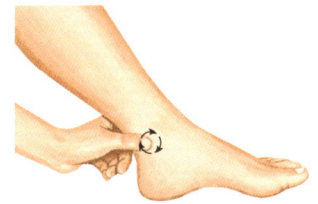

혈열증(血熱症)

01 대장유혈을 누르면서 주무른다. 좌우 2분, 안유법

02 한 손가락 또는 다섯손가락으로 혈해혈을 찍거나 찍고 두드린다. 좌우 1분, 고점법

03 엄지손가락으로 해계혈을 통증이 조금 느껴질 정도로 누르면서 주무른다. 1분, 안유법

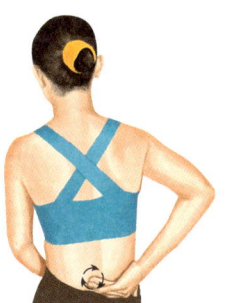
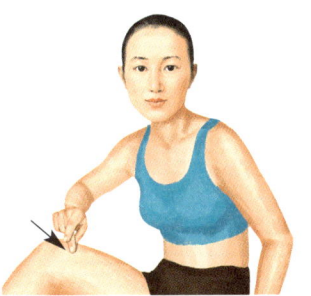
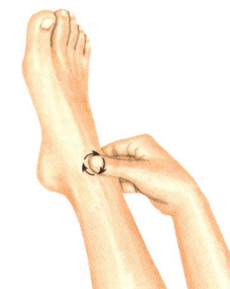

04 엄지손가락 끝으로 은백혈과 대돈혈을 꼬집는다. 각 10 ~ 15회, 겹법

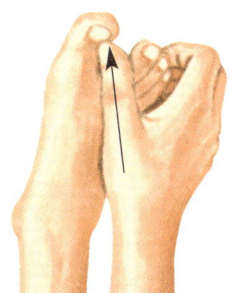
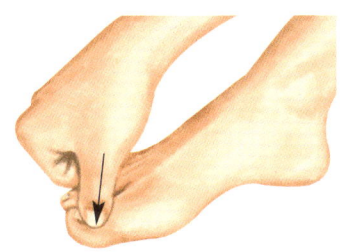

혈한증(血寒症)

01 손바닥으로 배꼽을 누르면서 주무른다. 좌우 3분, 안유법

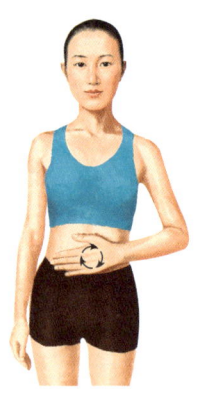

찰법

02 손바닥으로 신유혈과 명문혈을 열이 날 때까지 가로로 마찰한다.

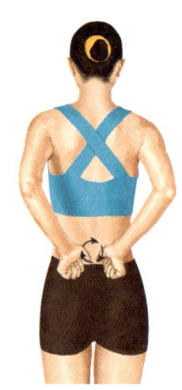

기혈허약(氣血虛弱)

01 손가락 또는 손가락 바닥면으로 중완혈, 기해혈을 누르면서 주무른다. 좌우 각 3분, 안유법

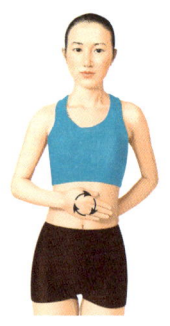

02 엄지손가락으로 족삼리혈을 통증이 조금 느껴질 정도로 퉁긴다. 1분, 탄발법

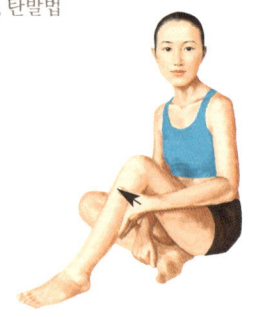

03 손바닥으로 등의 비유혈, 위유혈 부위를 열이 날 때까지 비빈다.

차법

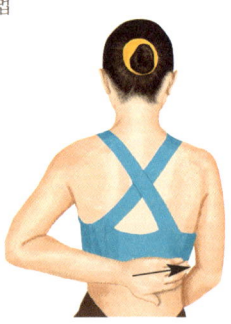

간욱증(肝郁症_간장에 울혈)

01 손바닥으로 장문혈을 열이 날 때까지 누르면서 주무른다. 1분, 안유법

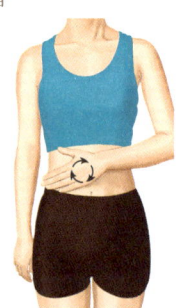

02 손바닥으로 기문혈을 열이 날 때까지 누르면서 주무른다. 1분, 안유법

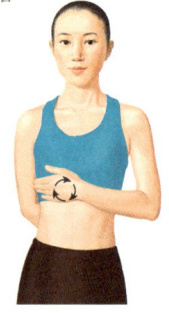

신허증(腎虛症_신장이 허한 증상)

01 손바닥으로 관원혈을 누르면서 주무른다. 좌우 3분, 안유법

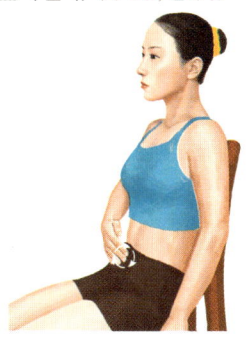

02 손바닥으로 용천혈을 열이 날 때까지 누르면서 주무른다.
1분, 안유법

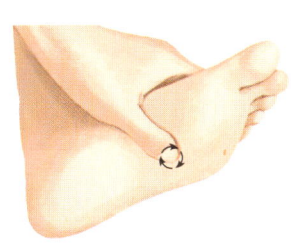

03 손바닥으로 발바닥을 열이 날 때까지 마찰한다. 찰법

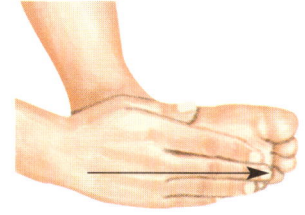

04 엄지손가락으로 신유혈, 명문혈을 열이 날 때까지 누르면서 주무른다. 안유법

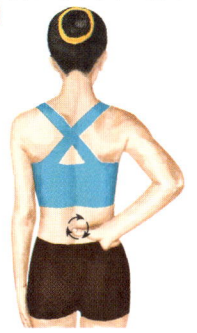

TIPS 생리불순에 좋은 운동

체력이 떨어지면 위장이나 신장의 기능이 쉽게 떨어져 생리불순이 나타나게 된다. 가장 좋은 생활습관은 바로 운동이다. 그러나 운동도 자신에게 맞게 잘 처방해서 해야 한다. 근육이 적은 사람이 아무리 운동을 많이 해도 힘만 들고 피로물질이 더 많이 쌓여 건강이 오히려 나빠진다. 근육이 많은 사람은 살이 단단해서 어혈이 많이 쌓인다. 그러므로 누구나 자신에게 맞는 적당한 운동을 잘 찾아서 해야 한다.

일반적으로 생리불순에 좋은 운동은 가벼운 구기운동, 스트레칭, 요가, 허리체조, 걷기 등이다. 이 중 체조와 스트레칭은 여성의 몸을 더욱 유연하게 만들고, 운동하기도 쉬우며, 체력소모도 잘 되지 않고, 근육이 쉽게 움직일 수 있게 도와주는 운동으로 권할만하다. 체조와 스트레칭으로 근육이 조금 자극되면 그때부터 근육운동을 하는 것이 바람직하다.

TIPS 생리불순을 예방하는 식이요법

생리불순을 예방하기 위해 가장 중요한 것은 아랫배를 차게 하면 안 된다는 것이다. 찬 음식이나 찬 음료수, 아이스크림 등은 좋지 않으며, 찬물에서 수영하는 것도 피해야 한다. 배가 찬 사람은 반신욕이나 자기 전에 아랫배에 핫팩을 대고 자면 좋다. 또한, 기름진 음식은 좋지 않다. 특히 닭고기 껍질이나 삼겹살 등은 피한다. 대표적인 차가운 음식인 밀가루 음식을 즐겨 먹으면 살이 찔 뿐만 아니라 몸이 점점 차가워져 생리불순이 쉽게 발생한다. 더불어 몸에 꽉 끼는 옷은 자궁을 압박하고 혈액순환을 방해하므로 피한다.

생리불순에 좋은 생황기죽

생황기, 신선한 백모근 각 12g, 참마 10g, 감초 6g, 벌꿀 20g. 생황기와 백모근을 달인다. 감초, 참마는 갈아서 생황기, 백모근 달인 물과 함께 끓인다. 이때 참마가루가 바닥에 가라앉지 않게 조심해서 젓는다. 이어서 벌꿀을 넣고 걸쭉하게 달이면 생황기죽이 된다. 이것을 3회 나누어 먹는다. 생황기죽은 비장과 위장을 튼튼하게 하고, 기혈을 보하므로 생리불순, 생리통에 아주 좋다.

SELF MASSAGE

폐경

사용 혈자리

관원혈, 간유혈, 비유혈, 신유혈, 지실혈, 기해혈, 족삼리혈, 삼음교혈, 중부혈, 운문혈, 명문혈, 행간혈, 태충혈, 장문혈, 기문혈, 연곡혈, 혈해혈, 공손혈, 은백혈, 팔료혈

안마 방법

환자한테 폐경이 어떻게 나타나는지 먼저 파악한 다음 그 유형을 근거로 알맞은 안마 방법을 선택한다.

기본 방법(증상에 관계없이 실행)

01 손바닥으로 아랫배를 문지른다. 이때 시계바늘 반대방향으로 돌린다. 좌우 5분, 장마법

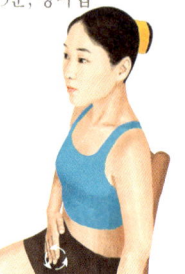

02 손가락으로 기해혈, 관원혈, 간유혈, 비유혈, 신유혈, 지실혈 등을 누르면서 주무른다. 좌우 각 2분, 안유법

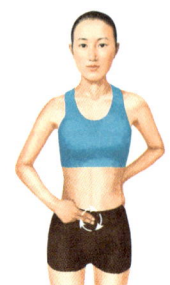 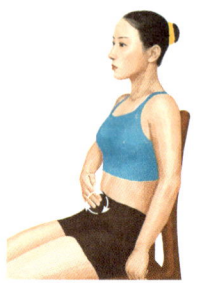 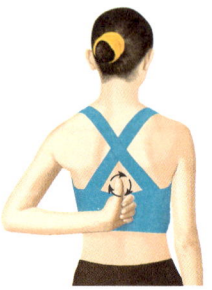

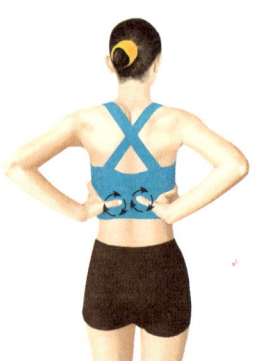 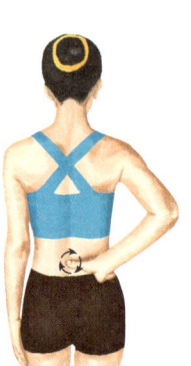 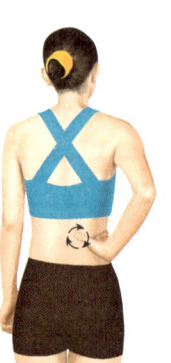

03 다섯손가락으로 혈해혈을 찍고 두드린다. 좌우 1분, 고점법

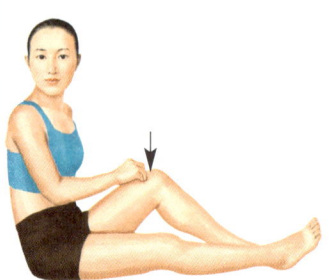

> **TIPS 폐경에 좋은 죽**
> 능소화, 아교 각 10g, 멥쌀 50g, 흑설탕 적당량. 먼저 능소화를 달여 찌꺼기는 버리고 달인 물로 아교, 멥쌀과 함께 죽을 끓인다. 이것을 매일 1~2회 따뜻할 때 먹는다. 이 처방은 허혈(虛血)로 인한 폐경과 얼굴색이 누렇게 뜨는 증상에 좋다.

| 04 엄지손가락으로 족삼리혈을 퉁긴다. 좌우 1분, 탄발법 | 05 엄지손가락으로 삼음교혈을 누르면서 주무른다. 좌우 2분, 안유법 | 06 손바닥으로 허리의 척추 양쪽을 주무른다. 좌우 3분, 유법 |

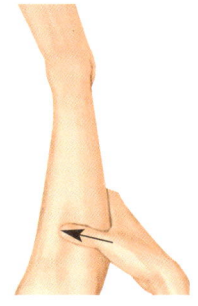 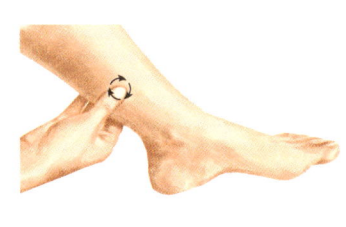 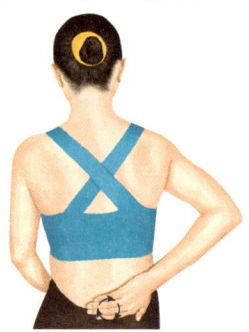

간신부족(肝腎不足), 기혈허약(氣血虛弱)

01 앞가슴 중부혈, 운문혈을 누르면서 주무른다. 좌우 각 2분, 안유법

02 엄지손가락으로 허리의 신유혈, 명문혈을 열이 날 때까지 누르면서 주무른다. 안유법

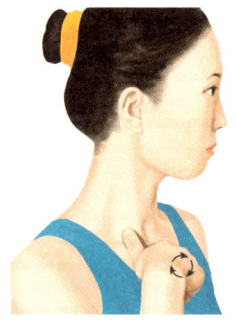 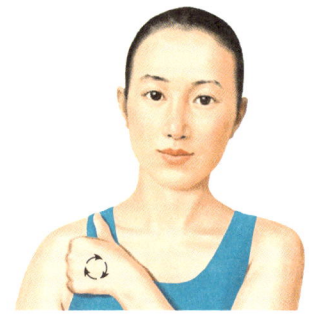 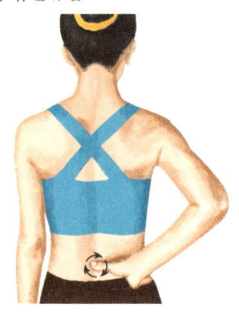

03 손바닥으로 아랫배 양쪽을 열이 날 때까지 비빈다. 차법

간기울결(肝氣郁結_간장에 울혈)

01 엄지손가락으로 발가락 사이의 행간혈을 조금 아플 정도로 누르면서 주무른다. 좌우 2분, 안유법

02 한손가락으로 태충혈을 찍고 두드린다. 좌우 1분, 고점법

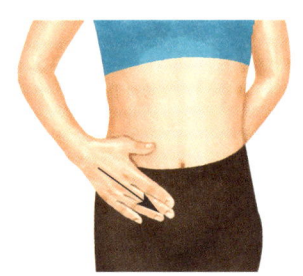 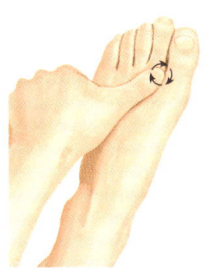 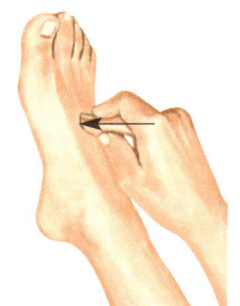

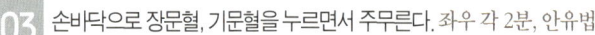

| 03 | 손바닥으로 장문혈, 기문혈을 누르면서 주무른다. 좌우 각 2분, 안유법 |

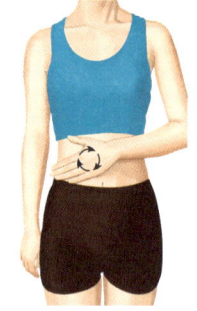
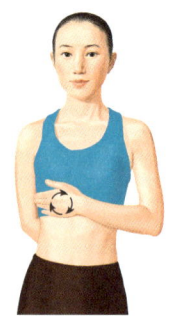

| 04 | 손바닥으로 양쪽 옆구리를 열이 날 때까지 가로로 비빈다. 차법 |

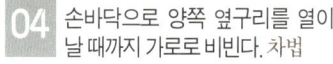
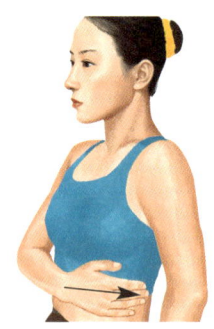

한응혈어(寒凝血瘀_찬기운이 뭉쳐서 어혈이 생김)

| 01 | 엄지손가락 끝으로 연곡혈, 공손혈을 찍으면서 누른다. 좌우 각 2분, 점안법 |
| 02 | 엄지손가락 끝으로 은백혈을 찍고 누른다. 좌우 2분, 점안법 |

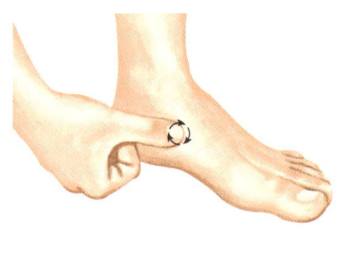
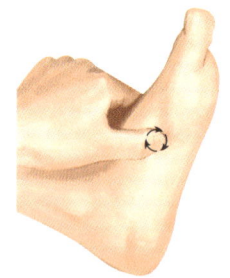
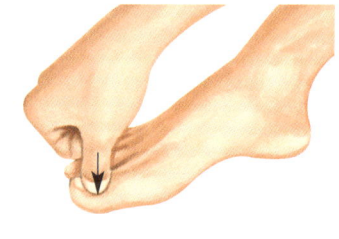

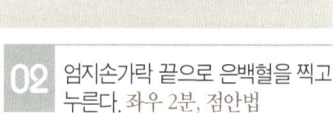

| 03 | 대퇴부 안쪽 근육을 집었다 놓았다 한다. 좌우 3분, 나법 |
| 04 | 손바닥으로 팔료혈을 열이 날 때까지 가로로 비빈다. 차법 |

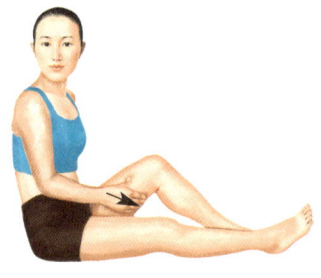
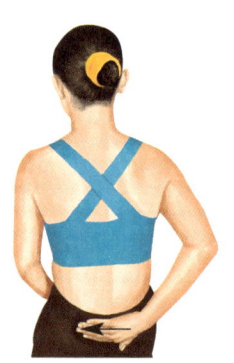

담습정체(痰濕停滯_담이 가로막힘)

01 손바닥으로 팔료혈을 통증이 조금 느껴질 정도로 비빈다. 차법

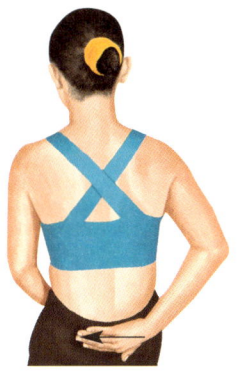

02 손바닥으로 요저부(꼬리뼈) 주위를 열이 날 때까지 가로로 비빈다. 차법

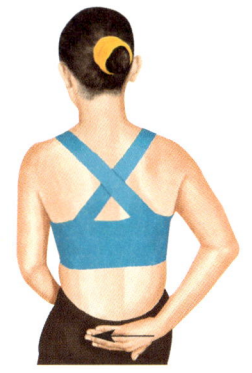

03 손바닥을 살짝 구부려 요저부(꼬리뼈) 부위를 가볍게 두드린다. 좌우 1분, 박법

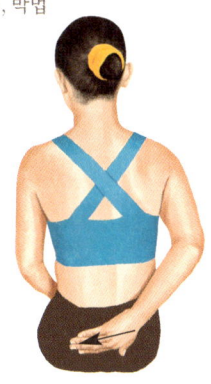

SELF MASSAGE

불임증

사용 혈자리

기해혈, 관원혈, 중극혈, 자궁혈, 자호혈, 삼음교혈, 복류혈, 혈해혈, 신유혈, 명문혈, 팔료혈, 태계혈, 조해혈, 여구혈, 태충혈, 비유혈, 족삼리혈, 풍륭혈

안마 방법

환자에게 불임증이 어떻게 나타나는지 먼저 파악한 다음 그 유형을 근거로 알맞은 안마 방법을 선택한다.

기본 방법(증상에 관계없이 실행)

01 손바닥으로 아랫배를 누르면서 주무른다. 좌우 5분, 안유법

02 세 손가락으로 기해혈, 관원혈, 중극혈, 자궁혈, 자호혈을 누르면서 주무른다. 좌우 각 2분, 안유법

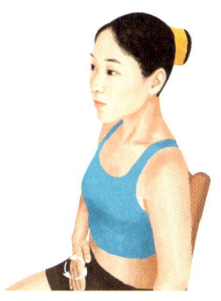
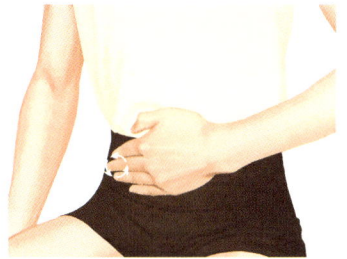
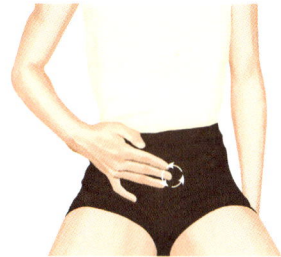

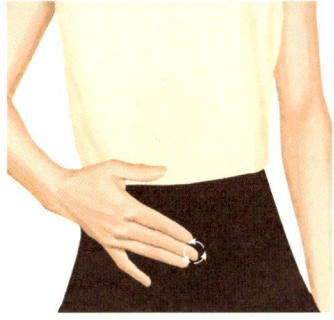 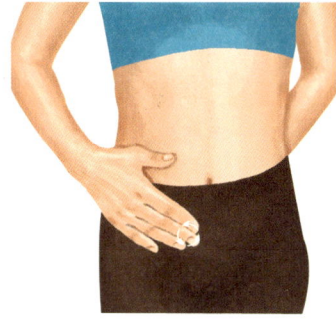 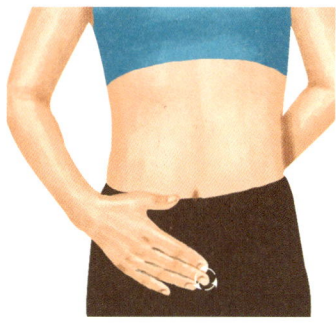

03 엄지손가락으로 삼음교혈, 복류혈을 누르면서 주무른다. 좌우 각 2분, 안유법

04 다섯손가락으로 혈해혈을 찍고 두드린다. 좌우 1분, 고점법

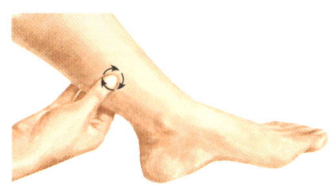 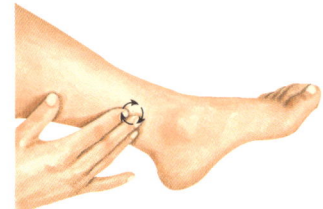 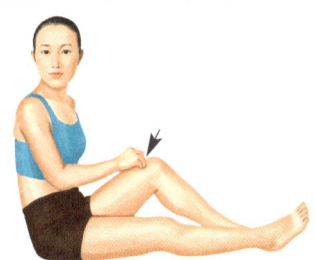

05 손바닥으로 신유혈, 명문혈을 열이 날 때까지 가로로 마찰한다. 찰법

06 손바닥으로 팔료혈을 열이 날 때까지 비빈다. 차법

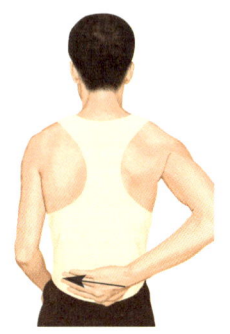 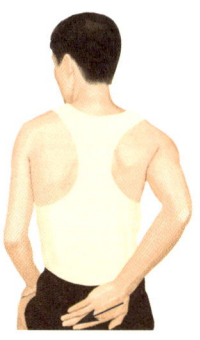

TIPS
1. 지나친 성관계는 불임을 초래한다.
2. 긴장을 풀고, 초조한 마음을 버리고 항상 여유로운 마음가짐을 갖는다.
3. 결혼 후 한동안 아기를 원치 않을 때에는 알맞은 피임 방법을 선택한다. 중절수술을 자주 하면 불임을 초래할 우려가 크다.

신허(腎虛)로 인한 불임증

01 세 손가락으로 명문혈을 누르면서 주무른다. 좌우 1분, 안유법

02 한손 엄지로 태계혈, 조해혈을 누르면서 주무른다. 좌우 각 2분, 안유법

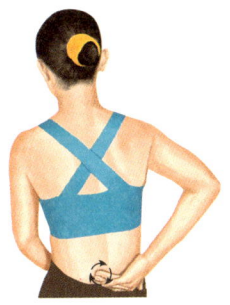
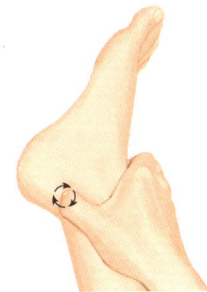
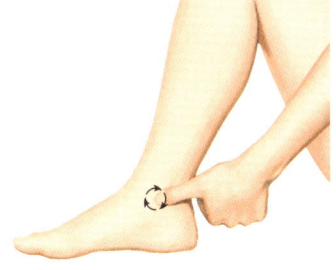

간울(肝鬱)로 인한 불임증

01 엄지손가락으로 여구혈을 찍어 누른다. 좌우 2분, 점안법

02 한손가락으로 태충혈을 조금 아플 정도로 찍고 두드린다. 좌우 1분, 고점법

03 손바닥으로 복부를 문지른다. 좌우 5분, 마법

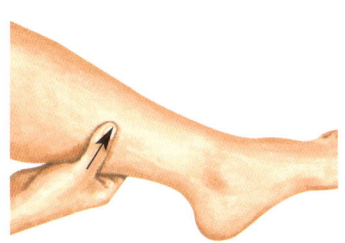
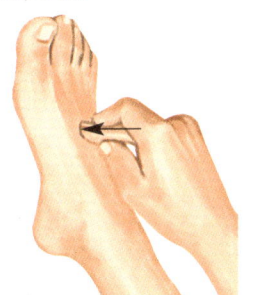
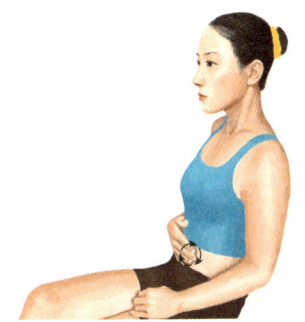

담습(痰濕)으로 인한 불임증

01 세 손가락으로 비유혈을 누르면서 주무른다. 좌우 2분, 안유법

02 엄지손가락으로 족삼리혈, 풍륭혈을 퉁긴다. 좌우 각 2분, 탄발법

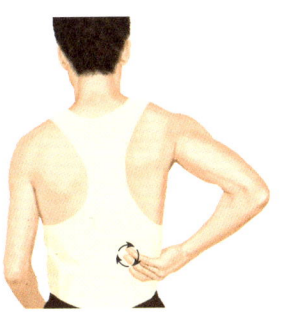
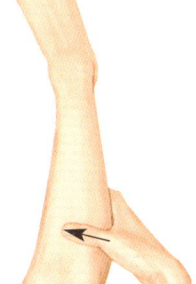
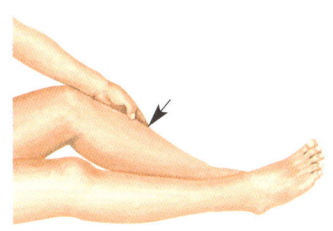

SELF MASSAGE

산후 소변 이상

사용 혈자리

기해혈, 관원혈, 중극혈, 신유혈, 명문혈, 방광유혈, 음릉천혈, 행간혈, 삼음교혈, 양지혈, 공최혈, 수천혈, 중완혈, 족삼리혈

산후에 나타나는 소변불순, 빈뇨, 요실금 등의 증상이다. 산후 소변 이상으로 분만 이후부터 소변이 물방울처럼 똑똑 떨어지면서 나오거나, 배뇨가 되지 않아 심한 복통이 온다. 이와 반대로 소변 횟수가 잦고 자신도 모르게 소변이 나오는 경우도 있다. 산후 소변이상이 나타나는 주요 원인은 폐와 신장의 기가 허하고, 방광이 제기능을 발휘하지 못하기 때문이다.

안마 방법

산모의 산후 소변 이상이 어떻게 나타나는지 먼저 파악한 다음 그 유형을 근거로 알맞은 안마 방법을 선택한다. 산모는 대부분 체력이 떨어져 있으므로 가정에서 안마로 체력을 회복하는 경우가 많다.

기본 방법(증상에 관계없이 실행)

01 엄지손가락 끝으로 기해혈, 관원혈, 중극혈 등을 찍어 누른다. 좌우 각 2분, 점안법

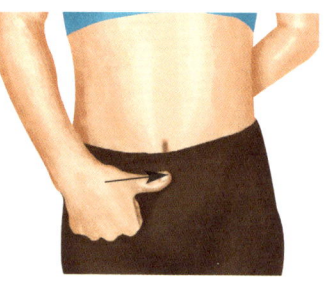
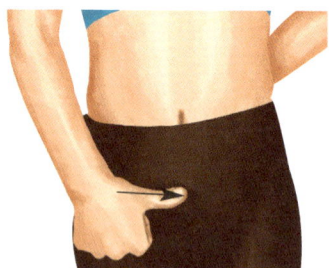
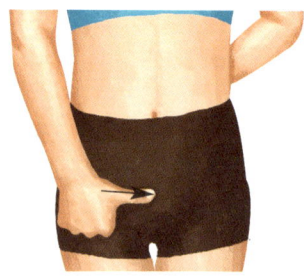

02 손바닥으로 아랫배를 문지른다. 좌우 5분, 마법

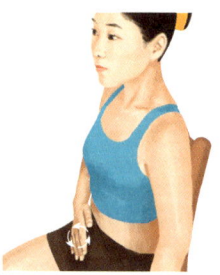

03 손바닥으로 아랫배를 떨듯이 흔든다. 좌우 1분, 진전법

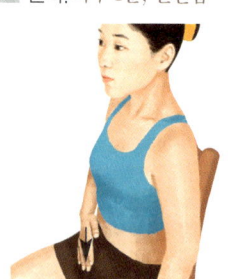

04 손바닥으로 아랫배를 열이 날 때까지 비빈다. 좌우 1분, 차법

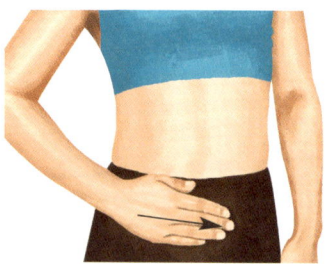

05 손가락으로 신유혈, 명문혈, 방광혈을 누르면서 주무른다. 좌우 각 2분, 안유법

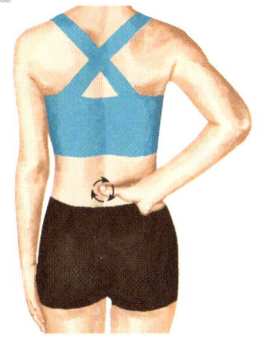 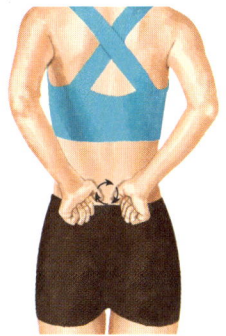 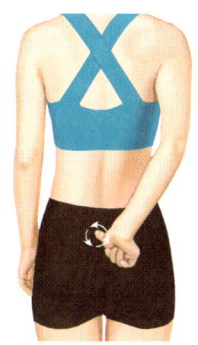

06 엄지손가락 끝으로 음릉천혈, 행간혈을 약간 붉어질 정도로 찍어 누른다. 좌우 각 1분, 점안법

07 엄지손가락으로 삼음교혈을 누르면서 주무른다. 좌우 1분, 안유법

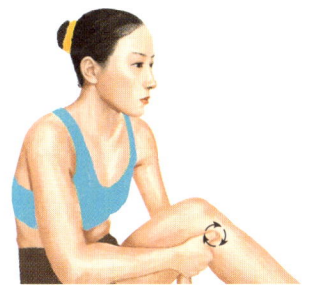 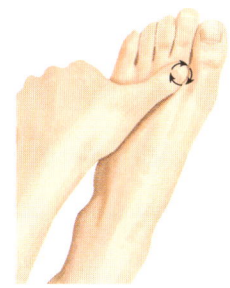 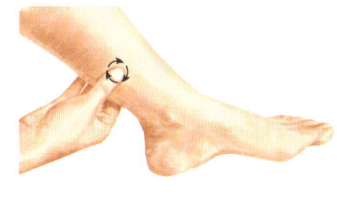

폐신기허(肺腎氣虛_폐와 신장의 기가 약하거나 부족)

08 손바닥으로 다리 안쪽 근육을 위에서 아래로 이동하면서 누른다. 6~8회, 안압법

01 엄지손가락으로 양지혈, 공최혈, 수천혈을 누르면서 주무른다. 좌우 각 1분, 안유법

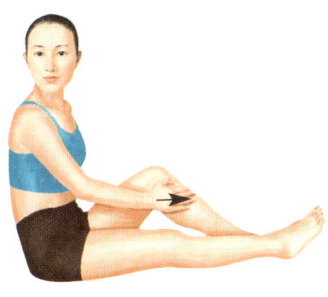 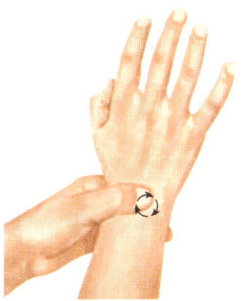 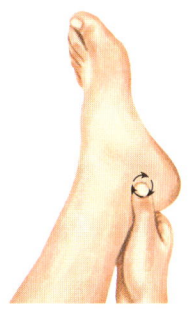

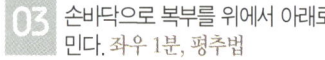

02 손바닥으로 허리를 민다.
좌우 1분, 추법

03 손바닥으로 복부를 위에서 아래로 민다. 좌우 1분, 평추법

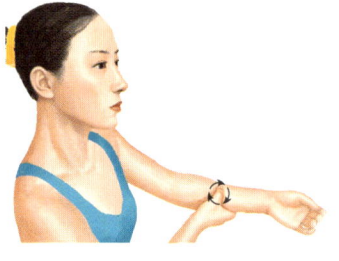
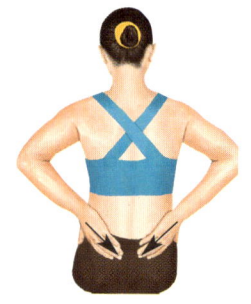
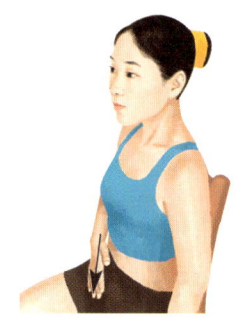

산상증(産傷症_산후 장부가 상했을 경우)

01 손바닥으로 복부를 가로로 문지른다. 좌우 3분, 장마법

02 손바닥으로 중완혈을 비빈다. 좌우 2분, 차법

03 다리의 안쪽 근육을 위에서 아래로 이동하면서 집는다. 좌우 3분, 나법

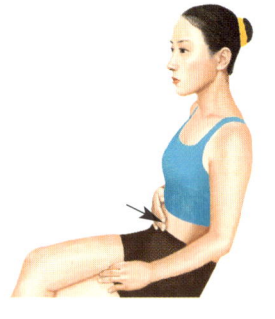
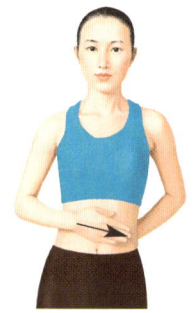
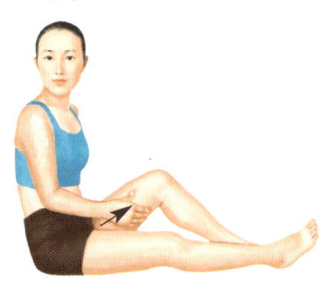

04 엄지손가락 끝으로 족삼리혈을 조금 아플 정도로 찍어 누른다.
좌우 1분, 점안법

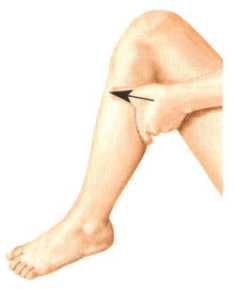

> **TIPS 산후 소변 이상에 좋은 음식**
>
> 1. 표고버섯죽순붕어찜 : 죽순 25g, 표고버섯 5송이를 깨끗이 씻어 얇게 썬다. 붕어 1마리(250g)를 비늘, 아가미와 내장을 제거하고 황주, 소금, 후춧가루에 20분 절인다. 붕어를 냄비에 담고 붕어 위에 표고버섯, 죽순을 가지런히 올린 다음 황주, 파, 생강, 조미료를 알맞게 넣고 약 2시간을 찐다. 붕어가 완전히 익으면 파, 마늘을 걷어내고 먹는다.
> 2. 해파리양상추 냉채 : 양상추 250g을 썰어 소금에 20분 절인 후 물기를 뺀다. 해파리 150g을 깨끗이 씻어 가늘게 썰고 물기를 뺀다. 이 둘을 넣고 참기름, 설탕, 식초, 소금, 조미료 등을 넣고 무쳐서 먹는다.

SELF MASSAGE

만성골반염

사용 혈자리

신궐혈, 장문혈, 기문혈, 중완혈, 기해혈, 간유혈, 비유혈, 대장유혈, 대맥혈, 수도혈, 관원유혈, 기문혈, 명문혈, 신유혈, 팔료혈, 삼음교혈, 구허혈, 태충혈, 혈해혈, 백회혈, 합곡혈, 족삼리혈, 음릉천혈, 귀래혈

안마 방법

환자에게 만성 골반염이 어떻게 나타나는지 먼저 파악한 다음 그 유형을 근거로 알맞은 안마 방법을 선택한다.

기본 방법(증상에 관계없이 실행)

01 한손바닥으로 아랫배를 문지른다.
좌우 3분, 장마법

02 한손바닥으로 신궐혈을 주무른다. 좌우 3분, 유법

03 손바닥 또는 손가락으로 대맥혈, 기문혈, 중완혈, 기해혈, 관원혈, 수도혈, 간유혈, 비유혈, 대장유혈, 관원유혈, 장문혈 등을 누르면서 주무른다.
좌우 각 1분, 안유법

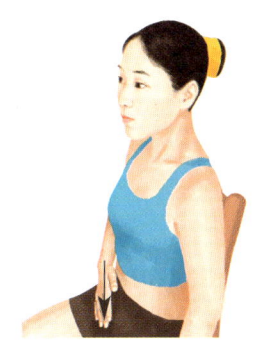
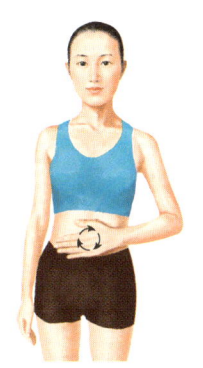
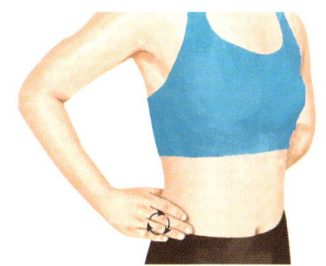

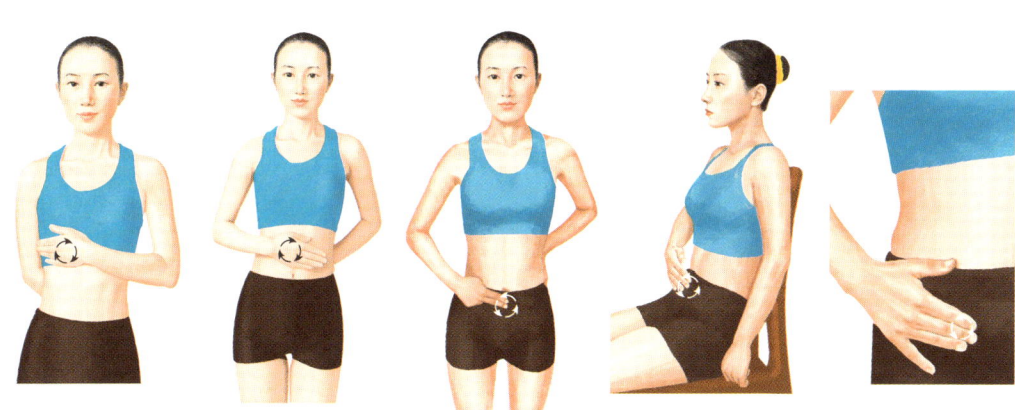

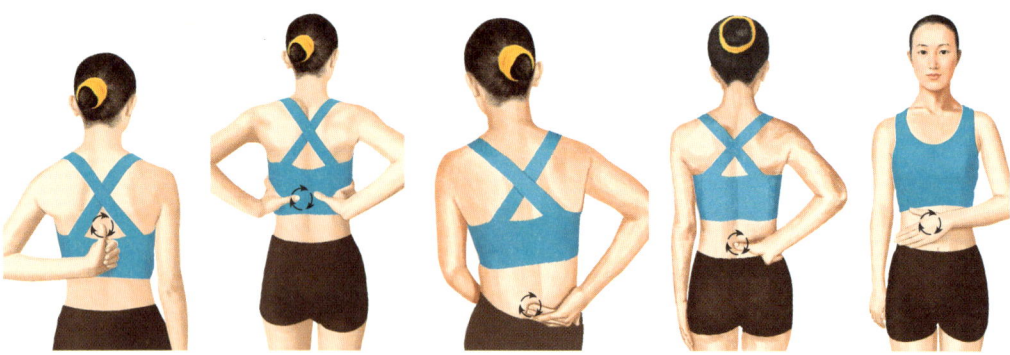

| 04 | 다섯손가락으로 기문혈을 찍고 두드린다. 좌우 1분, 고점법 | 05 | 한손가락으로 신유혈, 명문혈을 열이 날 때까지 마찰한다. 찰법 | 06 | 손바닥으로 팔료혈을 열이 날 때까지 비빈다. 차법 |

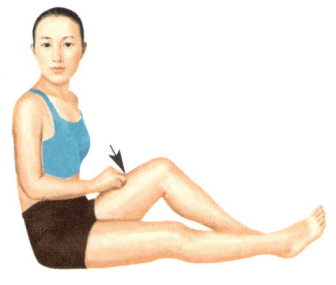
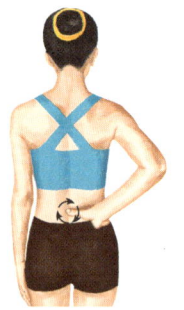
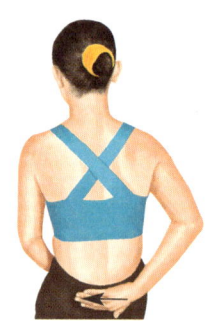

간욱습열(肝郁濕熱_간장의 습열)

01 엄지손가락 끝으로 삼음교혈, 구허혈, 태충혈을 찍어 누른다. 각 1분, 점안법

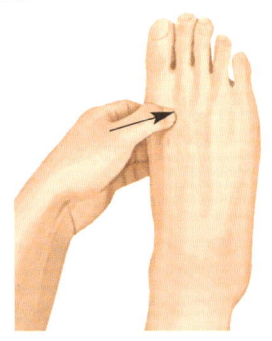
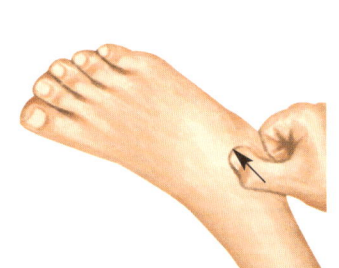
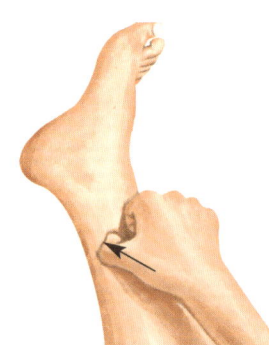

02 다섯손가락으로 혈해혈을 찍고 두드린다. 좌우 1분, 고점법

03 손바닥을 살짝 구부려 요저부(꼬리뼈)를 가볍게 두드린다. 좌우 30초, 박법

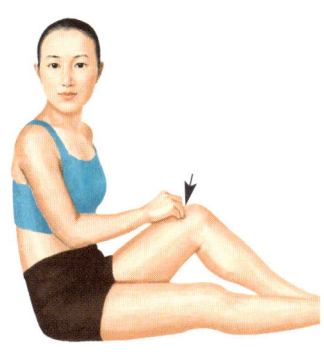
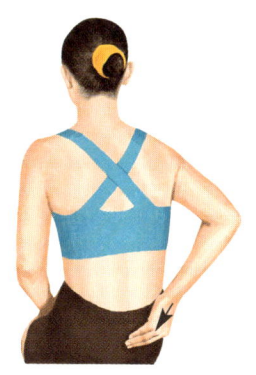

혈허한습(血虛寒濕_ 혈맥이 허하고 한습)

01 중지로 백회혈을 누른다. 좌우 1분, 안법

02 엄지손가락 끝으로 삼음교혈, 합곡혈을 찍어 누른다. 좌우 각 1분, 점안법

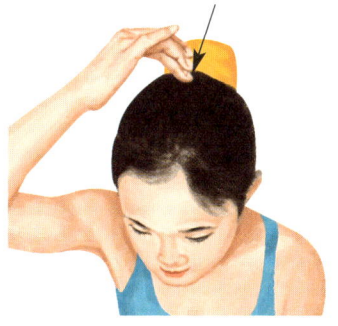
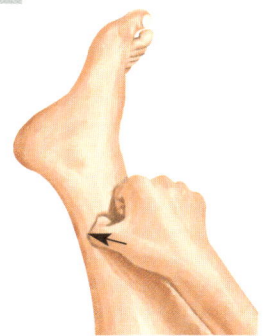
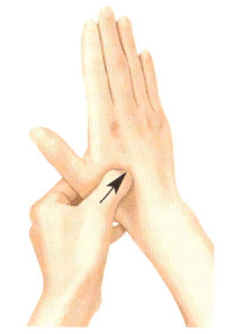

03 다섯손가락으로 혈해혈을 찍고 두드린다. 좌우 1분, 고점법

04 엄지손가락으로 족삼리혈을 조금 아플 정도로 퉁긴다. 좌우 1분, 탄발법

05 세 손가락으로 귀래혈을 누르면서 주무른다. 좌우 2분, 안유법

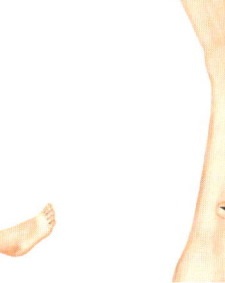
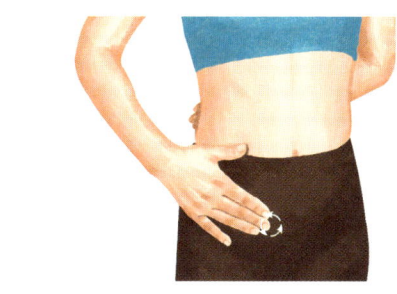

기체혈어(氣滯血瘀_기가 막히고, 혈이 뭉침)

01 엄지손가락 끝으로 음릉천혈, 삼음교혈, 구허혈, 태충혈을 찍어 누른다. 좌우 각 1분, 점안법

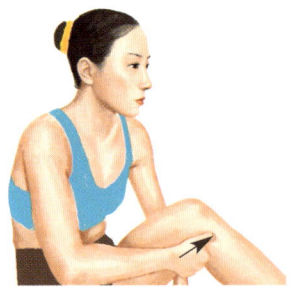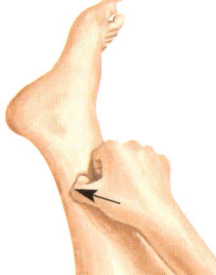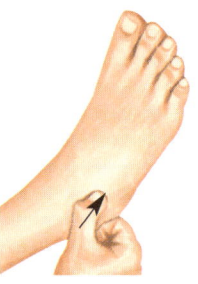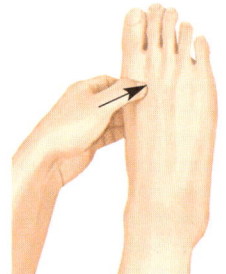

02 세 손가락으로 귀래혈을 누르면서 주무른다. 좌우 2분, 안유법

03 양손 주먹을 느슨하게 쥐고 요저부(꼬리뼈) 양쪽을 두드린다. 좌우 30초, 고격법

> **TIPS 당귀작약가루**
>
> 당귀 9g, 작약 18g, 복령 12g, 백출 12g, 택사 12g, 천궁 9g.
> 6가지 약재를 가루로 만들어 골고루 섞은 다음 6g씩 따뜻한 술과 함께 매일 3회 먹는다.
> 당귀작약가루는 피를 생성하고, 간을 편하게 하며, 비장을 튼튼하게 하므로 장부 허약으로 인한 만성골반염 치료에 좋다.

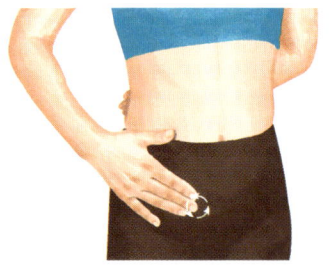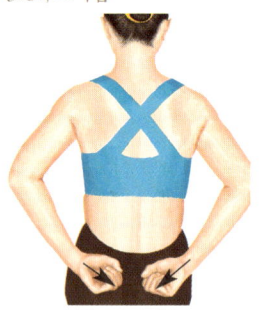

적취(積聚_담음이나 기혈이 울체되었거나 먹은 것이 뭉쳐서 기가 오르내리지 못함)

01 다섯손가락으로 혈해혈을 찍고 두드린다. 좌우 1분, 고점법

02 엄지손가락으로 족삼리혈을 조금 아플 정도로 퉁긴다. 좌우 1분, 탄발법

03 엄지손가락 끝으로 삼음교혈을 찍어 누른다. 좌우 1분, 점안법

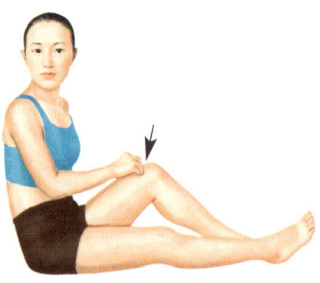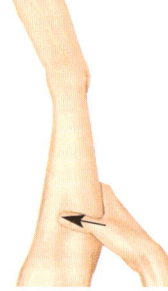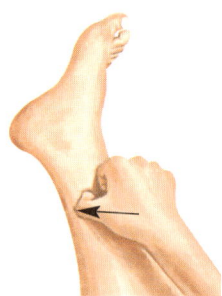

SELF MASSAGE

불감증

사용 혈자리
단중혈, 기해혈, 관원혈, 중극혈, 신유혈, 명문혈, 팔료혈, 신문혈, 합곡혈, 지구혈, 거료혈, 대거혈, 승부혈, 위중혈

안마 방법

01 손바닥으로 아랫배를 문지른다. 좌우 5분, 장마법

02 손가락으로 단중혈, 기해혈, 관원혈, 중극혈을 문지른다. 좌우 각 2분, 지마법

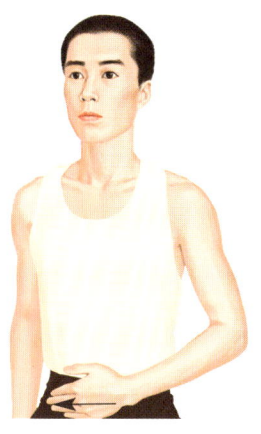 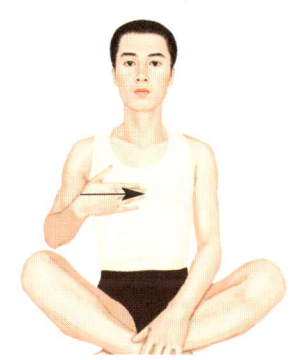 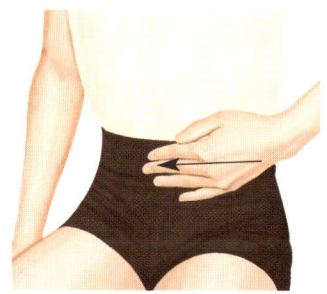

03 손가락으로 관원혈, 중극혈을 문지른다. 좌우 각 2분, 마법

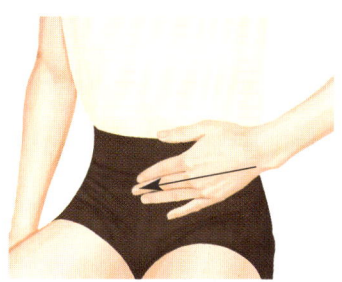 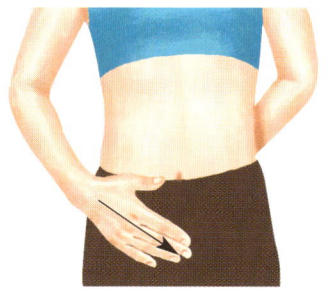

| 04 | 손바닥으로 신유혈, 명문혈을 가로로 민다. 좌우 각 2분, 추법 | 05 | 양손바닥으로 허리를 민다. 좌우 2분, 추법 | 06 | 손바닥으로 팔료혈을 열이 날 때까지 비빈다. 차법 |

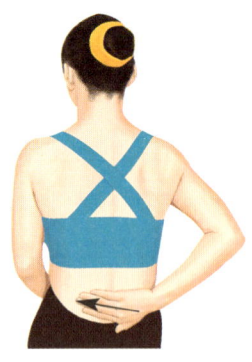
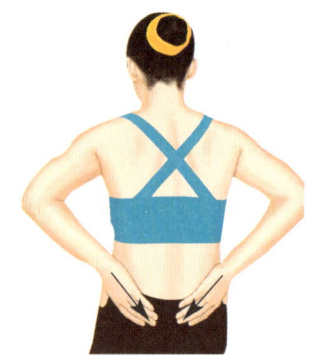
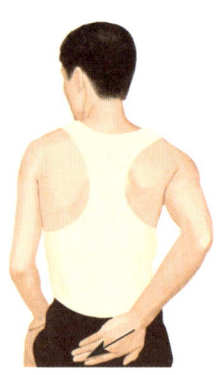

| 07 | 엄지손가락으로 신문혈, 합곡혈, 지구혈, 거료혈, 대거혈을 누르면서 주무른다. 좌우 각 1분, 안유법 |

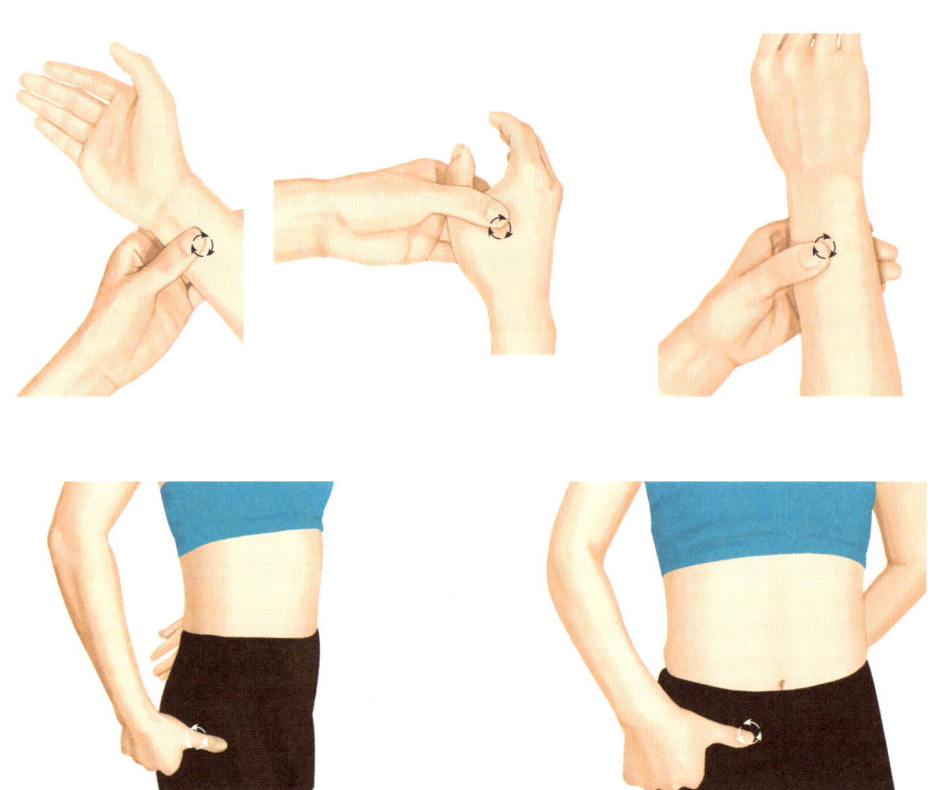

08 세 손가락을 모아 승부혈, 위중혈을 퉁긴다. **좌우 각 1분, 탄발법**

09 손바닥으로 대퇴부 안쪽 근육을 누른다. **좌우 2분, 안법**

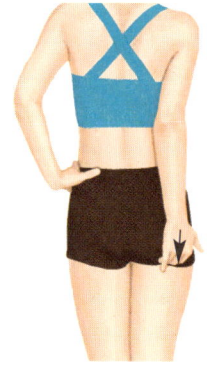
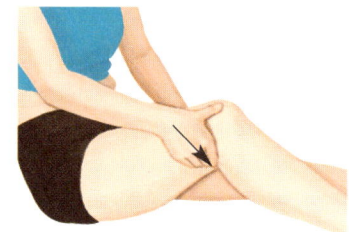
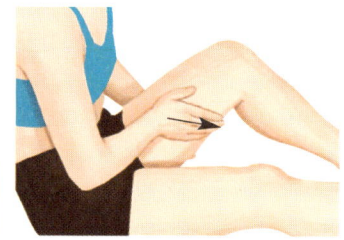

10 다섯손가락으로 대퇴부 안쪽 근육을 집었다 놓았다 한다.

좌우 3분, 나법

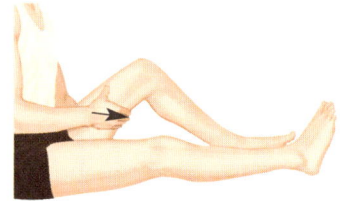

> **TIPS 불감증에 좋은 음식**
>
> 1. 두부새우볶음 : 새우 50g, 두부 150g을 파, 생강, 소금 등과 함께 볶아 먹는다.
> 2. 흑두구육(黑豆狗肉) : 개고기 250g, 검정콩 50g을 생강, 소금, 오향분과 설탕을 알맞게 넣어 끓여서 먹거나, 개고기와 팔각, 소회향, 계피, 진피, 초과(草果), 생강, 소금 등을 함께 넣어 삶아 먹는다.
>   * 흑두(黑豆_ 검정콩), 구육(狗肉_ 개고기), 오향분(五香粉_ 중국 향신료 오향가루), 팔각(八角_ 중국의 향신료로 대회향, 팔각회향이라고 함), 소회향(小茴香_ 딜), 진피(陳皮_ 말린 귤 껍질)
> 3. 차 : 검은콩, 검은깨, 현미 등 각각 같은 양을 잘 볶아서 섞어 두었다가 먹을 때마다 물에 타서 차 대신 복용하면 정력이 왕성해지며, 특히 여성 불감증에 효과적이다.
> 4. 메꽃 달인 물 : 메꽃은 당뇨병, 부인병, 방광염, 정력 감퇴를 다스린다. 뿌리째 말린 메꽃 약 10g에 물 720㎖를 붓고 절반이 될 때까지 달여서 하루에 나누어 마신다. 잎은 양념을 해서 무쳐 먹고, 꽃은 초절임이나 화채를 한다. 삶거나 튀겨 먹기도 한다.
> 5. 당귀차 : 여성을 위한 약초라고 할 만큼 각종 부인병에 효과적이다. 부인냉증, 혈색불량, 산전·산후 회복, 생리불순, 자궁발육부진에 좋으며 오랫동안 복용하면 손발이 찬 증상을 개선시킬 수 있다. 당귀는 향이 좋기 때문에 차로 마시면 좋다. 먼저 당귀를 물에 씻어 물기를 뺀 후 주전자에 넣고 끓기 시작하면 불을 약하게 줄이고 은근히 오랫동안 달인다. 건더기를 채로 걸러내고 국물만 따라내어 꿀이나 설탕을 타서 마신다.

> **TIPS 불감증과 심리치료**
>
> 불감증은 심리적·정신적인 원인에서 유래하는 경우가 많다. 따라서 그러한 정신적인 억압에서 해방되는 것이 가장 중요한 치료법이다. 체위의 변화나 호르몬 주사로 나을 수 있지만, 이러한 방법 역시 모두 심리에 영향을 미친다고 할 수 있다. 가령 호르몬 요법도 그것을 맞았다는 암시에 의한 경우가 많다. 따라서 원인을 제거하는 치료를 통해 부부의 협력이 필요한 경우가 많으며, 중증인 경우에는 심리요법이나 카운슬링을 받아야 하는 경우도 있다.
>
> 심리치료의 하나로 긴장을 완화시키는 향기요법을 추천한다. 은은한 조명 아래 침실을 향기로 채우는 방법이다. 편안한 밤을 위해선 라벤더 향이 알맞다. 향초를 피워 방안 가득한 향을 즐기거나 오일 원액 한두 방울을 베개에 떨어뜨리면 마음을 편안하게 안정시켜주고 숙면을 취하게 도와준다. 또한 취침 전 목욕은 하루의 긴장을 풀어주는 의식과 같다. 잠자리에 들기 2~3시간 전에 해야 좋다. 물온도는 자신의 체온보다 1~2℃ 높은 38~39℃ 정도가 알맞다. 그래야 피부에 자극적이지 않으며 근육의 이완을 돕고 심신의 피로도 풀어준다. 라벤더 오일을 6방울 정도 욕조에 떨어뜨린 후 향이 충분히 퍼지고 오일이 고루 퍼진 다음 입욕한다.

| 예쁜 외모 날씬한 몸매 |

SELF MASSAGE
눈

사용 혈자리

백회혈, 신정혈, 상성혈, 찬죽혈, 정명혈, 승읍혈,
태양혈, 영향혈, 수구혈, 지창혈, 산근혈, 두유혈,
인당혈, 사백혈, 양백혈, 승장혈, 협차혈, 어요혈

안마 방법

01 손바닥으로 얼굴을 비빈다.
6회, 차법

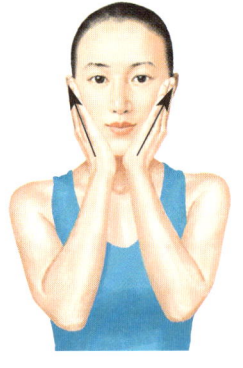

02 백회혈을 찍어 누른다.
6~8회, 점안법

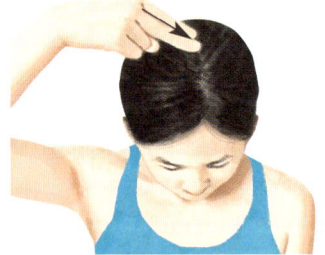

03 두유혈을 누르면서 주무른다.
1분, 안유법

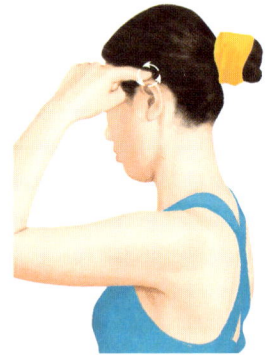

04 인당혈, 사백혈, 태양혈, 영향혈을 주무른다. 각 1분, 유법

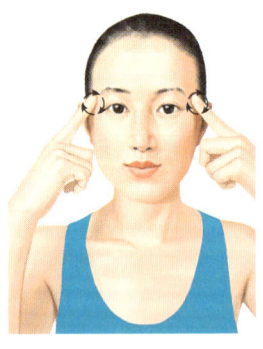

05 상성혈, 양백혈, 찬죽혈을 누른다.
각 6~8회, 안압법

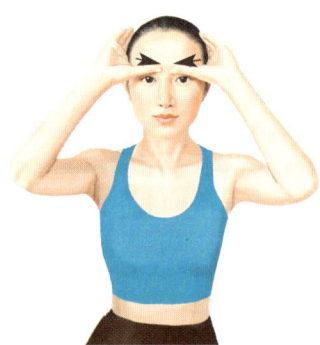

06 어요혈을 꼬집는다. 6~8회, 겁법

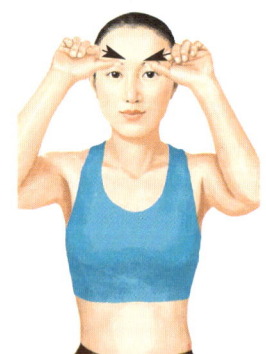

07 눈썹을 문지른다. 6~9회, 분말법

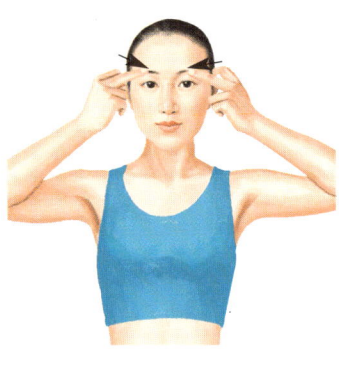

08 정명혈을 찍어 누른다. 8~10회, 점안법

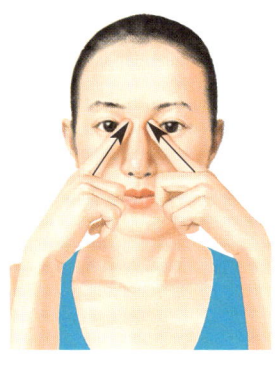

09 산근혈을 톡톡 두드린다. 30초, 탄타법

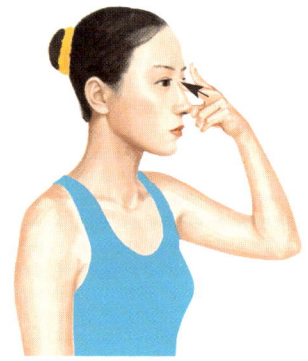

10 입술을 문지르면서 인중혈, 지창혈, 승장혈 등도 함께 밀면서 문지른다. 6~8회, 추말법

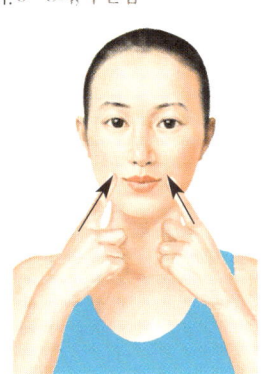

11 협차혈을 밀면서 주무른다. 1분, 추유법

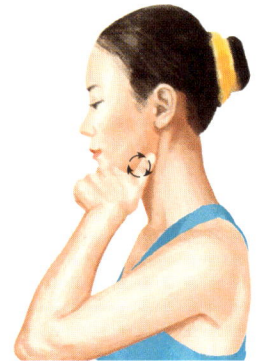

12 두 뺨을 태양혈까지 밀면서 문지른다. 30회, 추말법

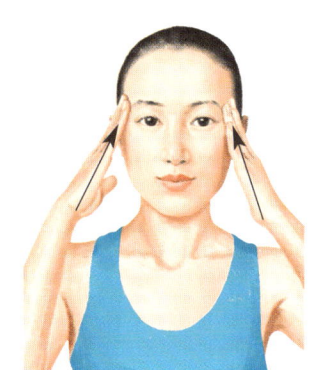

TIPS 눈의 부기를 가라앉히는 방법

1. **우유식초** : 아침에 일어났을 때 눈꺼풀이 붓는 것은 흔하다. 이때 알맞은 양의 우유에 식초를 섞은 다음 면봉에 묻혀 눈꺼풀에 바른 후 3~5분 있다가 뜨거운 수건으로 마사지하면 부은 눈이 금방 가라앉는다.
2. **오이** : 차가운 오이를 얇게 썰어서 눈 위에 올려놓는다. 눈이 쓰리거나 열이 많이 날 때 더욱 효과적이다.
3. **녹차** : 녹차를 마시고 남은 티백 역시 부기를 가라앉히는 데 매우 효과적이다. 냉장고에 보관했다가 차가워진 녹차 티백을 부은 눈이나 얼굴 위에 얹고 가볍게 두드린다.

다크서클엔 감자
눈 밑 다크서클이 진해지면 생감자를 얇게 썰어 올려놓는다. 감자에 들어 있는 칼륨이 다크서클을 없애는 데 효과적이다.

예쁜 외모 날씬한 몸매_ 눈

SELF MASSAGE

가슴

사용 혈자리
단중혈, 중완혈, 관원혈, 신궐혈

안마 방법

01 단중혈을 부드럽게 주무르면서 문지른다. 1분, 유마법

02 가슴과 옆구리 사이를 주무르면서 문지른다. 1분, 유마법

03 중완혈을 찍어 누른다. 10~15회, 점안법

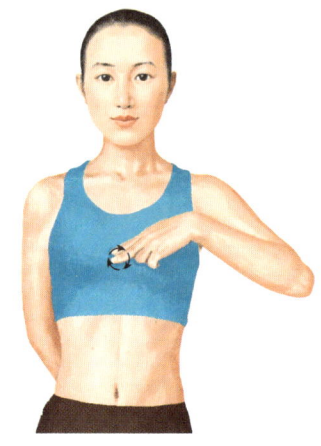
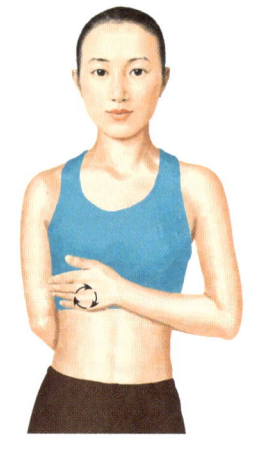
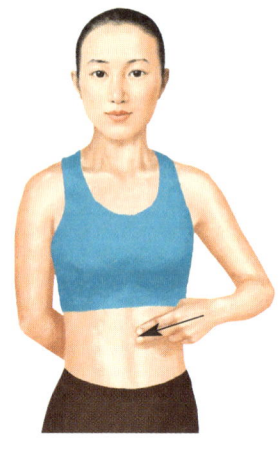

04 신궐혈을 주무른다. 1분, 유법

05 관원혈을 누르면서 주무른다. 2분, 안유법

06 복부 전체를 주무르면서 문지른다. 1분, 유마법

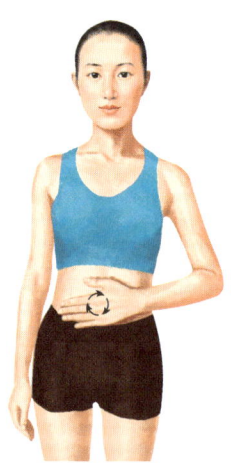
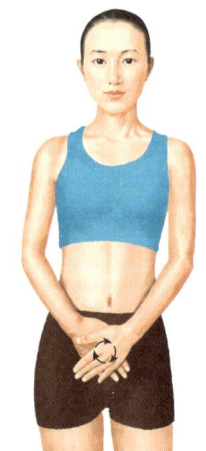
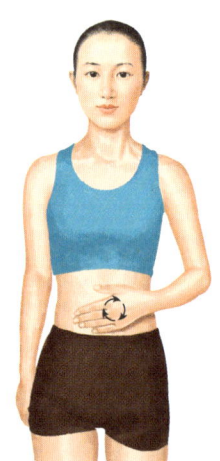

SELF MASSAGE

허리

사용 혈자리
간유혈, 비유혈, 위유혈, 신유혈, 명문혈, 팔료혈

안마 방법

01 간유혈, 비유혈, 위유혈, 신유혈을 찍어 누른다. 각 4~5회, 점안법

02 주먹을 느슨하게 쥐고 요저부(꼬리뼈) 양쪽을 두드린다.
2분, 추격법

03 요저부(꼬리뼈)의 신유혈, 명문혈, 팔료혈을 비비면서 문지른다.
각 1분, 차마법

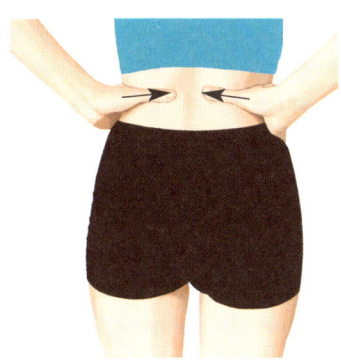
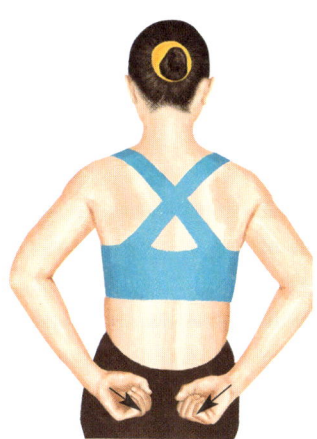
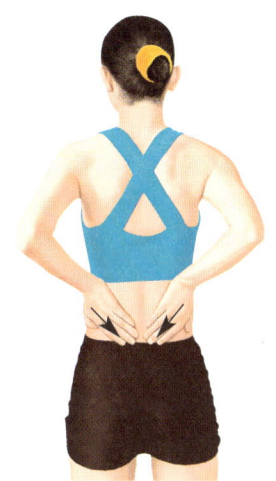

TIPS 날씬한 허리를 위한 방법

1. **식초** : 식초에 든 유기산은 허리 근육의 피로를 해소시켜 근육을 유연하게 만든다. 허리통증이 있을 때 식초를 조금 먹으면 통증이 멎을 만큼 약리 작용이 탁월하다. 물에 희석시켜 음료 대용으로 마시는 식초는 일반 식초보다 마시기 쉬워 꾸준히 마시면 허리 라인을 만드는 데 도움이 된다. 평소 음식에 식초를 넣어 조리하는 것도 좋은 방법이다. 껍질을 깐 마늘을 식초에 절여 매일 3~4개씩 규칙적으로 먹으면 허리가 날씬해지며 혈색도 고와지고 눈빛이 맑아진다.

2. **허리경락 마사지** : 이 방법은 목욕 전후가 좋고, 잠자리 전후에 하면 더욱 좋다. 팔을 허리 뒤로 돌린 뒤, 양 손바닥으로 요추를 문지른다. 요추를 중심으로 상하로 강하게 28회 문지른다. 평소에 허리가 약하거나 아프고 자궁이 약한 사람은 28회를 1주기로 하여 하루 3회 마사지한다.

3. **타월 스트레칭** : 목욕이나 샤워 후 몸의 물기를 닦아내고 하는 것이 가장 효과적이다. 양손으로 타월을 잡고 어깨너비로 벌려 머리 위로 들어 올린 다음 상반신을 옆으로 천천히 기울인다. 이때 팔꿈치와 무릎의 힘을 빼야 허리근육이 충분히 긴장된다. 옆구리가 당기는 느낌이 들면 다시 처음의 원위치로 돌아와 반대편으로 기울인다. 이 동작을 매일 20분 이상 하면 허리 라인이 달라진다.

SELF MASSAGE
팔

사용 혈자리
합곡혈, 내관혈, 노궁혈

안마 방법

01 팔꿈치를 안쪽으로 쥐고 주무른다. 1분, 날유법

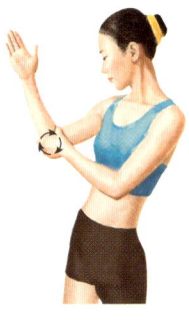

02 내관혈을 누른다. 1분, 안압법

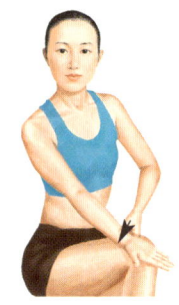

03 합곡혈을 누른다. 1분, 안압법

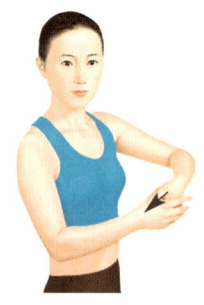

04 노궁혈을 주무른다. 1분, 유법

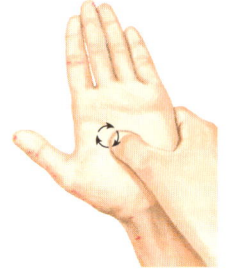

05 손가락을 집게처럼 만들어 손가락 끝을 집어서 끌어 당긴다. 8~10회, 견납법

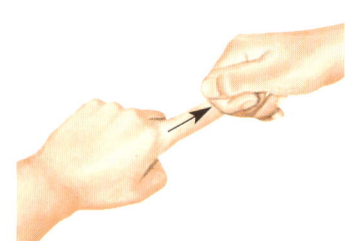

06 양손을 마주대고 비비면서 문지른다. 1분, 차마법

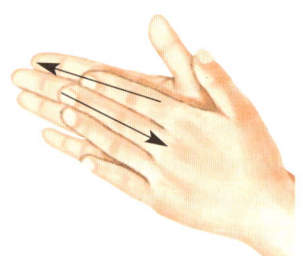

TIPS 가는 팔을 만드는 기본 운동

제1단계
1. 오른쪽 무릎을 굽혀 의자 위에 올려놓고, 오른손으로 무릎을 받치고 상반신을 앞으로 구부린다.
2. 왼손에 아령을 쥐고 90°로 구부린다.
3. 왼손을 천천히 뒤로 당겨 팔을 펴고 상반신은 1의 자세를 유지한다.

제2단계
1. 양손바닥을 겹쳐 모아 팔을 앞으로 쭉 뻗은 다음, 손바닥을 위로 하고 머리 위로 힘껏 뻗어 10초간 그대로 유지한다.
2. 양손을 내리면서 앞으로 힘껏 뻗어 10초간 그대로 유지한다. 5회 반복한다.

제3단계
1. 무릎을 굽히고 팔을 곧게 뻗어 몸 뒤에서 손바닥을 겹쳐 밖을 향한다.
2. 자세를 유지한 채 엉덩이를 천천히 들어올리면서 팔꿈치를 구부렸다 폈다를 반복한다. 10회 반복한다.

SELF MASSAGE

다리

사용 혈자리

족삼리혈, 태충혈, 혈해혈, 삼음교혈,
용천혈, 환도혈, 거료혈, 풍시혈

안마 방법

01 거료혈, 환도혈을 누른다.
각 1분, 안법

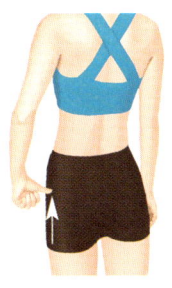

02 풍시혈을 찍어 누른다.
8~10회, 점안법

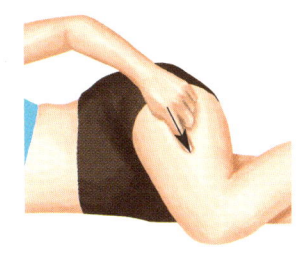

03 혈해혈을 누르면서 주무른다.
1분, 안유법

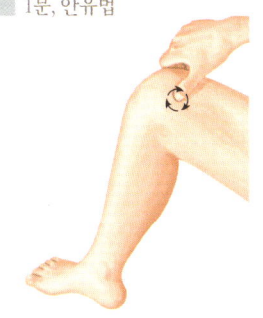

04 삼음교혈을 누르면서 주무른다.
1분, 안유법

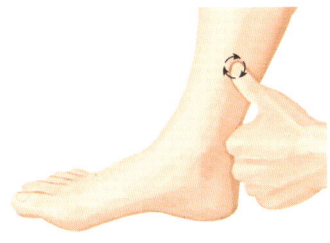

05 족삼리혈을 누르면서 주무른다.
1분, 안유법

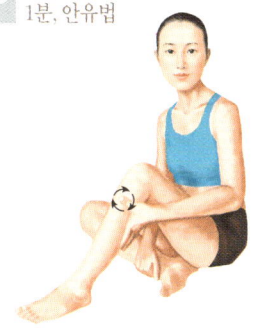

06 종아리를 쥐고 집는다.
3분, 날나법

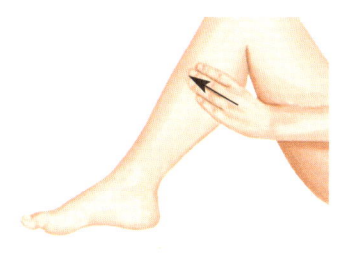

07 태충혈을 누르면서 주무른다.
1분, 안유법

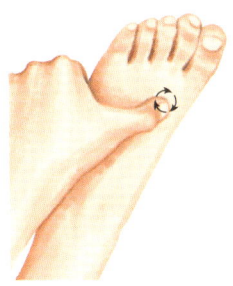

08 소어제로 용천혈을 열이 날 때까지 마찰한다. 찰법

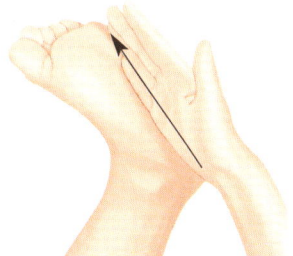

09 발바닥과 발등을 비비면서 문지른다. 1분, 차마법

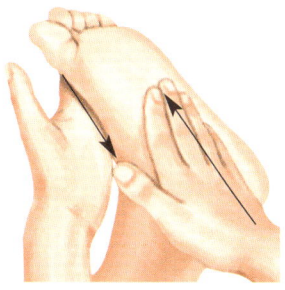

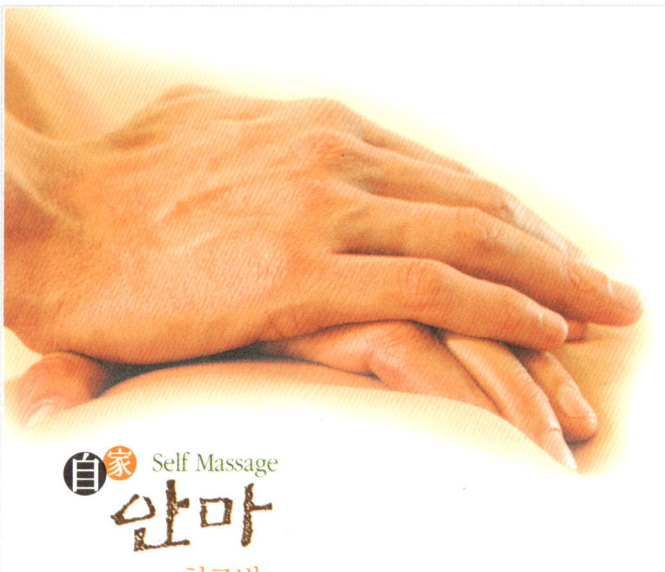

自家 Self Massage
안마
치료법

펴 낸 이 | 유재영
펴 낸 곳 | 그린홈
옮 긴 이 | 강청일
기획편집 | 이화진
디 자 인 | 문정혜

1판 1쇄 | 2008년 8월 10일
1판 6쇄 | 2016년 7월 18일
출판등록 | 1987년 11월 27일 제10-149

주소 | 04083 서울 마포구 토정로 53(합정동)
전화 | 324-6130, 324-6131 · 팩스 | 324-6135
E-메일 | dhsbook@hanmail.net
홈페이지 | www.donghaksa.co.kr · www.green-home.co.kr
ISBN 978-89-7190-246-2 13510

● 잘못된 책은 바꾸어 드립니다.

Green Home은 자연과 함께 하는 건강한 삶, 반려동물과의 감성 교류, 내 몸을 위한 치유 등 지친 현대인의 생활에 활력을 주고 마음을 힐링시키는 자연주의 라이프를 추구합니다.

Massage Do It Yourself by Tangmark
Copyright ⓒ by Beijing Publishing House 2008
All rights reserved.
Originally published in China by Beijing Publishing House, Beijing
Korean translation published by arrangement with Beijing Publishing House
Korean translation rights ⓒ 2008 Donghaksa Publishing Co.

이 책의 한국어판 저작권은 중국의 Beijing Publishing House(北京出版社)와 독점 계약한 동학사(그린홈)에 있습니다. 저작권법에 의해 한국 내에서 보호를 받는 저작물이므로 무단전재나 복제, 광전자 매체 수록 등을 금합니다.